TRAITÉ

THÉORIQUE ET PRATIQUE

DES

MALADIES DE LA PEAU.

LIBRAIRIE DE J.-B. BAILLIERE.

BELMAS. Traité de la Cystotomie sus-pubienne. Paris, 1827, in-8°., figures. 5 fr.

CABANIS. Rapports du physique et du moral de l'homme, précédés d'une table analytique par M. Destutt-de-Tracy, et suivis d'une table alphabétique, nouvelle édition, augmentée d'une Notice sur la vie de l'auteur. Paris, 1824. 3 vol. in-12. 8 fr.

DESRUELLES. Traité de la Coqueluche. *Ouvrage couronné par la Société médico-pratique de Paris.* Paris, 1827. in-8°. 5 fr. 50 c.

— Traité théorique et pratique du Croup, d'après les principes de la doctrine physiologique, précédé de réflexions sur l'organisation des enfans, 2e. édition, augmentée. Paris, 1824. in-8°. 5 fr. 50 c.

DUGÈS. De l'Influence des sciences médicales et accessoires sur les progrès de la chirurgie moderne. Paris, 1827. in-8°. 2 fr.

GALL. Sur les fonctions du Cerveau et sur celles de chacune de ses parties, avec des observations sur la possibilité de reconnaître les instincts, les penchans, les talens, ou les dispositions morales et intellectuelles des hommes et des animaux, par la configuration de leur cerveau et de leur tête. Paris, 1825. 6 vol. in-8°. 42 fr.

HUFELAND. L'Art de prolonger la vie de l'homme, nouvelle traduction de l'allemand, par A. J. L. Jourdan. Paris, 1824. in-8°. 6 fr.

— Traité de la Maladie scrophuleuse, ouvrage couronné par l'Académie impériale des curieux de la nature, traduit de l'allemand, avec des Notes par J. B. Bousquet, D. M., et suivi d'un Mémoire sur les scrophules, par le baron Larrey. Paris, 1821, in-8°., fig. 6 fr.

LONDE. Nouveaux élémens d'hygiène, rédigés suivant les principes de la Nouvelle doctrine médicale. Paris, 1827. 2 vol. in-8°. 12 fr.

MONFALCON. Précis de l'Histoire de la Médecine et de Bibliographie médicale, contenant l'indication et la classification des ouvrages les meilleurs, les plus utiles; la description des éditions rares ou de luxe, et des considérations sur les soins que demande la conservation des bibliothèques. Paris, 1827, 1 fort vol. in-18, pap. vélin. 6 fr. 50 c.

PORTAL. Observations sur la nature et le traitement de l'Épilepsie. Paris, 1827. In-8°. 8 fr.

— Observations sur la nature et le traitement de l'Hydropisie. Paris, 1824. 2 vol. in-8°. 11 fr.

THOMSON. Traité médico-chirurgical de l'inflammation, traduit de l'anglais, avec des Notes par A. J. L. Jourdan et F. G. Boisseau. Paris, 1827. 1 fort vol. in-8°. 9 fr.

TISSOT. De la Santé des gens de lettres, nouvelle édition, avec une Notice sur la vie de l'Auteur, et des Notes par F. G. Boisseau, D. M. Paris, 1826. In-18. 2 fr. 50 c.

TIEDEMANN. Anatomie du Cerveau, contenant l'histoire de son développement dans le Fœtus, et une exposition comparative de sa structure dans les animaux; trad. de l'allemand; avec un Discours sur l'étude de la physiologie en général, et sur celle de l'action du cerveau en particulier. Par A. J. L. Jourdan, D. M. P. Paris, 1823. In-8°, 14 planches. 7 f.

TIEDEMANN et GMELIN. Recherches expérimentales, physiologiques, sur la Digestion, considérée dans les quatre classes d'animaux vertébrés; trad. de l'allemand. Par A. J. L. Jourdan. Paris, 1827. 2 vol. in-8°. 15 fr.

TRAITÉ

THÉORIQUE ET PRATIQUE

DES

MALADIES DE LA PEAU,

FONDÉ

SUR DE NOUVELLES RECHERCHES D'ANATOMIE ET DE PHYSIOLOGIE PATHOLOGIQUES.

PAR P. RAYER,

Médecin titulaire des Dispensaires de la Société philanthropique, Médecin du Bureau Central des Hôpitaux, Membre-Adjoint de l'Académie Royale de Médecine, Membre de la Société Médicale d'Émulation de Paris, de la Société Médicale de Londres, des Sociétés de Médecine de Caen, de Lyon, etc.

TOME SECOND.

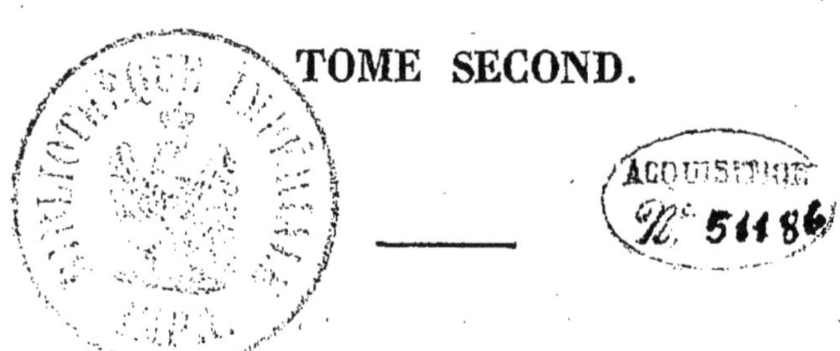

A PARIS,

CHEZ J.-B. BAILLIÈRE, LIBRAIRE-ÉDITEUR,

RUE DE L'ÉCOLE DE MÉDECINE, N°. 11—13.

A LONDRES, MÊME MAISON,

3 Bedford street, Bedford square.

A BRUXELLES, au Dépôt de Librairie Médicale française, marché aux Poulets, n°. 1213.

1827.

IMPRIMERIE DE GUEFFIER,
RUE GUÉNÉGAUD, N°. 31.

TRAITÉ

THÉORIQUE ET PRATIQUE

DES

MALADIES DE LA PEAU.

INFLAMMATIONS SQUAMEUSES (1).

VOCAB. : Art. *Squame*, *Écaille*.

§. 478. Les inflammations squameuses ont pour caractère de s'annoncer par des élevures ou des taches rouges, sur lesquelles se forment des *squames*, c'est-à-dire des lames ou lamelles d'épiderme altéré, qui se détachent continuellement de la surface de la peau.

§. 479. Les inflammations squameuses sont au nombre de quatre : la lèpre, le psoriasis, le pityriasis, et la syphilide squameuse que j'ai préféré rattacher à un autre ordre. M. Samuel Plumbe et M. Duffin ont proposé de fondre ensemble la description de la lèpre et du psoriasis. Afin de faire mieux ressortir les caractères distinctifs de ces deux maladies, ou, si l'on veut, de ces deux variétés, j'ai cru devoir les décrire séparément, tout en reconnaissant l'analogie frappante de leurs symptômes extérieurs. L'inflammation du corps réticulaire

(1) Duffin (E. W.), *Of squamous disorders* (The Edinburg Medical and surgical journal. January, 1826.)

est le caractère principal des maladies qui composent ce groupe : les squames ne sont qu'un phénomène secondaire auquel Willan a attaché trop d'importance, lorsqu'il a rapproché l'ichthyose des inflammations squameuses.

§. 480. Les inflammations squameuses s'annoncent par de petites élevures rouges, qui deviennent dures, proéminentes et comme papuleuses. Dans le psoriasis et la lèpre, ces élevures se réunissent, s'étendent et se transforment bientôt en plaques squameuses de formes et de dimensions variées. Elles peuvent être rares et bornées à une région du corps, ou être éparses sur toute sa surface ; enfin elles deviennent quelquefois confluentes, et semblent former alors une nouvelle enveloppe autour du corps. Dans ce cas, la desquamation est si abondante, que les lits et les vêtemens des malades se remplissent d'écailles sèches et blanchâtres. Dans le pityriasis, ces écailles ne paraissent formées que par l'épiderme non altéré. Dans la lèpre et le psoriasis, les squames consistent, au contraire, en des lames d'épiderme plus épais, opaque, soyeux et très-friable. Lorsqu'on enlève ces squames ou lorsqu'elles se sont détachées spontanément, on trouve au-dessous d'elles le corps réticulaire rouge et enflammé. Enfin, les inflammations squameuses *invétérées* sont toujours accompagnées de gerçures et d'un épaississement morbide de la peau.

Ces inflammations restent quelquefois confinées sur les points qu'elles ont d'abord occupés, ou bien elles les abandonnent pour se montrer sur quelques autres. Elles produisent de la démangeaison, du fourmillement, de la chaleur, qui sont constamment exaspérés par toutes les causes qui peuvent augmenter la température extérieure du corps. Ces sensations sont ordinairement plus vives lorsque la maladie occupe les aisselles, le cuir chevelu, etc. La transpiration cutanée est interrompue sur les points occupés par les squames; et lorsqu'elles ont envahi successivement presque toute la surface du corps, la sécrétion urinaire et la perspiration pulmonaire deviennent ordinairement plus abondantes.

Les inflammations squameuses se compliquent assez fréquemment entre elles : nouvelle preuve de l'identité de leur nature. Elles sont plus rarement associées à d'autres phlegmasies.

§. 481. Les maladies squameuses sont beaucoup plus fréquentes dans les classes inférieures que dans les classes élevées de la société. On a observé ces inflammations dans toutes les saisons, quoique leur invasion ait lieu le plus souvent en automne et au printemps. Les femmes en sont plus généralement attaquées que les hommes. Aucune de ces maladies n'est contagieuse; mais de nombreux exemples prouvent qu'elles peuvent être héréditaires.

§. 482. Les inflammations squameuses ne peuvent être confondues avec les autres phlegmasies de la peau, lorsque leurs formes élémentaires n'ont point été altérées. Il est vrai qu'on observe des écailles dans la seconde période de quelques inflammations papuleuses ou vésiculeuses, dans l'eczéma chronique et dans le lichen *agrius*; mais on découvre toujours dans le voisinage de ces surfaces squameuses quelques vésicules et quelques papules qui décèlent la nature de l'inflammation. Enfin les phlegmasies squameuses ne peuvent être confondues avec l'ichthyose, dans laquelle le corps réticulaire n'est ni enflammé, ni douloureux.

En traitant de la lèpre, du psoriasis et du pityriasis, j'aurai soin d'indiquer les caractères qui distinguent ces maladies entre elles.

§. 483. Les inflammations squameuses exigent ordinairement plusieurs mois et quelquefois plusieurs années de traitement; elles sont d'autant plus rebelles, qu'elles occupent une plus grande surface et qu'elles sont plus invétérées.

§. 484. Sous le rapport de leur traitement, peu de phlegmasies ont entre elles autant d'analogie que les inflammations squameuses; pour s'en convaincre, il suffit de jeter un coup-d'œil sur le traitement de la lèpre et du psoriasis.

Lèpre (1).

VOCAB. : Art. *Alphos*, *Leucé*, *Dartre furfuracée arrondie*, *Lèpre*, *Mélas*.

§. 485. Le mot *lèpre*, qu'on a appliqué à presque toutes les maladies chroniques de la peau parvenues à un haut degré d'intensité, est employé ici dans un sens plus restreint et mieux déterminé pour désigner une phlegmasie chronique et squameuse de cette membrane. Les principaux caractères de cette maladie consistent, en effet, dans des plaques écailleuses, de différentes dimensions, presque toujours circulaires ou orbiculées,

(1) Willan, *Description and treatment of cutaneous diseases*, in-4°. London, 1811. Art. *Lepra*. — Rayer, *art.* Lèpre, *Dictionnaire de Médecine en 18 volumes*.

entourées d'un cercle rougeâtre et proéminent, déprimées à leur centre, éparses à la surface des tégumens, et dont le développement n'a point été précédé de vésicules ou de pustules.

§. 486. — *S.* L'altération de la peau qui constitue la lèpre (*lepra vulgaris*, Willan; *dartre furfuracée arrondie*, Alibert) s'annonce par des élevures solides, autour desquelles se dessinent de petites taches, d'une ligne de diamètre, unies, rougeâtres, luisantes, *circulaires*, et qui proéminent à la surface de la peau. Lorsqu'on promène la pulpe du doigt sur ces élevures, elles paraissent fermes et solides. Elles simulent quelquefois alors une papule dure et volumineuse, et c'est pour cela, sans doute, que Willan avait pensé que la lèpre pouvait être produite par l'induration des papilles de la peau.

Le sommet de ces élevures, dont l'éruption est le plus ordinairement successive, uni dans les premiers temps de leur formation, présente, quelques jours après leur apparition, une petite écaille épidermique blanche, semi-transparente, lisse et polie. Bientôt cette petite écaille, semblable à une paillette, se sépare, et sa chute est annoncée par un sentiment de picotement ou de démangeaison. La petite surface de la peau qu'elle recouvrait paraît à peine altérée; mais elle est inégale au toucher. Au centre de la face interne de la petite écaille dont je viens de parler, on observe une légère éminence moins consistante que les autres parties. Cette éminence, colorée en rouge par du sang lorsque l'écaille a été détachée avec effort, paraît être logée dans une légère dépression de la peau.

Quoi qu'il en soit, la surface de ces petits points écailleux, après s'être ainsi dépouillée une première fois, s'élargit ensuite progressivement d'une manière assez rapide, jusqu'à ce qu'elle ait atteint un pouce de diamètre, mais *toujours en conservant une forme circulaire.* Elle se couvre alors de nouvelles écailles. Ces dernières sont sèches, minces, fermes, résistantes, luisantes, d'un gris de perle ou nuancées de jaune; elles sont cernées par un bord rose ou pourpré, *légèrement élevé;* de sorte que le centre de ces plaques écailleuses paraît un peu déprimé. Les squames se superposent et deviennent de plus en plus épaisses, de manière à former des couches proéminentes. Ces écailles, presque toujours très-adhérentes à la peau, ne sont pas uniformément étendues sur la surface des plaques lépreuses, qui d'ailleurs n'est jamais recouverte par une écaille unique. La face externe des squames prend souvent une teinte blanchâtre. Elles se séparent partiellement et d'une manière irrégulière. Lorsqu'elles sont détachées, les petites surfaces orbiculées de la peau qu'elles recouvraient paraissent rouges et luisantes, et ne dépassent pas le niveau de la peau saine qui les entoure. Si les plaques lépreuses sont récentes, elles ne présentent pas de lignes correspondantes à celles de l'épiderme; mais ces empreintes existent sur la peau des plaques anciennes. Dans ce dernier cas, elles offrent même quelquefois des espèces de rides ou de sillons, qui sont en rapport avec des enfoncemens correspondans situés sur la face profonde des écailles.

Après s'être ainsi détachées de la surface des larges plaques lépreuses, ou après en avoir été arrachées avec effort, ces écailles ne tardent pas à se reproduire : les parties affectées peuvent offrir ainsi, dans l'espace de quelques mois ou de plusieurs années, un nombre plus ou moins considérable de desquamations successives.

La guérison spontanée ou procurée par l'art, de ces plaques orbiculées, commence par leur centre, et s'étend vers leur circonférence. Elle est annoncée par la chute des écailles que de nouvelles ne remplacent plus.

On pense généralement que quelques nuances de cette maladie entrevues par les médecins grecs, avaient anciennement reçu des noms particuliers (*alphos, leucé, mélas*). Ces distinctions mieux précisées ont été reproduites par Willan et par Bateman. Quelquefois, en effet, les dimensions des plaques squameuses sont peu considérables; elles s'accroissent avec lenteur et sont peu proéminentes (*lepra alphoïdes*, Willan); leur diamètre ne s'étend pas au-delà de quelques lignes; elles sont rarement très-rapprochées, se développent presque exclusivement sur les membres, et diffèrent des plaques de la lèpre vulgaire par la blancheur et la petite dimension des écailles. Cette variété de la lèpre est plus commune chez les enfans que chez les adultes et les vieillards.

Enfin ces plaques écailleuses orbiculées peuvent présenter une teinte brune et livide (*lepra nigricans*, Willan) plus marquée vers leurs bords, qui sont d'un rouge sale et violacé, et qu'on aperçoit à travers l'épaisseur des écailles. Dans cette forme de la lèpre, les squames épidermiques se détachent plus facilement que dans les autres variétés, et la surface de la peau affectée demeure long-temps lisse et polie. Elle peut cependant s'excorier et donner issue à une sérosité sanguinolente, jusqu'à ce qu'une nouvelle exudation lamelleuse se soit formée. La teinte noirâtre que présente l'aire des plaques est le résultat d'une altération du corps réticulaire. Il est très-rare que cette inflammation se termine par des ulcérations plus profondes, et suivies, lors de leur guérison, de cicatrices déprimées.

En résumé, les plaques écailleuses et orbiculées de la lèpre peuvent être pâles, blanches ou noirâtres, suivant l'état et le degré d'injection du corps réticulaire dans les points de la peau où elles sont apparues.

La lèpre envahit quelquefois toute la peau; d'autres fois elle est bornée au coude et au genou. Ordinairement ces plaques orbiculées se montrent d'abord sur les membres, et le plus souvent au-dessous du coude et du genou. Dans le plus grand nombre des cas, elle se déclare à-la-fois sur les deux jambes et les deux bras. De ces parties la lèpre peut s'étendre progressivement, par la formation de nouvelles plaques écailleuses, le long des bras et des cuisses, sur la poitrine, les épaules, les lombes et les parties latérales de l'abdomen. Ces plaques sont quelquefois plus nombreuses et plus proéminentes autour de la partie inférieure du ventre. Elles se déclarent plus rarement sur les mains, sur la tête et sur le cuir chevelu. Celles de la tête sont ordinairement d'une petite dimension. Quelques-unes paraissent parfois autour des angles externes des orbites, et s'étendent sur les sourcils, sur le front et sur les tempes. Enfin plusieurs plaques confluentes, et pour ainsi dire agglomérées, peuvent se confondre ou se réunir par leurs bords correspondans; mais alors même la forme *orbiculée* de chacune d'elles est encore indiquée par les arcs de cercle qu'on distingue à leur circonférence.

Lorsque la lèpre a été long-temps abandonnée à elle-même, ou lorsque les plaques lépreuses envahissent les doigts, le mal peut se propager jusqu'au corps réticulaire situé sous les ongles. Ils deviennent alors épais, rugueux, opaques, d'un jaune sale, et se recourbent à leur extrémité libre. Leur surface est inégale et irrégulière, et leur racine épaissie paraît formée par un assemblage de couches distinctes superposées. Plus rarement le derme qui sécrète l'ongle est enflammé et fournit une sanie plus ou moins abondante.

Toutes les fois que le nombre des plaques écailleuses n'est pas très-considérable, et qu'elles sont peu enflammées, la lèpre n'est accompagnée d'aucune sensation morbide, à l'exception d'une légère démangeaison lorsque la température de la peau est augmentée par l'exercice du corps ou entretenue par la chaleur du lit. Cette sensation est occasionée, suivant M. S. Plumbe, par le soulèvement de la circonférence des écailles, que détermine la tuméfaction de l'auréole qui cerne ces plaques. Quoi qu'il en soit de cette explication, il est certain que lorsque les plaques de la lèpre guérissent et que de nouvelles écailles ne se forment pas pour soulever et remplacer celles déjà existantes, ce sentiment de picotement ou de démangeaison n'est plus perçu par les malades.

Les plaques lépreuses sont-elles, au contraire, nombreuses, enflammées et répandues sur toute la surface du corps, elles peuvent être accompagnées de douleurs excessives, d'anxiété et de tension dans les membres; elles peuvent alors fournir accidentellement une certaine quantité d'un fluide séreux, et présenter une surface analogue à celle de l'eczéma chronique ulcéré. On a vu même cette inflammation portée à un tel degré, qu'elle rendait les mouvemens des articulations difficiles, et obligeait les malades à garder le lit, chaque mouvement du corps et des jointures étant singulièrement gêné par la roideur des écailles épidermiques, qui produisaient alors une sorte de craquement très-remarquable.

Cependant la lèpre n'étend pas ordinairement son influence au-delà des parties de la peau qu'elle attaque. Cette affection paraît être essentiellement locale. Si P. Frank, M. Alibert et plusieurs autres auteurs font mention, dans la description symptomatique de cette maladie, de phénomènes morbides développés dans d'autres organes, et en particulier de l'*altération de la voix*, c'est qu'ils ont confondu la lèpre avec l'éléphantiasis des Grecs, et qu'ils ont regardé deux maladies aussi distinctes comme des variétés d'une même affection.

§. 487. — *R. A.* Tous les tissus élémentaires qui entrent dans l'organisation de la peau ne paraissent pas être également affectés dans la lèpre. M. S. Plumbe pense que les vaisseaux qui sécrètent l'épiderme sont atteints d'une inflammation chronique, qui rend la production de cette matière plus abondante et provoque la chute des écailles. Si tous les vaisseaux de la peau étaient également affectés et de la même manière, il serait difficile d'expliquer pourquoi le travail inflammatoire serait borné à une sécrétion morbide de l'épiderme sans être jamais accompagné d'un développement de vésicules ou de pustules. Toutefois cette hypothèse, comme plusieurs autres qu'on a émises sur le même sujet, ne rendant pas raison de la forme *orbiculée* qu'affectent constamment les plaques lépreuses, quelques pathologistes ont supposé que les vaisseaux superficiels de la peau étaient disposés en petits cercles concentriques, tandis que d'autres ont pensé que cette disposition des plaques était la conséquence naturelle de leur début sous forme d'une élevure solide autour de laquelle l'inflammation irradiait circulairement.

§. 488. — *C.* La lèpre est commune aux deux sexes et à tous les âges. Je ne l'ai jamais observée sur les enfans à la mamelle; mais j'ai eu plusieurs fois occasion de l'étudier après la seconde dentition; elle est plus fréquente chez les femmes. M. J. Wilson assure qu'on la voit plus souvent aujourd'hui en Angleterre qu'autrefois; mais il est possible qu'elle y ait été long-temps méconnue ou incomplètement décrite sous une autre dénomination. Héberden, en particulier, a pu se tromper lorsqu'il a dit que la lèpre était très-rare en Angleterre. « *De vero scorbuto et* leprâ *nihil habeo quod dicam, nam alter rarissimus est in urbibus, altera in Angliâ penè ignota.* » Ce soupçon me paraît d'autant plus fondé, que plusieurs médecins français se faisant de la lèpre une idée confuse et différente de ce qu'elle est réellement, ont aussi avancé qu'on n'observait cette maladie que dans quelques-unes de nos provinces méridionales, tandis qu'il est constant que chaque année on reçoit à Paris, à l'hôpital Saint-Louis et à l'hôpital des Enfans-Malades, un assez grand nombre d'individus atteints de cette phlegmasie squameuse de la peau, que j'ai moi-même observée dans d'autres classes de la société. Je ferai remarquer à cette occasion que tout ce que l'on a écrit en France, dans ces derniers temps, sur l'origine, la propagation et la disparition de la lèpre, dans les diverses parties du monde, contient une foule d'inexactitudes; ces résultats géographiques ont été établis d'après de faux renseignemens empruntés à des auteurs qui ont confondu la lèpre avec l'éléphantiasis des Grecs, avec l'éléphantiasis des Arabes, ou d'autres maladies non moins distinctes

L'étiologie de la lèpre est le plus souvent fort obscure. Cette maladie ne se propage point par contact médiat ou immédiat. Le mari et la femme peuvent habiter ensemble sans se la communiquer. Tout ce qu'on a écrit sur la prétendue contagion de la lèpre est inexact; et sous ce rapport, on a tiré les inductions les plus fausses de l'établissement des léproseries pendant les huitième, neuvième et dixième siècles. On ne peut également apporter aucune espèce de confiance à l'observation citée par Niébuhr, d'un lépreux qui, en envoyant à une femme du linge du lazaret, lui communiquait la lèpre, et pouvait ainsi la faire admettre dans l'hospice.

Comme quelques autres maladies de la peau dont la durée est beaucoup plus courte (*érythème, urticaire, etc.*), la lèpre paraît quelquefois être développée par l'abus et même par le simple usage des alimens stimulans et des boissons spiritueuses. Bateman a connu une personne chez laquelle l'ingestion des alimens épicés ou une petite quantité de liqueurs alcoholiques ne manquait jamais de la produire; de même, on l'a vue survenir peu de temps après l'introduction dans les organes digestifs de quelques substances vénéneuses, des sels de cuivre, par exemple, ou à la suite de l'abus des acides. On l'a aussi quelquefois attribuée à l'usage habituel du gibier, des viandes salées et épicées, des poissons, du coquillage, quoique cette maladie ne soit pas plus fréquente sur les bords de la mer que dans l'intérieur des terres. On l'a attribuée aux chagrins, à la pauvreté; mais on l'a vue attaquer des individus riches et livrés à la mollesse.

D'un autre côté Willan pense que le développement de la lèpre est dû principalement à l'impression du froid et de l'humidité, et à l'action de certaines substances sèches et pulvérulentes sur la peau. Bateman a vu peu d'exemples d'une semblable cause, et il ajoute, avec raison, que les boulangers et les personnes qui travaillent dans les laboratoires et les officines sont rarement affectés de cette maladie, tandis qu'on l'observe souvent chez de jeunes femmes et dans des classes de la société où la propreté est l'objet d'une attention toute particulière.

Dans quelques cas, la lèpre s'est manifestée après un exercice violent et prolongé. Plusieurs exemples d'une prédisposition héréditaire à cette maladie ont été recueillis. Enfin on ne peut disconvenir qu'il ne reste encore beaucoup d'incertitude et d'obscurité sur le nombre et la nature des causes qui peuvent produire la lèpre; et cela peut être, en grande partie, parce que les médecins sont rarement consultés au moment même de la première apparition de cette maladie.

§. 489. — *D.* Le diagnostic de la lèpre est encore aujourd'hui un des points les plus importans de son histoire; et cependant c'est sans contredit une des maladies de la peau dont les caractères sont le mieux tranchés. Elle diffère, sous plusieurs rapports, des autres inflammations chroniques des tégumens, et même de celles qui se développent comme elle sous forme *squameuse.* Dans le psoriasis, l'épiderme est bien, comme dans la lèpre, plus ou moins rude, plus ou moins écailleux, et rouge à sa surface adhérente; mais la forme des plaques squameuses est *irrégulière* dans le psoriasis, et régulière et orbiculée dans la lèpre. Dans le psoriasis, les bords des plaques ne sont ni élevés, ni enflammés; leur contour n'est ni ovale, ni circulaire comme dans la lèpre; dans le psoriasis enfin, la surface de la peau située sous les écailles, souvent divisée par des fissures plus ou moins profondes, est, en général, beaucoup plus sensible et plus irritable que dans la lèpre. Cependant il existe une variété de psoriasis (psoriasis *guttata*, Willan) qui a tant d'analogie avec la lèpre, qu'elle constitue, pour ainsi dire, une forme intermédiaire entre cette maladie et les autres espèces de psoriasis. En effet, les plaques écailleuses du psoriasis *guttata* sont distinctes et isolées comme celles de la lèpre; mais elles sont petites et ont rarement plus de deux ou trois lignes de diamètre, et leur circonférence est moins régulière. C'est sur-tout lorsque la lèpre commence à guérir qu'elle offre une très-grande analogie avec le psoriasis *guttata*. J'avoue toutefois que dans quelques cas invétérés de lèpre, et lorsque les plaques *orbiculées* sont confluentes et confondues par leurs bords correspondans, il devient difficile de la distinguer de certains psoriasis. Les plaques syphilitiques *squameuses* qui se rapprochent de la lèpre par leur siége, s'en rapprochent encore davantage par leur forme *circulaire*. Ces dernières ressemblent assez bien à la lèpre *noire* (*lepra nigricans*, Willan), par leurs dimensions et leur teinte cuivreuse et violacée. Les bords de ces plaques s'élèvent quelquefois comme ceux de la lèpre, et leur partie centrale est plane et couverte d'une écaille très-mince; mais elles ont rarement plus de six à huit lignes de diamètre. D'ailleurs, non-seulement la sécheresse et la rudesse de la peau, si remarquables dans la lèpre, ne s'observent pas dans les plaques syphilitiques; mais ces dernières, lorsqu'elles sont anciennes, sont presque aussi douces au toucher et aussi souples que les autres parties de la peau. En outre, dans la syphilide en plaques, les cercles sont livides, violacés, dépourvus de squames et rarement complets. Enfin les plaques syphilitiques, survenues après une infection vénérienne, pâlissent et guérissent sous l'influence des préparations mercurielles; et leur disparition offre, en outre, cette particularité, que la guérison des plaques commence ordinairement par leur circonférence, tandis que celle des plaques orbiculées de la lèpre procède en sens contraire et s'étend de leur centre vers leur bord.

Au premier aperçu, il paraît difficile de confondre les *écailles* de la lèpre avec les *croûtes* formées par la dessiccation des humeurs que fournissent les phlegmasies vésiculeuses et pustuleuses de la peau. Cependant Willan observe que de semblables méprises ont souvent eu lieu. C'est ainsi qu'on a confondu avec la lèpre l'impétigo *figurata*, ou plutôt l'état squameux de la peau consécutif à la chute des croûtes. En effet, cette phlegmasie pustuleuse apparaît sous la forme de taches circonscrites de dimensions variées, ordinairement petites et circulaires sur les membres supérieurs, larges, ovales et irrégulières sur les membres inférieurs, et sur lesquelles se dessinent de petites pustules qui fournissent une humeur dont la dessiccation produit des croûtes jaunes, brunâtres ou verdâtres, bien distinctes des exfoliations de l'épiderme observées dans la lèpre, §. 298.

Lorsque la lèpre se développe sur le cuir chevelu, on peut la distinguer des teignes, en tenant compte de la marche particulière de ces maladies. Le développement de la lèpre n'est précédé ni accompagné de pustules; elle ne détermine aucun écoulement, aucun suintement à la surface de la peau; enfin elle n'altère pas ordinairement les cheveux, malgré l'assertion contraire émise par une foule d'auteurs. Dans le psoriasis du cuir chevelu, il y a des squames furfuracées et non des écailles; il suffit de raser ou d'enlever les cheveux pour voir qu'il y a le plus ordinairement altération de leur bulle. La teigne annulaire pourrait être confondue avec la lèpre; mais la première commence par des pustules psydraciées, et la seconde par des élevures solides.

La lèpre a été aussi confondue avec l'ichthyose par Plenck et Chiarugi. Enfin on a souvent donné le nom de *lèpre* à deux maladies qui en sont on ne peut plus distinctes, à l'éléphantiasis des Grecs et à l'éléphantiasis des Arabes. Je dois ajouter, à cette occasion, que si la plupart des descriptions de la lèpre publiées jusqu'à ce jour sont inexactes, *fausses* ou inintelligibles, cela tient, en très-grande partie, à ce que ces trois maladies (*lèpre, éléphantiasis des Grecs, éléphantiasis des Arabes*), qui diffèrent entre elles à-la-fois par leur siége et leurs caractères extérieurs, ont été regardées comme de simples variétés d'une même affection, et confondues dans une même description symptomatique.

§. 490. — *P.* La durée de la lèpre est indéterminée. Chez les vieillards, cette maladie est presque toujours incurable; abandonnée à elle-même, elle guérit rarement d'une manière spontanée, et elle résiste quelquefois aux traitemens les plus rationnels; lorsqu'elle n'affecte que les membres, elle est peu dangereuse; quand elle occupe toute la surface du corps, la transpiration cutanée est diminuée ou suspendue, et le plus souvent suppléée par la transpiration pulmonaire et les urines. On voit souvent des plaques lépreuses se développer successivement, pendant plusieurs années, sur toutes les régions du corps, et disparaître sur quelques points pour se déclarer sur d'autres. La lèpre ne dégénère jamais en cancer, comme quelques auteurs l'ont affirmé. Lorsqu'elle marche vers la guérison, les écailles se détachent, les plaques s'affaissent dans leur centre; les bords se dessèchent, la peau cesse d'être squameuse, et la rougeur qu'elle présente finit par disparaître; mais la guérison procède toujours *du centre vers la circonférence*.

§. 491. — *T*. Une foule de moyens, les uns irritans, les autres jouissant de propriétés opposées, ont été tour-à-tour recommandés pour obtenir la guérison de la lèpre. Tous peuvent être utiles; mais il faut en savoir diriger l'emploi d'*après le degré d'inflammation de la peau*. J'ajouterai en outre que l'action salutaire de ces remèdes est beaucoup plus marquée pendant l'été que dans toute autre saison de l'année.

1°. La lèpre est-elle récente et étendue sur une grande surface du corps; la peau des plaques lépreuses est-elle fortement enflammée, épaissie, très-injectée; est-elle le siége d'une démangeaison incommode; les mouvemens des jointures sont-ils difficiles; la maladie serait certainement aggravée par les bains de mer, par les frictions, les lotions sulfureuses, etc., qu'on a trop souvent recommandés d'une manière banale dans le traitement des maladies de la peau. La saignée, les onctions avec la crême, le lait, le beurre frais, le saindoux bien lavé, procurent un prompt soulagement, lorsque la peau des plaques est ainsi enflammée. Si les plaques sont larges et peu nombreuses, on fera, près de leur circonférence, plusieurs applications de sangsues. Les bains de vapeur humide, les bains émolliens ou gélatineux peuvent être employés comme moyens principaux ou accessoires. Les bains de vapeur aqueuse guérissent quelquefois seuls la lèpre lorsqu'elle est récente.

2°. Lorsque les plaques squameuses sont *à peine enflammées* et anciennes, on a ordinairement recours à des applications topiques qui irritent plus ou moins la surface avec laquelle on les met en contact : mais il faut avoir soin de nettoyer préalablement la peau au moyen de lotions et de bains tièdes, et de légères frictions. Si les écailles sont fortement adhérentes ou disposées en couches épaisses, des lotions stimulantes, telles que celles faites avec de l'eau alcoholisée, une dissolution de sulfure de potasse, etc., peuvent favoriser la chute des écailles et modifier avantageusement la marche de cette maladie. Lorsque les écailles sont ainsi détachées, on applique ordinairement sur les points affectés de la peau de légères couches d'onguent de poix blanche, d'onguent de goudron ou d'onguent de nitrate de mercure étendu ou mélangé avec du cérat de Saturne. Ces topiques sont employés le soir avant le coucher, et le lendemain matin on a soin de laver la peau avec de l'eau tiède ou une solution légèrement savonneuse. A l'aide de ces applications topiques, continuées pendant plusieurs mois, on est quelquefois parvenu à rendre à la peau affectée sa texture naturelle, alors même qu'un traitement interne avait été administré sans succès.

C'est dans de semblables conditions qu'on a employé avec avantage les bains et les lotions sulfureuses. En France, les eaux de Barèges, de Cauterêts, de Bagnères, de Bagnoles, d'Enghien, etc.; en Angleterre, les eaux d'Harrowgate, de Laemington, de Crofton, etc., ont été souvent recommandées.

L'emploi des bains de vapeurs sulfureuses a quelquefois été suivi d'une guérison complète. Cependant, quoiqu'ils aient été très-préconisés en Allemagne, ils échouent le plus souvent; leur principal avantage paraît consister dans la haute température à laquelle ils sont administrés. Plusieurs observations démontrent également que les bains de vapeurs acides, que les bains de mer naturels ou artificiels, que les bains alcalins, les eaux de Plombières, les eaux chaudes du Mont-d'Or, de Vichy, peuvent être utilement conseillés.

Les bains tièdes font tomber les écailles, et sont très-utiles en entretenant la propreté de la peau. Les bains de mer sont très-recommandés en Angleterre et même en France; ils produisent quelquefois une si vive excitation à la peau, qu'elle oblige à les couper avec de l'eau simple. Mais lorsque l'excitation n'est pas trop forte, ils sont très-utiles.

Les bains de vapeurs accélèrent la circulation capillaire, et peuvent être employés pour détacher les squames.

Lorsque les plaques lépreuses sont peu nombreuses et très-anciennes, on en obtient quelquefois la guérison en les couvrant successivement de petits vésicatoires volans ou en les cautérisant superficiellement avec une solution de chlore ou du nitrate acide de mercure affaibli.

En général, toutes ces médications stimulantes conviennent lorsqu'il paraît avantageux d'exciter la peau, et cette indication se présente souvent dans le traitement de la lèpre; mais ce n'est quelquefois qu'après de nombreux tâtonnemens qu'on parvient à déterminer celle de ces médications qui est la mieux appropriée à un cas particulier.

3°. Les mêmes principes doivent diriger le thérapeutiste dans l'administration des remèdes *intérieurs*. Ceux dont l'action est le plus marquée sur les lèpres anciennes sont en général des remèdes fort énergiques, dont il est bien à désirer qu'on fasse désormais un moins fréquent usage.

La décoction de douce-amère, à la dose d'une demi-once, d'une once, de deux onces pour une pinte d'eau chaque jour, a été conseillée par le docteur Crichton. Portée à une haute dose, cette décoction produit des vertiges sans avoir d'action marquée sur l'inflammation chronique de la peau. L'extrait a beaucoup moins d'énergie que la décoction; il peut réussir dans des cas de lèpre très-peu graves, chez les individus jeunes et forts.

Les purgatifs ont été autrefois beaucoup employés, et le sont rarement aujourd'hui. A l'aide de ces remèdes, combinés avec les bains tièdes ou les bains de vapeurs, on a réussi à guérir en un mois ou six semaines des lèpres qui avaient résisté à tout autre moyen.

La teinture de cantharides administrée à l'intérieur à la dose de cinq, dix, quinze, vingt et trente gouttes, fait quelquefois disparaître rapidement l'inflammation particulière qui constitue la lèpre, lorsque cette maladie est peu étendue et peu ancienne. Quelques personnes pensent qu'on peut porter ce remède jusqu'à la dose de soixante ou quatre-vingts gouttes, en se guidant toujours d'après l'état des organes digestifs. C'est, de tous les remèdes dangereux et énergiques employés dans le traitement de la lèpre, celui qui a le plus d'action sur la peau; mais il peut déterminer sourdement des inflammations chroniques des organes digestifs ou des voies urinaires.

Lorsque les plaques lépreuses sont à peine enflammées et non douloureuses, on a conseillé d'employer diverses préparations arsénicales, qui, suivant Willan, Bateman et plusieurs autres observateurs, tendent à stimuler la peau. La solution de Fowler est de toutes ces préparations la plus fréquemment prescrite; on la donne à la dose de quatre à cinq gouttes par jour. Cette dose peut être portée successivement jusqu'à quinze gouttes, en quatre prises, et doit être continuée ordinairement pendant plusieurs mois. Quelques praticiens veulent qu'on la porte jusqu'à cinquante ou soixante gouttes; mais une pratique aussi téméraire détermine le plus ordinairement des inflammations aiguës ou chroniques des organes de la digestion et de la respiration. L'action salutaire de cette préparation sur les plaques lépreuses a été plusieurs fois constatée par Willan, Bateman et M. Samuel Plumbe, etc. J'ai été moi-même témoin de semblables résultats; mais j'avoue que les médications extérieures me paraissent aujourd'hui bien préférables. Je crois devoir répéter, ici, que l'administration d'un moyen aussi actif exige à-la-fois beaucoup de circonspection et une surveillance non interrompue. Si après quelques jours d'usage de cette liqueur, les malades se plaignent d'un sentiment de tension, de roideur ou d'enflure de la face, de chaleur ou de picotemens au gosier, de chaleur dans la bouche, ces phénomènes, alors même qu'il n'existerait aucun dérangement appréciable des fonctions de l'estomac, indiquent non-seulement que la dose de ce remède a été donnée aussi forte que possible; mais encore qu'elle doit être diminuée. Si la langue devient rouge à sa pointe ou sur ses bords; s'il survient de la soif et un léger érythème à la face; si la sécrétion de la salive devient abondante, l'usage de cette liqueur doit être suspendu. Enfin il faut renoncer pour toujours à son usage, s'il se déclare des nausées, des vomissemens, des vertiges accompagnés de toux et d'épigastralgie. Ces accidens cessent ordinairement par le seul effet de la suspension du remède, sans qu'on soit obligé de les combattre par des émissions sanguines. La solution arsénicale du docteur Valangin, celle du docteur Pearson, celle du docteur Lefebvre, les pilules arsénicales de la pharmacopée d'Édimbourg ont les mêmes avantages et les mêmes inconvéniens, et elles exigent la même surveillance et la même réserve dans leur emploi.

Le goudron, à la dose de huit, dix, douze grains au plus; les pilules de térébenthine, à la dose de quinze, vingt-quatre ou trente-six grains, s'emploient dans les mêmes conditions que la teinture de Fowler et les autres préparations arsénicales. Mais, comme celles-ci, elles peuvent aggraver l'éruption lorsqu'elle est accompagnée d'une grande irritabilité de la peau, et provoquer de nouveaux désordres dans les organes digestifs.

§. 492. La résistance déplorable que la lèpre offre

trop souvent à la plupart des remèdes, l'espoir de parvenir à les remplacer par quelques autres moyens plus certains ou moins dangereux, ont donné lieu à une foule d'essais et d'expériences la plupart empiriques, dont je vais rappeler sommairement les principaux résultats.

L'antimoine et le sulfure d'antimoine ont quelquefois produit des améliorations dans l'état de la peau, mais jamais de guérison.

L'utilité des préparations mercurielles a été exagérée par M. J. Wilson. De petites doses d'une solution aqueuse ou alcoholique de sublimé corrosif sont, de toutes ces préparations, celle dont les avantages sont le moins contestés. Le calomel donné comme laxatif est utile dans la lèpre vulgaire; mais il détermine si promptement la salivation lorsqu'il est absorbé, qu'il faut peu compter sur ses effets éloignés.

La décoction de *daphne mezereum* employée, par M. Pearson, dans plusieurs cas de lèpre, a procuré un soulagement momentané et jamais une guérison complète. Ses effets sont cependant plus marqués que ceux du gayac et de la salsepareille. Le *daphne mezereum* peut donner lieu à des vomissemens, à une superpurgation, à une inflammation de l'estomac et du larynx; elle provoque une chaleur âcre et une douleur violente à la gorge. Ce médicament est moins actif sous forme de sirop; quelques personnes l'administrent comme adjuvant des préparations arsénicales.

La liqueur de potasse de la pharmacopée de Londres, à la dose de vingt à trente gouttes; l'extrait aqueux d'ellébore blanc, à la dose de deux à quatre grains;

diverses préparations des renoncules, du *rhus radicans* et des *toxicodendrum*, ont par fois apporté une grande amélioration dans l'état des plaques lépreuses, lorsqu'elles étaient nombreuses et très-enflammées, et sans déranger notablement les fonctions des organes digestifs. Cependant l'usage intempestif et inconsidéré de semblables remèdes peut facilement les transformer en de véritables poisons.

Des expériences postérieures à celles du docteur Lettsom sont loin d'avoir confirmé les avantages qu'il dit avoir obtenus d'un remède beaucoup moins dangereux, de la décoction de l'écorce d'orme *pyramidal*; elle est rarement conseillée aujourd'hui dans le traitement de la lèpre.

§. 493. Il reste donc beaucoup de recherches à faire sur le traitement de la lèpre. Elles devront sur-tout avoir pour objet d'étendre le domaine des médications extérieures, afin de restreindre l'usage des remèdes internes, qui sont sans efficacité lorsqu'ils sont sans énergie, et qui, d'un autre côté, sont d'autant plus dangereux qu'ils sont plus actifs.

Ajoutons enfin qu'une vie sobre et régulière, qu'un régime alimentaire habituellement composé de viandes blanches, de légumes frais, de fruits aqueux et fondans, de laitage, passent pour favoriser l'action des différens remèdes que nous avons énumérés; et qu'on est quelquefois réduit à les employer tour-à-tour contre une maladie aussi rebelle, lorsqu'on ne juge pas plus prudent de l'abandonner à elle-même.

Observations particulières.

§. 494. On a publié un assez grand nombre de faits particuliers sous le nom de *lèpre;* mais la plupart sont étrangers à l'inflammation squameuse qui fait l'objet de cet article. D'un autre côté, quelques cas de lèpre bien caractérisés ont été décrits sous d'autres dénominations. M. Alibert en a rapporté deux exemples sous le nom de *dartre furfuracée arrondie*, et M. Marcolini en a publié une observation détaillée sous le nom de *maladie impétigineuse.* Les deux observations suivantes me paraissent offrir un véritable intérêt sous le rapport thérapeutique.

Obs. CXLV. *Lèpre guérie par les émissions sanguines, les bains et les légers purgatifs.* — D***, âgé de vingt-un ans, d'un tempérament sanguin, garçon tailleur, né de parens sains, était atteint depuis deux mois de la lèpre, lorsqu'il vint me consulter, le 3 mai 1826. Cette maladie s'était annoncée par de petites plaques écailleuses circulaires sur la partie antérieure du genou et sur le coude. Elles s'étaient ensuite montrées sur d'autres régions du corps.

Le 3 mai, les plaques du *genou* étaient au nombre de onze; toutes étaient arrondies et circulaires, hors une qui était presque quadrilatère. Ces plaques étaient de six à neuf lignes de diamètre; leur centre était *déprimé*, couvert de squames épaisses, chatoyantes, et présentait de petites fissures linéaires. La circonférence de ces plaques se détachait fortement de la peau qui l'environnait. Sur la jambe et la cuisse, on distinguait des plaques squameuses ayant la même forme que les précédentes, mais dont le diamètre était, en général, moins considérable. Leurs bords étaient aussi moins élevés et leur centre moins déprimé. Ces plaques avaient enfin une analogie complète avec celles du psoriasis *guttata*. Entre ces plaques squameuses on distinguait quelques petites élevures solides, du volume d'un grain de millet. Le sommet de quelques-unes était rouge; celui de quelques autres était couvert d'une petite écaille blanche. D'autres enfin étaient déjà transformées en plaques circulaires: de sorte qu'on distinguait sur les membres inférieurs toutes les nuances que peut présenter cette inflammation squameuse.

Sur les membres supérieurs, on remarquait la même gradation dans la forme et les dimensions des plaques. Les plus anciennement développées, celles situées sur le coude, étaient plus larges que les autres; leur centre était plus déprimé; et leur circonférence, plus proéminente, était mieux détachée de la peau saine qui les entourait.

Sur le tronc, les plaques étaient rares; on n'en remarquait que sur la région lombaire. Les plaques des membres étaient le siége d'une vive démangeaison, lorsque la température du corps était accidentellement augmentée. Du reste, la santé générale de D.... était excellente. Je pratiquai une saignée du bras de deux palettes et demie, et le malade prit, en outre, d'un jour l'un, un bain tiède. La saignée fut suivie d'une diminution notable de la démangeaison; plusieurs plaques récemment formées pâlirent et s'affaissèrent. Quinze jours après, je répétai la saignée, et les bains furent continués; je recommandai ensuite de faire plusieurs applications de sangsues dans le voisinage des plaques des membres les plus enflammées. J'obtins ainsi une diminution notable dans le nombre et les dimensions des taches, qui, la plupart, se transformèrent en de véritables anneaux, la peau de leur centre étant devenue tout-à-fait saine. Enfin plusieurs potions laxatives furent administrées à des intervalles assez éloignés, et la guérison était complète après trois mois et demi de traitement.

Obs. CXLVI. *Lèpre bornée aux régions rotuliennes et olécraniennes, traitée par les vésicatoires et la cautérisation.* — Félix B***, âgé de vingt-huit ans, se présenta au Bureau Central le 8 mai 1826. Ce jeune homme, fort et bien constitué, était atteint de la lèpre; mais cette maladie était très-légère. Elle consistait principalement en trois plaques squameuses, circulaires, à bords proéminens, et déprimées à leur centre, situées sur la région olécranienne du bras gauche. Les dimensions de ces plaques variaient entre six et dix lignes de diamètre; leur surface, couverte d'écailles épidermiques plus blanches que l'épiderme sain, était divisée en petits compartimens irréguliers, par des sillons superficiels. Il y avait, en outre, entre les plaques, trois élevures papuleuses et proéminentes par lesquelles s'annoncent les plaques lépreuses. Sur la région olécranienne du bras droit, il existait trois plaques squameuses circulaires dont la dimension ne surpassait pas celle d'une pièce de dix sols.

Sur la région rotulienne du genou *droit*, il existait une large plaque squameuse proéminente, formée par la réunion de deux autres; on voyait quatre autres petites plaques squameuses circulaires au-dessus de la rotule; on en remarquait, en outre, une sur le pied. Sept plaques squameuses semblables existaient à la partie antérieure du genou gauche; le reste de la surface du corps en était exempt, excepté le pavillon de l'oreille gauche.

Cette inflammation existait depuis quatre mois; les plaques étaient à peine enflammées. Je résolus de les transformer en des inflammations partielles, plus actives. Dans l'espace de dix-huit jours, six petits vésicatoires volans, de la dimension des plaques situées sur les régions olécraniennes des deux bras, furent appliqués à leur surface. Les plaques du genou et de l'oreille furent cautérisées avec le chlore. Au bout d'un mois, la guérison était complète sur les points où les vésicatoires avaient été appliqués; elle s'opéra plus lentement sur les plaques qui avaient été cautérisées avec le chlore. Je fus même obligé de revenir à la cautérisation sur plusieurs d'entre elles; elle fut assez profonde pour être suivie de deux cicatrices annulaires, qui annoncent encore aujourd'hui la forme et les dimensions de ces plaques.

Psoriasis (1).

VOCAB. : Art. *Dartre squameuse sèche*, *Dartre écailleuse*, *Dartre squameuse lichénoïde*, *Psoriasis*, *etc.*

§. 495. Le psoriasis est une inflammation chronique de la peau, bornée à une région du corps ou étendue à toute sa surface, caractérisée par des plaques squameuses

(1) Willan, *Description and treatment of cutaneous diseases*, in-4°, 1801. Art. *Psoriasis*.

de formes et de dimensions variées, non déprimées à leur centre, et dont les bords irréguliers ne sont point proéminens comme ceux de la lèpre.

§. 496. Le psoriasis se montre sous une grande variété de formes qui constituent autant de degrés d'une même affection; ils peuvent être réduits à quatre dispositions principales.

1°. Dans l'une (psoriasis *guttata*, Willan), il apparaît sur une ou plusieurs régions du corps, ou sur toute sa surface, un certain nombre de petites plaques squameuses, distinctes, irrégulières, de deux à trois lignes de diamètre, et dont la forme est assez analogue à celle qui résulterait de grosses gouttes d'eau projetées sur la peau. Telle est l'origine de l'épithète employée par Willan pour caractériser cette variété. Chacune de ces plaques squameuses s'annonce par une petite élevure solide, rouge, du volume de la tête d'une épingle, et dont le sommet se couvre bientôt d'une petite écaille sèche et blanche. Ces plaques sont arrondies, proéminentes, lenticulaires, et séparées les unes des autres, à leur début, par des intervalles assez considérables. Le centre de ces plaques est constamment plus élevé que leurs bords; mais lorsque leur guérison a lieu, comme elle s'opère du centre vers la circonférence, le milieu des plaques formé par de la peau saine, ou dont la couleur est seulement altérée, devient alors accidentellement déprimé. En marchant de plus en plus vers la guérison, les plaques se transforment en segmens ou en petits arcs de cercles plus ou moins considérables. Les plaques du psoriasis *guttata* sont en général plus enflammées que celles de la lèpre et d'un rouge plus animé. Lorsqu'on enlève les squames épidermiques qui recouvrent le corps réticulaire, il paraît rouge et très-irrité. Les plaques peuvent être bornées à la face, au tronc, aux membres, ou être éparses sur toutes ces régions, sur lesquelles elles se montrent à-la-fois ou d'une manière successive. Chez les enfans, leur apparition est ordinairement plus rapide que chez les adultes. Presque toujours irrégulièrement réparties, elles sont très-nombreuses sur quelques points, rares sur quelques autres; sur les membres, elles sont toujours plus nombreuses dans le sens de l'extension. Le psoriasis *guttata* se montre le plus souvent dans l'automne ou dans le printemps, et disparaît quelquefois spontanément pendant l'été. Il peut apparaître et disparaître ainsi pendant plusieurs années successives. Après la guérison, la peau conserve, pendant plusieurs semaines, de petites taches d'un gris brun, sur les points qui ont été occupés par les plaques.

2°. Les plaques du psoriasis peuvent être allongées et légèrement contournées en spirales (psoriasis *gyrata*, Willan), ou bien disposées en bandes longitudinales, traversées par de petites lignes superficielles. Ces plaques, qu'on a observées sur le tronc et les membres, sont le siége d'une desquamation furfuracée. Comme toutes les formes du psoriasis, celle-ci éprouve des rémissions très-marquées pendant l'été, et s'aggrave presque toujours pendant l'automne.

3°. Les plaques du psoriasis peuvent être plus larges, non circulaires, de dimensions et de formes très-variables, et éparses sur diverses régions du corps sur lesquelles elles se multiplient et deviennent confluentes (psoriasis *diffusa*, Willan.) Ces plaques, comme celles du psoriasis *guttata*, s'annoncent ordinairement par de petites élevures solides, très-nombreuses et comme papuleuses, sur le sommet desquelles se forment de petites écailles sèches et d'un blanc mat. La peau s'enflamme et devient squameuse dans leurs intervalles; les plaques s'étendent et se réunissent; leur surface est rouge et souvent divisée par des gerçures sèches, linéaires et douloureuses. Sur les jambes et les avant-bras, ces plaques réunies ne forment quelquefois qu'une large plaque, qui en recouvre toute la surface, ou bien elles sont disposées en larges bandes, suivant la longueur du membre affecté. Dans ce cas, au lieu de squames, on ne distingue quelquefois sur la peau enflammée que de petites écailles furfuracées, jaunâtres, dont la couleur se rapproche de celle de la farine de moutarde. Lorsque les squames ont été enlevées par des lotions, des bains et des douches de vapeurs, etc., la surface qu'elles protégeaient paraît lisse, brillante et enflammée. Les malades éprouvent dans les parties affectées une douleur brûlante et une démangeaison très-vive, que le séjour dans le lit, le voisinage d'un foyer, et toutes les causes qui élèvent la température extérieure du corps, ne manquent jamais d'exaspérer. Les plaques squameuses du psoriasis *diffusa* se montrent plus ordinairement sur les membres que sur le tronc; elles disparaissent quelquefois sur une région en même temps qu'elles se montrent sur une autre. Enfin, je dois ajouter que la disposition des plaques en petites taches circulaires ou en large surface n'entraîne point de différence dans la nature de la maladie, et qu'on voit souvent le psoriasis être *guttata* sur le tronc, pendant qu'il est *diffusa* sur les membres.

4°. Que cette inflammation squameuse ait commencé par de petites taches distinctes, comme le psoriasis *guttata*, ou qu'elle se soit montrée sous la forme de larges plaques confluentes, comme dans le psoriasis *diffusa*, lorsqu'elle a existé pendant plusieurs mois ou quelques années, et surtout lorsqu'elle s'est développée chez des vieillards affaiblis par la misère, l'abus des liqueurs spiritueuses, ou plutôt par les affections chroniques qu'elles produisent, la rougeur de la peau diminue au-dessous des squames, le tissu de cette membrane devient dur et se tuméfie; les plaques se couvrent de squames sèches, dures, blanches et épaisses; la peau, roide et tendue, se prête difficilement aux mouvemens des membres, et bientôt des gerçures nombreuses et plus ou moins profondes la sillonnent dans diverses directions (psoriasis *inveterata*, Willan; psoriasis *agria* des anciens.) Le psoriasis *inveterata* peut être étendu à tout le corps ou borné à une seule région. Lorsqu'il est général, la peau semble être couverte dans toute son étendue d'une nouvelle enveloppe formée par des squames blanchâtres, et la surface du corps prend une apparence toute particulière, que quelques pathologistes ont comparée à l'écorce des vieux arbres. C'est même d'après cette considération, que M. Alibert a désigné cette dernière période du psoriasis sous le nom de *dartre squameuse lichénoïde*. Lorsque le psoriasis est parvenu à ce degré, la production des squames est si abondante, que chaque jour on en trouve une quantité considérable dans le lit des malades, et que leurs vêtemens en sont habituellement remplis. Ces squames formées par l'épiderme altéré, ont quelquefois jusqu'à une ligne d'épaisseur; les gerçures, devenues de plus en plus profondes, fournissent du sang et quelquefois du pus, qui se dessèchent sous la forme de croûtes linéaires. La peau est le siége de démangeaisons brûlantes, sur-tout pendant la nuit. Ses fonctions sont interverties ou suspendues; mais les urines et la perspiration pulmonaire deviennent plus abondantes. Enfin, dans une période plus avancée de la maladie, l'épiderme s'enlève sur des surfaces plus ou moins considérables du dos, des fesses et des membres inférieurs. La peau s'excorie sur un grand nombre de points, et les malades deviennent en proie aux plus vives douleurs. Lorsque le psoriasis invétéré est borné à une seule région du corps, la peau éprouve réellement une sorte d'hypertrophie; elle se soulève et dépasse quelquefois d'un quart de ligne la peau saine qui l'entoure. Du reste, la maladie offre les mêmes phénomènes que ceux que nous venons d'indiquer pour le psoriasis général. La durée du psoriasis est toujours de plusieurs mois à quelques années; elle est, en général, en raison directe du nombre des plaques, de l'ancienneté et de la profondeur de l'altération de la peau.

§. 497. Indépendamment des différences remarquables qu'offre cette inflammation squameuse, suivant qu'elle ne consiste qu'en de petites taches isolées ou en larges plaques écailleuses, confluentes, sillonnées par des gerçures plus ou moins profondes, elle présente encore quelques particularités, suivant les régions du corps sur lesquelles elle se développe.

1°. Le psoriasis du *cuir chevelu* existe rarement indépendamment de celui de la face ou du psoriasis général. Il provoque quelquefois l'inflammation des bulbes des cheveux, dont la chute s'opère sur les points affectés.

2°. Le psoriasis *de la face* est souvent la suite du psoriasis développé sur d'autres régions du corps; cependant cette inflammation peut être bornée à la figure. Les plaques qui la caractérisent sont rouges, enflammées, furfuracées, et très-rarement couvertes de larges écailles. Le tissu cellulaire sous-cutané est ordinairement tuméfié, sur-tout lorsque le psoriasis est ancien et passé à l'état invétéré. Le psoriasis peut même être borné à quelques régions particulières de la face; une des variétés du psoriasis le plus anciennement connues est celle qui attaque les paupières. Elle est caractérisée par des squames, qui se montrent vers les angles des yeux et sur les paupières, qui deviennent roides, tendues et gercées. Chez les enfans, cette inflammation est quelquefois suivie de la chute des cils et des sourcils. Cette variété du psoriasis paraît avoir été connue de Galien : *Psoriasis autem exterius est; prosophthalmia internam palpebram superiorem præcipuè afficit.*

Les lèvres peuvent être également atteintes du psoriasis, alors même que toutes les autres régions du corps en sont exemptes. L'épithélium s'épaissit, se gerce et se détache en lames assez larges. Celles-ci restent quelquefois adhérentes par leur centre, lorsque leur circonférence est déjà libre et détachée depuis plusieurs jours. Un nouvel épiderme se forme au-dessous de ces squames; mais dans l'espace de quelques heures il se gerce, se rompt et tombe à son tour, pour être bientôt remplacé par un autre, qui subit la même altération. Cette affection, ordinairement longue et rebelle, est bien distincte d'une autre inflammation passagère des lèvres, qui est également accompagnée de gerçures et d'une desquamation de l'épithélium, et qui est produite par le froid, ou qui survient à la suite de quelques maladies aiguës. La durée de cette dernière affection n'est que de quelques jours, tandis que celle du véritable psoriasis est longue et indéterminée. Les causes du psoriasis des lèvres sont souvent obscures. Je l'ai observé chez deux malades grands parleurs et qui avaient l'habitude de se mordre les lèvres.

3°. Le psoriasis *du tronc* existe bien rarement sans qu'on observe une semblable altération sur les membres. Lorsqu'il est invétéré les écailles qui le caractérisent sont ordinairement plus minces et plus larges que celles qu'on observe dans le psoriasis des membres.

4°. Le psoriasis du *scrotum* passe souvent à l'état *invétéré;* il est alors accompagné de très-vives démangeaisons, de crevasses douloureuses et de larges excoriations. Il peut exister, indépendamment d'une semblable altération sur d'autres régions du corps. J'ai récemment observé un cas de psoriasis *guttata* du scrotum, caractérisé par de petites plaques proéminentes, disposées parallèlement au raphé. On a vu, chez les enfans, les taches circulaires du psoriasis *guttata* développées sur les bourses et sur la marge de l'anus, être prises pour des tubercules ou des plaques syphilitiques, dont elles diffèrent par des caractères qui seront ultérieurement indiqués.

5°. Le psoriasis du *prépuce* est souvent accompagné d'un épaississement de la peau et de fissures sanguinolentes et douloureuses, qui peuvent elles-mêmes être suivies d'un léger engorgement des ganglions lymphatiques de l'aine. Ce psoriasis est ordinairement très-rebelle, et, chez les adultes, a parfois nécessité l'opération du phymosis. Il importe beaucoup de ne pas confondre les plaques squameuses par lesquelles débute ce psoriasis, avec les plaques syphilitiques qui se développent quelquefois sur les mêmes parties.

6°. Enfin je dois faire une mention spéciale de deux variétés du psoriasis qu'on observe sur les mains. 1°. Le psoriasis *palmaire* (dartre *squameuse centrifuge*, Alibert) s'annonce dans la paume de la main par de petites élevures solides, dont le sommet présente une écaille épidermique blanche et sèche. Ce point blanc est bientôt cerné par un petit cercle rougeâtre, sur lequel l'épiderme se dessèche et se détache circulairement. Autour de ce premier cercle il s'en forme un second sur lequel s'opère une semblable desquamation. Ces cercles, de plus en plus excentriques, peuvent ainsi s'étendre à toute la paume de la main, en même temps que de semblables plaques squameuses se montrent sur la face palmaire des doigts. Les parties affectées sont le siége d'une très-vive démangeaison qui augmente toutes les fois que la main est exposée à la chaleur, plongée dans l'eau tiède, ou même par le mouvement répété des doigts. Lorsque les malades se sont grattés, la peau prend une teinte rouge violacée. Plus tard elle présente des gerçures plus ou moins profondes qui correspondent aux lignes que l'on observe ordinairement à la paume de la main. Les petites surfaces comprises entre ces gerçures sont couvertes de squames très-denses et fort épaisses; la paume de la main est roide et sèche, et au-dessous de l'épiderme épaissi le corps muqueux est enflammé. Cette maladie a été principalement observée chez les limonadiers et les blanchisseuses, dont les mains sont souvent plongées dans des lessives plus ou moins irritantes, et chez les chaudronniers, les ferblantiers et les orfèvres, dont la peau des mains est enflammée par des pressions répétées, ou par le contact de certaines substances métalliques. Le psoriasis palmaire s'aggrave en hiver et guérit quelquefois pendant l'été. La peau reste quelque temps lisse et d'un rouge obscur. Enfin il est rare que cette maladie ne présente pas plusieurs récidives, lorsque les individus qui en ont été affectés ne quittent pas la profession qui en a été au moins la cause occasionelle. 2°. On a désigné sous le nom de *gale des épiciers* une variété du psoriasis *diffusa*, qui se développe quelquefois sur la face dorsale des mains des individus livrés à cette profession, mais qu'on a aussi observée chez les boulangers, les blanchisseurs et dans les classes élevées de la société. Cette maladie commence par deux ou trois petites élevures squameuses, qui gagnent successivement toute la face dorsale de la main. La peau enflammée est bientôt traversée par des gerçures sèches et douloureuses, qui correspondent sur-tout aux articulations des premières phalanges des doigts avec les os du métacarpe, et à l'union du carpe avec les os de l'avant-bras. On distinguera cette variété du psoriasis, du lichen confluent et chronique de la face dorsale des mains, en ce que, dans ce dernier, l'état squameux de la peau est constamment précédé d'une éruption considérable de petites papules.

Lorsque l'une de ces variétés ou lorsque toute autre forme du psoriasis envahit la totalité de la main, la matrice des ongles devient quelquefois elle-même le siége d'une inflammation chronique; alors les ongles s'épaississent, se recourbent, se fendillent, et finissent par se détacher; ils sont ensuite remplacés par d'autres, qui peuvent eux-mêmes subir une semblable altération.

7°. J'observerai, relativement au psoriasis des *membres inférieurs*, que celui des jambes passe souvent à l'état *invétéré*. Dans ce cas les jambes paraissent munies d'une nouvelle enveloppe squameuse générale, dont l'aspect a vraiment quelque analogie avec celui du lichen des arbres, auquel on l'a comparé. Le psoriasis *plantaire* est plus rare que le psoriasis *palmaire*, et moins souvent accompagné de gerçures.

§. 498. Le psoriasis est rarement compliqué avec d'autres inflammations de la peau, si on en excepte la lèpre et le pityriasis. On l'a vu cependant coïncider, surtout chez les enfans, avec l'eczéma *impetiginodes* et parvenir à un degré très-élevé. (Psoriasis *infantilis*, Willan.) Le psoriasis *local* est rarement compliqué d'inflammations intérieures; mais au début du psoriasis général, et quelquefois pendant son cours, il existe en même temps une inflammation apyrétique de la membrane muqueuse gastro-intestinale. C'est pour cela sans doute que Willan et Bateman ont mis au nombre des symptômes précurseurs du psoriasis les douleurs de l'épigastre, les lassitudes, la céphalalgie et d'autres symptômes produits par l'inflammation des organes digestifs.

§. 499. — *C*. Le psoriasis est une des inflammations chroniques les plus fréquentes de la peau. De toutes les formes qu'il peut présenter, celle que j'ai désignée sous le nom de psoriasis *guttata*, d'après Willan, est plus commune que toutes les autres. Sur un certain nombre de psoriasis, elle entre réellement dans la proportion des trois cinquièmes. Le psoriasis se montre principalement chez les adultes, depuis l'âge de vingt-huit à trente ans, et spécialement chez les femmes douées d'un tempérament nerveux et sanguin. Le psoriasis est, en outre, de toutes les affections chroniques des tégumens non contagieuses, celle dont l'hérédité est le mieux démontrée. Les saisons ont une influence très-marquée sur le développement du psoriasis *diffusa* et *guttata*, dont l'invasion a lieu ordinairement dans les premiers jours d'automne ou du printemps. L'influence des professions semble être bornée à quelques variétés locales du psoriasis que nous avons fait connaître. En résumé, toutes les causes qui irritent directement ou indirectement la peau peuvent très-probablement donner lieu au développement de cette maladie, qu'on a vue succéder à des attaques répétées du lichen ou du prurigo, ou survenir après l'application d'un vésicatoire ou après le développement d'une autre affection aiguë de la peau.

§. 500.—*D.* Le psoriasis ne peut être confondu qu'avec trois maladies qui, comme lui, affectent la forme squameuse, savoir : la lèpre, le pityriasis et les plaques squameuses syphilitiques. Il existe réellement entre la lèpre et le psoriasis une grande analogie; elle est très-remarquable sur-tout entre le psoriasis *guttata* et la lèpre. Ces deux inflammations de la peau commencent par des élevures solides et comme papuleuses ; toutes les deux sont très-rebelles ; elles acquièrent bientôt la forme de plaques squameuses circulaires ; enfin, chez un même malade, on voit souvent les plaques squameuses affecter la forme du psoriasis *guttata* sur le tronc, et celle de la lèpre sur les coudes ou sur les genoux. Aussi M. S. Plumbe et M. Duffin ont-ils pensé, dans ces derniers temps, que la lèpre et le psoriasis n'étaient que deux variétés d'une même affection. Quoi qu'il en soit de cette opinion, il n'importe pas moins de faire ressortir les caractères qui distinguent entre elles ces deux maladies, ou, si l'on veut, ces deux variétés d'une même inflammation. Il est constant que les plaques du psoriasis *guttata* sont moins larges et en général plus rapprochées que celles de la lèpre; que leurs bords ne sont point relevés, et que leur centre n'est pas déprimé comme ceux de cette dernière; que dans le psoriasis l'inflammation du corps réticulaire est plus vive, qu'elle communique une teinte rouge plus animée aux squames, et que celles-ci sont plus adhérentes et moins chatoyantes que celles de la lèpre. Les différences sont encore plus tranchées entre la lèpre et le psoriasis *diffusa*. Les plaques de ce dernier sont irrégulières et non déprimées dans leur centre; celles de la lèpre sont exactement circulaires; et lors même que plusieurs plaques lépreuses sont réunies, leur disposition circulaire est encore indiquée par les arcs de cercle qu'elles présentent à leur circonférence. Le psoriasis diffère des plaques squameuses syphilitiques, en ce que ces dernières sont munies d'une petite auréole cuivrée; leurs écailles sont minces et peu marquées; leur centre est quelquefois occupé par une très-petite pustule, bientôt suivie d'une croûte lamelleuse; elles ont une tendance marquée à s'ulcérer, ne sont point accompagnées de prurit, et sont souvent compliquées d'affections syphilitiques de la conjonctive ou du pharynx, d'exostoses, etc. Elles guérissent assez rapidement à la suite de l'administration des préparations mercurielles, et en particulier par l'usage du deuto-chlorure de mercure. Enfin leur disparition s'opère de la circonférence vers le centre, sur lequel on remarque souvent, après la guérison, une petite cicatrice blanchâtre; caractères et circonstances qui les distinguent suffisamment des plaques squameuses du psoriasis.

Le psoriasis *guttata* du cuir chevelu diffère du pityriasis en ce que les papules du premier sont plus larges et présentent toujours, au-dessous des squames qui les recouvrent, un point central rouge qui dépasse le niveau de la peau.

§. 501. — *P.* Les variétés du psoriasis désignées par Willan sous les noms de *guttata*, de *diffusa* et d'*inveterata*, sont ordinairement très-rebelles et plus opiniâtres que la lèpre. En général, le psoriasis *guttata* est moins grave que le *diffusa*, qui lui-même est moins rebelle que l'*inveterata*; ce dernier est souvent incurable. Lorsque la guérison du psoriasis a lieu, elle s'opère d'abord sur un ou plusieurs points et s'étend de là sur les autres régions du corps; elle est annoncée par l'affaissement des plaques. Lorsque les psoriasis *diffusa* et *inveterata* se terminent par la guérison, ces maladies reprennent d'abord les caractères du psoriasis *guttata*: les gerçures de la peau disparaissent, l'inflammation du corps réticulaire diminue successivement, l'épiderme altéré est remplacé par un autre moins épais, moins sec et moins cassant, et après plusieurs desquamations successives la peau se couvre enfin, dans les points affectés, d'un épiderme tout-à-fait semblable à celui de la peau non malade.

§. 502. — *T.* Le régime et le traitement du psoriasis doivent être dirigés d'après les mêmes principes que ceux de la lèpre; il faut varier les médications d'après l'état plus ou moins enflammé de la peau. Lorsque le psoriasis *guttata* est récent et lorsqu'il s'est développé chez un adulte, il convient de l'attaquer d'abord par une ou plusieurs saignées générales. Je possède aujourd'hui un assez grand nombre de faits qui prouvent que cette émission sanguine est constamment utile; MM. Duffin, Wallace et Graves ont fait des observations analogues à Édimbourg et à Dublin. Chez les enfans, les saignées locales sont préférables. Lorsque les malades sont atteints de psoriasis général, il faut les répéter dans le voisinage des points enflammés, sur le cou, sur le tronc, sur les membres, dans l'espace de plusieurs semaines, et employer en même temps des bains simples, ou mieux encore des bains narcotiques émolliens frais, qui diminuent l'inflammation de la peau et la démangeaison très-vive dont elle est toujours accompagnée. A l'aide de ce traitement simple et rationnel, on obtient souvent, chez les enfans, dans l'espace de deux à trois mois, la guérison du psoriasis *guttata* ou *diffusa*.

Chez les adultes, on se sert avec avantage des douches et des bains de vapeur pour détacher les squames qui couvrent la peau. En alternant leur emploi avec celui des bains sulfureux, on est quelquefois parvenu, dans l'espace de trois à quatre mois, à guérir des psoriasis *diffusa* peu enflammés. Lorsque le psoriasis *diffusa* est ancien, il convient d'essayer de changer le mode d'irritation de la peau, à l'aide de frictions irritantes faites avec la pommade stibiée ; ces frictions ont même été utiles dans quelques psoriasis invétérés, quoique dans ce cas l'altération de la peau soit si profonde qu'elle est presque toujours incurable, au moins chez les vieillards.

Le psoriasis *invétéré* est toujours amélioré par l'usage des bains émolliens et narcotiques, et par celui des bains et des douches de vapeur, dont on se sert pour opérer la chute des squames. Il convient aussi de recourir de temps à autre aux saignées locales, dans le voisinage des points les plus irrités. Chez les vieillards atteints de ces psoriasis invétérés et dont la peau est épaissie, gercée, indurée sur presque toutes les régions du corps, il faut se borner à ce traitement palliatif; ce parti me semble sur-tout préférable lorsque la maladie s'est développée chez un individu appartenant à la classe du peuple, qui éprouvera certainement une récidive dès qu'il aura été rendu à ses occupations ordinaires. On a vu de ces malades atteints de psoriasis invétérés n'éprouver dans leur état aucune amélioration, après avoir pris plus de cent cinquante douches ou bains de vapeur, ou après avoir été soumis à des traitemens intérieurs très-énergiques. D'autres ont été atteints d'érysipèles de la face, ou ont éprouvé des accidens plus ou moins graves.

§. 503. Quelques personnes dont je ne partage pas les vues thérapeutiques conseillent, dans le traitement du psoriasis, comme dans celui de plusieurs autres affections chroniques de la peau, d'employer, de préférence aux médications extérieures, certains remèdes intérieurs dont l'action lente et prolongée me paraît d'autant plus dangereuse, que le psoriasis est assez fréquemment compliqué d'une affection chronique de quelque portion des organes digestifs. Dans le traitement des psoriasis *diffusa* et *guttata*, on a conseillé d'administrer tous les jours, pendant plusieurs mois, une demi-once de sel d'Epsom ou deux gros de sous-carbonate de potasse, ou quelques grains de calomel et de résine de jalap, de manière à produire plusieurs évacuations alvines. Les malades sont en même temps soumis à l'usage des bains tièdes, et on a soin d'interrompre l'administration des purgatifs toutes les fois qu'il survient des symptômes non équivoques d'une inflammation gastro-intestinale permanente. Cette pratique fort ancienne et qu'on a reproduite dans ces derniers temps sous le nom de *méthode d'Hamilton*, paraît sur-tout applicable au psoriasis de la face et du cuir chevelu. Le deuto-chlorure de mercure, à la dose d'un quart de grain par jour, le sulfite sulfuré de soude porté successivement jusqu'à la dose d'un scrupule, ont également procuré quelques guérisons de psoriasis.

Dans le traitement de diverses espèces de psoriasis et sur-tout dans celui du psoriasis invétéré, les mêmes personnes conseillent d'employer la teinture de cantharides, et de la porter successivement depuis la dose de cinq gouttes jusqu'à celle de soixante gouttes par jour, et d'en continuer l'usage pendant deux, trois ou quatre mois, jusqu'à ce qu'il s'opère un changement favorable dans l'état de la peau, s'il ne survient point de désordre appréciable des organes de la digestion, de la respiration ou des voies urinaires. On a également recommandé de remplacer l'administration de la teinture de cantharides par celle des préparations arsénicales et d'en continuer l'usage pendant plusieurs mois, en ayant soin de l'interrompre de temps à autre et d'en surveiller attentivement les effets. Il est certain qu'après l'administration de ces remèdes énergiques on est parvenu à guérir plusieurs espèces de psoriasis; mais il n'est pas moins bien démontré que la plupart de ces guérisons n'ont été que momentanées; que des rechutes se sont déclarées pendant l'automne suivant; que ces rechutes sont sur-tout très-fréquentes dans les classes du peuple; et que la plupart des psoriasis invétérés traités par cette méthode n'ont éprouvé aucune amélioration, quoique l'usage des préparations arsénicales ou de la teinture de cantharides ait été continué pendant cinq à six mois. Aussi me paraît-il peu rationnel de soumettre à un traitement arsénical des malades affectés de psoriasis invétérés, dans le faible espoir de produire une amélioration passagère, et avec la crainte non moins fondée de porter quelque funeste atteinte à des organes intérieurs plus irritables que la peau, et sur lesquels ces remèdes énergiques exercent une action plus directe.

En résumé, le psoriasis *diffusa* et le psoriasis *guttata* peuvent être attaqués avec succès par des médications moins dangereuses, et un traitement palliatif composé de bains narcotiques et émolliens me paraît seul applicable aux psoriasis invétérés, développés sur toute la surface du corps et chez des individus appartenant à la classe du peuple.

Les variétés locales du psoriasis offrent les mêmes indications curatives que le psoriasis général. Les saignées locales, les lotions, les bains, les cataplasmes, les onctions émollientes et narcotiques sont utiles toutes les fois que la peau est rouge, douloureuse et très-enflammée. Dans le psoriasis *palmaire*, on emploie ordinairement les bains simples, les bains d'eau de vaisselle, les douches de vapeur, etc. Lorsqu'il a été produit par quelque cause externe, la première indication est d'en éloigner l'influence. Le psoriasis des lèvres est ordinairement fort rebelle ; on rend quelquefois la desquamation plus rare et moins abondante, en ayant soin d'oindre, matin et soir, les parties affectées avec une pommade adoucissante.

Observations particulières.

§. 504. Le psoriasis est une maladie si fréquente, qu'on a lieu d'être étonné qu'on n'en ait publié jusqu'à ce jour qu'un petit nombre d'observations particulières. Si quelques exemples de *dartres sèches*, insérés dans divers recueils périodiques, doivent être rapportés à cette maladie, plusieurs autres appartiennent évidemment au lichen et à la lèpre. Quelques observations de *dartre furfuracée*, publiées par M. Alibert, sont de véritables psoriasis ; la *dartre squameuse lichénoïde* du même auteur n'est autre chose que le psoriasis invétéré dont Schenck (1) avait anciennement rapporté un exemple.

Obs. CXLVII. *Psoriasis* guttata *des aisselles, guéri par les douches gélatino-sulfureuses.* — Dans les premiers jours du mois de mars 1826, madame D*** fut atteinte d'un psoriasis *guttata* sous les aisselles. Deux ans auparavant, elle en avait été affectée à un degré

(1) Schenck, *Observ. medicinal*, lib. v. *De universali furfuraceâ corporis affectione.*

beaucoup plus considérable : la maladie s'était répandue sur les membres et même sur le front, et n'avait cédé qu'à l'usage long-temps prolongé des bains sulfureux et des purgatifs. Lorsque je fus consulté, il existait, sous l'aisselle droite, trois plaques ovalaires, ayant six lignes dans leur plus grand diamètre, et quatre lignes dans leur plus petit. On y distinguait, en outre, deux ou trois petites élevures, du volume d'un grain de millet. Ces plaques étaient rouges, lisses et non écailleuses; leur circonférence n'était point ulcérée, et leur centre n'était point déprimé comme les plaques de la lèpre; leur teinte n'était point cuivreuse ni violacée comme celle des plaques syphilitiques. Elles étaient le siége d'une assez vive démangeaison; la malade se grattait en dormant ou lorsqu'elle était à demi-réveillée. Par ce manége, elle augmentait singulièrement la démangeaison, et le lendemain les plaques étaient plus enflammées. La pression du corset les irritait aussi pendant le jour; jamais ces plaques n'ont été le siége d'aucun suintement. Sous l'aisselle gauche il existait cinq plaques semblables; deux autres, formées sur l'olécrâne, étaient couvertes de squames blanches assez épaisses.

D'après mes conseils, cette dame prit des bains sulfureux et des douches gélatino-sulfureuses en arrosoir à 28° R. La douche était de dix minutes et le bain d'un quart d'heure; vingt bains et quinze douches suffirent pour obtenir la guérison de ce léger psoriasis.

Obs. CXLVIII. *Psoriasis* guttata *du cuir chevelu, guéri par la saignée et les purgatifs.*—Le nommé Alphonse *** se présenta à la consultation du Bureau-Central, le 26 mars 1826, réclamant des conseils pour un psoriasis *guttata* du cuir chevelu dont il était affecté. Il me raconta que, deux ans auparavant, il lui était survenu des *dartres sèches* sur les sourcils dont la peau s'enlevait par écailles; qu'il avait oint avec du suif et lavé avec de l'eau de Cologne les parties affectées, et qu'il avait ainsi fait disparaître rapidement cette éruption. Depuis un an la même maladie s'était déclarée sur le cuir chevelu, et elle avait fait des progrès assez considérables depuis trois mois. Aujourd'hui, 26 mars, le psoriasis *guttata* occupe exclusivement les oreilles, la région frontale droite et le cuir chevelu. Il existe quatre plaques squameuses non proéminentes, de la forme et de la dimension d'une pièce de vingt sols, sur le côté droit du front; les écailles sont farineuses et ont une légère teinte jaune; la peau est rouge au-dessous de ces squames furfuracées, et leur circonférence se fond dans la peau. Quelques-unes de ces plaques squameuses sont situées sur le pavillon de l'oreille; on distingue, en outre, plusieurs petites plaques squameuses circulaires dans le cuir chevelu; elles sont plus marquées du côté droit, vers l'angle fronto-temporal. Ces plaques sont recouvertes de petites squames furfuracées épidermiques jaunâtres, qui ne permettent pas de distinguer la rougeur de la peau sur laquelle elles sont développées. Plusieurs de ces plaques sont confluentes, et leur forme circulaire est moins distincte. Elles ne sont accompagnées d'aucune démangeaison, à moins que la chaleur de la tête ne vienne à être accidentellement augmentée à la suite d'un exercice actif. Les bulbes des cheveux paraissent être restés étrangers à l'inflammation de la peau, et les points affectés sont garnis de poils comme la peau saine.

Le tronc et les membres n'offrent point de semblables plaques; mais on voit sur les bras quelques élevüres solides, déjà squameuses à leur sommet. Toutes les principales fonctions sont régulières. (*Saignée de trois palettes; une once de sel d'Epsom tous les trois ou quatre jours, répétée seize fois; lotions d'eau fraîche matin et soir.*) La guérison était complète vers la fin du mois de mai 1826.

Obs. CXLIX. *Psoriasis des lèvres.*—M. D***, âgé de trente-six ans, d'un tempérament nerveux, est atteint, depuis quinze ans, d'un psoriasis des lèvres, borné uniquement à la portion de la membrane muqueuse qui recouvre leurs bords libres. Cette affection, plus prononcée sur la lèvre inférieure que sur la supérieure, ne s'est jamais étendue à la peau, ni plus profondément dans la bouche. L'épithélium s'épaissit, se durcit, se dessèche, se fendille et se détache en petites lamelles, de manière que dans l'espace de quatre à cinq jours il est complètement renouvelé sur toute la surface affectée. Lorsque les petites écailles se forment, les lèvres sont roides et le malade les humecte habituellement avec la salive, en promenant sa langue à leur surface. Cette desquamation s'opère dans toutes les saisons, mais elle est plus prononcée pendant l'hiver; elle est alors plus fréquemment accompagnée de gerçures. M. D*** parle ordinairement beaucoup, et a le verbe haut. Il attribue l'existence de ce psoriasis à l'habitude qu'il a prise depuis long-temps de se mordre les lèvres; sorte de tic antérieur au développement de cette inflammation squameuse, contre laquelle il a tour-à-tour employé, depuis quinze ans, une foule de remèdes. Il a essayé successivement des onctions avec les pommades adoucissantes, telles que le cérat ordinaire, la pommade de concombre; puis il est passé à des remèdes dont le mode d'action est différent, aux lotions ou aux bains locaux d'eau de Barèges, à la pommade de Régent, et même à celle du frère Côme. Ces deux dernières enflammèrent les lèvres et les rendirent très-douloureuses. Quelque temps après, un médecin cautérisa les lèvres avec la pierre infernale; puis il les excita avec un liniment muriatique, qui les enflamma de nouveau d'une manière fort désagréable. Fatigué de ces remèdes douloureux et rebuté par leur insuccès, M. D*** revint à l'emploi du cérat ordinaire, et depuis lors ses lèvres sont restées sujettes à cette desquamation habituelle. M. D*** a pris à l'*intérieur* un assez grand nombre de médicamens, et en particulier du soufre dans du lait, sans qu'aucun d'eux ait paru exercer la plus légère influence sur la marche de cette inflammation squameuse. Ayant été appelé à soigner M. D*** d'une bronchite, dans l'hiver de 1823, il me raconta tous ces détails. D'après mes conseils, il oignit ses lèvres, pendant quinze jours, avec l'onguent d'acétate de plomb. Ce remède, qui parut d'abord rendre la desquamation plus rare et moins abondante, finit par échouer comme les autres. J'engageai alors M. D*** à appliquer trois ou quatre sangsues à la partie interne des lèvres et dans l'intérieur de la bouche, et à répéter plusieurs fois cette émission sanguine; mais il montra de la répugnance pour ce remède, et je m'abstins de lui en conseiller d'autres. M. D*** n'a jamais eu d'atteinte de psoriasis, ni d'inflammations chroniques d'une nature différente, sur d'autres régions du corps.

Obs. CL. *Psoriasis* guttata *sur les membres et la face;* diffusa *sur le tronc.* — Justine-Désirée Le T***, âgée de sept ans, fut atteinte d'un psoriasis au mois de juin 1826. De petites élevures solides se montrèrent sur les bras et les mains, et disparurent assez rapidement. Vers la fin d'août de la même année, quelques papules de psoriasis se montrèrent sur diverses régions du corps. (*Bains; sirop antiscorbutique.*) Le 11 septembre 1826, cette enfant me fut présentée. La peau offrait les dispositions suivantes : 1°. sur la partie postérieure du *tronc* on distinguait deux très-larges plaques squameuses. La supérieure occupait l'intervalle qui existe entre les deux épaules, sur lesquelles elle s'étendait un peu à droite et à gauche. Cette plaque uniformément squameuse n'offrait aucun point sur lequel la peau fût saine. A trois travers de doigt au-dessous de cette large plaque, il en existait une seconde qui occupait transversalement presque toute l'étendue des lombes. Cette plaque offrait les mêmes caractères que la précédente; toutefois les squames qui la recouvraient étaient moins nombreuses et plus minces, et sur deux ou trois points de sa surface la peau avait sa couleur naturelle. Sur les moignons des épaules et sur la région cervicale postérieure, il existait quelques petites plaques squameuses proéminentes, de trois à six lignes de diamètre, dont le centre était couvert de lamelles épidermiques en partie détachées. Au dessous de ces plaques la peau était sèche et offrait une teinte rouge qui diminuait par la pression. Le tissu de la peau ne paraissait pas profondément affecté. On observait aussi aux environs de la large plaque des lombes plusieurs plaques circulaires bien distinctes, de trois à six lignes de diamètre, et entourées par de la peau saine. La partie antérieure de la *poitrine* était presque entièrement couverte de larges plaques squameuses, entre lesquelles on observait un grand nombre de petits ilots de peau saine; elles étaient couvertes, comme les autres, de lames épidermiques, sèches et rudes au toucher. Au-dessous de ces squames, la peau offrait une teinte rouge qui disparaissait également par la pression. Sur la peau de l'*abdomen*, on distinguait un assez grand nombre de plaques du psoriasis *guttata*, séparées par une large bande squameuse, irrégulière, qui de l'appendice sternale s'étendait vers le pubis. Sur les membres on voyait des plaques squameuses plus ou moins étendues, et qui, comme celles du tronc, offraient plusieurs dispositions. Les unes consistaient dans de simples élevures papuleuses, solides, rouges, du diamètre d'une à deux lignes, et légèrement proéminentes; d'autres avaient un diamètre de deux à trois lignes, étaient circulaires, rouges vers leur base, et couvertes sur leur sommet de petites squames qui ne tardaient pas à se détacher. Lorsque leur chute s'était opérée, l'épiderme formait alors un petit cercle d'un blanc mat, au centre duquel on apercevait la peau rouge et enflammée. D'autres plaques tout-à-fait irrégulières étaient formées par la réunion de plusieurs papules ou de plusieurs plaques squameuses; enfin, on remarquait un certain nombre de petites plaques de cinq à six lignes de diamètre, circulaires, et dont la surface était couverte de squames minces, blanches, adhérentes ou légèrement détachées. Sur la *face* et principalement sur le front et le côté externe des sourcils, il existait un certain nombre d'élevures papuleuses et de squames pareilles à celles du psoriasis *guttata*. (*Huit sangsues disposées transversalement dans l'espace des deux plaques dorsales; bains frais, émolliens et narcotiques; limonade sulfurique.*) Le 14 septembre, l'effet salutaire de ces moyens fut marqué par la cessation de la sécrétion séro-purulente qui s'opérait sur quelques plaques et par un léger affaissement de plusieurs d'entre elles. (*Nouvelle application de huit sangsues au dos; bains frais émolliens et narcotiques.*) Le 21 septembre, on continue la limonade et les bains frais; on applique quatre sangsues sous les oreilles et six sur le nombril; diminution progressive de l'inflammation. Le 26 septembre, la peau est en grande partie dépouillée de squames, et paraît maculée en rouge-brun; il ne se forme pas de nouvelles élevures squameuses. (*Bains frais et narcotiques; trois gros de sel d'Epsom, le matin à jeun, tous les deux jours.*) Le 8 octobre, il n'existe plus de traces de cette inflammation squameuse; la peau présente cependant encore quelques taches rougeâtres à la surface desquelles l'épiderme est lisse, et semblables à celles que l'on observe sur la peau des jambes des femmes qui pendant l'hiver se servent de chaufferettes.

Obs. CLI. *Psoriasis* guttata; *plaques lépreuses.* — Une jeune fille, âgée de dix-huit ans, blonde, bien constituée, blanchisseuse, n'ayant jamais eu de maladie de peau, fut atteinte, sans cause appréciable, d'un psoriasis *guttata*, au commencement de l'année 1826. Cette inflammation squameuse se manifesta d'abord sur la face antérieure de l'avant-bras droit et sur le coude, puis sur le membre thorachique du côté opposé, puis enfin sur les deux membres inférieurs et sur le tronc. La maladie offre aujourd'hui, 10 mai 1826, les dispositions suivantes : 1°. on distingue sur la peau des élevures solides, du volume d'un grain de millet, rouges à leur base, et dont le sommet est couvert d'une petite squame d'un blanc mat ; 2°. quelques autres papules étêtées avec les ongles, et qui sont surmontées de petites croûtes brunes du volume d'une tête d'épingle, et tout-à-fait semblables à celles du prurigo ; 3°. des plaques squameuses de trois à quatre lignes de diamètre, aplaties, unies à leur surface, qui est rouge, sèche et parsemée de petites squames. Lorsque ces dernières sont détachées, le centre de ces plaques offre une teinte rouge semblable à celle qu'elles présentent à leur début. Sur le centre de quelques-unes de ces plaques, cette teinte, devenue plus prononcée, est presque violacée; 4°. d'autres plaques ont des dimensions beaucoup plus considérables que les précédentes ; leur forme est irrégulièrement arrondie ou ovale; leurs bords, plus élevés que la peau qui les entoure, sont d'un rouge très-foncé, dont la teinte va en diminuant de leur circonférence vers leur centre. Celui-ci est légèrement rose et déprimé, de sorte que ces plaques sont tout-à-fait semblables à celles de la lèpre. D'autres plaques plus étendues ont une forme tout-à-fait irrégulière, et sont évidemment formées par la réunion de plusieurs taches primitivement isolées. On remarque à la surface de ces plaques un grand nombre de petits sillons superficiels analogues à ceux que présente naturellement l'épiderme, mais plus prononcés. Les squames sont très-petites et très-minces. Dans l'intervalle des plaques, la peau est d'une blancheur et d'une finesse remarquables. Les points enflammés sont le siége d'une démangeaison et d'une chaleur assez vive, qui est toujours plus prononcée après le repas et pendant la nuit. Tous les organes, et en particulier ceux de la digestion, paraissent être dans l'état sain; la menstruation est régulière. (*Saignée de deux palettes et demie; eau de veau avec addition de deux gros de sulfate de soude; bains simples, de deux jours l'un, à 27° R.*) Le 18 mai 1826, les plaques sont moins enflammées; la boisson laxative ne fatiguant pas la malade, on la continue encore pendant huit jours. Le 26 mai, les élevures papuleuses sont complètement affaissées, et plusieurs des plaques squameuses ont totalement disparu. Quelques autres offrent deux dispositions bien remarquables. Les unes, et ce sont en général les plus larges, simulent de véritables anneaux, dont le centre est occupé par de la peau saine, mais un peu terne. Les autres ne présentent plus que des arcs de cercle; quelques autres enfin, sont affaissées et restées squameuses. Le même traitement a été continué; la guérison était complète au bout d'un mois et demi.

Obs. CLII. *Psoriasis palmaire.* — Un homme d'un tempérament sec et bilieux, âgé de quarante-deux ans, était atteint d'un psoriasis palmaire, borné à la main droite. Les bains d'eau de vaisselle, les onctions avec la pommade d'oxyde de zinc, avaient paru diminuer cette inflammation, sans opérer une guérison complète, et cela peut-être parce qu'ils n'avaient jamais été employés d'une manière régulière. Deux vésicatoires volans, appliqués sur cette inflammation chronique de la peau, furent suivis de la formation d'un épiderme lisse et persistant.

Pityriasis (1).

VOCAB. : Art. *Dartre furfuracée volante, Pityriasis, Porrigo, etc.*

§. 505. Le pityriasis est une inflammation chronique et superficielle de la peau, caractérisée par de petites taches rouges, souvent à peine appréciables, et suivies d'une desquamation furfuracée permanente.

§. 506. L'histoire du pityriasis a été constamment obscurcie par de faux rapprochemens; car si Willan et Bateman n'ont pas, comme beaucoup d'autres, décrit indistinctement, sous ce nom, les *desquamations furfuracées* du cuir chevelu consécutives au développement du lichen, du psoriasis, de la lèpre, de l'eczéma chronique, etc., ils ont eu le tort grave de rapprocher du pityriasis une affection du pigment de la peau (*chloasma, maculæ hepaticæ, etc.*), qui est elle-même suivie d'une desquamation furfuracée, mais qui diffère essentiellement de l'inflammation chronique et superficielle qui constitue le pityriasis.

§. 507. — *S.* Le pityriasis peut se montrer sur toutes les régions du corps; mais on l'observe plus souvent sur le cuir chevelu. Les personnes atteintes du pityriasis *capitis* éprouvent ordinairement une démangeaison assez vive, qui les porte à se gratter ou à se frotter habituellement la tête. Par cette manœuvre, elles détachent du cuir chevelu une poussière blanchâtre, formée par de petites squames épidermiques. Si elles répètent

(1) Willan, *art.* Pityriasis.

plusieurs fois, dans le même jour, ces frictions avec la main ou à l'aide d'une brosse, elles donnent constamment lieu à cette desquamation furfuracée, qui est plus ou moins abondante, suivant que le pityriasis est borné à une partie du cuir chevelu ou étendue à toute sa surface. Après avoir écarté plusieurs masses de cheveux, si on examine la peau peu de temps après le développement de cette maladie, on aperçoit au-dessous des squames quelques petites taches rouges irrégulières, très-superficielles, disséminées sur le cuir chevelu. La peau est luisante, sèche et un peu rude au toucher. Il est rare que cette inflammation soit portée à un plus haut degré; j'ai vu cependant quelques malades se plaindre d'un sentiment de tension ou de roideur dans la peau. L'épiderme, fendillé sur plusieurs points, se détache en petites squames furfuracées très-minces, le plus souvent circulaires, au-dessous desquelles un nouvel épiderme s'est formé. Celui-ci ne tarde pas à éprouver la même altération, et l'augmentation des dimensions des squames épidermiques est ordinairement le seul changement appréciable que présente la peau à la suite de ces desquamations successives. Chez les enfans dont les cheveux sont rares, et chez les vieillards dont la tête est souvent dégarnie de poils, ces diverses altérations qui constituent le pityriasis, sont plus faciles à constater. Je dois dire cependant que les petites taches rouges dont j'ai parlé ne sont bien distinctes que sur les points où la desquamation ne s'est pas établie depuis long-temps. A la suite d'un grand nombre de desquamations furfuracées, la peau au lieu de paraître rouge, est souvent, au contraire, d'un blanc plus mat que dans son état normal.

La durée du pityriasis du cuir chevelu peut être fort longue; lorsque la guérison est prochaine, l'inflammation du corps réticulaire disparaît graduellement, la peau se couvre d'un épiderme lisse et poli, et la transpiration se rétablit à sa surface.

Le pityriasis *capitis* peut coïncider avec d'autres inflammations chroniques du cuir chevelu. Il accompagne souvent la chute des cheveux. Il peut survenir pendant la convalescence des maladies aiguës et à diverses périodes des maladies chroniques.

§. 508. — *C.* Chez les jeunes enfans, le pityriasis *capitis* se développe souvent à la partie supérieure du front et sur les tempes. Une semblable affection se déclare quelquefois sur le cuir chevelu et les sourcils des personnes avancées en âge, sans qu'on puisse assigner de cause probable à cette inflammation chronique et superficielle de la peau.

§. 509. — *D.* Le pityriasis a été confondu avec une foule de maladies accompagnées ou suivies d'une desquamation furfuracée. Les petites taches qui le caractérisent diffèrent de celles du psoriasis *guttata*, en ce que ces dernières sont plus larges et présentent toujours au-dessous des squames qui les recouvrent un point central rouge, qui dépasse le niveau de la peau. Les plaques squameuses de la lèpre sont beaucoup plus larges, orbiculées, chatoyantes et déprimées dans leur centre; dans l'ichthyose nacrée, la chute de l'épiderme n'est point précédée d'une inflammation du corps réticulaire; la desquamation qu'on observe à la suite du lichen ou de l'eczéma chronique est précédée de papules ou de vésicules; enfin les éphélides et les taches hépatiques diffèrent du pityriasis en ce que la desquamation qu'elles présentent quelquefois est consécutive à une altération du pigment de la peau. La *crasse* du *cuir chevelu* qu'on observe souvent chez les nouveau-nés, est formée par une matière jaunâtre, dure, friable, plus ou moins abondante, ordinairement déposée à la partie antérieure et supérieure de la tête; mais cette crasse n'est point une production épidermique, comme les squames du pityriasis, et sa formation est indépendante de l'inflammation chronique du tissu réticulaire de la peau. Cette remarque est également applicable à la crasse qu'on observe sur le cuir chevelu des vieillards peu soigneux et malpropres.

§. 510. — *P.* et *T.* Il est difficile d'assigner un terme à la durée du pityriasis : elle varie entre quelques semaines et plusieurs années. Chez les individus chauves, on emploie avec succès les lotions savonneuses pour nettoyer la surface du cuir chevelu, et les décoctions de son et de têtes de pavot avec ou sans addition d'acétate de plomb pour diminuer la démangeaison. Lorsque la tête est garnie de cheveux, on se borne à la nettoyer avec une brosse légère. Les purgatifs ont été recommandés dans le but d'opérer une révulsion momentanée sur les organes digestifs. Enfin les diverses maladies qui peuvent compliquer le pityriasis exigent elles-mêmes des médications variées, que j'aurai soin d'exposer en traitant de chacune de ces affections.

§. 511. Le pityriasis du cuir chevelu est une inflammation si légère et si généralement connue, que je m'abstiens d'en rapporter ici des observations particulières.

INFLAMMATIONS LINÉAIRES.

VOCAB. : Art. *Crevasses*, *Dartres rhogoïdes*, *Fissures*, *Gerçures*, *Rhagades*, *Scissures*, *etc.*

§. 512. Cette forme de l'inflammation est caractérisée par des *divisions linéaires* de la peau, indépendantes d'une violence extérieure.

Ces divisions linéaires peuvent être consécutives à plusieurs inflammations cutanées; elles surviennent quelquefois dans l'érythème et les engelures; on les observe souvent dans les lichens confluens très-anciens et dans les psoriasis invétérés; mais elles peuvent aussi se former, dans quelques cas, indépendamment de toute autre affection préliminaire. Elles constituent alors deux altérations particulières, connues sous le nom de *gerçures* et de *rhagades syphilitiques*. L'histoire de cette dernière maladie ne pouvant être détachée de la description générale des syphilides, je passe de suite à la description des gerçures ordinaires de la peau.

Gerçures.

VOCAB. : Art. *Crevasses*, *Gerçures*.

§. 513. On désigne sous le nom de *gerçures* les divisions linéaires de la peau ou des membranes muqueuses voisines des tégumens, et dont le développement est indépendant de l'action d'un instrument tranchant.

Les gerçures ont ordinairement leur siége à la paume des mains, à la plante des pieds, entre les orteils, à l'entrée des narines, aux lèvres et à leurs commissures, aux paupières, aux mamelons, au prépuce, à la vulve et à l'anus.

§. 514. — *S.* On désigne particulièrement sous le nom de *crevasses* des fentes radiées, linéaires, plus ou moins profondes, qu'on observe sur les *mains*, et plus rarement sur les *pieds*, sur-tout pendant l'hiver. Cette affection plus incommode que dangereuse, devait être commune chez les peuples anciens, dont la chaussure ouverte de tous côtés, ne pouvait préserver les pieds du froid ni de la poussière. Les foulons, à cause de l'urine fétide dont on faisait usage pour dégraisser et blanchir les tissus de laine; les maçons qui employaient la chaux vive; les mineurs occupés à extraire le plomb et le cuivre; les forgerons et les chaudronniers en étaient souvent affectés.

Les *mains* atteintes de crevasses sont dures, *scabres* et sèches. Elles restent toujours plus ou moins fermées, et ne peuvent s'ouvrir sans renouveler ou augmenter les douleurs, et sans rendre béantes les crevasses qui, le plus souvent, sont situées transversalement à leur face palmaire, entre le pouce et le doigt indicateur. La peau est fendue dans toute son épaisseur; les bords des crevasses sont durs; le fond en est rouge, et suppure rarement.

Les crevasses des *pieds* ne se voyent plus guère parmi nous que chez les personnes qui vont pieds nus, ou qui, n'ayant pas de bas dans leurs souliers, négligent les soins de propreté. Ces crevasses, qui ont plus d'étendue que de profondeur, s'établissent aux talons et dans les plis de la face plantaire, ou entre les orteils.

Les *lèvres* ont aussi leurs gerçures ; les causes les plus communes de cette légère affection qui a long-temps porté le nom, à présent suranné, de *fendillures*, sont le grand froid, l'extrême chaleur et la sécheresse de l'air qu'on respire par la bouche.

Les *mamelons*, chez les femmes qui nourrissent pour la première fois, sont souvent affectés de gerçures, lorsqu'ils sont violemment irrités par les efforts répétés que fait l'enfant pour opérer la succion. Cette excitation est quelquefois assez vive pour contraindre à renoncer à l'alaitement, chaque application de la bouche occasionant des douleurs intolérables, de l'insomnie et de la fièvre. On a vu de ces gerçures placées circulairement à la base du mamelon devenir assez profondes pour le détacher entièrement, et être suivies d'une ulcération plus ou moins considérable.

La peau des *nouveau-nés* est souvent atteinte de gerçures aux environs des parties génitales, aux plis de la cuisse, dans le voisinage des articulations, au cou, etc., et en général sur tous les points où la peau forme des plis ou des rides.

Chez les femmes grosses, et dans les derniers mois de la gestation, lorsque les tégumens ont éprouvé une distension excessive, on observe quelquefois des gerçures sur le ventre. Il en survient aussi sur ces mêmes parties et sur les jambes, chez les hydropiques.

Les gerçures de la marge *de l'anus*, auxquelles quelques auteurs ont exclusivement donné le nom de *rhagades*, sont ordinairement la suite d'une inflammation chronique du rectum, ou d'une grande dilatation de cette ouverture lors de l'excrétion de matières fécales, dures et volumineuses; elles sont quelquefois compliquées de la constriction spasmodique de l'anus (1).

Les gerçures du *prépuce* sont quelquefois produites par l'érection du pénis, qui distend et fendille la peau lorsque l'ouverture du prépuce est étroite.

Les gerçures de la *vulve* sont presque toujours consécutives au lichen *agrius* ou à l'eczéma *rubrum* développés sur les parties génitales; on les observe cependant à la suite des accouchemens laborieux et indépendamment de toute autre inflammation.

§. 515. — *D*. Les gerçures ne peuvent être confondues avec les inflammations exanthémateuses, vésiculeuses, bulleuses, papuleuses, etc. Lorsqu'elles existent simultanément avec ces inflammations, ou lorsqu'elles surviennent pendant leur cours, celles-ci sont toujours rendues distinctes par les formes élémentaires qui leur sont propres. Je conviens toutefois que la peau paraît ordinairement érythémateuse avant la formation des gerçures les plus simples.

Il est plus difficile de distinguer les gerçures des rhagades syphilitiques des pieds et des mains. J'observerai cependant que ces dernières sont presque toujours accompagnées de plaques squameuses d'une teinte cuivreuse; que les rhagades du nez ou des lèvres sont souvent compliquées de tubercules syphilitiques ou de pustules munies d'une auréole cuivreuse; enfin que la nature vénérienne des rhagades de la marge de l'anus ou

(1) Boyer, *Traité des maladies chirurgicales*, tom. X, pag. 125. — Delaunay, *Thèse sur les gerçures de l'anus*, in-4°. Paris, 1824.

des parties génitales est ordinairement décelée par quelque complication syphilitique.

§. 516. — *P.* Les gerçures des nouveau-nés sont une maladie des plus bénignes ; celles des mamelons, de l'anus ou de la plante des pieds, sont quelquefois d'une guérison radicale d'autant plus difficile, que les malades ne peuvent pas toujours se soustraire aux causes qui les ont produites.

§. 517. — *T.* Le traitement des gerçures qui surviennent dans la lèpre, le psoriasis, les syphilides, les engelures, etc., est indiqué dans les chapitres consacrés à l'histoire de ces maladies. Les gerçures des *pieds* et des *mains*, indépendantes de ces complications, doivent être combattues par les bains d'eau de vaisselle et la pommade nº 1. On graisse la main ou les pieds avec cette pommade, et on porte nuit et jour un gant ou un chausson de peau; ce qui contribue efficacement à rendre aux tégumens la mollesse et la souplesse qu'ils ont perdues.

On employe contre les gerçures des mamelles les lotions avec la décoction de guimauve et de tête de pavot, dans laquelle on ajoute une certaine quantité d'acétate de plomb. On pratique sur le mamelon de légères onctions avec le mucilage de coing, l'huile d'amandes douces, le beurre de cacao, ou toute autre substance analogue, dans laquelle on ajoute une petite quantité d'opium, lorsque les douleurs sont très-vives; et on a soin de laver le sein avant de le présenter à l'enfant, lorsqu'on n'interrompt pas complètement l'alaitement. Néanmoins ces remèdes ne réussissent ordinairement qu'autant que la mère consent à priver l'enfant de son lait pendant quelques jours; sans cette précaution, la succion renouvelletrait continuellement les gerçures. On opère la déplétion des mamelles à l'aide de ventouses à pompe ou en exposant les parties affectées à la vapeur de l'eau chaude. Lorsque les gerçures sont guéries, on peut essayer de nouveau l'alaitement.

Avant l'accouchement, on prévient le développement de ces gerçures à l'aide de légères succions préparatoires, exercées sur le mamelon, qu'on a soin de couvrir ensuite d'un petit chapeau de gomme élastique.

Les gerçures du *prépuce* exigent l'opération du phymosis, lorsqu'elles sont dues à la distension et à l'éraillement de cette partie, dans l'érection du pénis.

Les gerçures de l'*anus* réclament l'emploi des suppositoires adoucissans, des bains et des lavemens émolliens. Lorsque cette maladie est compliquée avec la constriction spasmodique du rectum, elle cède ordinairement aux douches gélatineuses, et guérit plus sûrement et plus rapidement par le double débridement proposé par M. Boyer.

Les gerçures des jambes compliquées d'œdème et de pétéchies sont avantageusement combattues par la position horizontale du membre, par la compression, et même par les saignées locales lorsque la peau est très-enflammée.

Les gerçures des *orteils* exigent que les pieds soient fréquemment lavés, et qu'on place entre les orteils de la charpie fine qu'on a soin de renouveler.

Les gerçures superficielles des nouveau-nés guérissent rapidement, par les soins de propreté, par l'emploi des bains et en saupoudrant de poudre de lycopode les parties enflammées.

Observations particulières.

§. 518. Les recueils périodiques et les ouvrages des accoucheurs contiennent une foule d'exemples de gerçures des mamelons, du rectum, des jambes et de la plante des pieds, etc. Je rapporte l'observation suivante moins dans le but d'éclairer l'histoire fort connue des gerçures que celle des *pétéchies sans fièvre*, coïncidant avec l'œdème.

Obs. CLIII. *Œdème des jambes; érythème; taches pétéchiales; gerçures.*—François Martin, atteint d'œdème, de pétéchies et de gerçures aux jambes, âgé de soixante-trois ans, se présenta au Bureau-Central, le 3 août 1826. En 1822, à la suite de fatigues prolongées, il avait été atteint d'une semblable affection, dont la guérison avait été assez rapidement obtenue à l'aide de lotions d'eau froide. Depuis cette époque, il a eu, pendant quinze mois environ, des gerçures aux mains, guéries depuis quelques mois seulement. Employé depuis quinze jours à manœuvrer un balancier à l'hôtel de la Monnaie, cet exercice l'a beaucoup fatigué. Il y a huit jours, les jambes sont devenues *œdémateuses*, et lorsqu'on les comprime avec les doigts, elles en conservent l'impression. Des taches *érythémateuses* d'un rouge uniforme, et qui disparaissaient à la pression, se sont montrées à la face interne des jambes; devenues plus nombreuses les jours suivans, elles forment aujourd'hui plusieurs groupes. Indépendamment de ces taches, on distingue dans l'épaisseur de la peau un assez grand nombre de *pétéchies* noires et violacées, très-rapprochées à la partie interne et antérieure des jambes, et plus rares à leur partie externe et postérieure ; elles sont disposées en groupes, ou sous la forme de lignes longitudinales ou circulaires; l'épiderme paraît soulevé à la surface de quelques-unes de ces pétéchies ; sur quelques points même, le sang s'est fait jour à travers la peau, et le sommet des pétéchies est couvert d'une petite gouttelette de sang desséché. La peau des jambes est, en outre, divisée par de nombreuses *gerçures* irrégulières, la plupart transversales, d'une demi-ligne environ de largeur et de plusieurs lignes de longueur. Les unes intéressent la peau assez profondément, et d'une manière égale dans toute leur étendue : une humeur jaune, transparente, visqueuse, suinte entre leurs bords, et se concrète en lignes flavescentes le long des jambes. Les autres gerçures n'intéressent aussi profondément la peau que dans une partie de leur longueur, et ne paraissent formées dans le reste de leur étendue que par une ligne rouge, dépourvue d'épiderme. Les pieds sont œdémateux, et ne présentent ni érythème ni pétéchies; la partie supérieure des jambes est saine.

Le 5 août, le malade est admis à la Pitié; dans l'espace de deux jours, soixante sangsues sont appliquées sur les jambes, qui sont couvertes de cataplasmes émolliens. L'œdème, les pétéchies, les gerçures, ont marché progressivement vers la guérison, et le malade est sorti de l'hôpital le 15 août 1826. Les cataplasmes avaient donné lieu au développement de quelques vésicules accidentelles, dont la guérison était également opérée.

INFLAMMATIONS GANGRÉNEUSES.

VOCAB. : Art. *Anthrax*, *Charbon*, *Typhus charbonneux*, *etc.*

§. 519. Les inflammations cutanées gangréneuses ont pour caractère de se terminer rapidement par *gangrène*, c'est-à-dire par la mortification d'une étendue plus ou moins considérable de la peau.

§. 520. Ces inflammations sont au nombre de deux : la pustule maligne et le charbon de la peste. Quelques pathologistes ont rapproché de ces deux maladies gangréneuses de la peau, l'anthrax, que j'ai dû rapporter aux inflammations furonculeuses. Ils ont décrit, en outre, sous le nom de *charbon malin*, tantôt la pustule maligne, tantôt une affection gangréneuse des joues, qui de la membrane muqueuse de la bouche s'étend à la peau de la face.

§. 521. Les inflammations gangréneuses de la peau s'annoncent par une petite vésicule, au-dessous de laquelle se forme rapidement une induration profonde, qui ne tarde pas elle-même à être frappée de gangrène, en même temps qu'elle s'entoure d'une très-large auréole érysipélato-phlegmoneuse.

Des symptômes généraux ordinairement fort graves précèdent le développement du charbon pestilentiel, et n'apparaissent au contraire que dans les dernières périodes de la pustule maligne.

§. 522. L'étude comparative des altérations qui constituent la pustule maligne, le charbon de la peste et le charbon des animaux, ne peut être faite aujourd'hui avec quelque étendue, le charbon de la peste et la pustule maligne n'ayant encore été l'objet que de recherches anatomiques fort incomplètes. Le charbon des animaux est caractérisé (1) par une tumeur extrêmement volumineuse, non circonscrite, cédant à la pression, faisant entendre la crépitation de l'emphysème, et laissant exhaler une odeur putride particulière ; le centre de cette tumeur est noir et comme *brûlé* ou *charbonné ;* sa circonférence est infiltrée d'un liquide brunâtre ou jaunâtre et de gaz très-fétides ; le tissu du cœur est ordinairement ramolli ; sa surface extérieure parsemée d'ecchymoses, suivant le trajet des vaisseaux sanguins. Le sang contenu dans le cœur et les gros vaisseaux, souvent liquide dans les veines, où il est très-noir, est quelquefois sous forme de caillots noirs ou d'un blanc jaunâtre et d'une consistance très-molle, comme gélatineuse. Les poumons, parsemés de petites ecchymoses superficielles, présentent aussi des taches noirâtres, profondes, formées par une sorte d'engouement local. La face interne de l'estomac et de l'intestin offre çà et là des taches et des saillies noirâtres, placées sur le trajet des vaisseaux sanguins, et formées par du sang épanché au-dessous de la membrane péritonéale, ou entre les deux membranes les plus intérieures. La membrane villeuse de l'estomac est quelquefois ecchymosée ; le foie et la rate sont engorgés ; on remarque de l'emphysème dans le voisinage des reins ; le système nerveux est dans l'état sain.

Dans la pustule maligne, l'altération de la peau et du tissu cellulaire sous-cutané a la plus grande analogie avec

(1) Leuret, *Recherches et expériences sur les altérations du sang*, in-4°. Paris, 1826.

celle du charbon que nous venons de décrire; mais on n'a pas encore rigoureusement constaté l'existence de lésions des organes digestifs et de la respiration, l'altération du sang, etc. Toutefois l'analogie des symptômes généraux de ces deux maladies ne peut être rationnellement attribuée qu'au développement de semblables altérations. Je ne puis rien préjuger relativement au charbon de la peste, dont l'histoire est encore plus incomplète.

§. 523. Les inflammations gangréneuses sont contagieuses, et atteignent indistinctement toutes les conditions, tous les âges et les deux sexes.

§. 524. Ces inflammations ne peuvent être confondues avec aucune autre phlegmasie de la peau; elles seules commencent par une vésicule élevée sur un point central dur, qui ne tarde pas à être frappé de gangrène, et autour duquel se dessine rapidement une large auréole érysipélato-phlegmoneuse.

§. 525. La pustule maligne abandonnée à elle-même, est souvent suivie de lésions qui la rendent mortelle. Des affections non moins graves précèdent ou accompagnent le charbon de la peste.

§. 526. Détruire par la cautérisation les points frappés de gangrène et les parties molles qui les avoisinent, combattre les lésions intérieures qui compliquent cette affection locale, telles sont les deux indications principales qu'offre le traitement des inflammations gangréneuses.

Pustule maligne (1).

VOCAB. : Art. *Pustule maligne*, *Charbon*, *Anthrax*, *Feu persique*.

§. 527. La pustule maligne est une inflammation contagieuse et gangréneuse de la peau, caractérisée à son début par une vésicule remplie d'un fluide séro-sanguinolent, au-dessous de laquelle se forme une petite induration lenticulaire, bientôt entourée elle-même d'une tumeur auréolaire, érysipélato-phlegmoneuse. La gangrène s'empare de cette tumeur, et s'étend rapidement de son centre vers sa circonférence.

§. 528. — *C.* MM. Énaux et Chaussier, et d'après eux un grand nombre de pathologistes, pensent que la pustule maligne est toujours produite par le contact de tumeurs charbonneuses ou des dépouilles d'animaux qui en ont été attaqués. Ils citent à l'appui de leur opinion les observations suivantes : 1°. la pustule maligne a le plus ordinairement été observée chez les vétérinaires, les bergers, les pâtres, les mégissiers, les tanneurs, les bouchers, les maréchaux, les laboureurs, etc., c'est-à-dire chez *des personnes qui soignent des bestiaux ou qui en manient les dépouilles*; 2°. la pustule maligne se montre exclusivement sur les parties du corps habituellement découvertes, telles que le visage, le col, les mains, les

(1) Thomassin, *Dissertation sur le charbon malin de la Bourgogne, ou la pustule maligne*, in-8°. Basle, 1782. — Énaux et Chaussier, *Méthode de traiter les morsures des animaux enragés et de la vipère, suivie d'un précis sur la pustule maligne*, in-12, 1785.

épaules, les bras, etc., ou sur d'autres qui l'ont été accidentellement; 3°. cette maladie a surtout été observée pendant les épizooties charbonneuses.

Les mêmes pathologistes pensent que la *sérosité sanguinolente* fournie par la pustule est un des moyens de transmission de la maladie. Une femme pansant son mari, s'étant essuyé la joue avec ses doigts imprégnés de cette sérosité, fut affectée deux heures après d'une tumeur qui fit des progrès alarmans. (Obs. CLV.)

On assure même que le sang d'un mouton atteint du charbon ayant coulé sur le dos d'un pâtre, il s'en suivit le développement d'une pustule maligne, et qu'un boucher en fut attaqué à la langue, pour avoir mis, quelques instans, son couteau entre ses dents pendant qu'il dépouillait un bœuf malade. Ces observations s'accordent parfaitement avec les résultats obtenus par M. Leuret, dans ses expériences sur l'altération du sang.

Quelques personnes prétendent même, mais cette opinion est moins rigoureusement établie, que le sang d'animaux non atteints du charbon, mais altéré par d'autres circonstances, peut donner lieu, lorsqu'il est appliqué sur la peau de l'homme, au développement de la pustule maligne. On rapporte, à ce sujet, que deux bouchers de l'Hôtel royal des Invalides furent atteints de cette maladie pour avoir tué et habillé des bœufs fatigués par un long voyage, *mais d'ailleurs parfaitement sains.*

Je pense, en outre, que la pustule maligne se développe quelquefois *sporadiquement* chez l'homme. Personne ne conteste que les neuf observations de *pustules gangréneuses* rapportées par Bayle (1) ne soient de véritables pustules malignes, et cet observateur si exact assure cependant : « que presque tous les malades étaient bien assurés de n'avoir touché les restes d'aucun animal mort du charbon, et que la plupart de ceux qui avaient usé de quelques alimens tirés du règne animal étaient bien certains de n'avoir pas mangé de viande suspecte. » Enfin M. Davy-la-Chevrie (2) rapporte six observations de pustule maligne, et dans aucune d'elles il n'est dit que la maladie ait été contractée d'une autre personne ou d'un animal atteint du charbon.

La pustule maligne, rare à Paris, est très-commune dans quelques autres contrées de la France, en Lorraine, en Franche-Comté et sur-tout en Bourgogne.

§. 529. — S. Dans la pustule maligne inoculée, le laps de temps qui s'écoule entre le moment de l'infection et l'apparition de l'inflammation gangréneuse de la peau, varie entre quelques heures et cinq à six jours. La formation de la *vésicule* est annoncée par un prurit assez vif, suivi du développement d'une petite tache rouge, semblable à une morsure de puce, d'où est venue la dénomination vulgaire de *puce maligne*, sous laquelle cette maladie est connue en Bourgogne. Quelques heures après son apparition, cette vésicule, d'abord du volume d'un grain de millet, acquiert une plus grande dimension, et

(1) Bayle (G. L.), *Considérations sur la nosologie, la médecine d'observation et la médecine pratique, suivies d'observations pour servir à l'histoire des pustules malignes*, in-8°. Paris, 1802.

(2) Davy-la-Chevrie, *Dissertation sur la pustule maligne*, in-4°. Paris, 1807.

se déchire spontanément lorsque la démangeaison dont elle est le siége n'en a pas déjà provoqué la rupture. Bientôt, c'est-à-dire après vingt-quatre ou trente-six heures à dater de l'invasion, un petit noyau d'engorgement, dur, circonscrit, de la forme et du volume d'une lentille, d'une surface inégale, se dessine au-dessous de la vésicule. Il se déclare alors autour de ce point central une tumeur molle, rénitente, rougeâtre ou livide, qui se couvre de vésicules secondaires, d'abord isolées, mais qui finissent par se réunir et se remplir d'une sérosité roussâtre. Le point central devenu brunâtre, très-dur et insensible, est frappé de gangrène. L'inflammation se propage à une distance considérable; la peau voisine paraît rouge et luisante; le tissu cellulaire sous-cutané est boursoufflé, tendu et comme emphysémateux. La partie malade est frappée de stupeur, d'engourdissement, et la gangrène fait des progrès alarmans.

Si la maladie borne ses progrès, un cercle inflammatoire d'un rouge vif se dessine autour de l'escarre; l'engorgement qui s'étendait au loin, diminue dans la même proportion; le malade éprouve dans la partie affectée une chaleur douce accompagnée de battemens; le pouls se soutient ou se relève; les forces se raniment; il paraît quelquefois un léger mouvement fébrile, qui se termine bientôt par une douce transpiration; la suppuration s'établit entre le cercle inflammatoire et l'escarre, qui se sépare et laisse voir toute l'étendue du désordre.

Si, au contraire, la maladie doit avoir une issue funeste, des symptômes généraux fort graves se développent : pouls petit et concentré; anxiétés; défaillances ; langue sèche , aride , brunâtre ; face décomposée ; peau sèche ; yeux éteints ; moral abattu ; anxiété ; syncope ; cardialgie ; délire obscur, précurseur de la mort.

La durée des périodes de la pustule maligne est très-inégale ; celle de l'incubation varie entre une ou deux heures, ou plusieurs jours. La deuxième, caractérisée par la formation de la vésicule primitive, est de vingt-quatre ou trente heures. La troisième, marquée par le développement du noyau central et l'apparition de la tumeur auréolaire, ne dure ordinairement que quelques heures. Enfin la quatrième, annoncée par la *gangrène* et d'autres symptômes locaux et généraux, plus ou moins graves, varie entre un et plusieurs jours, suivant le mode de terminaison de la maladie.

La marche de la pustule maligne est quelquefois si rapide, qu'on a vu la mort survenir en dix-huit ou vingt-quatre heures. Dans des cas heureux, au contraire, la gangrène s'est bornée presque dès son début.

§. 530. La pustule maligne présente quelques particularités, suivant les régions de la peau sur lesquelles elle se développe :

1°. La pustule maligne de la *face* est non-seulement accompagnée d'une inflammation phlegmono-érysipélateuse de la face, mais on a vu cet engorgement s'étendre au col et à la partie antérieure de la poitrine. Lorsque cette affection gangréneuse atteint les *paupières*, elle entraîne une tuméfaction énorme et très-douloureuse du visage, une céphalalgie profonde, du délire, parfois la perte de l'œil, et toujours un renversement des paupières, qui ne sont plus formées souvent que par le muscle orbiculaire et la conjonctive. Lorsque la paupière supérieure est seule détruite, l'inférieure est quelquefois légèrement portée en haut, à la suite des efforts multipliés que font les malades pour préserver le globe de l'œil de l'action continue de la lumière ; les larmes coulent abondamment ; la cornée transparente s'enflamme et ne tarde pas à devenir opaque. Pour remédier à cette déformation des paupières, on a proposé une opération analogue à la rhinoplastie. Sur le menton, les lèvres et le lobe du nez, enfin sur tous les points où les fibres musculaires sont en quelque sorte confondues avec le tissu de la peau, la gangrène pénètre toujours moins profondément; cependant, lorsque la pustule maligne se développe près de la lèvre inférieure, celle-ci peut être détruite dans une étendue considérable par la maladie, ou par les caustiques employés pour en arrêter les progrès ; et cette difformité est accompagnée d'un écoulement continu et involontaire de la salive.

2°. Le développement de la pustule maligne sur le *col* est suivi d'une inflammation phlegmono-érysipélateuse, qui gêne la déglutition et la respiration. Il y a fréquemment, en outre, salivation, hémorrhagie nasale, tuméfaction de la face, etc.

3°. La pustule maligne, située sur les parois de la *poitrine*, est toujours accompagnée d'une inflammation du tissu cellulaire qui se propage jusque sous les aisselles.

4°. Lorsque cette pustule se déclare sur le dos de la *main* ou sur le coude-pied, une inflammation phlegmono-érysipélateuse s'empare successivement de la totalité du membre.

§. 531. Lorsque la pustule maligne cesse d'être une maladie locale, on remarque toujours des signes non équivoques d'inflammation gastro-intestinale; au moins de toutes les complications de la pustule maligne, cette affection des organes digestifs est-elle la plus fréquente.

§. 532. Dans des cas malheureusement trop rares, le poison animal qui produit la pustule maligne, borne ses effets à une inflammation bien moins grave que la précédente, et qui a été décrite par M. Davy-la-Chevrie sous le nom de *pustule maligne proéminente*. Elle débute par une élevure séro-purulente, dont la base, dure, tendue et profonde, ne tarde pas à être entourée d'une inflammation phlegmono-érysipélateuse. Le point pustuleux central est frappé de gangrène, mais il est rare qu'elle s'étende au-delà de son siége primitif. (Obs. CLVIII.)

§. 533. — *D*. Dans les premiers momens de sa formation, et lorsqu'elle n'est constituée que par une élevure dure, inégale ou surmontée d'une vésicule, la pustule maligne pourrait être confondue avec les tubercules enflammés douloureux, produits par la piqûre des *cousins*. Mais ces petites tumeurs, ordinairement multiples, offrent un petit point central jaunâtre bien facile à reconnaître. Le clou, à son début, n'a pas sur son sommet de pustule ou de vésicule, comme la pustule maligne; celle-ci ne tarde pas à être entourée d'une inflammation diffuse qu'on n'observe point dans le furoncle.

Lorsque la pustule maligne a acquis de grandes dimensions, et lorsque la gangrène s'est manifestée sur une étendue plus ou moins considérable de la peau, cette inflammation gangréneuse ne peut être confondue qu'avec l'érysipèle phlegmoneux et gangréneux, et l'*affection gangréneuse des joues et des grandes lèvres* (1) observée chez les enfans, et avec le charbon pestilentiel. Or l'érysipèle phlegmoneux n'est point précédé d'une vésicule ou d'une pustule ; il n'est point contagieux ; il ne devient ordinairement gangréneux que par excès d'inflammation ; et il est toujours avantageusement combattu par les émissions sanguines, qui sont le plus souvent nuisibles dans la pustule maligne.

Celle-ci diffère de l'affection gangréneuse des joues, en ce que, dans cette dernière, l'inflammation gangréneuse commence par l'intérieur de la bouche et ne s'étend que consécutivement à la peau, et en ce que rien n'autorise à penser qu'elle soit contagieuse.

J'indiquerai plus tard les analogies et les différences de la pustule maligne et du charbon pestilentiel.

On a fait de vains efforts pour distinguer la pustule maligne du charbon des animaux, et sur-tout de celui qu'on a désigné sous le nom de *charbon des bêtes à laine*. En effet, comme la pustule maligne, ce charbon (2) s'annonce par une petite tumeur dure, circonscrite, dont le centre est marqué d'un point noir.

(1) Baron, *Mémoire sur une affection gangréneuse de la bouche, particulière aux enfans*. (Bulletin de la Faculté de Médecine de Paris, in-8°, 1816.) — Isnard, *Essai sur une affection gangréneuse particulière aux enfans*, in-4°. Paris, 1818.

(2) Hurtrel d'Arboval, *Dictionnaire de médecine et de chirurgie vétérinaires*, in-8°. Paris, 1826. *Art.* Charbon.

Vers son milieu et sa circonférence paraissent des phlyctènes remplies d'une sérosité âcre. Le tissu cellulaire sous-cutané s'engorge; le point central gangréneux s'étend, etc. Enfin l'humeur qui en découle, appliquée sur la peau de l'homme, y produit la pustule maligne; de sorte que l'identité de ces deux affections me paraît incontestable.

§. 534. — *P*. La pustule maligne peut se terminer d'une manière funeste dans l'espace de vingt-quatre ou trente-six heures. Toutefois sa marche, ordinairement moins rapide, permet d'en arrêter sûrement les progrès. Cette maladie est beaucoup plus fâcheuse lorsqu'elle a son siége à la tête ou au col, et sur-tout aux paupières, que lorsqu'elle affecte les extrémités des membres. Enfin une température très-chaude ou très-froide contribue à aggraver la maladie; chez les femmes enceintes, elle provoque souvent l'avortement.

§. 535. — *T*. Aussitôt que l'existence de la pustule maligne est constatée, il faut scarifier et cautériser largement la partie affectée. Pour être efficaces, les scarifications doivent comprendre toute la partie mortifiée et compacte, sans s'étendre au-delà des chairs mourantes. Au début de la maladie, on ouvre la vésicule, on absorbe avec de la charpie la sérosité qu'elle contient, et on couvre le point enflammé d'un petit tampon de charpie imbibé de muriate d'antimoine liquide, ou d'un petit morceau de potasse caustique qu'on maintient à l'aide d'un emplâtre agglutinatif et d'un bandage convenable. Après cinq à six heures, on lève l'appareil et on couvre l'escarre d'un plumaceau de charpie enduit de digestif animé. Le lendemain, s'il ne s'est point formé d'auréole vésiculeuse, si le malade n'éprouve qu'une douleur légère sans tiraillement et sans chaleur âcre, la cautérisation a compris toute l'étendue du mal; au contraire, s'il est apparu autour de l'escarre une tumeur dure et compacte, s'il survient une inflammation érysipélato-phlegmoneuse considérable, il faut pratiquer une nouvelle cautérisation, en ayant soin d'enlever les parties gangrénées après les avoir divisées par une incision cruciale. Cette méthode est encore applicable, lorsque l'escarre qui forme le centre de la tumeur est déjà dure, compacte et imperméable comme du cuir; il faut l'enlever afin que le caustique puisse agir sur les parties non encore frappées de gangrène et les couvrir d'un cataplasme tonique.

Quoique l'utilité de la cautérisation dans le traitement de la pustule maligne soit incontestable, et que cette opération soit constamment indiquée toutes les fois que la gangrène n'est pas bornée, je dois ajouter qu'on a vu cette dernière suspendre spontanément ses ravages.

§. 536. *A l'intérieur,* les boissons acidulées, et le vin coupé avec une égale quantité d'eau, sont les boissons le plus généralement employées. L'émétique et les purgatifs ont été recommandés pour combattre quelques symptômes attribués aux saburres des premières voies. Je n'ai point été à même d'étudier les effets de ces remèdes dans la pustule maligne, contre laquelle je serais peu disposé à les prescrire. Les émissions sanguines sont généralement contre indiquées; j'y ai eu recours dans un cas peu grave de pustule maligne proéminente, et cela, je dois le dire, sans aucun avantage. (Obs. CLVIII.) Dans tous les cas, la cautérisation est préférable.

Des difformités consécutives aux ravages de la pustule maligne, peuvent rendre nécessaires de nouvelles opérations chirurgicales. On sait qu'à l'aide d'un procédé fort ingénieux, M. Lallemand (1) est parvenu à remplacer une perte de substance de la lèvre inférieure, chez une jeune fille qui avait été atteinte d'une pustule maligne à la face.

Observations particulières.

§. 537. Les premières observations faites sur la pustule maligne étaient la plupart incomplètes. Parmi celles récemment publiées, il en est même un assez grand nombre dans lesquelles les caractères primitifs de la pustule maligne n'ont pas été indiqués. Cette omission tient souvent à ce que les observateurs n'ont été appelés que lorsque les parties étaient déjà affectées de gangrène.

Obs. CLIV. *Pustule maligne développée sur la paupière supérieure droite.* — Julien Pezer, âgé de vingt-six ans, garçon cultivateur, entra à l'Hôtel-Dieu le 7 novembre 1825, pour s'y faire traiter d'une pustule maligne développée sur la paupière supérieure droite. Ce malade soignait habituellement des chevaux qu'il assurait ne point être atteints du charbon. Les deux paupières, la partie supérieure de la joue droite et la région antérieure de la tempe droite, étaient rouges, fortement

(1) *Archives générales de médecine*, tom. IV, pag. 242.

tuméfiées et d'une consistance élastique. Deux escarres, l'une en dedans, l'autre en dehors, existaient sur la paupière supérieure. Le pouls était faible. L'élève de garde pratiqua une saignée ; mais à peine une palette de sang avait-elle été tirée, que le pouls devint plus faible. Le 8, M. Dupuytren signale aux élèves la maladie comme une pustule maligne. La tuméfaction s'est étendue au front, au nez, à la joue opposée, aux paupières gauches, et présente les caractères d'un érysipèle phlegmoneux. M. Dupuytren pratique deux incisions : l'une s'étend de la partie moyenne de la paupière inférieure du côté droit jusqu'au-dessous de la pommette ; l'autre, de la commissure externe des paupières vers la tempe. La partie affectée avait une consistance lardacée. Le cautère actuel ne fut pas appliqué, dans l'intention d'épargner le globe de l'œil. (*Application de compresses trempées dans une décoction de quinquina ; tisane de quinquina.*) Les jours suivans, le gonflement diminue ; un abcès formé dans l'épaisseur de la joue droite est ouvert ; les escarres de la paupière, étendues à presque sa totalité, se détachent. L'œil paraît alors désorganisé et réduit à un moignon fongueux. Quelques jours après, une inflammation d'une meilleure nature s'établit dans toutes ces parties, et le malade guérit avec une cicatrice difforme et une infirmité qu'il avait été impossible de prévenir.

Obs. CLV. *Pustule maligne à la joue* (1). — En 1773, dans le mois d'août, un laboureur crut avoir été piqué par un insecte. Une pustule maligne ne tarda pas

(1) Thomassin, *ouvrage cité*, pag. 31.

à se montrer à la paupière, avec une enflure énorme de toute la tête et du col. Sa femme lui perça avec une épingle les petites vésicules qui couvraient la pustule, et avec ses doigts imprégnés de la sérosité qui en suintait, elle essuya les larmes qu'elle laissait échapper. Environ deux heures après qu'elle eut rendu cet officieux service à son mari, elle s'aperçut d'une tumeur à la joue, qui fit un progrès étonnant, en peu d'heures. Ces deux malades furent guéris à l'hôpital de Dôle par les soins efficaces qu'ils y trouvèrent. L'un et l'autre sont restés défigurés.

Obs. CLVI. *Trois pustules malignes; dysenterie* (1). — Dans le mois de janvier 1775, un homme sexagénaire porta sa main dans le fondement d'une vache malade, et lui donna tous les autres soins qu'il crut que son mal exigeait; ses soins furent infructueux, et la vache périt. Il était déjà consolé de cette perte huit jours après, et dans la plus profonde sécurité sur le danger auquel il s'était exposé, lorsqu'il parut tout d'un coup trois *charbons* (2) à la face interne de l'avant-bras, qui occasionèrent une gangrène énorme dans cette partie. Une dysenterie d'un très-mauvais caractère se déclara lorsque la pustule maligne était dans le temps de la plus grande activité; la fièvre fut continue, et son état me parut des plus dangereux. Il s'en tira, cependant, grâce aux forces de la nature, et peut-être un peu aux soins assidus que je lui donnai. Les tégumens et presque toute la première couche des muscles fléchisseurs de la main, qui sont couchés le long de l'avant-bras, furent emportés par la gangrène.

(1) Thomassin, *ouvrage cité*, pag. 23.

(2) Le mot *charbon* est, ici, synonyme de *pustule maligne*.

Obs. CLVII. *Pustule maligne* proéminente (1). — La femme de ***, âgée de quarante-cinq ans, d'un tempérament bilieux, me fit voir une tumeur qu'elle portait depuis cinq jours sur la main gauche. Cette malade avait ressenti de la démangeaison pendant ce temps, puis une douleur sourde. Du cinquième au sixième jour, elle eut des envies de vomir, et même vomit beaucoup de bile. L'avant-bras était très-tuméfié, peu sensible au toucher, qui laissait une dépression partout où les doigts étaient appliqués. Le centre de la pustule avait été enlevé; les bords s'étaient relevés et formaient un petit calice de couleur gris cendré. En pressant autour, il suintait dans l'intérieur une liqueur claire et roussâtre qui semblait sortir d'un tissu spongieux. Ayant appliqué la pierre à cautère dans le centre de la tumeur, elle produisit une escarre qui ne diminua ni le gonflement, ni les envies de vomir. Le lendemain, je donnai un vomitif; la malade transpira beaucoup. J'appliquai de nouveau la pierre à cautère, et l'escarre se borna; les envies de vomir cessèrent; la suppuration s'établit et devint louable, et amena une guérison prompte.

Obs. CLVIII. *Pustule maligne* proéminente, *sur la face dorsale de la première phalange du doigt médius de la main gauche.* — M. Charans...., marchand de laines, demeurant faubourg Saint-Denis, âgé de trente-un ans, d'un tempérament nerveux, compta un grand nombre de peaux de mouton, le 8 août 1826. Cette opération dura une heure. Lorsqu'elle fut terminée, il lui survint, sans cause appréciable, et en particulier sans s'être piqué, un petit *bouton* (le malade ignore si

(1) Davy-la-Chevrie, *ouvrage cité.*

c'était une vésicule ou une pustule) sur la face dorsale du doigt médius de la main gauche. Ce bouton lui causant une démangeaison assez vive, il le frotta avec du vinaigre; mais la démangeaison n'en persista pas moins. (*Cataplasme de farine de lin, pendant la nuit.*) Le lendemain, M. Charans... vint me voir; le bouton ressemblait à une pustule volumineuse d'ecthyma, dont le sommet aurait été enlevé. La base était dure et tendue, et le malade y ressentait de fortes pulsations. Dans la journée, le doigt se tuméfia jusque vers son extrémité. (*Six sangsues sur la face dorsale de la main.*) On augmenta l'écoulement du sang par des ablutions d'eau tiède. Cette émission sanguine fut suivie d'une exaspération très-prononcée des accidens. Deux heures après l'application des sangsues, toute la face dorsale de la main était rouge et tuméfiée. Le lendemain matin, cette inflammation phlegmono-érysipélateuse s'était emparée de l'avant-bras. Le malade éprouvait dans la partie affectée les douleurs les plus vives; il lui semblait que *des chiens lui déchiraient la main;* il ressentait, en outre, de fortes palpitations; le doigt affecté était le siége de douleurs plus vives. La base du bouton était très-dure; son centre était gris-brun dans une étendue de deux lignes de diamètre. L'avant-bras était lourd, et le plus léger mouvement provoquait toujours de très-vives angoisses. (*Six bains locaux émolliens; cataplasmes émolliens.*) Ce traitement antiphlogistique fut continué; l'inflammation diminua progressivement, et le huitième jour la tuméfaction érysipélato-phlegmoneuse de l'avant-bras et de la main était disparue. Une petite escarre aplatie, de trois lignes de diamètre, se détacha de la surface du bouton.

Vers le quinzième jour, la petite plaie était cicatrisée, mais sa base était encore dure et violacée.

Pendant toute la durée de cette maladie, les principales fonctions, malgré les violentes douleurs, n'ont point été notablement dérangées. Le malade a été soumis à une diète assez sévère, et a fait usage de quelques boissons délayantes.

Charbon de la peste (1).

VOCAB. : Art. *Charbon pestilentiel.*

§. 538. Le charbon de la peste est une inflammation gangréneuse et contagieuse de la peau, qui s'annonce par une vésicule entourée d'une large auréole enflammée, et qui ne tarde pas à se terminer par gangrène (2).

§. 539. Le charbon de la peste est annoncé par un sentiment de prurit douloureux dans le lieu où il doit se montrer. On aperçoit bientôt une vésicule du volume de la tête d'une épingle, et remplie d'une sérosité jaunâtre. Cette vésicule s'élève et s'étend graduellement; et lorsqu'elle a atteint la largeur de l'ongle, l'épiderme se rompt, la sérosité s'écoule et laisse voir une surface noire déjà frappée de gangrène. L'escarre s'étend de plus en plus, et peut acquérir une largeur double de celle de la paume de la main.

(1) Diemerbroeck, *Tractatus de peste.* Amsterdam, in-4°. 1665. — Desgenettes, *Histoire médicale de l'armée d'Orient*, in-8°. Paris, 1802.

(2) Bateman a donné, d'après des dessins originaux du docteur Calvert, quatre figures du charbon de la peste, représentant cette maladie à l'état vésiculeux et gangréneux.

Le charbon de la peste est ordinairement solitaire. Lorsqu'il en existe plusieurs, et qu'ils ne sont pas très-éloignés les uns des autres, ils sont parfois réunis par des bandes érythémateuses, qui traversent les espaces qui les séparent.

Cette affection gangréneuse de la peau peut se montrer sur toutes les régions du corps. Elle est presque toujours précédée ou accompagnée des symptômes variables, mais fort graves, qu'on a désignés collectivement sous le nom de *peste*. Lorsque la maladie doit se terminer d'une manière favorable, la gangrène se borne; un cercle inflammatoire en limite l'étendue; un travail particulier opère la séparation de l'escarre, et les symptômes généraux diminuent dans la même proportion que l'affection locale. Si le charbon pestilentiel a acquis une grande étendue, des troncs artériels ou veineux, des nerfs et des os peuvent être mis à nu, et sont quelquefois même plus ou moins altérés dans leur structure. Dans ce cas, la guérison n'a lieu qu'après un laps de temps considérable.

§. 540. — *C.* Le charbon de la peste peut être le résultat d'une contagion locale. C'était d'un charbon de cette espèce dont Diemerbroëck fut affecté à la main gauche après avoir fait une première visite au capitaine Brouwer, qui était atteint de plusieurs charbons. Le plus ordinairement, cependant, cette inflammation gangréneuse de la peau se déclare dans le cours d'une des périodes de la peste.

Le charbon de la peste a été principalement observé en Égypte, en Turquie, etc. Cette maladie ne se développe point spontanément en France, et n'y a pas été importée depuis la peste de Marseille de 1720.

§. 541. — *D*. Sous le rapport de leurs caractères extérieurs, la pustule maligne et le charbon de la peste ont entre eux la plus frappante analogie. Répéter avec la plupart des pathologistes que le charbon de la peste diffère de la pustule maligne, en ce que celle-ci est constamment produite par une cause externe, tandis que le charbon pestilentiel est toujours consécutif à des lésions plus ou moins graves, c'est avancer à-la-fois une double erreur. En supposant même qu'on n'eût décrit, sous le nom de *pustule maligne*, que des inflammations gangréneuses produites par des causes extérieures, et sous celui de *charbon de la peste* que des altérations analogues développées sous l'influence d'une cause intérieure ; si l'affection de la peau était la même dans les deux cas, faudrait-il persister à en faire deux maladies?

§. 542. — *P*. Le charbon pestilentiel idiopathique peut devenir mortel sans être accompagné des symptômes généraux de la peste. (Diemerbroëck et Desgenettes.) Néanmoins, le plus ordinairement, les charbons pestilentiels sont symptomatiques. Leur gravité est proportionnée à leur nombre et à leur étendue, et à l'intensité des lésions concomitantes. Lorsqu'il en existe plusieurs sur un pestiféré, il succombe presque toujours très-rapidement.

§. 543. — *T*. Le traitement le plus généralement conseillé contre le charbon de la peste est absolument le même que celui de la pustule maligne. Il faut scarifier profondément les parties affectées, enlever les tissus déjà gangrénés, cautériser le fond des scarifications, et provoquer plus tard la chute des escarres, à l'aide de topiques irritans et antiseptiques.

Observations particulières.

§. 544. On n'a rapporté qu'un petit nombre d'observations particulières du charbon de la peste, et dans la plupart, l'altération de la peau a été plutôt indiquée que décrite. On a avancé tour-à-tour que cette affection gangréneuse de la peau débutait par une ou plusieurs *pustules* (Diemerbroëck) , par plusieurs petites *taches brunes* ou *noirâtres* (Larrey) , par un *bouton* ou par une *vésicule* (Dr Calvert.)

J'ai adopté l'opinion du docteur Calvert comme la plus probable, n'ayant point observé moi-même cette maladie, sur laquelle Mertens, Couzier, Savarési, etc., ont publié des remarques intéressantes.

INFLAMMATIONS MULTIFORMES.

§. 545. Les inflammations *multiformes* offrent cette particularité caractéristique, que chacune d'elles peut se montrer sous plusieurs formes phlegmasiques élémentaires.

§. 546. Les inflammations multiformes sont au nombre de trois : la brûlure, l'engelure et la syphilide. Sous le rapport de leurs phénomènes extérieurs, la brûlure et l'engelure ont entre elles la plus grande analogie. Toutes deux peuvent être constituées par des taches *érythémateuses*, par des *bulles* ou par la *gangrène*, suivant que l'action de la cause qui les produit est plus profonde et plus prolongée.

La syphilide diffère de ces deux maladies par sa cause,

par ses symptômes et son traitement ; mais, comme elles, elle n'affecte point de forme phlegmasique primitive constante. Elle présente tour-à-tour toutes les lésions élémentaires que peut offrir la peau enflammée, sans qu'on puisse fournir une explication rigoureuse de ce singulier phénomène ; car s'il est bien démontré que l'érythème, les bulles et la gangrène sont, dans la brûlure et l'engelure, les résultats d'une même cause qui agit d'une manière de plus en plus énergique, il est seulement probable que les taches *exanthémateuses*, les *papules*, les *pustules*, les *plaques* et les *tubercules* syphilitiques, sont des inflammations graduées, produites par un même stimulus contagieux.

§. 547. Les inflammations *multiformes* ne peuvent être confondues avec aucune de celles qui appartiennent aux ordres précédens. Indépendamment des lésions caractéristiques qui les constituent, et qui seront ultérieurement décrites, elles sont séparées et rendues distinctes des autres inflammations de la peau par la nature particulière des causes qui les produisent.

Brûlure (1).

VOCAB. : Art. *Brûlure*.

§. 548. On désigne collectivement sous le nom de *brûlures* toutes les altérations produites par l'action du calorique ou des caustiques sur nos organes, et en particulier sur la peau.

(1) Moulinié (J.), *Thèse sur les brûlures*, in-4°. Paris, 1812.

§. 549. — *S.* Suivant qu'elles sont plus ou moins intenses, les brûlures de la peau sont caractérisées par des *taches érythémateuses*, par des *bulles* et des *vésicules*, et par des *escarres*.

1°. Les brûlures *érythémateuses* (*premier degré de la brûlure*, Dupuytren) sont caractérisées par une vive rougeur d'une étendue plus ou moins considérable de la peau, et qui disparaît par la pression. Elles sont accompagnées d'une chaleur cuisante et d'un léger gonflement des parties affectées. Ces symptômes locaux peuvent ne durer que quelques heures, ou se prolonger pendant plusieurs jours. Dans ce dernier cas, l'épiderme se détache ordinairement sous la forme de petites squames. Ces brûlures superficielles, lorsqu'elles sont limitées à une petite surface de la peau, n'occasionent aucun dérangement des principales fonctions; lorsqu'elles sont très-étendues, elles peuvent être accompagnées d'agitation, d'insomnie, de délire, et sont quelquefois mortelles. Ces brûlures peuvent être produites par des coups de soleil sur les mains, le visage, le cuir chevelu et le cou. Elles se forment d'une manière lente et graduée sur les jambes et les cuisses des vieillards, qui, pendant l'hiver, exposent fréquemment ces parties à l'ardeur d'un foyer, ou chez les femmes qui se servent habituellement de chaufferettes. Ces brûlures superficielles se montrent alors sous la forme de taches d'un rouge-brun (*Éphélides ignéales*, Alibert), et sont constamment apyrétiques.

2°. Les brûlures *vésiculeuses et bulleuses* (*deuxième degré de la brûlure*, Dupuytren) constituent une variété plus intense de cette affection de la peau. Les bulles apparaissent presque immédiatement après l'action des corps brûlans, sur-tout lorsque le calorique a été appliqué par l'intermède d'un liquide. De nouvelles vésicules ou de nouvelles bulles se forment ensuite successivement autour des premières, et celles-ci deviennent plus volumineuses à mesure que l'inflammation fait des progrès autour d'elles. La peau est rouge et tendue; le tissu cellulaire sous-cutané est tuméfié, et la douleur et la chaleur sont plus vives que dans les brûlures érythémateuses. La sérosité contenue dans les vésicules et les bulles est citrine ou légèrement trouble. Après leur rupture, l'épiderme se dessèche, s'affaisse, se détache, laissant quelquefois à nu une fausse membrane étendue à la surface du corps réticulaire enflammé. Un nouvel épiderme ne tarde pas à remplacer celui qui a été détruit, lorsque la brûlure n'occupe pas une très-grande surface et qu'elle est combattue par des moyens rationnels. Mais lorsque l'excoriation qui succède à la chute de l'épiderme s'enflamme vivement et s'ulcère, elle fournit une sérosité sanguinolente; la suppuration se prolonge, et la guérison s'obtient rarement sans cicatrices.

3°. La brûlure *gangréneuse* (*troisième et quatrième degrés*, Dupuytren) est caractérisée par la mortification d'une partie ou de toute l'épaisseur de la peau, par celle du tissu cellulaire sous-cutané et des tissus plus profondément situés. Le degré le moins grave de cette forme de la brûlure est annoncé par des taches grisâtres ou jaunâtres, insensibles, mais superficielles. L'insensibilité de la peau, sa dureté, son racornissement, joints à sa couleur jaune ou grisâtre, annoncent la conversion en escarre, de toute l'épaisseur du derme. Autour des escarres on observe ordinairement des bulles, et à une plus grande distance une inflammation érythémateuse accompagnée de douleurs vives, âcres et brûlantes. Au bout de huit à neuf jours, rarement plus tôt, souvent plus tard, une inflammation éliminatoire se développe autour et au-dessous des escarres. La suppuration devenue plus abondante, entraîne avec elle des lambeaux de tissu cellulaire gangrénés, et répand une odeur fétide. Lorsque la brûlure a été très-intense et très-étendue, l'inflammation peut se propager au loin, devenir excessive, et se terminer elle-même par gangrène.

§. 550. Les brûlures peu étendues, superficielles ou profondes, sont rarement compliquées de phénomènes morbides généraux. Mais toutes les fois que la brûlure affecte uue surface considérable de la peau, elle est accompagnée d'une soif vive et d'une chaleur extrême; le pouls est dur et fréquent; les urines sont rares et rouges, etc. Lorsque la brûlure est étendue à presque la totalité de la surface du corps, le malade meurt en quelques jours, ou peu d'heures après l'accident. Le pouls est concentré et fréquent; les extrémités se refroidissent; le délire et les convulsions se manifestent; une sueur froide se répand sur le tronc et sur la face; le visage se décompose, etc. Les malades échappés aux premiers dangers de ces grandes brûlures succombent fréquemment à des phlegmasies consécutives des membranes muqueuses pulmonaire et gastro-intestinale. On a même vu plusieurs de ces malades mourir au moment où leurs plaies étaient entièrement ou presque entièrement cicatrisées.

§. 551. — *R. A.* Indépendamment des altérations de

la peau que nous avons décrites, on a trouvé, à l'ouverture des cadavres des individus qui avaient succombé à la brûlure, tantôt des épanchemens sanguinolens et purulens dans les articulations des membres qui avaient été brûlés, tantôt des congestions sanguines dans les vaisseaux du cerveau, ou des traces manifestes d'inflammation dans les membranes séreuses, et plus souvent encore dans la membrane muqueuse gastro-intestinale.

§. 552. — *C.* Les corps solides occasionent des brûlures d'autant plus intenses, qu'ils sont élevés à une plus haute température, qu'ils sont plus denses et meilleurs conducteurs du calorique, et que leur application médiate ou immédiate est prolongée pendant un temps plus considérable. Quelques substances dont la combustion est rapide, et qui entrent en fusion en brûlant, comme le phosphore, le soufre, les résines, etc., produisent, dans un temps plus court, des brûlures très-larges et très-profondes. Tous les liquides ne brûlent pas avec la même violence : ceux qui sont susceptibles de s'élever à un très-haut degré de température en bouillant, qui ont le plus de tendance à adhérer à la peau, sont les plus dangereux; tels sont le bouillon, les huiles, le suif, etc. Les brûlures occasionées par l'alcohol, par l'éther ou par l'explosion de la poudre à canon, etc., sont souvent très-larges; mais elles sont ordinairement superficielles, ce qui les rend moins dangereuses.

Enfin on a désigné sous le nom de *brûlure spontanée* ou de *combustion spontanée* des altérations analogues à celles occasionées par les caustiques ou le calorique, mais dont le mode de production est encore aujourd'hui fort obscur.

§. 553. — *D.* Les taches érythémateuses, les bulles, les vésicules et les escarres de la brûlure diffèrent, par la cause qui les a produites, des taches de l'érythème, des bulles du pemphigus et des escarres de la peau observées dans d'autres maladies.

§. 554. — *P.* Le pronostic de la brûlure est d'autant plus fâcheux, qu'elle est plus étendue et plus profonde. Les brûlures sont plus dangereuses chez les enfans, les vieillards et les individus très-irritables. Celles des parois de l'abdomen, du thorax et de la face, sont plus graves que celles des membres; cependant les brûlures des mains et des pieds ont quelquefois donné lieu au développement du tétanos.

Dans les brûlures, on peut apprécier sur-le-champ le degré de gravité des altérations que la peau a éprouvées; mais les lésions sous-jacentes ne sont exactement connues que lorsque l'inflammation a acquis toute son intensité, et lorsque les escarres commencent à se détacher.

§. 555. — *T.* Les brûlures *érythémateuses* doivent être combattues, à leur début, par l'application de l'eau froide ou de la glace, et par la compression.

Immédiatement après l'accident, on plongera la partie brûlée dans de l'eau froide ou glacée, puis on les couvrira avec des linges qui en seront imbibés et continuellement humectés; ils seront maintenus par un bandage compressif. Quelques chirurgiens oignent les parties affectées avec un mélange de deux parties de blanc d'œuf et d'une d'huile. Lorsque la douleur est très-vive, ils ajoutent une certaine quantité de baume tranquille; mais les applications froides réunies à la compression m'ont toujours réussi, et me paraissent préférables.

Dans les brûlures *vésiculeuses* et *bulleuses*, lorsque les vêtemens sont encore appliqués sur la partie brûlée, il faut les fendre et les enlever avec précaution, afin de ne pas déchirer l'épiderme soulevé par la sérosité.

Il faut attendre, pour ouvrir les bulles, que la douleur et l'inflammation commencent à diminuer. On pratique alors une ou plusieurs piqûres à leur partie la plus déclive, sans enlever l'épiderme, qui protège la peau contre l'action de l'air. Si, quelques jours après avoir donné issue à la sérosité, la surface du derme fournit une sécrétion puriforme qui s'écoule difficilement, il faut alors enlever l'épiderme. Si la suppuration est abondante, on applique sur le corps réticulaire enflammé un linge fenêtré et enduit de cérat saturné; on le recouvre ensuite de charpie brute, pour absorber le pus. Lorsque les surfaces ulcérées sont très-étendues, il faut employer avec circonspection les topiques saturnés, afin d'éviter les accidens consécutifs à l'absorption du plomb. Suivant MM. Bretonneau et Velpeau (1), la compression peut encore être très-avantageusement employée dans cette forme de brûlure, et même dans les brûlures gangréneuses.

On se conduit d'abord de la même manière dans le traitement local des brûlures *gangréneuses;* on favorise ensuite la séparation des escarres. Lorsque les doigts et

(1) Bretonneau (L.), *De l'utilité de la compression dans les inflammations idiopathiques de la peau*, in-4°. Paris, 1815. — Velpeau, *Mémoire sur l'emploi du bandage compressif dans le traitement de l'érysipèle phlegmoneux, de la brûlure, etc.* (Archives générales de médecine, in-8°. Paris, juillet 1826.)

les orteils ont été brûlés jusqu'à la désorganisation dans toute leur épaisseur, on est souvent obligé de couper quelques brides ligamenteuses ou des lambeaux de tendons qui les unissent aux parties dont l'organisation n'a point été détruite. Lorsqu'un membre a été désorganisé, il faut attendre que les accidens primitifs soient dissipés, avant de pratiquer l'amputation. Cette opération réussit rarement, lorsque la brûlure affecte encore une grande surface sur d'autres parties du corps. L'amputation peut aussi devenir nécessaire lorsqu'à la suite de la chute des escarres une grande articulation est ouverte, ou lorsque les plaies sont tellement larges, profondes et irrégulières, qu'on ne peut en espérer la guérison.

La cicatrisation des plaies consécutives aux brûlures ne s'opère pas toujours régulièrement de leur circonférence vers leur centre. Ce travail commence quelquefois loin de leurs bords par plusieurs points séparés. Dans tous les cas il faut veiller à ce que la cicatrice ait la même étendue que la peau détruite, afin qu'après la guérison les parties conservent leur direction et la liberté de leurs mouvemens. Des mèches, des tentes, des canules, des éponges, serviront à empêcher le rétrécissement des ouvertures naturelles; des compresses, des plumasseaux sépareront les parties contiguës; les doigts brûlés seront fixés sur une palette en forme de main, et légèrement écartés les uns des autres; des attelles convenablement placées et des bandages appropriés s'opposeront à la flexion des membres et à l'inclinaison vicieuse de la tête, etc. Pour obtenir une cicatrice unie, on cautérisera avec la pierre infernale les bourgeons charnus trop saillans; mais quelque précaution que l'on prenne, la cicatrice sera toujours enfoncée et adhérente, lorsque la brûlure aura pénétré profondément.

Dans les brûlures bulleuses ou gangréneuses; lorsque la suppuration est très-abondante, il convient de faire deux et même quelquefois trois pansemens par jour, en ayant soin de ne découvrir que successivement les différentes régions enflammées; aussi doit-on, en général, préférer le bandage de Scultet au bandage roulé.

§. 556. Dans le traitement des brûlures, M. Lisfranc (1) emploie une méthode particulière. Après avoir ouvert les bulles et les vésicules, il enlève l'épiderme soulevé par la sérosité; il couvre ensuite la peau enflammée avec une compresse fenêtrée enduite de cérat, sur laquelle il applique un plumasseau de charpie imbibé de chlorure de chaux, et il fait arroser les pièces de l'appareil avec cette liqueur, afin qu'elles en soient constamment imprégnées. Le chlorure de chaux, dont se sert M. Lisfranc, correspond ordinairement à trois degrés du chloromètre de M. Gay-Lussac. Si ce topique n'occasione pas une légère douleur au moment de son application, ou si plus tard la guérison se fait attendre, M. Lisfranc augmente l'activité de ce médicament en l'élevant de deux et même quelquefois de trois degrés. Si, au contraire, le contact du chlorure de chaux produit une forte douleur qui persiste après le pansement, et s'il se forme à la surface de la peau enflammée des couches blanches albumineuses, il diminue l'énergie de ce topique, dont l'action lui a paru constamment favorable.

(1) *Revue médicale*, in-8°. Paris, juin 1826.

§. 557. Le traitement *général* de la brûlure a pour but de prévenir ou de combattre les lésions consécutives à cette inflammation accidentelle de la peau, et particulièrement les inflammations des organes digestifs et les irritations du système nerveux. Toutefois, on n'observe jamais ces accidens dans les brûlures superficielles et de peu d'étendue, qui ne réclament aucun changement dans le régime. Dans les larges brûlures, une diète rigoureuse, des boissons adoucissantes, des émulsions opiacées, la saignée générale et les applications de sangsues à la tête ou à l'épigastre, suivant que l'inflammation de la peau paraît avoir réagi sur le cerveau ou sur l'estomac, sont constamment indiquées. Une nourriture très-abondante pourrait retarder les progrès de la cicatrisation et provoquer le développement de quelque inflammation intérieure plus ou moins grave.

§. 558. Lorsqu'une brûlure considérable est située sur le tronc, les plus légers mouvemens sont très-pénibles. Il convient alors de coucher les malades sur un lit qui permette de changer les draps et les matelas, et de placer sous le siége un bassin destiné à recevoir l'urine et les matières fécales sans imprimer au tronc aucun mouvement douloureux.

§. 559. A l'aide d'embrocations huileuses, de bains mucilagineux ou oléagineux, de douches et de mouvemens répétés, on parvient quelquefois à ramollir, à étendre et à faire presque entièrement disparaître des brides peu épaisses formées par les cicatrices des brûlures; mais lorsque ces brides ont beaucoup de rigidité et d'épaisseur, il faut les couper jusqu'à leur base, si elles ne renferment point de tendons, et tenir fortement écartés les bords de la plaie, jusqu'à ce qu'elle soit entièrement cicatrisée.

Observations particulières.

§. 560. On lira avec fruit plusieurs observations de *brûlure* de la peau rapportées par MM. Moulinié, Lisfranc (1), Velpeau, Borot de Belloy (2), etc. Elles font connaître les particularités que peut présenter cette maladie, en même temps qu'elles offrent des applications des diverses méthodes de traitement que j'ai mentionnées. Les observations fort intéressantes de M. Marshall sur les brûlures pharyngiennes et laryngées (3) ; celles de M. Lair (4) sur les combustions humaines, et quelques faits rares et susceptibles de controverse publiés sur les brûlures spontanées (5), doivent être également consultés.

Engelure (6).

VOCAB. : Art. Bugantia, *Engelure*, *Congélation*, Pernio.

§. 561. Je désigne collectivement, sous le nom d'*engelures*, toutes les altérations de la peau et des tissus sous-jacens produites par l'action du froid.

(1) Lisfranc, *Revue médicale*, juin 1826.

(2) Borot de Belloy, *Observations cliniques sur le traitement de quelques maladies*, in-4°. Paris.

(3) Marshall, *Observations sur les brûlures*, etc. (Revue médicale, tom. IX, pag. 309.)

(4) Lair (P. A.), *Essai sur les combustions humaines*, in-12. Paris, 1800.

(5) *Archives générales de médecine*, in-8°. Paris, tom. X, pag. 115.

(6) Aymes (J. P. C. A.), *Dissertation sur les engelures*, in-4°. Montpellier, 1813.

§. 562. — *S.* Les engelures affectent spécialement les parties les plus éloignées du centre de la circulation, telles que les mains, les pieds, les oreilles, le lobe du nez, etc. Elles se présentent sous trois formes principales, de plus en plus graves :

1°. Dans l'une (engelure *érythémateuse*), la maladie est caractérisée par une simple rougeur de la peau, accompagnée d'un prurit incommode et d'une légère tuméfaction du tissu cellulaire sous-cutané. Après l'impression du froid, cette affection se développe d'une manière lente et successive; la peau pâlit et acquiert ensuite une teinte rouge, précédée d'une sorte de chatouillement, qui augmente lorsque les parties sont exposées à l'action de la chaleur. L'engorgement du tissu cellulaire sous-cutané s'étend au-delà de la rougeur de la peau, et lorsque la maladie affecte les mains, les doigts sont roïdes et engourdis. Abandonné à lui-même, ce premier degré de l'engelure est quelquefois suivi de gerçures et des autres accidens qui caractérisent les engelures *bulleuses*.

2°. Celles-ci constituent un degré plus élevé de cette maladie. Les bulles, le plus souvent situées à la face palmaire des dernières phalanges des doigts, à la face plantaire des orteils, ou à la partie postérieure du talon, sont aplaties et remplies d'une sérosité roussâtre et sanguinolente. La peau sur laquelle elles se sont développées offre une teinte livide ou d'un rouge bleuâtre. Si la maladie est abandonnée à elle-même, l'épiderme se détache, et il ne tarde pas à se former des ulcérations grisâtres, blafardes, sanguinolentes, irrégulières, très-douloureuses, d'une étendue et d'une profondeur considérables, et dont la cicatrisation s'obtient difficilement pendant l'hiver.

3°. Enfin lorsque l'action du froid a été plus profonde, subite ou prolongée (engelure *gangréneuse*), les parties affectées deviennent froides, insensibles, immobiles et prennent une teinte livide ; quelquefois même le froid opère une sorte de momification. Pendant l'hiver de 1812, j'ai soigné un prisonnier espagnol dont les deux pieds, sphacelés par le froid, avaient acquis une dureté ligneuse. Lorsque les malades survivent à ces congélations locales, la nature établit une ligne de démarcation entre les parties mortes et celles qui sont douées de la vie; et suivant leur disposition, on est souvent obligé de pratiquer la section de quelques tendons ou ligamens, ou l'amputation du membre affecté.

§. 563. Les engelures érythémateuses et bulleuses n'entraînent aucun dérangement dans l'exercice des principales fonctions. Les engelures gangréneuses sont, au contraire, fréquemment accompagnées de phénomènes morbides fort graves : frissons intérieurs, pâleur, rigidité, engourdissement du corps, diminution du sentiment, du mouvement et de la chaleur animale, ralentissement de la circulation, anxiété précordiale, stupeur et extinction de la vie, si l'action du froid est profonde et prolongée.

§. 564. — *C*. Ordinairement les engelures ne se développent que pendant l'automne et l'hiver ; mais elles peuvent être accidentellement produites, dans d'autres saisons, par l'action des mélanges frigorifiques. On les observe plus fréquemment dans les pays tempérés et par un temps froid et humide; elles atteignent spécialement les blanchisseuses, les chapeliers, les teinturiers, etc.; les enfans faibles, lymphatiques, scrophuleux, dont la peau est fine et délicate, élevés avec mollesse, ou les enfans pauvres, privés d'une bonne nourriture, de vêtemens chauds et propres.

§. 565. — *D.* Les altérations diverses qui constituent les engelures, l'*érythème*, l'*engorgement* du tissu cellulaire sous-cutané, les *bulles*, les *gerçures*, les *ulcérations*, la *gangrène*, etc., diffèrent, par leur mode de développement et la succession de leurs phénomènes, des lésions analogues produites par d'autres causes; et pour établir le caractère différentiel des engelures, de la brûlure et de l'érysipèle, il suffit de les étudier comparativement sous ce double point de vue.

§. 566. — *P.* Les engelures érythémateuses et bulleuses, avec ou sans gerçures, sont des affections moins dangereuses qu'incommodes. La gangrène produite par la congélation offre un degré de gravité constamment en rapport avec l'importance des organes détruits ou dont les fonctions ont été suspendues par l'action prolongée du froid.

§. 567. — *T.* Le traitement préservatif des engelures consiste à endurcir graduellement, contre le froid, les parties qui en sont le plus fréquemment affectées. Pour cela, il faut les préserver attentivement de toute humidité; et quand, après avoir été plongées dans l'eau très-froide, elles sont devenues douloureuses, on doit les laisser se réchauffer et se sécher elles-mêmes sans les exposer à l'action immédiate du calorique extérieur. Des frictions fréquemment renouvelées avec la neige, des lotions faites avec l'eau froide, le vin, l'eau-de-vie camphrée, les eaux distillées spiritueuses; la privation des gants fourrés et des chaussons de laine qui préservent trop exactement la partie de l'action de la température extérieure, contribuent puissamment à éloigner les engelures.

Lorsque cette maladie est caractérisée par une simple *rougeur* de la peau et un léger gonflement du tissu cellulaire sous-cutané, il faut baigner plusieurs fois par jour les parties affectées, dans une décoction de racine de guimauve et de tête de pavot. Les répercussifs, tels que les lotions froides acidulées ou alcoolisées, peuvent quelquefois réussir ; mais lorsqu'ils échouent, le mal s'exaspère.

On se sert utilement des cataplasmes émolliens et narcotiques, arrosés d'acétate de plomb, pour combattre les engelures accompagnées de bulles, d'une vive douleur, et d'une forte tuméfaction. Plus tard il faut cautériser avec le nitrate d'argent les ulcérations livides et fongueuses, et les couvrir d'un linge fenêtré, enduit de cérat et surmonté de charpie, qu'on maintient à l'aide de compresses imbibées de liqueurs résolutives et toniques, et d'un bandage compressif. Si les parties sont constamment tenues à l'abri du froid, ces moyens suffisent pour obtenir une guérison assez rapide.

On prévient la *gangrène* des parties exposées à un froid rigoureux et prolongé, par l'usage des boissons toniques et stimulantes, par des frictions avec des flanelles chaudes, et par des fomentations avec des liqueurs spiritueuses et aromatiques. Lorsque la gangrène est opérée, on attend qu'un cercle inflammatoire en limite l'étendue.

On décide alors si l'on doit abandonner à elle-même la séparation des parties mortes, ou s'il ne convient pas mieux d'en pratiquer l'ablation.

§. 568. Les variétés individuelles que présentent les engelures *érythémateuses* et *bulleuses*, avec ou sans gerçures, sont trop peu importantes pour qu'il soit indispensable d'en rapporter, ici, une ou plusieurs *observations particulières*. L'histoire des engelures *gangréneuses*, ou de la gangrène produite par congélation, a été présentée avec détails dans plusieurs traités de chirurgie et dans quelques dissertations inaugurales estimées (1).

Syphilide (2).

VOCAB. : Art. *Syphilide*, *Sibbens*, *Scherliévo*, *Radesyge*, *Mal français*, *Mal de la baie de Saint-Paul*, *Pian*, *Vérole*, *etc.*

§. 569. La syphilide est une inflammation cutanée, chronique et apyrétique, produite par le contact ou l'absorption du virus syphilitique, et principalement caractérisée par des papules, des pustules, des tubercules et des plaques squameuses, entourées d'une auréole d'un rouge violacé et cuivreux. Ces lésions primitives, abandonnées à elles-mêmes, se terminent par des *ulcères*,

(1) Houin (F.), *Exposé sur la congélation*. Paris, 1813. — Stockly, *Sur la gangrène par congélation*. Paris, 1813.

(2) Alibert, *ouvrage cité*. Art. *Syphilides*. — Carmichael (Richard), *An essay on venereal diseases*, etc. Second edition. London, in-8°, 1825. — *Clinique de la maladie syphilitique*, par M. N. Duvergie, etc. avec atlas colorié, in-4°. Paris, 1826.

dont les bords irréguliers sont taillés à pic, tandis que leur fond est inégal et d'un blanc grisâtre.

§. 570. — *S.* Les lésions élémentaires attribuées à la syphilis peuvent se développer simultanément, ou d'une manière successive, chez des individus sains ou déjà atteints de plusieurs autres symptômes de cette maladie. Toutes ne sont pas également caractéristiques, et les opinions les plus divergentes ont été émises sur leur nature. Je décrirai d'abord celles de ces lésions qui ont été le plus fréquemment et le mieux observées, et dont la nature est le moins contestée.

1°. Les *plaques syphilitiques* (Vocab. : Art. *Syphilide pustuleuse squameuse*, Maculæ syphiliticæ, *Lèpre vénérienne*, *Éphélide syphilitique*, etc.) sont la forme la plus fréquente et la moins équivoque de la syphilide. Ces plaques sont ordinairement sèches, aplaties, non proéminentes, circulaires, de quatre à six lignes de diamètre, et d'un *rouge cuivreux*. Chacune d'elles est annoncée par une petite élevure dure, rouge et violacée, qui s'étend circulairement jusqu'à ce qu'elle ait acquis sa plus grande dimension. Ces plaques, distinctes et bien séparées les unes des autres, ont constamment une teinte cuivreuse, lorsqu'elles sont parvenues à leur plus haut degré de développement. A peine font-elles un léger relief au-dessus du niveau de la peau qui les entoure; leur surface est d'abord douce et aussi polie que la peau saine; plus tard, elle est écailleuse ou furfuracée; mais leur teinte cuivreuse décèle encore leur nature syphilitique. Parfois leur centre est plus pâle que leur circonférence; quelquefois même elles ne sont formées que par des cercles ou anneaux dont le centre est parfaitement sain; mais alors la teinte cuivreuse de ces anneaux ne permet pas de les confondre avec ceux qu'on observe dans la lèpre et le psoriasis.

Abandonnées à elles-mêmes, ces plaques finissent par s'ulcérer, après avoir été surmontées d'une petite pustule psydraciée. Les squames légères qui couvrent la surface de ces plaques se détachent et sont remplacées par d'autres écailles plus épaisses; et plus tard, par une petite croûte, au-dessous de laquelle existe une ulcération qui fait rarement des progrès en largeur ou en profondeur.

Lorsque ces plaques sont combattues par un traitement approprié, elles deviennent d'abord plus pâles, et la desquamation est plus lente à leur surface; mais la peau, sur-tout chez les vieillards, conserve long-temps la teinte brune cuivreuse dont j'ai parlé, et sur les points qui correspondent au centre des plaques on remarque souvent de petites cicatrices irrégulières. Ces plaques squameuses diffèrent de celles de la lèpre en ce qu'elles sont plus petites, moins élevées et moins chatoyantes.

Les plaques syphilitiques peuvent apparaître sur toute la surface du corps. ou être bornées à l'une de ses régions. Elles se montrent principalement sur le front, la nuque, les mains, etc., et sont modifiées, dans leurs apparences extérieures, suivant les points de la peau qu'elles affectent. Ainsi, dans la paume des mains et à la plante des pieds, elles sont accompagnées d'une desquamation plus prononcée, due à la disposition particulière de l'épiderme, qui, dans cette partie, est plus épais que dans les autres régions. Les plaques situées vers les aines et la nuque, près de la racine des cheveux, se confondent quelquefois entre elles et forment alors de larges plaques d'une couleur rouge cuivreuse. Lorsque les plaques syphilitiques se manifestent sur une partie de la peau en contact avec elle-même, comme entre les doigts et les orteils, entre le scrotum, les grandes lèvres et les cuisses, sous les bras, à la marge de l'anus, etc., ces plaques sont ordinairement larges et humides; la peau affectée est boursoufflée, et il exsude à leur surface une matière puriforme, d'une odeur particulière, que quelques auteurs ont regardée comme caractéristique. Enfin, lorsque ces plaques se développent sur les membranes muqueuses du gland et de la vulve, elles sont d'un blanc grisâtre, et se détachent bien de la membrane muqueuse saine qui les entoure. Lorsque ces plaques sont très-enflammées, les ganglions lymphatiques des aines sont quelquefois engorgés.

Ces plaques sont constamment accompagnées de quelques autres symptômes de syphilis constitutionnelle, tels que chancres dans le pharynx, exostoses, douleurs ostéocopes, etc.

2°. La *syphilis* peut se montrer sur toute la surface du corps, ou sur une de ses régions, sous la forme de larges pustules *phlyzaciées* ou de petites pustules *psydraciées*. Les premières, qui le plus ordinairement ont la forme et les dimensions de pustules de l'ecthyma, dont elles diffèrent en ce qu'elles sont entourées d'une auréole violacée cuivreuse, sont beaucoup plus fréquentes que les secondes. Ces pustules syphilitiques *phlyzaciées*, qu'on avait comparées à celles de la variole à cause de leurs larges dimensions (Lagneau), ont été observées sur toutes les régions du corps. Elles se développent tantôt sur la poitrine, tantôt sur la face, puis successivement sur les autres régions du tronc et des membres. Aussi voit-on souvent chez le même individu de ces pustules à peine formées, tandis que d'autres, déjà couvertes de croûtes, sont séparées les unes des autres par de petits ulcères et des cicatrices cuivreuses situées sur des points plus anciennement affectés. Après quelques jours de durée, les pustules *phlyzaciées* syphilitiques donnent issue à un liquide purulent, qui se concrète sous la forme de *croûtes* d'un brun noirâtre, ordinairement coniques et environnées d'auréoles cuivreuses. Lorsque la chute des croûtes est opérée, il reste sur la peau des *taches brunâtres*, d'un rouge cuivreux, ou de *petites cicatrices* irrégulières, d'une teinte analogue.

Les pustules phlyzaciées syphilitiques qui se développent, à la suite d'une infection directe, sur les membranes muqueuses du prépuce, de la vulve, du mamelon, etc., se terminent par des ulcères connus sous le nom de *chancres*, et dont les bords sont durs et taillés à pic, tandis que leur fond est inégal et grisâtre. Lorsque ces pustules apparaissent sur les membres, sur le tronc ou sur la face, et qu'elles sont confluentes, elles peuvent être suivies d'*ulcères serpigineux*, qui labourent la peau par l'une de leurs extrémités, tandis qu'ils se cicatrisent par l'autre. Toutefois ces sortes d'ulcères succèdent plus ordinairement à des tubercules.

Les petites pustules *psydraciées* syphilitiques sont beaucoup plus rares que les précédentes. Elles envahissent presque toujours successivement la face, le tronc et les membres; de sorte que l'éruption présente un singulier assemblage de pustules naissantes, de pustules en suppuration, ou couvertes de très-petites croûtes, de plaques violacées et cuivreuses, et de cicatrices irrégulières. Ces pustules, par leur forme et leur dimension, se rapprochent singulièrement de celles de la couperose; mais elles en diffèrent en ce que leur base, légèrement indurée, est constamment entourée d'une auréole violacée. Ces petites pustules se terminent par des indurations tuberculeuses ou par des ulcérations et de petites cicatrices faciles à reconnaître à la surface de la peau.

Les pustules *psydraciées* et *phlyzaciées* syphilitiques sont quelquefois mélangées de papules de même nature, qui se terminent par de petites cicatrices brunâtres et déprimées qu'on pourrait couvrir avec la tête d'une épingle. Lorsque les pustules sont situées sur la face, elles sont souvent compliquées d'affections syphilitiques du nez, de la gorge, etc.

3°. Les *tubercules syphilitiques* (Vocab. : Art. *Syphilide pustuleuse en grappe; syphilide pustuleuse merisée*) se montrent ordinairement sur les ailes du nez, sur la commissure des lèvres, sur le front, les parties génitales externes, etc. On les observe aussi sur les membres.

Ces tubercules, dont le volume varie entre celui d'un grain de cassis et celui d'une olive, sont ronds ou ovoïdes, épars ou disposés en groupes, et parfois rangés symétriquement les uns à la suite des autres. Leur teinte rouge violacée ou cuivreuse contraste singulièrement avec la couleur de la peau saine qui les entoure. Leur surface est d'abord lisse, luisante; mais lorsqu'ils ont été long-temps abandonnés à eux-mêmes, ils s'enflamment et *s'ulcèrent.* Parmi ces ulcérations, les unes se couvrent de croûtes épaisses, adhérentes et souvent coniques. Lorsque ces croûtes sont détachées, l'ulcère se guérit quelquefois vers son centre en même temps qu'il s'étend par sa circonférence; et si les malades sont très-affaiblis, ces ulcérations acquièrent des dimensions considérables. Les tubercules peuvent aussi se terminer par des *ulcères serpigineux*, qui guérissent par une de leurs extrémités, tandis qu'ils font de nouveaux progrès par l'autre. Ces ulcères profonds et sinueux, disposés en spirales, imitent des chiffres, des lettres, des segmens de cercle, des cercles entiers, etc., dont les bords violacés sont quelquefois surmontés de tubercules. Après leur guérison ils laissent sur la peau des cicatrices indélébiles dont les formes sont très-irrégulières.

Le développement des tubercules syphilitiques se faisant d'une manière successive, on observe souvent sur le même individu des tubercules naissans, tandis que d'autres sont déjà ulcérés ou remplacés par des cicatrices. Il n'est pas rare non plus de rencontrer en même temps des végétations, des pustules psydraciées et phlyzaciées syphilitiques, des ulcères dans le pharynx, des caries, des exostoses, etc.

L'éruption de ces tubercules peut être étendue à toutes les régions du corps ou bornée à l'une d'elles. Je les ai vus accumulés sur les ailes du nez de manière à obstruer l'entrée des fosses nasales, et produire une sorte de phymosis sur le prépuce.

4°. Les *papules syphilitiques* (VOCAB. : Art. *Lichen syphilitique; syphilide pustuleuse miliaire*) sont de petites élevures solides, brunâtres, élevées en pointe et environnées d'une très-petite auréole violacée. Leur couleur légèrement cuivreuse les distingue des papules ordinaires du lichen. Les papules syphilitiques, abandonnées à elles-mêmes, finissent par s'ulcérer, et sont remplacées par de petites cicatrices violacées. L'éruption de ces papules, comme celle des autres formes de la syphilis, se fait d'une manière successive; aussi rencontre-t-on à-la-fois sur le même individu, et quelquefois sur une même région du corps, des papules intactes, des papules ulcérées, et de petites cicatrices circulaires, dont les bords sont irréguliers, tandis que leur centre est déprimé.

Ces papules apparaissent ordinairement à la peau en même temps que des plaques, des pustules ou des tubercules syphilitiques. Elles sont quelquefois accompagnées d'ulcères dans le pharynx, d'exostoses, d'inflammation chronique de la conjonctive, et plus souvent d'iritis.

5°. L'*exanthème syphilitique* (Vocab. : Art. *Roséole syphilitique ; syphilis maculée*) a pour caractère de n'avoir été observé jusqu'ici que chez des individus atteints d'autres symptômes de la syphilis, et de consister en plaques d'un rouge foncé cuivreux, éparses sur le tronc et les membres. Ces taches, qui disparaissent momentanément par la pression du doigt, peuvent persister pendant plusieurs mois, circonstance qui les différencie des autres exanthèmes.

6°. On désigne sous le nom de *rhagades syphilitiques* des gerçures dont le siége est le plus ordinairement à la marge de l'anus, sur les commissures des lèvres, aux ailes du nez, à la surface des grandes lèvres, entre les doigts et les orteils, à la paume des mains, à la plante des pieds, et qui se développent chez des individus atteints de plusieurs autres symptômes de la syphilis. Parmi ces gerçures, les unes sont peu douloureuses et superficielles; un pus blanc et épais suinte entre leurs bords, qui ne sont point indurés. Les autres sont profondes et douloureuses; leurs bords sont durs, calleux, renversés et baignés par une sérosité âcre et sanguinolente. Lorsqu'elles sont développées à la marge de l'anus, elles sont ordinairement très-douloureuses; les malades ne peuvent marcher, s'asseoir, monter à cheval, ni rendre les excrémens, sans éprouver de vives souffrances.

7°. Les individus affectés de la syphilis offrent quelquefois aussi sur plusieurs parties des tégumens, à la marge de l'anus, au périnée, au col, sur les paupières, le nombril, etc., des *végétations*, dont la forme et les dimensions sont très-variées. Le plus ordinairement, cependant, ces végétations se développent sur les membranes muqueuses des parties génitales. Quel que soit leur siége, les végétations sont un signe fort équivoque de la syphilis, lorsqu'elles ne sont pas accompagnées d'autres lésions caractéristiques.

On a anciennement imposé des noms particuliers à ces productions accidentelles. Les unes sont formées par un amas de petits grains rouges, divisés par des rainures profondes (*framboises*). Les sillons de la surface de quelques autres sont moins marqués et moins apparens (*fraises*). Il en est qui se groupent et forment des tumeurs d'un volume considérable, recouvertes d'une matière ichoreuse verdâtre, et qu'on désigne sous le nom de *choufleurs*. On voit des végétations filiformes, fermes et résistantes, connues sous le nom de *fics*, de *porreaux* simuler les racines de ces végétaux. D'autres, aplaties, spongieuses, rougeâtres, ont été comparées aux *crêtes de coq*. Ces crêtes, d'une couleur purpurine, sont lisses et unies, et présentent des appendices séparés les uns des autres par des échancrures plus ou moins profondes. Lorsqu'elles sont situées sur le gland, leur face interne est légèrement concave pour s'accommoder à la convexité de cet organe; mais lorsque celle-ci a été mise à découvert, ces excroissances se tiennent droites et élevées. Elles ne déterminent qu'un léger prurit peu incommode. D'autres végétations, connues sous le nom de *condylômes*, ont un corps volumineux, lisse, indolent, et une base étroite de la même couleur que la peau. Elles se montrent principalement à la marge de l'anus. J'en ai vu jusqu'à vingt à la racine du gland: elles avaient le volume et la forme d'une lentille.

§. 571. Les lésions élémentaires de la syphilide se *compliquent* ordinairement entre elles. Aussi la peau des personnes affectées de syphilis présente-t-elle souvent à-la-fois des tubercules, des plaques, des papules, etc., tandis qu'on observe des végétations sur les parties génitales, des ulcères dans le pharynx, des exostoses sur les os superficiels, etc. D'autres inflammations cutanées non syphilitiques, telles que le prurigo, la gale, l'eczéma, etc., peuvent aussi se développer pendant le cours d'une syphilide simple ou compliquée, d'une ou plusieurs lésions élémentaires. Le diagnostic de ces cas complexes exige que le médecin procède attentivement à un examen analytique des diverses altérations observées à la surface de la peau. Enfin la syphilide peut être compliquée avec une ou plusieurs inflammations aiguës ou chroniques des organes de la digestion, de la respiration, du système osseux, etc.

§. 572. — *R. A.* Les papules, les pustules, les tubercules, les plaques et les végétations de la syphilide n'ont pas encore été l'objet de recherches anatomiques minutieuses et analytiques. La teinte habituelle violacée cuivreuse de plusieurs de ces altérations, et *leur tendance à s'ulcérer*, tiennent à des conditions organiques peu connues. Pour moi, j'ai cru devoir sur-tout m'attacher à faire ressortir les caractères extérieurs qui distinguent la syphilide des autres affections de la peau.

§. 573. — *C.* Les diverses altérations qui constituent la syphilide, lorsqu'elles sont ulcérées, sont susceptibles de se transmettre d'un individu à un autre, pourvu que l'inoculation se fasse sur une membrane muqueuse. C'est ainsi que la syphilide se développe souvent sur les parties génitales à la suite d'un commerce impur, sur le mamelon des nourrices infectées par leur nourrisson, etc. Plus souvent encore on observe la syphilide chez des individus qui sont ou qui ont été antérieurement affectés d'inflammations contagieuses des parties génitales, ou de lésions de même nature développées dans le pharynx, les fosses nasales, etc.

§. 574. — *D.* Pour faire ressortir les caractères distinctifs de chacune des formes phlegmasiques sous lesquelles se montre la syphilide, je les examinerai de nouveau dans l'ordre où je les ai précédemment décrites.

1°. Les *plaques* syphilitiques de la peau ne peuvent être rapprochées que des inflammations exanthémateuses et squameuses. Ce caractère anatomique les sépare des inflammations vésiculeuses, papuleuses et tuberculeuses, etc. Or, parmi les exanthèmes, la rougeole, la roséole, la scarlatine, l'érysipèle et l'urticaire ne peuvent être confondues avec les plaques syphilitiques. L'érythème chronique tacheté diffère de celles-ci en ce qu'il n'a ni leur forme constamment ovale et circulaire, ni leur *teinte cuivreuse*. Des trois inflammations squameuses (lèpre, psoriasis et pityriasis), la lèpre et le psoriasis *guttata* se rapprochent seules des plaques syphilitiques; mais celles-ci ne débutent pas, comme la lèpre et le psoriasis, par des points papuleux: les plaques syphilitiques ne sont pas squameuses à leur début; elles n'offrent jamais les écailles chatoyantes de la lèpre; elles ont une teinte cuivreuse, forment plus rarement des cercles complets; et lorsqu'elles sont abandonnées à elles-mêmes, leur centre s'ulcère et présente plus tard de petites cicatrices, double circonstance qu'on n'observe point dans la lèpre.

Les plaques syphilitiques de la vulve, du pénis, de la marge de l'anus, des lèvres, de la langue, etc., sont circulaires, blanchâtres, et dépassent le niveau de la membrane qui les entoure. A la marge de l'anus, elles sont ordinairement très-rapprochées, groupées à la face interne des fesses, et souvent assez nombreuses pour occuper autour de cette ouverture une étendue circulaire de plus de deux pouces de diamètre. Loin d'être livides et arrondies comme les hémorroïdes, ces plaques sont aplaties et boursoufflées, et leur surface est enduite d'une suppuration fétide et très-abondante.

2°. Les *pustules* phlyzaciées syphilitiques se développont fréquemment à la suite d'une infection directe, sur les parties génitales et les mamelons. Dans les syphilides anciennes, elles peuvent apparaître sur toutes les régions du corps. Par leurs formes et leurs dimensions, ces pustules n'ont d'analogie qu'avec celles de l'ecthyma. Elles en diffèrent en ce qu'elles sont entourées d'une auréole moins large et d'une *teinte cuivreuse*, et en ce qu'elles se terminent presque constamment par des *ulcérations* suivies de cicatrices déprimées.

Les pustules *psydraciées* syphilitiques, plus rares que les précédentes, pourraient être confondues avec les pustules de la couperose, de la mentagre et de l'impétigo, si elles n'en différaient par leur teinte rouge violacée et par une autre circonstance caractéristique, par les petites cicatrices qu'elles laissent souvent sur la peau. D'ailleurs, elles sont quelquefois mélangées de larges pustules phlyzaciées, de tubercules ou d'ulcères vénériens.

3°. Les *tubercules* syphilitiques diffèrent des tubercules du lupus en ce qu'ils siégent ordinairement sur les parties génitales externes, à la commissure des lèvres, tandis que ceux de la dartre rongeante, habituellement moins nombreux, se développent plus fréquemment sur les joues et les ailes du nez. La base des tubercules syphilitiques offre souvent une teinte cuivreuse; ils se montrent à la suite de maladies vénériennes invétérées, chez des personnes douées de la plus forte constitution, tandis que le lupus s'observe presque toujours chez des individus doués d'une constitution scrophuleuse. Enfin les tubercules syphilitiques, quelquefois agglomérés et disposés en grappe, sont toujours compliqués de papules, de plaques, de végétations, d'inflammation du pharynx, de la conjonctive, etc., de nature syphilitique; et les préparations mercurielles ont une influence salutaire bien plus marquée sur les tubercules de la syphilis que sur ceux du lupus.

Les ulcères consécutifs aux pustules phlyzaciées et aux tubercules syphilitiques sont encore plus distincts des ulcères du lupus et du cancer. Les premiers, dépouillés des croûtes qui en protègent quelquefois la surface, sont excavés, profonds, irréguliers; leurs bords sont durs, rouges, calleux et taillés à pic; leur fond est inégal, grisâtre, et baigné par un pus séreux verdâtre. Les uns restent stationnaires, tandis que d'autres, qu'on a désignés sous le nom de *serpigineux*, labourent la peau en formant des arcs de cercle, des spirales, et laissent des cicatrices indélébiles. Ces ulcères sont avantageusement combattus par les mercuriaux, et l'humeur qu'ils sécrètent est contagieuse; ensemble de circonstances que n'offrent point les autres inflammations de la peau qui se terminent par ulcération.

4°. Les *papules syphilitiques* diffèrent des papules du lichen, du strophulus et du prurigo, par leur teinte violacée, et en ce qu'elles se terminent par de petites ulcérations d'une à deux lignes de diamètre, suivies de cicatrices déprimées.

5°. J'ai indiqué les caractères qui distinguent l'*exanthème* violacé et chronique produit par la syphilis, des autres inflammations exanthémateuses, §. 570.

6°. Les *gerçures* et les *végétations* développées chez les personnes qui n'ont point éprouvé d'inflammations contagieuses des organes de la génération, ou d'affections de même nature, sur les membranes muqueuses voisines de la peau, ne peuvent être distinguées des gerçures et des végétations syphilitiques que par les lésions caractéristiques qui accompagnent ces dernières, ou par l'action de certaines préparations que l'expérience a démontrées propres à les détruire.

En résumé, non-seulement les papules, les plaques, les tubercules, les pustules et les végétations syphilitiques diffèrent des autres altérations papuleuses, pustuleuses, tuberculeuses, etc., de la peau, par des caractères extérieurs appréciables, mais elles paraissent dériver d'un même stimulus (Vocab. : Art. *Virus syphilitique*), puisqu'on rencontre presque toujours plusieurs de ces altérations réunies sur un même individu, avec quelques autres symptômes de syphilis, tels qu'exostoses, ulcères du pharynx, douleurs ostéocopes, etc. Enfin on oppose souvent, avec succès, un même traitement à ces altérations variées, tandis que celui des autres inflammations papuleuses, pustuleuses, tuberculeuses, etc., présente de notables différences.

§. 575. — *P.* De toutes les formes élémentaires de la syphilide, la pustuleuse et la tuberculeuse sont les plus graves. Non-seulement cette dernière est très-rebelle, mais elle est suivie plus fréquemment que toute autre, d'ulcères rongeans et serpigineux, qui labourent la peau dans diverses directions. L'exanthème, les papules, les végétations et les pustules phlyzaciées et psydraciées de la syphilide sont beaucoup moins graves.

D'autres lésions, telles que des exostoses du tibia, des os du crâne, de la mâchoire inférieure, des clavicules et du sternum; des caries des os du crâne, des os du nez, de la voûte palatine, etc.; des ulcères du pharynx, du larynx et des parties génitales, etc.: des inflammations chroniques d'un ou de plusieurs viscères; l'existence antérieure du scorbut ou des scrophules; et d'autres conditions morbides accidentelles, en compliquant la syphilide, peuvent rendre son pronostic plus grave et son traitement plus difficile.

§. 576. — *T.* Parmi une foule de traitemens conseillés contre la syphilide, et dont les avantages et les inconvéniens ont été judicieusement discutés par MM. Lagneau (1) et Jourdan (2), je me bornerai à indiquer ceux dont l'application m'a paru le plus généralement utile. Au reste, quelle que soit la méthode que l'on adopte, il faut continuer le traitement, un mois et même plus, après la disparition des symptômes, afin de prévenir des récidives trop souvent observées lorsqu'on néglige cette précaution.

Les malades doivent renoncer à l'usage de toutes les substances âcres et épicées, à toutes celles que l'on appelle échauffantes, aux ragoûts, aux viandes salées ou fumées, au vin, au café, etc.; du vin étendu de beaucoup d'eau, ou une bière légère, des soupes aux herbes, des légumes, des viandes blanches, seront la base de leur nourriture. En hiver et dans les saisons pluvieuses, pour se garantir du froid et de l'humidité, ils porteront des vêtemens de flanelle.

1°. *Le deuto-chlorure de mercure, uni aux sudori-*

(1) Lagneau (L. V.), *Exposé des symptômes de la maladie vénérienne*, 5e édition, in-8°. Paris, 1818.

(2) Jourdan (A. J. L.), *Traité complet des maladies vénériennes*, 2 vol. in-8°. Paris, 1826.

fiques, est, de tous les remèdes antisyphilitiques, le plus fréquemment employé. Le malade prend dans une tasse de tisane de salsepareille composée n°. 6, le matin à jeun, une cuillerée à bouche de la liqueur n° 4, qui contient à-peu-près un quart de grain de sublimé. On fractionne cette dose dans la journée, ou l'on débute par un huitième de grain, si l'estomac est très-irritable. Chez les enfans, la dose ordinaire est d'un vingt-quatrième de grain. Chez les adultes, on l'élève graduellement jusqu'à un demi-grain par jour, et pour les enfans, jusqu'à un seizième de grain. Chez les adultes, douze, quinze et vingt grains; et chez les enfans, deux ou trois grains suffisent, dans beaucoup de cas, pour un traitement. Les malades boivent, chaque jour, une pinte de tisane de salsepareille composée, et prennent un bain tiède tous les deux ou trois jours.

Cette méthode a l'avantage de ne point gâter le linge, de ne pas être accompagnée de la malpropreté dégoûtante inséparable des frictions mercurielles, d'occasioner plus rarement la salivation que ces dernières, enfin d'avoir sur la syphilide une action plus marquée que les autres préparations mercurielles. Mais le sublimé employé sans mesure ou intempestivement provoque des gastrites, des entérites, des hépatites chroniques; il importe donc de surveiller attentivement les effets d'un moyen aussi énergique, et de ne jamais l'administrer aux malades atteints d'inflammations des organes de la digestion et de la respiration.

2°. *Pommade mercurielle et sudorifique.* Cette méthode est également fort usitée. Après avoir pris quelques bains pour nettoyer la surface des tégumens et après avoir rasé les poils des membres inférieurs, le malade fait chaque jour sur une des jambes, depuis la malléole jusqu'au genou, une friction de quinze à vingt minutes, avec un demi-gros d'onguent mercuriel. Le lendemain, il fait une semblable friction sur la cuisse du même membre. Le surlendemain, le malade prend un bain, et recommence les frictions de la même manière, sur le membre du côté opposé. Jour et nuit le malade porte des bas et des caleçons, afin de ne pas imprégner les draps de cette pommade, qui laisse des taches qu'on ne fait disparaître que très-difficilement.

La dose de l'onguent mercuriel peut être successivement portée à un gros par jour. Dans les cas ordinaires, quarante à cinquante frictions administrées de concert avec la tisane de salsepareille composée, suffisent, chez les adultes, pour obtenir une guérison complète. La facilité de l'absorption chez les enfans et son peu d'activité chez les vieillards exigent qu'on diminue singulièrement la dose et le nombre des frictions pour les premiers, et qu'on en prolonge l'usage chez les derniers.

Cette méthode, préférable au deuto-chlorure de mercure, lorsqu'il s'agit de combattre les accidens primitifs de la vérole, réussit moins souvent que ce dernier contre les inflammations syphilitiques de la peau. D'ailleurs, le traitement par les frictions permet difficilement d'apprécier la quantité de mercure absorbé. Il donne souvent lieu à une stomatite mercurielle accompagnée d'une salivation dégoûtante, à la suite de laquelle les malades deviennent quelquefois faibles et languissans. Enfin, une malpropreté habituelle est une suite inévitable de ce traitement.

3°. *Tisane de Feltz.* La tisane de Feltz n° 8, est un

moyen fort actif, auquel on a recours quelquefois avec un succès vraiment surprenant lorsque la syphilide est compliquée d'exostoses, de douleurs ostéocopes, de périostoses, de caries des os et des cartilages du nez, etc. On recommande de purger deux ou trois fois le malade avant la fin de ce traitement, qui opère souvent une guérison complète dans l'espace d'un ou deux mois.

4°. *Sous-carbonate d'ammoniaque.* Après avoir préparé le malade comme pour les frictions, il prend chaque jour un gros de sous-carbonate d'ammoniaque dissous dans une pinte de tisane de chicorée; on en porte successivement la dose à deux et même à trois gros par jour : après quarante, cinquante ou soixante doses, la guérison de la syphilide est quelquefois complète.

§. 577. Quoique l'une ou l'autre de ces méthodes suffise ordinairement pour procurer la guérison des affections syphilitiques de la peau, simples ou compliquées de lésions des os, des cartilages, etc., pour hâter ou pour assurer le succès de ces méthodes, on leur associe quelquefois certaines *médications extérieures*, à l'aide desquelles, et indépendamment de tout traitement interne, on a aussi guéri des syphilides rebelles.

1°. Les bains de deuto-chlorure de mercure ont été employés avec succès, sur-tout chez les enfans, les femmes et les individus dont la peau était fine et délicate. On se sert aussi en lotion des solutions mercurielles appelées *eau rouge* n°. 4, et *eau phagédénique* n°. 5. Des solutions plus concentrées irriteraient la peau et aggraveraient les syphilides très-enflammées ou déjà terminées par ulcération.

2°. Les fumigations mercurielles n° 2, et sur-tout

les fumigations de cinnabre n° 3, administrées dans des appareils convenables, réussissent sur-tout dans les syphilides bornées à une région du corps, telles que la face, les parties génitales, la marge de l'anus, etc.

3°. L'onguent citrin, la pommade de sous-proto-nitrate de mercure et d'ammoniaque n° 9, l'onguent de Zetler n° 16, etc., ont été souvent employés avec succès pour exciter les affections cutanées syphilitiques peu enflammées, ou développées chez des vieillards.

§. 578. Chacune des formes de la syphilis présente, en outre, des indications particulières :

1°. Les *taches* syphilitiques primitives ou consécutives à l'affaissement des pustules ou des tubercules disparaissent plus rapidement à la suite de légères onctions avec un liniment muriatique ou de lotions salines alcoolisées, que lorsqu'on les abandonne à elles-mêmes.

2°. Les *papules* syphilitiques s'affaissent et se flétrissent à l'aide de lotions alcoolisées et mercurielles.

3°. Les *pustules* psydraciées et phlyzaciées syphilitiques, non ulcérées, doivent être d'abord combattues par les bains émolliens, puis par les lotions mercurielles, et par de légères onctions avec l'onguent de nitrate de mercure.

4°. Les *plaques* cuivreuses exigent, indépendamment du traitement général, l'administration fréquente de bains tièdes, et quelquefois même celle des bains de vapeurs ou des fumigations de cinnabre.

On se sert aussi, avec avantage, des frictions avec les pommades de proto-chlorure ou de sous-deuto-sulfate de mercure. Il convient même de couvrir les larges plaques ovales et boursoufflées de la marge de l'anus avec des plumaceaux d'onguent mercuriel laudanisé affaibli, qu'on remplace ensuite par la pommade mercurielle pure. Lorsque ces plaques sont peu enflammées, on en favorise la résolution à l'aide de lotions répétées, avec l'eau phlagédénique, la liqueur de Van-Swiéten, ou avec une solution de sulfate de zinc ou de sulfate de cuivre.

5°. On obtient la résolution des *tubercules* par la saignée générale et les saignées locales pratiquées non loin de leur circonférence, par l'emploi des douches de vapeur, et par celui des frictions de deuto-iodure de mercure lorsqu'ils sont anciens et indolens.

6°. Les *ulcères* syphilitiques, après avoir été combattus par les lotions et les applications émollientes, doivent être pansés avec un mélange de parties égales d'onguent mercuriel et de cérat. Sous l'influence de ce topique, les ulcères se couvrent de bourgeons charnus, vermeils et consistans; ils se cicatrisent à-la-fois vers leurs bords et sur plusieurs points de leur surface. Lorsque ces ulcères sont très-anciens et indolens, on les avive à l'aide des pommades de deutoxide, de deuto et de proto-iodure, ou de nitrate acide de mercure. Cependant je dois prévenir que ces topiques, employés sans mesure ou d'une manière intempestive, entretiennent et aggravent ces inflammations locales.

7°. Les *rhagades* résistent rarement à l'action combinée du deuto-chlorure de mercure, des sudorifiques, des bains tièdes, des soins de propreté, et des applications de cérat mercuriel. Lorsque les gerçures sont très-douloureuses et paraissent s'aggraver pendant le traitement mercuriel, on se sert avec avantage des lotions émollientes et narcotiques, et de légères onctions avec le cérat opiacé.

8°. Lorsque les *végétations* existent en même temps que d'autres altérations produites par la syphilis, elles doivent être traitées par les mercuriaux et les sudorifiques. Souvent alors elles se flétrissent et tombent spontanément. Toutefois, si ces végétations étaient le symptôme prédominant de la syphilide, l'emploi du chlorure d'or serait préférable à celui des préparations mercurielles. Ce chlorure s'administre à la dose d'un demi-grain par jour, en trois prises; soixante-dix doses suffisent ordinairement pour un traitement. Quelquefois même plusieurs de ces végétations se détachent de la peau dès le vingtième jour.

Lorsque ces productions accidentelles existent indépendamment de toute autre affection syphilitique, ou bien lorsqu'elles ont survécu à la disparition de tous les autres symptômes opérée par un traitement régulier, on flétrit ces végétations à l'aide de lotions répétées avec l'eau de chaux, l'eau phagédénique, ou avec une solution de sulfate de cuivre, ou bien encore en les couvrant d'un plumasseau d'onguent mercuriel, saupoudré de sabine pulvérisée. On peut aussi les détruire avec le nitrate d'argent, le nitrate de mercure, l'acide nitrique ou l'acide sulfurique. Les cautérisations avec le nitrate d'argent sont ordinairement trop superficielles; celles avec l'acide nitrique et l'acide sulfurique demandent quelques précautions, afin de ne pas porter trop loin l'action des caustiques. La ligature n'est praticable que lorsque ces tumeurs, peu nombreuses, sont élevées sur un pédicule grêle, susceptible d'être facilement embrassé par l'anse d'un fil. Enfin, dans le plus grand nombre des cas, il est préférable de les exciser avec des ciseaux courbes sur le plat, en ayant soin d'enlever la portion de peau ou de membrane muqueuse qui leur sert de base. On cautérise ensuite la petite plaie produite par cette opération en promenant le nitrate d'argent à sa surface.

§. 579. L'existence antérieure des scrophules ou du scorbut, ou le développement accidentel de quelques inflammations graves du poumon, de l'intestin, du larynx, etc., rendent le traitement de la syphilide plus difficile et plus complexe. Il faut alors remplir les indications particulières que présente chacune de ces maladies; se borner à des médications extérieures contre la syphilide; ou même en ajourner le traitement jusqu'à la disparition des complications les plus graves.

Lorsqu'un nouveau-né est atteint de la syphilide, si la mère ou la nourrice sont affectées de la même maladie, pour en obtenir la guérison chez l'enfant, il suffit, en général, de faire subir à la mère ou à la nourrice un traitement par les sudorifiques et le deuto-chlorure de mercure. Lorsque les symptômes développés chez l'enfant sont très-graves ou très-multipliés, des bains émolliens répétés tous les jours, et quelques-unes des médications externes dont il a déjà été fait mention, sont généralement utiles.

Observations particulières.

§. 580. L'obscurité qui règne encore aujourd'hui sur l'histoire de la syphilide tient au peu de soin qu'on a pris d'étudier la liaison des symptômes primitifs et consécutifs de la syphilis, et au vice des nomenclatures adoptées jusqu'à ce jour en France. Celles-ci ont le double inconvénient de fausser le sens des mots techniques, et d'obscurcir singulièrement les descriptions symptomatiques. Ainsi on a indiqué indistinctement, sous le nom de *pustules* syphilitiques, les plaques squameuses, les papules, les tubercules, etc. Les ulcères toujours consécutifs à ces lésions élémentaires ou à des inflammations sous-cutanées, ont été décrits comme une forme primitive de la syphilis. Cette confusion s'est accrue lorsque diverses inflammations de la peau non-contagieuses, telles que l'urticaire en particulier, ont été rangées au nombre des symptômes de la syphilide, par cela seul qu'elles s'étaient accidentellement développées chez des individus qui étaient affectés de cette maladie.

Obs. CLIX. *Syphilide; taches et papules.*—Un garçon chapelier, âgé de vingt-deux ans, fut atteint de plusieurs chancres à la verge qui ne furent point combattus par un traitement régulier. Six mois après, des *taches* d'un rouge *foncé cuivreux*, disparaissant par la pression du doigt, apparurent sur toutes les parties du corps, et spécialement sur les membres. Entre ces taches exanthématiques, on distinguait quelques papules violacées et de petites cicatrices déprimées qu'on aurait pu couvrir avec la tête d'une épingle. Les parties génitales étaient saines. Le malade fut traité par la liqueur de Van-Swiéten et les bains tièdes. La guérison était complète après soixante doses d'un quart de grain.

Obs. CLX. *Syphilide papuleuse.*—P...., âgé de dix-neuf ans, d'un tempérament sanguin, contracta, vers la fin de l'été de 1823 des chancres et deux bubons. (*Traitement par la liqueur de Van-Swiéten et les sudorifiques, pendant quarante jours.*) Dans le mois d'avril 1826, il fut atteint de douleurs ostéocopes et d'une multitude de papules, ou élevures solides et coniques d'un *rouge cuivreux*, qui se montrèrent sur le tronc et les membres. Les papules développées sur les parois de la poitrine et de l'abdomen étaient éparses et disséminées; celles des membres étaient très-nombreuses et rapprochées au point d'être confluentes. Le visage et les mains étaient seuls exempts de l'éruption.

Après avoir fait prendre quelques bains au malade, je le mis à l'usage de la liqueur de Van-Swiéten. La guérison était complète qu'il avait à peine pris cinquante doses d'un quart de grain.

Les papules primitivement développées se sont peu-à-peu flétries et affaissées. Sur le point que chacune d'elles occupait, on remarque une petite cicatrice déprimée, d'une couleur brune foncée, d'une demi-ligne à une ligne de diamètre, et dont le bord est parfaitement circulaire.

Obs. CLXI. *Syphilide; plaques et papules; iritis.* — Dans le mois de février 1826, N...., âgé de trente-un ans, contracta des chancres et une blennorrhagie, qu'il combattit par les antiphlogistiques et la liqueur de Van-Swiéten. Au mois d'avril suivant, douleurs ostéocopes, augmentées par la chaleur du lit; éruption de plaques sèches, aplaties, d'un rouge cuivreux, d'abord sur la face, puis successivement sur les autres parties du corps. En même temps apparition de papules entremêlées d'un grand nombre de petites cicatrices brunâtres déprimées et d'une demi-ligne à une ligne de diamètre.

L'œil du côté gauche était affecté d'une inflammation très-intense de la conjonctive; la pupille était très-contractée, et l'iris était éraillé inférieurement. (*Saignée de trois palettes; pédiluve; collyre avec cinq grains de belladone; tisane de chicorée.*) Deux jours après, la saignée fut répétée; les papules et les plaques s'affaissèrent. (*Dix doses de carbonate d'ammoniaque à un gros, quinze à deux gros, et quinze à trois gros, dans l'espace de quarante jours, procurèrent une guérison complète.*)

Obs. CLXII. *Syphilide; pustules psydraciées à la face; douleurs ostéocopes; exostoses.* — M***, âgé de vingt-un ans, d'un tempérament lymphatique et sanguin, contracta une blennorrhagie vers le mois de mars 1825; elle fut traitée par les antiphlogistiques. Au commencement de juin 1826, il apparut sur les différentes parties de la face de petites pustules psydraciées environnées d'une auréole rouge cuivreuse. Quelques-unes de ces pustules avaient une base tuberculeuse de même couleur; elles étaient très-rapprochées les unes des autres, et presque confluentes. Ces pustules, qui avaient les dimensions de celles de la couperose, en différaient par leur base et leur auréole cuivreuses. Le malade ressentait des douleurs ostéocopes dans les membres et dans la tête : ces douleurs étaient exaspérées par la chaleur du lit. La face interne du tibia était couverte d'une exostose assez volumineuse. (*Lotions avec la liqueur alcoolique et de deuto-chlorure de mercure* n°. 2; *tisane de salsepareille; un quart de grain de deuto-chlorure de mer-*

cure à l'intérieur; emplâtre de vigo cum mercurio *sur l'exostose.*) Ce traitement, continué pendant trois mois, a été suivi de la guérison des pustules. La dose du sublimé a été portée, dans les derniers temps, à un demi-grain.

Obs. CLXIII. *Syphilide; pustules phlyzaciées terminées par ulcération; engouement du poumon.* — Le nommé ***, âgé de vingt-cinq mois, fut admis à l'hôpital des Enfans, le 16 mars 1825, et placé dans la salle Saint-Louis, n°. 4. Ses parens avaient déjà perdu un autre enfant qui était atteint d'une ophthalmie très-intense, et d'ulcérations à la face. Celui-ci, élevé au petit pot par une nourrice, a toujours été bien portant jusqu'à l'âge de neuf mois. A cette époque, plusieurs ulcérations développées sur le tronc ont guéri à l'aide de quelques bains tièdes et d'une pommade dont les parens ignorent la composition. Au mois de février 1825, on a remarqué sur diverses parties du corps, et principalement sur le ventre, aux fesses et aux parties génitales, des pustules enflammées, ayant environ une ligne de diamètre, qui, après s'être remplies d'un pus blanchâtre, se sont ulcérées.

Aujourd'hui 29 mars, on distingue sur la région hypogastrique, sur les parties génitales, sur les fesses et sur la partie antérieure, supérieure et externe des cuisses, une foule d'ulcérations à fonds grisâtres et dont les bords sont coupés à pic. Les unes sont oblongues, les autres circulaires; quelques-unes n'ont qu'une ligne de diamètre, et d'autres en ont deux, trois, et même plus. Des ulcérations semblables, mais isolées et peu nombreuses, se sont développées sur les bras, les mains et la poitrine. Sur d'autres points, il existe de petites cicatrices ; autour desquelles la peau est violacée et furfuracée. Depuis son entrée à l'hôpital, cet enfant a toujours eu la peau chaude, le pouls fréquent, une soif vive ; il exprime sa souffrance par des plaintes continuelles. Depuis quarante-huit heures, une diarrhée assez abondante s'est déclarée. (*Bains de son ; eau de gomme pour boisson.*) Depuis trois jours, les ulcérations sont pansées avec de la charpie étendue sur un linge fenêtré, enduit de cérat mercuriel, et elles ont acquis un meilleur aspect. Le 30 mars, même état général ; pouls très-fréquent, plaintes, toux, diarrhée assez abondante. Quelques ulcérations se couvrent d'escarres blanchâtres. A l'aide du stéthoscope, on entend du râle muqueux dans toute la partie postérieure des deux poumons. Le 31 mars, la respiration est très-courte, la faiblesse est très-grande, le dévoiement abondant, les extrémités se refroidissent. L'enfant meurt sans convulsion, à cinq heures du matin, le 1er avril. *Autopsie du cadavre, le 2 avril au matin.* Sur les parties postérieures du tronc, sur les régions fessières et lombaires, puis sur les parties génitales, sur la région hypogastrique, et à la partie interne et supérieure des cuisses, on remarque les ulcérations dont j'ai parlé ; elles sont inégales, taillées à pic, comme si elles eussent été faites avec un emporte-pièce ; quelques-unes sont isolées, plusieurs réunies ou très-rapprochées ; elles sont en général profondes et intéressent toute l'épaisseur de la peau. Le tissu graisseux sous-cutané et correspondant aux ulcérations est injecté ; la peau des régions lombaires et fessières est plus rouge que celle de l'hypogastre et de la partie interne des cuisses. Sur d'autres parties de la peau on voit de petites cicatrices circulaires provenant d'anciennes ulcérations. Sur le cuir chevelu, dans un point correspondant au pariétal gauche et au frontal, on remarque quelques croûtes jaunes. Concrétions fibrineuses dans le sinus longitudinal supérieur; sang liquide ou en caillot dans les autres sinus. Le cerveau et les membranes qui l'enveloppent sont sains; les substances grise et blanche de ce viscère ont leur consistance naturelle. Il y avait un peu de sérosité dans les ventricules latéraux. Le cervelet était sain. Le larynx, la trachée et les bronches étaient sains; les ganglions inter-bronchiques du côté droit étaient tuberculeux et peu volumineux. Les deux poumons étaient d'un blanc pâle. Les lobes supérieur et inférieur du poumon droit et la partie postérieure du poumon gauche étaient engorgés.

L'épaisseur du ventricule gauche était à celle du droit comme deux est à un. Le foie, la rate, les ganglions mésentériques, l'estomac et l'intestin étaient dans l'état sain. Il existait seulement quelques plaques rouges dans le colon descendant. Une mucosité épaisse et blanchâtre était accumulée entre le gland et le prépuce.

Obs. CLXIV. *Syphilide, pustules phlyzaciées.* — G*** (Nicolas), d'un tempérament sanguin, âgé de trente-deux ans, limonadier, fut atteint, après un commerce impur, d'une blennorrhagie et de chancres sur le gland, vers le mois de septembre 1825. Ces accidens, combattus par la liqueur de Van-Swiéten, disparurent vers la fin du mois de novembre de la même année. Au commencement du mois de mai suivant, il se développa, sans cause connue, d'abord sur la face, puis sur les membres, de larges pustules phlyzaciées, disposées la plupart en groupes circulaires, ayant à-peu-près les apparences des pustules de l'ecthyma, dont elles différaient en ce que leur base était entourée d'une auréole cuivreuse violacée ou d'une teinte bronzée. Chacune de ces pustules s'ouvrit et donna issue à un liquide purulent qui se concréta sous la forme de croûtes d'un brun noirâtre, la plupart coniques. Aujourd'hui, 20 juillet 1826, plusieurs de ces croûtes se sont détachées et ont laissé au-dessous d'elles des ulcérations qui ont toutes les apparences des ulcères syphilitiques, ou bien des élevures d'un rouge violacé et comme tuberculeuses. Quelques pustules récemment développées ont une croûte centrale séparée de l'auréole par un petit cercle qui contient du pus. Sur les membres inférieurs, entre les pustules, les croûtes et les ulcères, on aperçoit quelques cicatrices irrégulières et un plus grand nombre de taches violacées cuivreuses. De semblables pustules, apparues sur le nez et les joues, ont donné lieu à la formation de croûtes élevées, très-dures, noirâtres, entourées à leur base d'une auréole cuivreuse. Des rhagades assez profondes se sont formées dans l'enfoncement qui sépare les joues des ailes du nez. On distingue, en outre, çà et là, quelques papules syphilitiques. Cette inflammation chronique de la peau n'était accompagnée d'aucun dérangement des principales fonctions. (*Tisane de salsepareille composée; un quart de grain de deuto-chlorure de mercure chaque jour; bain tiède tous les trois jours.*) La guérison fut complète après trois mois de ce traitement.

OBS. CLXV. *Syphilide; tubercules; ulcères serpigineux.* — N***, âgé de trente-sept ans, d'un tempérament sanguin lymphatique, contracta un bubon et des chancres sur le gland, au commencement de l'année 1824. Cette maladie, combattue par les bains locaux et généraux et par la liqueur de Van-Swiéten, disparut dès le vingtième ou le vingt-cinquième jour du traitement, qui dès-lors fut suspendu. Six mois après, il se manifesta sur la joue gauche un gros *bouton* dur et indolent (c'était très-probablement un tubercule), qui ne tarda pas à s'ulcérer. Cette ulcération, d'abord très-peu considérable, s'étendit en longueur, et laboura la peau sur laquelle on distingue, aujourd'hui 25 janvier 1826, une cicatrice irrégulière ayant environ quinze lignes de longueur sur trois de largeur, et simulant assez exactement la forme de la lettre *C*. Dans le voisinage de cette cicatrice, on remarque plusieurs tubercules violacés : les uns surmontés de croûtes brunes proéminentes; les autres, en plus petit nombre, intacts ou couverts de squames légères. Sur la joue droite, près des ailes du nez et de la lèvre supérieure, existent cinq tubercules, dont trois sont ulcérés à leur sommet et couverts de croûtes. Près de là commence un ulcère serpigineux, qui s'étend en arc de cercle vers la pommette. Ses bords sont violacés et taillés à pic, tandis que son fond est inégal et grisâtre. De semblables tubercules, d'un rouge cuivreux, mélangés de cicatrices irrégulières, existent en plus petit nombre sur les épaules et la partie interne des cuisses. Depuis plusieurs mois le malade est, en outre, fatigué par des douleurs ostéocopes. (*Tisane de salsepareille composée ; bain tiède tous les deux jours; légères onctions avec le cérat mercuriel sur les tubercules ulcérés de la face ; vingt doses de deuto-chlorure de mercure, d'un quart de grain; quarante doses d'un demi-grain.*) Sous l'influence de ce traitement, les tubercules ulcérés se cicatrisèrent dans l'espace d'un mois. La marche de quelques tubercules, qui ne s'étaient pas d'abord affaissés, fut avantageusement modifiée par des lotions avec une forte solution de deuto-chlorure de mercure. La guérison était complète après deux mois et demi de traitement. Sur tous les points où avaient existé des tubercules ulcérés, la peau était marquée de cicatrices indélébiles.

Obs. CLXVI. *Syphilide; plaques cuivreuses; végétations.* — P***, clerc de notaire, âgé de vingt-un ans, contracta plusieurs chancres sur le pénis dans le mois d'août 1819. Ces ulcères se cicatrisèrent après un mois de traitement, dont le deuto-chlorure de mercure fut la base. Cinq mois plus tard, peu de temps après avoir éprouvé une double ophthalmie, M. P*** fut atteint d'une inflammation de la peau, qui gagna bientôt toute la surface du corps, quoique plus spécialement fixée sur le front et près de la racine des cheveux, à la paume des mains, à la plante des pieds et sur la partie antérieure de l'abdomen. Elle était caractérisée par des *plaques* arrondies, d'un rouge cuivreux, non proéminentes, de trois à cinq lignes de diamètre. Les unes étaient unies et douces au toucher; les autres étaient couvertes de squames légères et grisâtres, assez analogues à celles du psoriasis *guttata*; le centre d'un petit nombre d'autres était devenu sain, circonstance qui les avait transformées en de véritables anneaux violacés et cuivreux. Le malade éprouvait, en outre, de violentes douleurs dans les os du crâne, sur-tout pendant la nuit. Enfin il existait sur la base du gland sept végétations pédiculées et aplaties sur deux faces opposées. (*Deuto-chlorure de mercure, cinquante doses d'un quart de grain, et quinze doses d'un demi-grain; bain tiède tous les trois jours; tisane de salsepareille composée.*) Guérison complète après quatre-vingts jours de traitement. Les végétations, attaquées par une solution de sulfate de cuivre, se sont flétries et détachées du vingt au vingt-cinquième jour.

CHAPITRE II.

CONGESTIONS SANGUINES.

VOCAB : Art. *Apoplexie cutanée, Congestion.*

§. 581. L'accumulation morbide du sang dans le tissu de la peau, indépendamment de phénomènes inflammatoires, est connue sous le nom de *congestion.* Elle diffère de l'*hémorrhagie* en ce que dans celle-ci le sang sorti de ses vaisseaux s'épanche à la surface ou dans l'épaisseur des tégumens.

§. 582. Les congestions sanguines qu'on observe à la surface du corps peuvent être rapportées à deux séries:

1°. Les unes dépendent du ralentissement de la circulation veineuse. Telles sont celles que l'on produit à volonté en appliquant une forte ligature autour d'un membre, ou en diminuant la pression atmosphérique à l'aide des ventouses, ou bien encore celles qui se développent à la face et aux extrémités des membres dans les maladies du cœur et dans l'asphyxie des nouveau-nés, etc. Les congestions sanguines qui apparaissent sur les pommettes dans la pneumonie, et les *lividités* qu'on observe sur la partie postérieure du tronc au moment de l'agonie ou après la mort, doivent également être attribuées au ralentissement de la circulation.

On sait que ces lividités (*maculæ morientium*) appelées *cadavériques* existent seulement dans les endroits qui ont servi d'appui au corps pendant l'agonie ou après la mort, et qu'on les observe quelquefois sur toute la surface postérieure du tronc et des membres. Leur couleur bleuâtre est en général moins foncée que celle des ecchymoses, dont elles diffèrent en ce que dans les lividités le sang n'est point épanché hors des vaisseaux qui le renferment. En incisant la peau, il est facile de reconnaître que si elle est gorgée d'un sang noirâtre, le derme et le tissu cellulaire sous-cutané ne sont point altérés dans leur texture. On peut quelquefois faire disparaître ces lividités en donnant au corps, au moment de l'agonie, ou immédiatement après la mort, une position inverse de celle dans laquelle elles s'étaient formées.

2°. D'autres congestions, quelquefois précédées d'une pâleur morbide, paraissent dues à une influence anormale du système nerveux sur les vaisseaux capillaires; telle est la *rougeur* de la face produite par des émotions vives, ou celle qu'on observe dans le second stade des fièvres intermittentes.

§. 583. Quelle que soit la cause d'une congestion sanguine à la peau, que cette fluxion soit passagère, intermittente ou continue, on la distinguera toujours facilement d'une inflammation exanthémateuse. En effet, celles-ci sont constamment accompagnées de chaleur morbide ou suivies de desquamation furfuracée.

§. 584. Les congestions sanguines dans le tissu de la peau n'offrent par elles-mêmes aucun danger; mais elles sont quelquefois symptomatiques d'affections fort graves du cœur, des poumons, etc. Ces congestions n'exigent point d'autre traitement que celui des maladies qui les produisent.

§. 585. Je passe de suite à la description de la cyanose. La peau, naturellement livide et blanchâtre dans cette affection symptomatique, est ordinairement le siége de congestions partielles à la face et aux membres inférieurs.

Cyanose (1).

Vocab. : Art. *Ictère bleu, Ictère violet, Maladie bleue, Cyanose, Cyanopathie, Cyanodermie, Dishématose.*

§. 586. On donne le nom de *cyanose* à une coloration bleuâtre de la peau et des membranes muqueuses, déterminée par la stase du sang noir dans les cavités droites du cœur et dans le système veineux, chez des individus atteints d'emphysèmes des poumons, de rétrécissemens des orifices ventriculo-pulmonaire et auriculo-ventriculaires, ou de communications congéniales ou accidentelles entre les cavités droites et gauches du cœur, ou entre les principaux troncs vasculaires.

§. 587. — *C.* La cyanose peut être congéniale ou se

(1) Gintrac, *Observations et recherches sur la cyanose*, in-8°. Paris, 1824. — Bertin (R. J.), *Traité des maladies du cœur et des gros vaisseaux*, in-8°. Paris, 1824.

développer accidentellement à un âge plus ou moins avancé. Les principales conditions qui la produisent, sont les rétrécissemens des orifices du cœur, la conservation ou le rétablissement du trou inter-auriculaire, la non oblitération du canal artériel pulmo-aortique, une perforation de la cloison des ventricules, l'aorte naissant de l'artère pulmonaire, etc.; dispositions morbides, qui coïncident souvent avec d'autres changemens accessoires dans la conformation et la structure du cœur ou des gros vaisseaux.

§. 588. — *S.* Dans la cyanose, la peau présente une teinte livide, bleuâtre, d'un violet pourpre ou noirâtre, ou des stries plus foncées et des taches plus ou moins étendues. Elle est plus intense au visage, principalement sur les joues, le nez, le lobule des oreilles et les paupières supérieures. Cette lividité est encore très-prononcée aux parties génitales, aux mains et aux pieds, sur-tout à l'extrémité des doigts et des orteils. Elle devient plus marquée par la succion, pendant la digestion, par l'usage des stimulans, par la toux, les cris, la marche, et en général par tous les efforts. Elle augmente aussi par l'action du froid ou d'une chaleur vive. Elle acquiert son plus haut degré d'intensité dans les paroxysmes. Cette coloration des tégumens diminue par le repos, pendant le sommeil, etc. Dans les premiers temps de la maladie, cette diminution est très-marquée, la teinte de la peau devient plombée, pâle et comme cadavéreuse. Les lèvres sont grosses, sur-tout l'inférieure; leur couleur est livide et noirâtre. Le visage est bouffi et tuméfié. Les malades se plaignent souvent de céphalalgie; leur marche est lente et pénible; l'action musculaire manque d'énergie; la respiration est accompagnée d'oppression plus ou moins forte, et les efforts musculaires augmentent la dyspnée. Les contractions du cœur sont souvent accompagnées d'un bruit de soufflet facile à constater par l'auscultation. Les individus atteints de la cyanose éprouvent un froid habituel, sur-tout aux extrémités; ils sont faibles et délicats; leurs doigts, ordinairement longs, sont enflés à la dernière phalange, et présentent une extrémité arrondie. Les organes de la génération sont peu développés.

Ces symptômes, et quelques autres dépendans de vices de conformation et de structure du cœur, s'exaspèrent à des époques irrégulières, quelquefois à la suite d'efforts ou pendant le sommeil, etc. Ces accès se manifestent par une oppression considérable et une dyspnée qui peut faire craindre la suffocation; la lividité des tégumens et les palpitations augmentent, etc. La durée de ces paroxysmes peut être de plusieurs heures.

Les maladies qui produisent la cyanose modifient la constitution des malades et la rendent faible et délicate. Le plus souvent elles deviennent promptement mortelles.

§. 589. Il n'est pas de maladie qui ne puisse se compliquer avec la cyanose. Les affections du cœur dont elle est le symptôme extérieur amènent presque toujours à leur suite des hémorrhagies et des hydropisies incurables. Lorsqu'elles se terminent d'une manière lente et graduée, les membres deviennent plus livides et œdémateux; le corps se couvre de sueurs froides et visqueuses; la respiration s'embarrasse de plus en plus; des syncopes ont lieu, et la mort arrive subitement, ou après une agonie de plusieurs heures.

§. 590. — *D.* Dans la cyanose, la coloration livide et bleuâtre des tégumens et des membranes muqueuses augmente par paroxysme ; la dyspnée, les palpitations, le bruit de soufflet, d'autres signes de maladies du cœur ou des poumons fournis par l'auscultation, la diminution de la chaleur, la faiblesse des muscles et l'altération de la forme des doigts, constituent un ensemble de circonstances, qui distinguent cette teinte morbide de la peau des colorations bleues et passagères produites par une chaleur intense ou par l'action du froid, des ecchymoses cutanées, de l'altération du pigment, occasionée par l'usage prolongé du nitrate d'argent à l'intérieur, etc.

§. 591. — *P.* La cyanose est incurable comme les affections du cœur qui la produisent, et dont le danger est relatif à la fréquence des accès, à leur intensité, à leur durée et au rétablissement plus ou moins complet qui leur succède.

§. 592. — *T.* Les altérations profondes qui donnent lieu à la cyanose, leur fixité, leur persistance, ne laissent d'autre espoir que celui de prolonger l'existence des malades et de la rendre plus supportable. Dans ce but, on entretiendra à la surface du corps une douce température, pour les préserver du froid dont ils se plaignent habituellement. Des alimens de facile digestion tirés de substances animales ou des végétaux amylacés, le repos, un léger exercice, des distractions appropriées à leur âge et à leurs goûts et proportionnées à l'espèce d'inertie dans laquelle les tient plongés la faiblesse de leur constitution, contribuent à éloigner et à prévenir les paroxysmes. Pendant les accès on place les malades dans une situation favorable au jeu des poumons; on fait pénétrer dans l'appartement un air plus frais. On réveille l'action des muscles inspirateurs en exerçant sur le thorax des frictions graduées, et on applique sur les membres et le tronc des corps chauds, afin de régulariser et d'augmenter la température de la peau.

§. 593. La cyanose étant plutôt un symptôme des maladies des organes de la circulation qu'une affection de la peau, je m'abstiendrai d'en rapporter des observations particulières. M. Gintrac en a d'ailleurs rassemblé un très-grand nombre dans la monographie qu'il a publiée sur cette maladie.

HÉMORRHAGIES CUTANÉES ET SOUS-CUTANÉES (1).

§. 594. Les hémorrhagies cutanées et sous-cutanées ont reçu des noms particuliers, suivant leur siége et la quantité du sang épanché. On a appelé *pétéchies* de petites taches rouges ou violacées, formées par des gouttelettes de sang déposées dans le tissu de la peau. On a décrit sous le nom d'*ecchymoses* des taches plus considérables, d'un rouge violacé, livide ou même noir, d'une couleur plus foncée à leur centre, et dont l'étendue varie entre quelques lignes et plusieurs pouces. Enfin on a spécialement désigné sous le nom de *dermatorrhagie* les flux sanguins observés à la surface de la peau, divisée, ul-

(1) Fourneaux, *Observations sur quelques hémorrhagies cutanées et sous-cutanées, etc.*, in-4°. Paris, 1826.

cérée ou dépouillée d'épiderme à la suite d'inflammations bulleuses, vésiculeuses, pustuleuses, etc. Cette dénomination ou celle de *sueur de sang* a été également appliquée à une maladie plus particulière aux nouveau-nés, et dans laquelle on a vu le sang se faire jour à la surface de la peau non altérée dans sa texture.

§. 595. Les flux sanguins qui ont quelquefois lieu dans les brûlures bulleuses, dans le pemphigus ulcéré, dans la teigne muqueuse, l'eczéma *rubrum*, la variole confluente, etc., ou à la suite de l'application des sangsues, des ventouses scarifiées, ne peuvent être étudiés indépendamment des inflammations ou des opérations qui les produisent. Si la possibilité des hémorrhagies à la surface de la peau saine, admise par Bichat, With, etc. ne peut être contestée, la bonne foi des observateurs a pu quelquefois être surprise. Un charlatan fit croire à une de mes malades atteinte d'une hydropisie, que des cataplasmes de verveine appliqués sur les membres donneraient issue à une grande quantité d'*eaux sanguinolentes*, et je ne parvins à la détromper qu'en lui prouvant que cette teinte rose dont les linges à pansemens étaient imprégnés était une matière colorante propre à la verveine. On sait aussi que des femmes se sont plu à simuler des hémorrhagies de la peau en colorant artificieusement avec du sang quelques régions du corps. N'ayant jamais observé de *sueurs de sang* (1) ou d'hémorrhagies cutanées à la surface de la peau pourvue de son épiderme, je passe de suite à la description des ecchymoses et des pétéchies, et à celle de l'hémacélinose,

(1) Fournier en cite deux observations, *Art.* Cas rares. (*Dictionnaire des Sciences médicales.*)

qui se rapproche par ses caractères extérieurs de ces affections, mais qui en diffère par les hémorrhagies intérieures dont elle est constamment accompagnée.

Ecchymose.

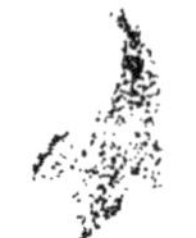

VOCAB. : Art. *Ecchymose*, *Lividité*, *Meurtrissure*, *Scorbut local*, *Sugillation*, *etc.*

§. 595. On donne le nom d'*ecchymoses* à des taches rouges, violettes ou verdâtres, formées par du sang épanché ou infiltré dans les tissus organisés.

§. 596. — *C.* Les ecchymoses cutanées ou sous-cutanées peuvent être produites par la plaie d'une veine ou d'une artère, par la déchirure de veinules ou d'artérioles survenue à la suite d'une contusion ou d'une compression exercée par des liens étroits, comme dans la strangulation, par une entorse ou une forte contraction des muscles, par la diminution de la pression atmosphérique à la surface du corps ou d'une de ses régions, par le ralentissement de la circulation veineuse déterminé lui-même par la faiblesse de l'impulsion du ventricule gauche du cœur, par l'immobilité d'un membre, par une compression exercée sur les principales veines qui s'y distribuent, etc.

§. 597. — *S.* Au reste, que les ecchymoses soient produites par une cause directe ou par une influence éloignée, elles sont caractérisées par des taches d'un rouge violacé ou livide, et même noir, plus foncé à leur centre. Leur étendue est relative à la quantité de sang épanché et à la perméabilité plus ou moins grande du tissu cellulaire. Elles se forment facilement dans les parties où la peau est très-fine, pourvue d'un très-grand nombre de vaisseaux, et unie aux tissus sous-jacens par un tissu cellulaire lâche et flexible, comme aux paupières, par exemple. Dans les ecchymoses proprement dites, le sang n'est qu'infiltré; lorsqu'il est rassemblé en foyer, il constitue ce qu'on appelle *thrombus*. Les taches disparaissent insensiblement au fur et à mesure que le sang est résorbé; la teinte noire ou bleuâtre de l'ecchymose s'éclaircit de jour en jour, passe du rouge au jaune foncé, devient ensuite plus claire, pour s'éteindre complètement après avoir présenté des nuances de plus en plus faibles.

Lorsque la résorbtion du sang épanché n'a pas lieu, ce liquide, devenu corps étranger, détermine une inflammation qui peut elle-même être suivie de la formation d'un abcès.

Les ecchymoses produites par une violence extérieure, sont quelquefois compliquées d'une inflammation phlegmoneuse, et de larges bulles contenant de la sérosité sanguinolente, ou de lésions des muscles, des os, des artères, etc. Les ecchymoses, dites *spontanées*, ont été le plus souvent observées chez des individus atteints de tumeurs abdominales, d'œdème, d'affaiblissement des parois du cœur, etc. Enfin j'ai vu de ces ecchymoses se développer dans l'épaisseur des paupières, pendant une violente attaque de cholera-morbus, à laquelle faillit succomber l'un de nos plus célèbres chimistes.

§. 598. — *R. A.* Lorsqu'après la mort on examine les parties affectées d'ecchymoses *extérieures*, on reconnaît que le sang est quelquefois épanché dans le tissu de la peau, et plus souvent dans le tissu cellulaire sous-cutané. Si l'ecchymose a été le résultat d'une contusion, les veinules et les artérioles sont ordinairement dilacérées; dans les ecchymoses survenues indépendamment de violences extérieures, on n'observe pas ordinairement de solution de continuité des veinules ou des artérioles.

Les ecchymoses sous-cutanées peuvent être masquées par d'autres altérations de la peau. Chez un vieillard paralytique, dont les membres inférieurs étaient immobiles et fléchis, le poids des couvertures détermina sur la partie antérieure des genoux la formation de deux escarres circulaires, de deux pouces de diamètre, et qui intéressaient toute l'épaisseur de la peau. Au-dessous d'elles, le tissu cellulaire était infiltré de sang, et la membrane synoviale de l'articulation offrait elle-même plusieurs ecchymoses.

§. 599. — *D.* Lorsque le sang est épanché dans la peau ou au-dessous de cette membrane, il importe quelquefois, et en particulier dans des cas de médecine légale, de déterminer si les ecchymoses sont le résultat d'une contusion, de la sugillation (action de sucer), de l'application des ventouses, ou bien si elles sont indépendantes d'une violence extérieure. La forme et l'étendue des ecchymoses, l'état des parties voisines et les renseignemens obtenus des malades ou des assistans, mettront à même de juger approximativement la nature des corps qui les ont produites, et le laps de temps plus ou moins considérable qui s'est écoulé depuis leur formation. Les colorations accidentelles ou artificielles de la peau, les congestions dont elle est le siége, et en particulier les lividités cadavériques, les érythèmes chroniques, diffèrent des ecchymoses par des caractères qui ont été déjà exposés, ou qui le seront ultérieurement.

§. 600. — *P*. Les ecchymoses cutanées et sous-cutanées produites par une violence extérieure n'offrent aucune gravité si elles ne sont point accompagnées de lésions des os, des troncs veineux, des artères, etc. Le pronostic est plus fâcheux lorsque le développement de l'ecchymose est le résultat d'une maladie du cœur ou de la compression exercée sur la principale veine d'un membre par une tumeur ou par toute autre cause qui s'oppose au retour du sang veineux vers le cœur.

§. 601. — *T*. Les ecchymoses produites par des causes extérieures disparaissent à la suite d'un laps de temps plus ou moins considérable, suivant la quantité de sang épanché et la rapidité de l'absorption. Lorsque les ecchymoses sont peu nombreuses et peu étendues, on se borne à appliquer sur les parties affectées des compresses imbibées d'eau froide, d'eau végéto-minérale, ou d'eau acidulée. La compression et la phlébotomie sont des moyens beaucoup plus efficaces, auxquels il faut recourir toutes les fois que la quantité de sang épanché est considérable, ou lorsque le développement de symptômes inflammatoires est à redouter.

Les ecchymoses des membres accompagnées de vergetures ou d'œdème, produites par une diminution de l'énergie de l'impulsion du cœur, ou par une station prolongée chez les vieillards, exigent, indépendamment du traitement de ces affections, l'emploi de la compression et celui des lotions stimulantes ou alcoholisées.

Observations particulières.

§. 602. Si la description des ecchymoses produites par des violences extérieures n'a pas besoin d'être éclairée par de nouvelles observations, il n'en est pas de même de celles qu'on avait désignées sous le nom de *spontanées*, et dont le développement paraît lié à un ralentissement de la circulation veineuse dans certaines parties du corps. C'est à cette condition organique qu'on doit rattacher, ce me semble, la production des ecchymoses décrites dans les deux observations suivantes.

Obs. CLXVII. *Ecchymoses sous-cutanées et intermusculaires des membres, indépendantes d'une violence extérieure; faible impulsion du cœur; laryngo-trachéite; gastrite.* — Le nommé Pierre, âgé de soixante-neuf ans, était depuis plusieurs mois à l'hôpital de la Pitié, lorsqu'il fut pris, vers le 18 février 1826, sans cause appréciable, d'une inflammation de l'estomac et de l'intestin, qui s'annonça par la perte de l'appétit, la coloration rouge et la sécheresse de la langue, la soif et une légère douleur à l'épigastre, et de la diarrhée ; le pouls était faible et non fréquent. Cette affection fut combattue par l'abstinence, les boissons adoucissantes et les cataplasmes émolliens sur l'abdomen. Les accidens continuèrent. Le malade s'affaissa de plus en plus. Le 23, la langue était sèche et brune, le pouls lent et faible. De *larges ecchymoses* se montrèrent à la partie interne des membres inférieurs. Mort le 25 février 1826. *Ouverture du corps trente-six heures après la mort.* 1°. A la jambe droite et vers la face antérieure et interne du tibia, la peau paraissait violacée, et au-dessous d'elle il existait une large ecchymose de six pouces de longueur et de trois pouces de largeur environ. Du sang noir était épanché dans le tissu cellulaire sous-cutané, avec lequel il était pour ainsi dire combiné ; de semblables ecchymoses sous-cutanées avaient lieu dans le tissu cellulaire sous-aponévrotique de la jambe. Le tissu cellulaire sous-cutané de toute la partie externe de cette jambe était également infiltré de sang noir. Cette infiltration était beaucoup plus considérable qu'on aurait pu l'imaginer, à l'aspect extérieur du membre. Le tissu cellulaire de la plante du pied ne présentait point de ces ecchymoses; mais il était baigné par une sérosité roussâtre. La veine saphène contenait peu de sang. Il y avait des ecchymoses dans le jambier postérieur, et de semblables infiltrations sanguines dans le tissu cellulaire sous-cutané de la partie externe et interne de la cuisse. On en distinguait aussi sous l'aponévrose crurale et dans le tissu cellulaire placé entre le droit antérieur de la cuisse et le triceps. Le membre gauche offrait des altérations semblables; le couturier était infiltré de sang noir. Le membre thorachique droit offrait des ecchymoses sous-cutanées, sous-aponévrotiques et inter-musculaires. Le membre thorachique gauche n'en présentait pas. *Thorax*. Une grande quantité de tissu adipeux, placé entre le tissu musculaire et le péricarde, entourait le cœur, et en particulier le ventricule droit. Cet organe avait de petites dimensions. La membrane muqueuse du larynx et de la trachée était enflammée, et offrait une teinte rouge violacée. Les poumons étaient sains et crépitans; l'aorte thorachique et abdominale était ossifiée en plaques dans toute son étendue. Cette artère contenait un caillot fibrineux assez considérable. La veine cave était vide de sang dans ses portions thorachique et abdominale; on distinguait de petits ganglions lymphatiques enflammés dans le voisinage de l'aorte. Le tissu cellulaire sous-péritonéal et les épiploons étaient gorgés de graisse. Le péritoine était sain; la membrane muqueuse de l'estomac était fortement arborisée; des taches d'un rouge plus foncé existaient dans le duodénum. Le reste de l'intestin n'offrait pas d'altération; les organes des appareils urinaire, biliaire, et la rate, étaient sains; les muscles psoas et iliaques étaient profondément ecchymosés et gorgés d'un sang noir; les muscles du tronc et de la face n'offraient rien de particulier; les articulations étaient saines. Le cerveau était gorgé d'une sérosité transparente; les sinus cérébraux contenaient des concrétions fibrineuses.

Obs. CLXVIII. *Attitude verticale prolongée; engorgement et ecchymoses des membres inférieurs.* — La nommée Jouannot (Magdeleine Victoire), âgée de trente-neuf ans, marchande de fruit, mariée, entra à l'hôpital Cochin le 22 avril 1825. Cette femme, d'une taille assez élevée, douée de peu d'embonpoint, a la peau brune et les cheveux châtains. Mère de neuf enfans qu'elle a nourris, elle a toujours eu des accouchemens faciles, des suites de couches heureuses, et n'a jamais éprouvé d'accidens pendant ses grossesses. Elle nourrit encore son dernier enfant, âgé de seize mois. Sa profession consiste à porter des fardeaux assez pesants sur un éventaire, appuyé sur la partie antérieure de l'abdomen. Toujours debout, soit qu'elle marche ou qu'elle reste stationnaire, cette femme est souvent exposée aux intempéries de l'atmosphère. Le 19 avril, elle avait fatigué plus que de coutume. Vers une heure après-midi, elle ressentit dans les jambes des lassitudes et des picotemens. Rentrée chez elle, elle s'aperçut que ses jambes étaient *enflées*, et que les deux membres inférieurs étaient couverts de *taches brunes*, semblables à des ecchymoses. Elle garda le repos jusqu'au 22 avril, où elle entra à l'hôpital dans l'état suivant : douleurs sourdes et lassitudes dans les membres inférieurs; gonflement et empâtement aux pieds, sur-tout au niveau des malléoles; taches violacées nombreuses et irrégulièrement disséminées sur les membres inférieurs. Ces taches, rares aux pieds, occupaient surtout la face interne des jambes et des cuisses. A la face externe des membres, elles étaient moins rapprochées, et on n'en remarquait aucune sur les autres régions du corps. Ces taches étaient non proéminentes, arrondies, ovalaires ou irrégulières; les unes égalaient à peine la tête d'une épingle; les autres étaient lenticulaires; enfin un grand nombre avaient d'un à deux pouces de diamètre. Toutes étaient d'un rouge brun, sans chaleur ou douleur, et ne disparaissaient point à la pression. La peau conservait sa teinte naturelle dans leurs intervalles. Il n'existait aucun phénomène sympathique; toutes les fonctions s'exécutaient comme dans l'état sain. Le 23 avril au matin, la teinte des taches était moins foncée, les douleurs et le sentiment de lassitude n'existaient plus; à peine apercevait-on les traces d'un léger gonflement aux pieds. (*Position horizontale; chiendent; réglisse nitrée; quart d'alimens.*) Les jours suivans, leur teinte continua à s'éclaircir peu-à-peu, et le 29, on n'apercevait plus de traces de ces taches, et la malade sortit de l'hôpital parfaitement guérie.

Pétéchies.

VOCAB. : Art. *Pétéchie*, *Fièvre pétéchiale*, *Typhus pétéchial*, *etc.*

§. 603. Les pétéchies sont de petites taches d'un rouge violacé, d'une demi-ligne à une ligne de diamètre, formées par une gouttelette de sang déposée dans le tissu de la peau.

§. 604. — *C.* Le développement des pétéchies a été observé dans le cours de plusieurs maladies graves. Dans le typhus, elles surviennent fréquemment du deuxième au sixième jour. Sur cent quatre-vingt-quatorze sujets atteints du typhus, à Volterra, en 1817, cent cinquante-six présentèrent des pétéchies, d'après le rapport de MM. Raickem et Bianchi. Elles surviennent quelquefois aussi dans le cours de la rougeole et de la variole. On les observe plus rarement chez des individus atteints d'inflammations non contagieuses des poumons ou des organes digestifs. Quelques personnes supposent que les pétéchies développées dans ces diverses conditions sont le résultat d'une altération du sang, et citent à l'appui de cette opinion le développement des ecchymoses et des pétéchies chez les animaux, dans les veines desquels on a injecté des matières putréfiées.

Dans d'autres circonstances, la production des pétéchies paraît due au ralentissement de la circulation veineuse; telles sont en particulier les pétéchies que l'on observe sur les membres inférieurs œdématiés.

§. 605. — *S.* Dans le typhus et les maladies contagieuses, les pétéchies se montrent sur les parties latérales du cou, sur les épaules, sur les cuisses, et spécialement sur la partie antérieure des avant-bras, depuis les coudes jusqu'aux poignets. Leurs dimensions varient depuis une demi-ligne jusqu'à une ligne et demie de diamètre. Leur couleur, d'un rouge foncé ou noirâtre à leur début, devient d'un jaune clair, lorsqu'une partie du sang est résorbé; elles ressemblent d'abord assez bien à des piqûres de puces, dont elles diffèrent cependant en ce que celles-ci présentent une petite perforation à leur centre lorsqu'elles sont récentes. D'ailleurs la pression légère qui fait disparaître l'auréole située autour du point où la puce a appliqué son suçoir, n'a point la même influence sur les pétéchies. Il ne faut pas cependant exagérer l'importance de ce caractère, car chez les sujets dont la peau est épaisse et basanée, cette auréole rose n'existe pas autour des morsures de puces, et, d'ailleurs, dans les vraies pétéchies, on aperçoit souvent un point noir central. La couleur des pétéchies diminue ordinairement de la circonférence vers le centre; quelquefois elle pâlit uniformément; d'autres fois, c'est le point central qui est résorbé le premier, et qui offre une couleur jaune entourée d'un cercle bleuâtre. Enfin le sang épanché peut se convertir en une petite croûte noirâtre, autour de laquelle l'épiderme se rompt et se détache sous la forme de squames furfuracées. Les pétéchies ne sont accompagnées ni de démangeaison, ni de douleur, ni de chaleur à la peau. Leur nombre est très-variable, et elles peuvent être rares et très-éloignées les unes des autres, ou presque confluentes.

§. 606. — *R. A.* Tout récemment encore, on a regardé les pétéchies comme une altération phlegmasique; mais il est facile de se convaincre, par la dissection de la peau, qu'elles sont formées par du sang épanché entre le corps réticulaire et l'épiderme.

§. 607. — *D.* Les pétéchies ne diffèrent des ecchymoses qu'en ce que les épanchemens sanguins qui constituent ces dernières sont plus larges et plus diffus. J'ai indiqué les caractères qui les distinguent des morsures de puces. Le lentigo est caractérisé par de petites taches d'un jaune roux, dépendantes d'une altération du pigment. Les taches par lesquelles s'annoncent la rougeole, la scarlatine et la variole, sont d'un rouge moins livide que les pétéchies; elles en diffèrent, d'ailleurs, en ce que les premières se disposent en arcs de cercle, et les secondes en larges plaques; les troisièmes se transforment en pustules.

§. 608. — *P.* Les pétéchies ne constituent pas, par elles-mêmes, une affection grave; on ne peut même tirer aucune induction du nombre, de la couleur et de la forme de ces petits épanchemens sanguins. Ce qu'il importe sur-tout de déterminer, c'est le caractère des conditions organiques qui amènent leur formation, et qui sont bien peu comparables entre elles sous le rapport de leur gravité.

§. 609. — *T.* Les pétéchies ne réclament point d'autre traitement que celui des maladies qu'elles accompagnent ou qui les produisent. Dans le typhus, leur développement n'est jamais l'objet d'une indication particulière. Dans la variole, la rougeole et la scarlatine, leur production coïncide souvent avec l'invasion d'une pneumonie grave. Enfin lorsqu'elles surviennent dans l'œdème des membres ou lorsqu'elles sont compliquées d'ecchymoses, la compression et les lotions de chlorure de chaux sont les moyens qu'on leur oppose avec le plus d'avantage.

Observations particulières.

§. 610. J'ai rapporté, §. 518, un cas d'œdème des membres inférieurs compliqué de gerçures et de *pétéchies*. L'obs. CLXIX est un exemple de pétéchies survenues dans le cours d'une gastro-entérite chronique. On consultera avec fruit, sur le développement des pétéchies dans les maladies aiguës, les ouvrages des médecins italiens, et en particulier celui du docteur Acerbi (1). Quant aux *pétéchies sans fièvre* indépendantes d'un ralentissement de la circulation veineuse, elles constituent réellement une variété de l'affection plus généralement connue, en France, sous le nom de *maladie hémorrhagique tachetée* de Werlhof, et dont je traiterai sous la dénomination d'hémacélinose, plus courte et non moins significative.

Obs. CLXIX. *Pétéchies, gastro-entérite, et bronchite chroniques.*—Le nommé Gallois (Joseph), âgé de vingt-six ans, d'un tempérament sanguin, maçon, né à

(1) Acerbi (Enrico), *Dottrina teorico-pratica del morbo petechiale*, in-8°. Milano, 1822.

Chimène, département d'Ille-et-Vilaine, demeurant à Paris, rue de la Mortellerie, n°. 14, entra à l'hôpital de la Pitié le 18 novembre 1825, pour y être soigné d'une entérite, dont le symptôme le plus remarquable était une diarrhée abondante. Cette inflammation fut traitée par les délayans et les astringens.

Le 10 février 1826, nombreuses pétéchies sur la région lombaire, sur les cuisses, et principalement sur la partie supérieure de l'abdomen. Elles sont plus rares sur le dos et sur la poitrine; il n'y en a point sur la figure et sur les mains, et il n'en existe qu'un petit nombre sur les jambes. Ces pétéchies consistent en de petites taches d'un rouge violacé, légèrement proéminentes, et au centre desquelles on distingue un point noir; circonstance qui justifie parfaitement la comparaison que l'on a faite des pétéchies avec les morsures de puces. La peau sur laquelle elles se sont développées paraît piquetée, est un peu sèche, et rude comme la peau d'oie. Au-devant des rotules, la peau est brune et sèche, et semblable à celle des pattes de poule. Sur quelques points de l'abdomen on observe une légère desquamation. La peau et le tissu cellulaire de cette région et de quelques autres points sont douloureux à la pression. Le tissu cellulaire sous-cutané n'est point tuméfié. Le malade est plutôt maigre que gras. Les pommettes sont d'un rouge violacé.

On observe, en outre, des symptômes non équivoques de gastro-entérite chronique, et l'examen de la poitrine démontre l'existence d'une bronchite accompagnée d'un râle muqueux assez considérable. Les gencives sont rouges et gonflées de sang; les deux dents incisives de la mâchoire inférieure du côté gauche sont en grande partie recouvertes par les gencives, qui sont tuméfiées et saignantes. Le malade, très-affaibli, ne se lève que pour aller à la garde-robe et prendre des bains. (*Eau de riz gommée; bains tièdes.*) Depuis cette époque jusqu'au 19 février, plusieurs pétéchies ont disparu en laissant une petite tache jaune. D'autres se sont développées sur le tronc et les membres. On continua le même traitement, et le malade sortit de l'hôpital à la fin de mars, pour retourner dans son pays, après avoir éprouvé, par l'emploi du traitement et du régime antiphlogistiques et des bains, une amélioration sensible dans son état. La bronchite et la gastro-entérite n'étaient cependant pas totalement guéries, et il existait encore un certain nombre de pétéchies à la surface du corps. Une desquamation considérable avait lieu, même sur les points qui n'avaient pas présenté de pétéchies. Ce malade offrit un autre phénomène physiologique assez singulier : plusieurs mèches de ses cheveux, qui étaient noires, devinrent rouges à leur extrémité libre.

Hémacélinose (1).

VOCAB. : Art. *Stomacace universelle*, *Maladie tachetée hémorrhagique de* Werlhof, *Pourpre*, *Hémorrhée pétéchiale.*

§. 611. L'hémacélinose ou *maladie tachetée hémorrhagique* de Werlhof, est une affection apyrétique, qui s'annonce à l'extérieur par des pétéchies ou par des ta-

(1) Gauthier Bellefonds, *Dissertation sur la maladie tachetée hémorrhagique de Werlhof*. Strasbourg, 1811. — Pierquin (V.), *Recherches sur l'hémacélinose*, in-4°. Montpellier, 1821.

ches rouges, violettes ou livides, éparses sur la surface du corps et formées par du sang épanché dans l'épaisseur de la peau ou au-dessous de cette membrane. Ces pétéchies ou ces ecchymoses, indépendantes d'une violence extérieure ou d'un obstacle mécanique au cours du sang, sont précédées, accompagnées ou suivies d'hémorrhagies des membranes muqueuses et d'ecchymoses dans les tissus sous-séreux, sous-muqueux, pulmonaire, etc.

§. 612. — *S.* 1°. Lorsque l'hémacélinose se développe chez un *individu sain* (obs. CLXX), elle est rarement annoncée par des prodrômes. Cependant elle est quelquefois précédée d'épistaxis, d'hématémèse, d'hémoptysie, etc., ou d'autres hémorrhagies des membranes muqueuses. Les pétéchies et les ecchymoses se manifestent sur la surface du corps, sans chaleur et sans douleur. Les enfans continuent leurs jeux, et les personnes plus avancées en âge ne cessent pas de se livrer à leurs affaires habituelles. Le pouls reste naturel; la digestion, la respiration, les excrétions, les sécrétions et les facultés intellectuelles s'exercent comme dans l'état de santé. Dans ces cas simples, l'exploration du thorax à l'aide du stéthoscope et l'examen des diverses régions de l'abdomen ne fournissent aucun signe d'altération des organes renfermés dans ces cavités. Les *pétéchies* et les *ecchymoses* se montrent ordinairement sur les jambes, puis sur les cuisses et les bras; le tronc, le cou et la face en sont plus rarement affectés. Les pétéchies, de la dimension de larges piqûres de puce, se multiplient singulièrement dans l'espace de dix, quinze ou vingt jours, sans cependant devenir jamais confluentes. Les ecchymoses sont d'abord d'un rouge foncé; mais elles deviennent bientôt pourprées ou livides, puis brunes ou jaunâtres lorsqu'elles sont sur le point de disparaître. Ces ecchymoses, le plus souvent formées par la réunion de plusieurs taches pétéchiales, n'affectent point de formes régulières, et il en est qui ressemblent assez bien aux empreintes que laissent sur les tégumens les coups de fouet ou les violentes meurtrissures. Dans les intervalles que les pétéchies et les ecchymoses cutanées ou sous-cutanées laissent entre elles, la peau conserve sa couleur, sa température et sa sensibilité naturelles. La formation des taches ayant lieu d'une manière successive, il en résulte que les unes sont jaunâtres et à-peu-près disparues, tandis que d'autres sont d'un rouge brun, lorsqu'elles sont formées depuis quelques heures seulement, ou d'un rouge moins foncé, lorsque leur apparition date déjà de quelques jours. Aussi peut-on reconnaître au même moment, mais sur différens points de la peau ainsi maculée, toutes les nuances que les pétéchies et les ecchymoses présentent depuis le moment de leur formation jusqu'à celui de leur entière disparition.

Ces hémorrhagies cutanées et sous-cutanées sont précédées, accompagnées ou suivies d'hémorrhagies intérieures, qui le plus souvent se déclarent à la surface ou dans l'intérieur des membranes muqueuses. Les gencives, le palais, les amygdales, l'intérieur de la bouche et des lèvres se couvrent d'ecchymoses, ou le sang coule en nappe à leur surface. De semblables ecchymoses s'observent sur la langue, dont le volume peut devenir double de ce qu'il est dans l'état normal. Chez d'autres sujets, au lieu de ces hémorrhagies de la bouche, il se déclare des épistaxis, des hémoptysies, des hématémèses, des hémorrhagies intestinales, utérines, vaginales, vésicales, etc. De toutes ces hémorrhagies internes, l'épistaxis m'a paru la plus fréquente chez les enfans, la métrorrhagie chez les femmes, et les hémorrhagies pulmonaires et intestinales chez les adultes. Aucune d'elles n'est annoncée par de la chaleur ou de la douleur; elles sont ordinairement intermittentes, et se renouvellent à des époques plus ou moins rapprochées; l'évacuation du sang peut être considérable, et on a vu des malades en perdre jusqu'à plusieurs livres.

Ces hémorrhagies intérieures et les hémorrhagies cutanées et sous-cutanées qui les accompagnent peuvent se succéder, pendant plusieurs mois, lorsqu'elles ne sont pas très-abondantes. L'hémacélinose n'a point de durée fixe, et son terme ne peut être prévu, ni calculé.

Lorsque la maladie doit se terminer d'une manière fâcheuse, les hémorrhagies deviennent plus fréquentes ou plus abondantes; les membres inférieurs s'œdématient en même temps que la face acquiert une pâleur cachectique, et l'habitude du corps prend une teinte livide et jaunâtre; le sang devient de plus en plus séreux; les pétéchies et les ecchymoses, plus nombreuses, acquièrent une teinte brune foncée; les extrémités se refroidissent, et il survient des convulsions bientôt suivies de la mort.

2°. Dans d'autres circonstances, l'hémacélinose peut être précédée, accompagnée ou suivie d'autres affections plus ou moins graves. Lorsque ces complications sont constituées par des inflammations aiguës, le caractère apyrétique de la maladie disparaît, et la marche de ces cas complexes est aussi rapide que funeste. C'est ainsi que l'hémacélinose s'associant à la gastro-entérite, au choléra-morbus, à la variole, à la péripneumonie, etc., peut donner lieu aux expressions symptomatiques les plus variées. Le développement accidentel sur la peau d'inflammations exanthémateuses, papuleuses, pustuleuses, etc., peut aussi rendre le diagnostic de l'hémacélinose plus obscur, sa marche plus rapide, et son traitement plus difficile.

§. 613. — *R. A.* Les ecchymoses et les pétéchies cutanées et sous-cutanées observées dans l'hémacélinose, n'augmentent ni ne diminuent au moment de l'agonie. Après la mort, en disséquant la peau, on reconnaît que les pétéchies et les ecchymoses n'ont pas toutes le même siége. Les unes sont très-superficielles et placées à la surface du corps réticulaire de la peau; les autres occupent les alvéoles du derme; enfin les plus larges et les plus foncées siégent dans le tissu cellulaire sous-cutané. Toutes ces taches sont formées par des épanchemens de sang, coagulé dans les plus grandes et les plus noires, et liquide dans les plus petites. Les ramifications vasculaires voisines de ces petits épanchemens ne sont pas plus développées que dans l'état naturel; le sang s'enlève facilement à l'aide de lotions ou de la macération. Les membranes muqueuses de la bouche, de l'estomac ou de l'intestin, présentent, au moins dans quelques points de leur étendue, des pétéchies et de petites ecchymoses semblables à celles de la peau. La surface extérieure du poumon offre ordinairement un certain nombre d'ecchymoses d'autant plus distinctes, que dans leurs intervalles la teinte des poumons est naturelle. Au-dessous des ecchymoses le tissu de ces organes est d'un rouge brun homogène, plus résistant que la partie saine qui l'environne, et offre là un petit engorgement circonscrit dont on exprime facilement du sang noir par la pression; disposition tout-à-fait analogue aux engorgemens hémoptysiques décrits par Laënnec. On trouve quelquefois de semblables ecchymoses entre les lames du mésentère, au-dessous du péritoine, de la plèvre, du péricarde, etc. Le cœur, les artères et les veines n'offrent point d'altération particulière et constante; il en est de même des autres organes, qui peuvent présenter des lésions accidentelles et non caractéristiques. (Obs. CLXXI.) Aaskow ayant analysé le sang des malades atteints de l'hémacélinose, affirme qu'il ne diffère en rien de celui d'un individu sain; cette assertion est inexacte, au moins pour les cas où les hémorrhagies ont été abondantes et répétées.

§. 614. — *C.* La condition organique qui dans l'hémacélinose entraîne la formation des ecchymoses et des pétéchies est encore inconnue. Les vaisseaux dans lesquels le sang circule ayant été trouvés intacts et aucun obstacle au cours du sang n'ayant pu être constaté, on a supposé que la transsudation du sang était due à une altération de sa composition, à une plus grande ténuité de ses molécules, etc.: d'autres ont pensé qu'une congestion veineuse locale était nécessaire à la production des pétéchies et des ecchymoses; que le sang fluait au travers des pores dilatés des artérioles ou des veinules dont la sensibilité était augmentée ou diminuée, ou dont les parois étaient déchirées, etc.

Cette maladie, heureusement assez rare, attaque indistinctement tous les âges. Je l'ai spécialement observée chez les enfans d'une faible constitution, mal nourris, sédentaires; habitant des lieux bas et humides, ou chez des femmes d'un tempérament nerveux, sujettes à des affections morales, ou affaiblies par des maladies aiguës ou chroniques. On l'observe aussi dans les classes élevées de la société, et chez les personnes qui jouissent en apparence de la plus belle constitution.

§. 615. — *D*. On distingue l'hémacélinose des ecchymoses produites par une violence extérieure ou consécutives à un ralentissement de la circulation veineuse, en ce que ces dernières sont des affections locales; tandis que l'hémacélinose, résultant d'une condition organique peu connue, est une affection hémorrhagique plus générale, caractérisée à-la-fois par des hémorrhagies dans le tissu de la peau et le tissu cellulaire sous-cutané, dans l'épaisseur et à la surface des membranes muqueuses, dans le tissu des poumons, dans le tissu sous-séreux, etc. Ce caractère peut également servir à la distinguer des hémorrhagies cutanées pétéchiales qui surviennent dans le cours du typhus, de la rougeole, des gastro-entérites aiguës ou chroniques, etc. L'affection scorbutique des gencives, compliquée d'œdème des membres, de pétéchies et d'ecchymoses, et parfois d'inflammation chronique des organes digestifs, diffère de l'hémacélinose en ce que dans cette dernière les gencives ne sont pas constamment affectées. Le scorbut survenu ordinairement après un régime débilitant long-temps continué, cède à l'emploi des toniques et des végétaux frais. L'hémacélinose attaque parfois des individus placés dans les classes élevées de la société, et en apparence bien constitués. Elle peut survenir dans le cours d'une maladie aiguë, et résiste souvent aux moyens employés avec succès dans le scorbut. Pour terminer ce qui a trait au diagnostic, j'ajouterai que, dans un cas particulier, ce qu'il importe le plus, c'est de déterminer, par une exploration attentive des différens appareils d'organes, si l'hémacélinose est *simple* ou *compliquée* d'autres affections plus ou moins graves.

§. 616. — *P.* L'hémacélinose indépendante de toute complication, offre un danger proportionné à la quantité de sang perdu dans les hémorrhagies qui ont lieu simultanément ou successivement sous la peau et dans son épaisseur, à la surface ou dans le tissu des membranes muqueuses, au-dessous des membranes séreuses et dans le parenchyme des viscères. D'ailleurs la gravité de ces hémorrhagies varie suivant l'importance des tissus ou des organes affectés. L'existence antérieure ou le développement accidentel d'une maladie du poumon, du cœur, des organes digestifs, etc., rendent le pronostic plus fâcheux et le traitement plus difficile.

§. 617. — *T.* Je ne puis offrir sur le traitement de l'hémacélinose qu'un petit nombre de règles déduites d'observations empiriques. Il varie, d'ailleurs, suivant qu'elle est *simple* ou *compliquée*.

1°. L'hémacélinose *simple* et légère, abandonnée à elle-même, guérit quelquefois spontanément, après plusieurs semaines de durée. Lorsque les hémorrhagies sont abondantes et répétées, on les combat ordinairement par les purgatifs, le petit-lait alumineux, l'orgeat froid, l'eau glacée, le vin, la décoction de quinquina unie aux acides minéraux, la décoction de ratanhia ou d'angusture, et l'extrait de ratanhia à la dose d'un scrupule par jour. Les purgatifs ne doivent jamais être employés lorsqu'il existe des symptômes de gastro-entérite; ils pourraient provoquer une hémorrhagie intestinale.

Chacune des hémorrhagies réclame, en outre, un traitement local particulier. On combattra les *ecchymoses* et les *pétéchies* par des lotions stimulantes alcoolisées ou chargées de chlorure de chaux; les membres seront enveloppés dans des compresses imbibées d'oxycrat froid. On emploiera contre les épistaxis fréquentes ou abondantes, des lotions astringentes, des pédiluves sinapisés ou le tamponnement. Les lotions styptiques, l'application de la glace sur l'épigastre et le tamponnement seront utilement prescrits contre les hémorrhagies utérines; enfin les autres hémorrhagies seront combattues par les moyens qu'on leur oppose ordinairement dans d'autres circonstances.

Si l'hémacélinose s'est déclarée chez un individu de la classe du peuple, on remplacera ses alimens grossiers et habituels par une nourriture plus abondante et plus saine. Dans tous les cas, le régime alimentaire devra être principalement composé de soupes grasses, de viandes bouillies et rôties, de gelées animales et végétales, et d'un vin généreux étendu d'eau. Les repas seront légers et rapprochés, et le malade sera placé dans un appartement frais.

2°. Lorsque l'hémacélinose survient dans le cours de la variole, du choléra-morbus, de la pneumonie chronique, si les hémorrhagies ne sont pas très-abondantes, et à bien plus forte raison si elles apportent une diminution dans l'intensité des symptômes des maladies concomitantes, il convient d'abandonner ces flux sanguins à eux-mêmes. Enfin dans ces cas complexes souvent mortels, c'est toujours l'affection principale qu'il faut s'attacher à combattre.

§. 618. Appliquant à l'hémacélinose la distinction scolastique des hémorrhagies en asthéniques et en sthéniques, quelques auteurs ont proposé l'emploi des bains tièdes, des boissons délayantes et des émissions sanguines contre cette dernière variété. Or, en consultant les observations d'hémacélinose ou de pourpre hémorrhagique publiées jusqu'à ce jour, il m'a semblé que la forme sthénique de la maladie était toujours due à quelque complication inflammatoire accidentelle; et ce n'est que dans des cas analogues que j'ai vu l'hémacélinose présenter les caractères des hémorrhagies actives.

Observations particulières.

§. 619. Le célèbre Rivière (1) avait traité de l'hémacélinose long-temps avant que Werlhof (2) consacrât quelques lignes à la description de cette maladie dans un recueil célèbre. Graff (3) publia en 1775 la première dissertation inaugurale sur cette affection, dont l'histoire a été rendue plus complète par les travaux successifs d'Adair (4), de Bateman (5), de Bergener (6), de

(1) Rivière (L.), *Praxis med.*, lib. XVII, cap. V, pag. 554, et cent. O., 10, 21. Paris, 1640. — (2) Werlhof, *Commerc. noric. ad rei medicæ et scient. natural. incrementum institut.* 1745. — (3) Graff (Eberh. Gott.), *Diss. de petech. sine febre*, in-4°. Gotting., 1775. — (4) Adair (J. B. M.), *Diss. med. de hæmorrh. petech.* Edimb., 1789. — (5) Bateman, *Diss. med. de hæmorrhea petechiali*, in-8°. Edimb. 1801. — (6) Bergener (J. C. L.), *Diss. de hæmorrh. petechiali*, in-4°. Halæ 1792. — Havinga, *Diss. de morbo maculoso hæmorrh. Werlhofii* in-4°. Groning., 1799.

Havinga (1), de M. Gauthier Bellefonds (2), et par plusieurs autres observateurs indiqués par M. Pierquin dans sa dissertation inaugurale.

Obs. CLXX. *Trois attaques d'hémacélinose, dont une indépendante de toute complication* (3). — 17 janvier 1826. Lamarre (Honorine), âgée de onze ans et demi, d'une constitution maigre, jouissant habituellement d'une bonne santé, travaille depuis un an, dans un atelier humide, à relier des livres, et pour nourriture fait souvent usage de viande de charcuterie. Au mois de novembre dernier, elle eut, sans cause connue, les bras et les jambes marqués de taches pétéchiales, qui n'apportèrent d'autre dérangement à sa santé qu'un léger sentiment de lassitude, et qui disparurent dans l'espace d'une semaine; mais dans les premiers jours de décembre, des taches semblables revinrent accompagnées de vomissemens bilieux, de tranchées, de selles sanguinolentes. Quinze sangsues furent posées à l'anus; des vessies remplies d'eau froide, appliquées sur l'épigastre, calmèrent les vomissemens; les taches pâlirent peu à peu, et n'existaient plus au 1er. janvier 1826. Le 15 janvier, la jeune Lamarre, se portant très-bien, ayant bon appétit, n'éprouvant plus de fatigue dans les membres, reprit ses occupations habituelles dans le même atelier. Le 16, à son réveil, son corps est pour la troisième fois couvert de taches. Elle entre à l'hôpital des enfans malades; le cou, les cuisses, les jambes, les bras et les avant-bras présentent un grand nombre de macules violettes, arrondies, circonscrites, n'ayant pas plus d'une

(1) *Ouvrage cité.* — (2) *Ouvrage cité.*

(3) Fourneaux, *ouvrage cité.*

ligne de diamètre, sans élevure, sans prurit, ne changeant pas de couleur sous la pression du doigt. Cette enfant accuse une faiblesse générale et une grande fatigue, qui cessent dès qu'elle est au lit. Elle assure ne souffrir nulle part, avoir bon appétit. Les gencives sont très-saines, la langue vermeille, le ventre souple, indolent, les selles naturelles, les battemens du cœur réguliers; le pouls et la chaleur de la peau ne présentent pas de caractères fébriles; il n'y a point de toux; la respiration s'entend, avec le stéthoscope, très-bien dans l'un et l'autre côté de la poitrine, qui résonnent parfaitement. Les urines sont citrines et limpides. La malade n'a eu ni épistaxis, ni hémorrhagie intestinale, etc. (*Orge; oxymel; le quart d'alimens.*) Le 18 janvier, les taches sont moins violettes, leur couleur approche plutôt du carmin. La malade se lève et ne se plaint pas de fatigue. Le 19 au matin, la malade est très-bien; mais à midi, nausées, anxiété, douleurs vives à l'épigastre, vomissemens verdâtres; plusieurs évacuations alvines très-liquides, non-sanguinolentes. (*Julep gommeux avec sirop diacode*, ℥ j; *diète.*) Le soir, les accidens ont cessé, la langue est naturelle; il n'y a ni fièvre, ni céphalalgie. Le 20, pas de fièvre, pas d'envie de vomir, sensibilité à l'épigastre nulle, pas d'évacuations alvines; le sommeil a été bon; les pétéchies ont passé à une couleur encore plus claire, jaunâtre. (*Limonade.*) Le 21, la malade a bon appétit; les taches ont entièrement disparu. Le 23, nouvelles pétéchies, moins nombreuses, moins foncées que les précédentes, dont elles suivent exactement les périodes. Il n'en reste plus de traces le 1er. février, et le 5, la malade sort en parfaite santé.

OBS. CLXXI. *Tubercules pulmonaires, pneumonie et péritonite chronique; hémacélinose caractérisée par des épistaxis, par des hémorrhagies sous-cutanées, sous-muqueuses, sous-pleurales, etc.* — Hélène (Ferdinand), âgé de sept ans, d'une constitution très-faible, entra à l'hôpital des Enfans le 14 mars 1825, et fut placé dans la salle Saint-Jean, n° 6. Il était malade depuis longtemps; il avait du dévoiement, des coliques, et le ventre était tendu et douloureux. Depuis quatre à cinq jours il toussait davantage, la fièvre était plus intense et la soif très-vive. Lorsqu'il fut soumis à notre observation, nous reconnûmes qu'il était affecté d'une pneumonie, d'une péritonite et d'une gastro-entérite chroniques; le traitement fut dirigé en conséquence. Malgré les moyens actifs qui furent employés, le malade ne cessa d'avoir une toux fréquente et une diarrhée continuelle accompagnée d'une fièvre intense.

Il y avait environ vingt à vingt-cinq jours qu'il était à l'hôpital, lorsque la respiration parut très-gênée et très-courte; on l'entendait très-peu à gauche et en arrière; à droite, elle était presque nulle. Un vésicatoire appliqué peu de jours avant sur la partie postérieure droite de la poitrine, se gangréna, et s'entoura d'une inflammation érysipélateuse d'un rouge très-vif. En même temps, on remarqua sur les membres supérieurs et inférieurs une foule de petites taches d'une couleur violacée, très-circonscrites; les unes circulaires, les autres oblongues, ayant les unes une ligne de diamètre, les autres un peu moins. Le malade avait eu *quelques épistaxis*; son pouls était très-faible; les extrémités étaient froides. (*Décoction de kinkina gommée; lavement de kinkina.*) Le malade meurt dans la journée. *Autopsie du cadavre.* On remarquait à l'extérieur, sur les deux avant-bras, une foule de petites taches d'un violet noirâtre, les unes de la dimension des piqûres de puces; d'autres, de celle d'un grain de millet. Il en existait aussi sur les jambes et les cuisses; mais elles étaient beaucoup moins foncées et plus petites. La peau ayant été incisée, soulevée et détachée aux avant-bras, aux mains, aux cuisses et aux jambes, nous vîmes que le tissu cellulaire sous-cutané était très-injecté en rouge, et qu'il offrait une foule de petits épanchemens aux endroits qui correspondaient aux taches observées à l'extérieur de la peau; mais aucune de ces petites ecchymoses n'avait lieu dans le tissu de cette membrane. Les ganglions lymphatiques de l'aisselle étaient injectés et tuméfiés. Les veines sous-cutanées des membres étaient pâles et *vides de sang*; elles étaient blanches à l'extérieur; les muscles étaient sains. *Appareil respiratoire.* Larynx, trachée et bronches dans l'état sain; ganglions inter-bronchiques tuberculeux, ramollis au centre et très-volumineux; agglomération de ganglions tuberculeux au-devant de la trachée. *Poumon droit.* Lobe supérieur sain, crépitant, *tacheté* dans son intérieur d'un nombre infini de petites *ecchymoses*; lobe moyen hépatisé, rempli de pus, que l'on fait suinter en le pressant; lobe inférieur, quelques points hépatisés; au centre, deux cavités du volume d'une noisette, contenant un pus jaunâtre. *Poumon gauche.* Lobes supérieur et inférieur crépitans, mais remplis d'un nombre bien plus considérable d'ecchymoses que le poumon droit. Dans plusieurs points, la surface des deux poumons présente des taches analogues à celles observées à la peau (Ecchymoses sous-pleurales). Il existait quelques tubercules miliaires dans les poumons. *Appareil digestif.* La membrane muqueuse de la bouche est pâle. On remarque à la base de la langue quelques petites ecchymoses sous-muqueuses, analogues aux sous-cutanées. Pharynx et œsophage sains; estomac sain. La membrane muqueuse du petit et du gros intestin présente quelques taches peu injectées. Le foie et la rate sont sains. Le péritoine est épaissi dans tous les points, et tous ses replis sont adhérens entre eux. On remarque çà et là, entre les feuillets des épiploons, une foule de petits tubercules blanchâtres, dont quelques-uns sont ramollis. Le grand épiploon est adhérent dans toute son étendue à la paroi abdominale; tous les intestins sont agglomérés entre eux, et il est extrêmement difficile de les développer. Les ganglions du mésentère sont tuméfiés et d'une couleur violacée. *Appareil urinaire.* Sain. *Appareil sensitif interne.* Les membranes du cerveau sont dans l'état sain; la consistance de la substance cérébrale est naturelle; il y a très-peu de sérosité dans les ventricules; le cervelet est parfaitement sain.

Obs. CLXXII. *Hémacélinose caractérisée par des hémorrhagies cutanées et sous-cutanées, et par des ecchymoses dans les tissus pulmonaire, sous-séreux, et sous-muqueux; variole.* — Félicité Caroline Sorel, âgée de trois ans neuf mois, demeurant rue de la Santé, n°. 4, entrée le 14 août 1825 à l'hospice des Enfans malades, salle Sainte-Geneviève, n°. 8. Jusqu'alors santé parfaite; seulement, il y a deux mois, rougeole qui n'a rien présenté de grave. Depuis quinze jours, toux légère, peau brûlante, pas de plaintes, mais un peu de tristesse. Il y a six jours, dans la soirée, grand étouffement. Le lendemain, 10 août, sensibilité à l'épigastre. (*Quatre sangsues.*) Le 11, étouffement plus considérable (*saignée du bras; eau de gomme*); aucune amélioration. Le 12, apparition sur toute l'habitude du corps de taches pourprées, qui existent encore aujourd'hui 14. Le 13 seulement, on remarqua l'éruption variolique. Au moment de son entrée, la malade présentait l'état suivant: pustules varioliques rares, petites, décolorées, affaissées, conservant encore leur dépression centrale; à la surface de la peau, et particulièrement au front, aux paupières supérieures, au dos et à la face postérieure des membres, on voit des taches irrégulièrement disséminées, arrondies, non saillantes, bien circonscrites; les unes, d'une couleur pourprée vive, ont l'étendue d'une lentille; les autres, plus larges, sont d'un violet foncé. Les lèvres et l'orifice des narines sont couverts d'une croûte sanguine noirâtre. Il est impossible d'examiner l'intérieur de la bouche et de voir en quel état sont les gencives. L'ouverture faite à la veine il y a trois jours est béante; elle a encore laissé suinter ce matin un sang très-séreux. Pouls misérable, extrémités froides. L'enfant conserve sa connaissance malgré un abattement extrême. (*Sinapismes.*) Mort à trois heures du soir. *Autopsie cadavérique*, faite le 15 août à onze heures du matin. *État extérieur.* Roideur cadavérique dans les membres inférieurs, nulle dans les membres supérieurs. La couleur de la peau et des taches est absolument la même que pendant la vie. En disséquant la peau, il est facile de voir que toutes les taches n'occupent pas la même couche. Les unes sont très-superficiellement situées sous l'épiderme, et ne résident que dans le corps muqueux réticulaire; les autres occupent les alvéoles du derme; enfin il y en a (ce sont les plus larges, les plus foncées), qui siégent uniquement dans le tissu cellulaire sous-cutané. Toutes ces taches sont formées par des épanchemens de sang coagulé dans les plus grandes et les plus noires, liquide dans les petites. Malgré le secours d'une forte loupe, on n'aperçoit pas dans le voisinage les ramifications vasculaires plus développées que dans l'état ordinaire. Si, après avoir mis à découvert ces petit épanchemens, on fait tomber dessus un filet d'eau, le sang est bientôt emporté. Un morceau de peau mis en macération dans l'eau ne présentait plus, le lendemain, aucune tache. Il n'y a aucune ecchymose dans les couches plus profondes du tissu cellulaire; seulement le bras gauche, où l'on voit l'ouverture d'une saignée encore béante, est le siége d'une infiltration sanguine générale, à laquelle était due sa tuméfaction et sa lividité. Les veines et les artères de ce membre, poursuivies dans leurs plus petites ramifications, ne présentent aucune altération sensible. La veine médiane céphalique, sur laquelle a été pratiquée la phlébotomie, n'offre même sur les lèvres de l'ouverture aucune rougeur; ses parois sont minces, transparentes, et sa membrane interne lisse, grisâtre, comme dans l'état sain; nulle ecchymose dans l'épaisseur du cuir chevelu. Sérosité limpide en petite quantité à la surface des hémisphères du cerveau; vaisseaux sous-arachnoïdiens vides de sang; pâleur de la substance corticale; fermeté de la substance médullaire; sinus longitudinal supérieur vide; sang liquide, vermeil dans les sinus de la base du crâne. Aux lèvres et à l'orifice des narines, restent les traces d'un léger suintement sanguin converti en croûte noirâtre; langue et gencives pâles, décolorées ; teinte violacée au palais ; épiglotte boursoufflée, ainsi que les bords de la glotte, qui sont couverts d'une pellicule couenneuse très-mince. Membrane muqueuse laryngée, trachéale, bronchique, très-saine. La surface extérieure des deux poumons présente un grand nombre de points rouges, vermeils, circonscrits, et quelques ecchymoses d'une couleur plus foncée; l'une de quatre lignes de diamètre, au sommet du lobe supérieur du poumon gauche; trois plus petites sur le lobe inférieur du même poumon, qui en offre encore une autre beaucoup plus étendue à sa base. Ces taches sont d'autant plus frappantes, que la teinte jaune grisâtre des poumons semble naturelle. En les examinant, on trouve qu'elles correspondent à une espèce de noyau dense, circonscrit, qui présente à l'incision un tissu rouge-brun, homogène, grenu, et dans lequel il semble que le sang soit combiné avec le tissu pulmonaire. Le parenchyme des deux poumons contient plusieurs engorgemens de même nature, également circonscrits, situés au milieu d'un tissu bien crépitant, qui laisse couler une grande quantité de sang mêlée de sérosité. Quelques ganglions de la bifurcation des bronches sont rouges, tuméfiés. L'artère pulmonaire à son origine, le ventricule droit, l'oreillette droite du cœur, présentent trois ecchymoses lenticulaires d'un rouge vif, qui tranchent sur la couleur naturelle de ces parties, de même qu'une autre ecchymose large comme une pièce de dix sous, violette, à bords irréguliers, située au sommet et à la face postérieure du cœur. Ces épanchemens siégent uniquement dans le tissu sous-séreux, et ne s'étendent pas dans le tissu musculaire du cœur. Une suffusion sanguine, large de deux pouces, existe sous le péricarde, à droite. Tissu et cavité du cœur à l'état ordinaire; membrane interne de l'aorte et des vaisseaux pulmonaires parfaitement saine; œsophage sain; estomac contracté; sa membrane muqueuse, très-ridée, sur-tout vers sa grande courbure, est parsemée d'une foule de petits points rouges, vermeils, semblables à des piqûres d'épingle. A trois pouces du pylore est une tache lenticulaire, d'un jaune brunâtre, ramollie, bornée à l'épaisseur de la membrane muqueuse, sous laquelle existe une petite ecchymose de la même étendue. Le duodénum offre, à partir du pylore, dans l'étendue d'un pouce, une foule de petites taches pétéchiales semblables à celles de la peau, très-rapprochées; elles deviennent rares vers la dernière portion de cet intestin, et disparaissent entièrement dans le jéjunum. La membrane muqueuse des intestins grêles est d'une couleur gris sale naturelle. Glandes agminées de *Peyer* peu développées; matières mucoso-bilieuses, peu liquides, verdâtres, floconneuses dans l'iléon. Depuis la valvule iléo-cœcale, le gros intestin présente une rougeur violacée générale, qui augmente d'intensité vers l'*S* du colon, et sur laquelle se dessinent une infinité de points rouges : les uns, blancs à leur centre, paraissent être des follicules; les autres ne sont que des ecchymoses très-petites, qui, vers le commencement du colon, suivent les rides circulaires de cet intestin. Dans cet endroit, elles sont recouvertes d'une sécrétion couenneuse grisâtre, et beaucoup moins nombreuses que dans le colon transverse et descendant. Trichocéphales nombreux dans le cœcum et dans son appendice, qui est un peu rouge; matières fécales contenues dans le gros intestin fermement moulées; ganglions mésentériques peu volumineux, d'un rouge intense, brunâtres à leur centre. Sur le foie, on remarque quelques marbrures violettes, mais point de taches. Rate petite, saine. Reins pâles; vessie contractée, saine.

Obs. CLXXIII. *Fièvre d'accès; hémacélinose caractérisée par des hémorrhagies cutanées, sous-cutanées, des membranes muqueuses et séreuses.* — Anne Marie Kazyi, âgée de cinq ans, fut atteinte d'une fièvre tierce pendant six semaines, suivie de fièvre quotidienne légère. Après le second accès on lui fit prendre un baume très-actif, composé de baume du Pérou, d'huile distillée et de quelques spiritueux. L'enfant eut encore trois accès. Le 3 août, sixième accès, où il n'y eut que de la chaleur.

Le 4 août, perte d'appétit, faiblesse; *selle teinte de sang vermeil*; vomissemens jaunes; Anne dîna, comme à son ordinaire, avec appétit. A quatre heures après-midi (heure de l'accès), douleurs d'estomac et des hypocondres. La malade est réveillée dans la nuit par une douleur cruelle de l'estomac et de tout le ventre, avec cris, agitation. Le jour suivant, ni selle, ni vomissemens. Le 6 du mois, même état. Appelé le soir, Stoll trouva sur les cuisses beaucoup de taches pétéchiales, dont la couleur variable était d'un rouge plus ou moins foncé, châtain, livide ou noirâtre; les unes étaient lenticulaires, d'autres plus larges; sur le corps et les bras il n'y avait qu'une ou deux taches grandes et livides. La vitesse du pouls était étonnante; chaleur mordicante au toucher; agitation, cris continuels. Le 7 août, on remarquait sur le corps un plus grand nombre de taches pétéchiales larges et noires; et une au bras gauche, au-dessus du coude, très-large et livide. Vers midi, extrémités froides, pouls imperceptible, cris et agitation continuels. Après midi, le froid des extrémités augmente, la tête se prend, la malade meurt vers les sept heures du soir. Le 8, Stoll procéda à l'ouverture du corps. Épiploon légèrement enflammé; les intestins grêles, à l'exception de deux travers de doigt, en partie d'un rouge foncé, et en partie d'un rouge livide; gros intestins sains. Dans tout le trajet des intestins grêles, en partie enflammés, en partie gangrénés, on aperçoit un grand nombre de pétéchies, les unes petites, les autres grandes, de couleurs variées, d'un rouge noirâtre ou tout-à-fait noires. Le mésentère et le péritoine étaient parsemés de nombreuses pétéchies semblables à celles des intestins grêles. Les glandes du mésentère, beaucoup plus volumineuses que dans l'état naturel, étaient d'un *rouge noirâtre*, et paraissaient comme autant de grumeaux de sang. Une tache pétéchiale, ouverte dans son milieu avec le scalpel, répandit un *sang extravasé*, comme si l'on eût coupé une partie contuse, et de la même couleur; l'estomac représentait exactement une peau de tigre mouchetée, c'est-à-dire blanche, parsemée de grandes et nombreuses taches noires. Poumons sains. On voyait à la surface du cœur des pétéchies de couleur et de grandeur différentes. Examinant les pétéchies répandues sur les bras et sur les jambes, Stoll trouva qu'elles occupaient toute l'épaisseur de la peau, et souvent même une portion du tissu graisseux placé dessous; en sorte que la peau et le tissu graisseux étaient teints de la même couleur. La plus grande de toutes ces taches, placée au-dessus du coude, à la partie externe du bras gauche, pénétrait, à travers beaucoup de graisse, jusqu'aux muscles, et formait une espèce de cône dont le sommet correspondait aux muscles, et la base à la superficie du bras. L'auteur regrette de n'avoir pas eu le temps de rechercher s'il n'y avait pas ailleurs des pétéchies (1).

Obs. CLXXIV. *Hémacélinose caractérisée par des hémorrhagies sous-cutanées, sous-muqueuses et sous-séreuses.* — Une fille, âgée de vingt ans, se plaignait depuis deux mois de lassitudes; elle était devenue morose, paresseuse et triste. Elle était bien réglée, et même, dans ces deux derniers mois, ses règles avaient été plus abondantes qu'à l'ordinaire. Le 3 avril, elle eut un violent accès de colère, et bientôt après de la fièvre et un grand mal de tête, sur-tout du côté gauche; le même jour, il lui survint un saignement de nez. La fièvre n'était pas forte, mais continuelle; la bouche était muqueuse et quelquefois amère. Même état jusqu'au 16. (*Nitre, yeux d'écrevisse, castoréum, etc.; une saignée; sangsues aux tempes.*) Le soir du 16, elle entra à l'hôpital : pouls plein, fort, à peine plus fréquent que dans l'état sain. La chaleur était naturelle; mais le mal de tête du côté gauche était violent; point d'appétit; légère altération; urines naturelles, un peu foncées en couleur. (*Délayans; tisane de chiendent, de dent de lion et de chicorée, avec l'*arcanum duplicatum; *vo-*

(1) Stoll (Max.), *Rationis medendi pars prima*, in-8°. Parisiis, 1787. Extrait de la huitième autopsie, pag. 110.

mitif.) Elle se trouva mieux pendant quelques jours, où elle fit usage de la même tisane, sans addition de sels. Mais durant ce temps il s'écoula de ses dents, du côté gauche, environ trois ou quatre onces de sang. La bouche, l'arrière-bouche, et sur-tout la voûte du palais, étaient empreintes d'un très-grand nombre de taches rouges. On réprima l'hémorrhagie et le progrès de ces taches avec l'eau de sauge aluminée. Les 22, 23, 24 et 25, la malade prit une décoction de quinquina. La fièvre augmenta; agitation, inquiétude, chaleur; le pouls se soutint; il y eut un peu de sommeil. Sur la poitrine, les mamelles, les deux bras et la figure, un grand nombre de pétéchies assez larges, d'une couleur violette, rouge, bleue. Pendant tout le temps de la maladie, le corps, la face et les lèvres furent d'une couleur cadavéreuse, en sorte qu'on n'apercevait de rougeur nulle part. Tout semblait vide de sang; les dents étaient noirâtres, les gencives et le fond de la bouche très-pâles. (Cette fille était placée dans un endroit bas, très-humide, où le soleil ne pénétrait jamais.) Rêvasseries dans la nuit. Le 26, dans la matinée, convulsions par intervalles; état soporeux, respiration lente et profonde. Mort le soir. Stoll fit l'ouverture du cadavre. La plèvre, le diaphragme, les faces externe et interne du péricarde, et la substance graisseuse qui est derrière le cœur, étaient parsemés d'un grand nombre de taches et de pétéchies rouges, noires, brunes, de la largeur d'une lentille, d'un pois ou d'une fève, et qui ressemblaient à autant d'ecchymoses et répandaient un sang fluide lorsqu'on les ouvrait. Le sang des gros vaisseaux était noirâtre et aqueux. Le cœur lui-même était marqué de pétéchies. Il y en avait fort peu sur le péritoine et sur les intestins. La membrane interne du rectum était très-putréfiée et noire comme de l'encre. L'épiploon semblait couvert d'une poussière de charbon très-noir. La matrice présentait dans plusieurs endroits de sa surface externe des espèces de verrues blanches. Les ovules contenus dans les ovaires étaient imprégnés d'un sang noir, et plus volumineux qu'à l'ordinaire. Le crâne ouvert, Stoll trouva les deux méninges, sur-tout à gauche, marquées de plusieurs taches larges, rouges, brunes, noires; il y en avait aussi dans les anfractuosités du cerveau, du même côté principalement; elles ressemblaient à des caillots de sang extravasé, de la grandeur d'une lentille ou d'une fève; quelques-unes étaient beaucoup plus grandes. L'état du cerveau et des méninges de ce côté était le même que si une violence extérieure y eût occasioné une forte ecchymose. Le ventricule latéral gauche était très-distendu par une eau jaunâtre; les parois des deux ventricules et leur superficie étaient couvertes de taches pétéchiales; le cervelet était parsemé, tant à sa surface que dans sa substance, de taches ou de points innombrables, rouges, noirs, que l'on ne pouvait confondre, soit avec l'inflammation du système vasculaire, soit avec les petits points que l'on trouve dans le cervelet sain. Les pétéchies de la surface du corps pénétraient dans toute la substance du tissu graisseux, à peine ou non altéré (1).

Obs. CLXXV. *Hémacélinose caractérisée par des hémorrhagies cutanées et sous-muqueuses, par une con-*

(1) Stoll, *op. cit.*, pag. 385.

gestion pulmonaire, etc. (1)—Le 12 septembre 1820, je fus appelé chez madame C***, rue Belle-Cordière, pour donner des soins à la sœur de sa domestique, femme âgée de plus de soixante ans; sa santé était dérangée depuis environ deux mois. Plusieurs fois elle avait été consulter le docteur Viricel, qui avait regardé sa maladie comme une *irritation de l'estomac*, et avait en conséquence ordonné quelques potions calmantes et des tisanes adoucissantes. Malgré ces moyens, le mal-aise avait continué et avait fait de légers progrès, jusqu'à ce qu'enfin la malade eût été obligée de garder le lit. Le pouls était plein, mou et régulier; la respiration un peu gênée, mais sans douleur; la peau chaude, presque naturelle, sans moiteur ni sécheresse; la région épigastrique était douloureuse, et tout l'abdomen sensible à la pression; la langue, d'un rouge foncé sur les bords, présentait au centre un enduit jaune et épais; il y avait un peu de constipation; les urines étaient crues. (*Continuation des boissons adoucissantes et émollientes; lavemens émolliens; embrocation avec le baume tranquille sur l'épigastre; moutarde promenée sur les membres inférieurs.*) Deux jours après, je fus appelé de nouveau. La poitrine était excessivement embarrassée; il y avait au fond de la gorge une sensation pénible, analogue à celle d'un rétrécissement; une toux violente amenait des mucosités teintes d'un sang noirâtre, et provoquait quelquefois un vomissement de matières glaireuses et sanguinolentes. Les lèvres, la face étaient livides; les hanches, les fesses et les deux membres abdominaux, sur-tout les cuisses,

(1) Brachet, *Mémoire sur la maladie tachetée hémorrhagique* de Werlhof. (Revue Médicale, tom. VII, pag. 83. Paris, 1822.)

offraient de larges ecchymoses. La bouche était en bon état; l'enduit bilieux de la langue s'était bruni par le passage du sang; une selle avait été rendue, il s'y trouvait mêlés quelques caillots d'un sang noir. Le pouls était faible et la prostration extrême. J'avoue qu'il me fut difficile d'établir le genre de maladie auquel j'avais affaire : fièvre adynamique, maladie tachetée hémorrhagique, et pneumonie, voilà les trois affections qui se présentaient à mon esprit. Bientôt les deux premières partagèrent seules mon opinion, et je ne regardai l'état des poumons que comme un engorgement sanguin, passif, semblable à celui qui se fait dans la plupart des tissus pendant la durée des deux premières affections. J'étais très-porté à croire à l'existence d'une hémorrhagie tachetée, sinon idiopathique, du moins secondaire, et si je suspendis mon jugement, ce fut à cause de l'absence des petites taches rondes de la peau, à cause du bon état de la bouche, et sur-tout de la marche chronique de la maladie, qui jusque-là n'avait présenté aucun phénomène qui pût la faire soupçonner. (*Tisane nitrée; julep acidulé; lavemens de quinquina; vésicatoires aux jambes.*) Pendant une absence de deux jours que je fus obligé de faire, la maladie augmenta, toutes les membranes muqueuses devinrent le siége d'exhalations sanguines, qui donnèrent lieu à d'abondantes hémorrhagies; les ecchymoses s'agrandirent, et il s'en développa de nouvelles aux parois thorachiques, au cou et aux bras; les syncopes furent fréquentes. Ainsi privée de secours, la malade fut transportée à l'Hôtel-Dieu, où elle succomba le surlendemain, malgré les moyens que l'on put mettre en usage. J'en fis l'ouverture avec le docteur Pointe. L'intérieur de la tête ne nous présenta rien de particulier; la bouche et le pharynx étaient parsemés d'ecchymoses irrégulières de la grandeur d'une à trois lignes au plus; l'épiderme de la membrane muqueuse semblait soulevé par le sang; celui-ci n'en coulait pas par l'incision et par l'expression; il sortait, non en caillot, mais en bouillie, et l'espace qu'il avait occupé offrait, au lieu d'une cavité vide, un tissu celluleux lâche. L'estomac et les intestins, sains en dehors, étaient, à l'intérieur, parsemés d'un nombre prodigieux de taches rouges, livides, rondes, de la largeur d'une lentille, semblables en tout aux pétéchies des fièvres de mauvaise nature ou du *morbus maculosus hæmorrhagicus*; l'incision et la pression n'en faisaient rien sortir. Les autres viscères de l'abdomen, le foie, la rate, les reins, semblaient un peu plus volumineux; ils étaient plus mous, plus friables et d'une teinte plus foncée que dans l'état naturel. Du reste, leur tissu ne paraissait nullement altéré; le péritoine était sain; les poumons furent trouvés livides, gorgés de sang, plus durs et plus pesans que dans l'état ordinaire; ils crépitaient entre les doigts, mais en se déchirant. Incisés, ils parurent fortement infiltrés d'un sang noir, mais ils n'étaient point hépatisés; les bronches et leurs ramifications se trouvaient remplies de mucosités sanguinolentes; les plèvres étaient saines; le cœur, intact, baignait dans une très-petite quantité de sérosité rougeâtre; les ecchymoses de la peau ne dépassaient point le derme; le tissu cellulaire sous-cutané était sain; le sang était borné au tissu réticulaire, plus injecté, ou peut-être infiltré.

Obs. CLXXVI. *Hémacélinose caractérisée par des ec-*

chymoses et des pétéchies sur les membres inférieurs et supérieurs ; érysipèle de la face. — Séron (Victoire Vincent), âgée de cinquante ans, mariée, garnisseuse de chapeaux, entra le 20 février 1827 à l'hôpital de la Charité. Il y a huit ans environ que cette femme a cessé d'être réglée. Depuis lors, elle a éprouvé chaque année, au commencement du printemps, diverses indispositions, le plus souvent accompagnées de diarrhée. Trois semaines auparavant son entrée à l'hôpital, cette femme avait d'abord éprouvé un coryza, puis une fluxion qui s'était dissipée par l'usage des cataplasmes émolliens. Enfin, il était survenu pendant cinq à six jours des accès de fièvre, auxquels avaient succédé un herpès *labialis* et des douleurs très-vives dans les membres inférieurs. Le 18 février, dans la nuit, il apparut sur les membres inférieurs et supérieurs un assez grand nombre de taches rouges, brunes et circulaires, qui, le 21 février, présentaient les caractères suivans :

Ces taches, formées par du sang épanché entre l'épiderme et la surface extérieure du derme, n'étaient autre chose que des ecchymoses et des pétéchies ; elles occupaient principalement les faces postérieures et externes des bras et des avant-bras et le côté interne des articulations huméro-cubitales ; elles étaient plus nombreuses sur la face externe et postérieure des membres inférieurs que sur le côté opposé ; on n'en observait point sur le tronc et sur la face. Ces taches, d'un rouge brun, étaient la plupart circulaires et de deux à six lignes de diamètre. D'autres étaient plus larges et irrégulières ; leur teinte rouge ne disparaissait pas complètement par la pression; quelques-unes offraient à leur centre un point plus rouge, autour duquel la coloration était moins intense et légèrement jaunâtre, comme cela s'observe dans les ecchymoses. Il était évident que ces taches s'étaient développées d'une manière successive; les plus récemment formées étaient d'un rouge brun; d'autres plus anciennes étaient d'un brun verdâtre; d'autres, enfin, plus anciennes encore, avaient une teinte jaune assez analogue à celle du chloasma. Le 21 et le 22, plusieurs de ces taches disparurent; mais dans les unes, la résorption se fit de la circonférence vers leur centre, tandis que, dans les autres, elle se fit du centre vers la circonférence, de manière que ces dernières se trouvèrent transformées pendant quelques jours en des anneaux d'un rose vineux. D'ailleurs, toutes ces taches étaient exemptes de chaleur morbide, de démangeaison ou de prurit, ce qui, indépendamment des autres circonstances que j'ai indiquées, les distinguait encore des taches inflammatoires. La peau était saine dans leurs intervalles, et les membres étaient exempts d'infiltration. Le 1er. mars, toutes les taches étaient à-peu-près disparues sans qu'il fût survenu d'hémorrhagie des membranes muqueuses, et sans qu'il eût été possible de constater le développement d'ecchymoses à leur surface. Je dois ajouter, cependant, que cette femme m'assura qu'elle avait craché un peu de sang le 22 février.

Cette maladie était apyrétique. Le pouls était petit, naturel sous le rapport de la fréquence, et régulier; il n'existait point de désordres fonctionnels des organes digestifs; la langue était naturelle, les gencives étaient saines; on n'observait point d'ecchymoses dans l'intérieur de la bouche et du pharynx; la respiration était pure; mais le sommeil de peu de durée et interrompu.

Dans la journée du 22 février, après un frisson qui dura depuis une heure jusqu'à cinq heures, cette femme fut atteinte d'un érysipèle bulleux de la face, qui fut combattu avec avantage par la saignée et l'application des sangsues sous les oreilles. Le 3 mars, l'érysipèle se développa de nouveau, mais moins fortement, sur les joues, et, deux jours après, la résolution en était opérée sous la simple influence de la diète et des boissons délayantes.

CHAPITRE III.

NÉVROSES DE LA PEAU.

§. 620. La peau, organe du tact général et passif qui nous fait reconnaître la présence des corps et leur température, est le siége d'un toucher spécial et actif dans plusieurs points où elle est pourvue de beaucoup de nerfs et de vaisseaux. Cette fonction de la peau peut être modifiée ou abolie, sans que la texture de cette membrane présente d'altération appréciable.

§. 621. L'*exaltation de la sensibilité de la peau* ne se manifeste guère que dans les inflammations nombreuses dont cette membrane peut être affectée. Cependant, dans quelques maladies des viscères, et en particulier dans les affections du foie, j'ai vu des malades se plaindre d'un prurit très-désagréable à la peau, sans qu'il m'ait été possible de découvrir à sa surface, soit des papules, soit des vésicules, ou d'autres altérations phlegmasiques.

§. 622. *La diminution ou l'abolition de la sensibilité* de la peau est un phénomène morbide beaucoup plus fréquent, dépendant d'une affection locale des nerfs qui se distribuent dans cette membrane ou des centres nerveux dont ils tirent leur origine. Ces *anesthésies* (1), qui coïncident souvent avec la paralysie des muscles des mêmes régions, s'observent quelquefois chez des individus dont les muscles locomoteurs jouissent de toute leur énergie. Les ingénieuses expériences de MM. Charles Bell et Magendie (2) autorisent à penser que, dans ces cas, les filets sensibles des nerfs spinaux sont seuls affectés, tandis que les filets moteurs sont intacts.

§. 623. Relativement à ces anesthésies de la peau, je rappellerai qu'on a rapporté dans les *Mémoires de l'Académie des Sciences*, de l'année 1743, l'histoire d'un militaire qui, après avoir accidentellement perdu toute espèce de sensibilité dans le bras gauche, continua à exercer avec la même facilité tous ses mouvemens; on sait aussi que La Condamine, pendant de longues années, put se servir de ses mains, qui avaient entièrement perdu le sentiment. Les deux observations suivantes sont plus détaillées et ne présentent pas moins d'intérêt.

Obs. CLXXVII. *Paralysie de la peau du membre thorachique droit, sans affection des muscles.* — Il existait à Bicêtre, en 1808, un homme âgé de cinquante ans, qui, depuis dix-huit ans, avait le membre thorachique

(1) Zukowski, *Diss. de anæsthesia.* Vilnæ, 1802.

(2) Magendie, *Journal de physiologie expérimentale et pathologique*, in-8°. Paris, 1822, tom. II, pag. 366.

droit privé de toute espèce de sensibilité. Ce membre n'avait pas diminué de volume; il exécutait tous les mouvemens avec la même force et la même agilité que le bras sain. Il survint un phlegmon avec chaleur, rougeur et tension, sans que le malade éprouvât la moindre douleur. L'individu pouvait plonger son bras dans l'eau bouillante sans qu'il s'y manifestât aucune rougeur. Cependant un pot de lessive bouillante étant tombé sur sa main, il y survint des plaies qui ont été long-temps à guérir. Cet homme est devenu insensible à ce membre, par suite d'une chute sur le moignon de l'épaule, où l'on aperçoit encore plusieurs cicatrices. En 1807, lorsqu'il travaillait à relever des plâtres avec une pelle, il éprouva un craquement soudain dans les mains; il crut avoir cassé sa pelle; mais s'apercevant que son avant-bras se ployait, il discontinua son travail, et ne se présenta que le lendemain à l'infirmerie, n'éprouvant nulle douleur. Les deux os étaient fracturés; il y avait gonflement et chaleur au lieu de la fracture. Le malade n'éprouvait aucune sensation de douleur, et n'en ressentit pas lors de la réduction de la fracture, malgré la forte extension qu'il fallut exercer. (*Observation recueillie par Hébréard, chirurgien de Bicêtre.*)

Obs. CLXXVIII. *Paralysie de la peau du côté gauche du torse, sans affection des muscles qui s'y distribuent* (1). — Pilavoine (George), âgé de quarante-trois ans, charron, entra à l'hôpital de la Pitié le 16 janvier 1827. Tempérament sanguin, constitution apo-

(1) Observation recueillie par M. Charpentier, interne à l'hôpital de la Pitié.

plectique, taille un peu au-dessus de la moyenne, embonpoint, cou court, face rouge et injectée.

Depuis trois jours, *abolition complète de la sensibilité de la peau du côté gauche du torse.* Cette paralysie de la peau s'étend de haut en bas depuis la partie supérieure de la région mammaire gauche jusqu'à la hauteur de la crète de l'os coxal, et transversalement depuis l'épine du dos jusqu'à la ligne médiane antérieure. Dans toute cette étendue, la peau est insensible; elle peut être pincée, piquée, sans que le malade ait même le sentiment de l'application d'un corps étranger à sa surface. Toutefois cette paralysie n'est pas aussi complète sur les points des tégumens voisins de la peau saine. Cette membrane n'offre, d'ailleurs, aucune altération appréciable dans sa couleur et sa texture. Les muscles sous-jacens du torse et ceux des autres régions du corps jouissent de toute leur force et de toute leur énergie. Du reste, le malade est sans fièvre et se plaint seulement d'un léger mal de tête. Le pouls est fort et plein.

Ce malade déclara que cinq ans auparavant, il avait parfois éprouvé, en se mettant au lit, une contraction spasmodique, involontaire, de tous les muscles de la partie postérieure du tronc, qui le mettait dans l'impossibilité de changer de position et de parler. A peine avait-il le temps de prévenir sa femme, qui, en le sortant de son lit, le réveillait de l'espèce d'engourdissement dans lequel il était plongé. Il marchait un peu dans sa chambre, et se recouchait ensuite peu fatigué de l'accès, qui était quelquefois précédé de picotement et d'éblouissement.

Ces accès se reproduisirent pendant deux ans, sur-tout au printemps, où il en était atteint à-peu-près tous les quinze jours, et quelquefois même deux fois dans un même jour. Indépendamment de ces accès, il éprouvait aussi de temps en temps des maux de tête pour lesquels il se faisait saigner. Ces maux de tête étaient devenus rares, lorsqu'il éprouva, il y a quatre mois, pendant son travail, un éblouissement très-fort; il tomba sur une roue, et se fit à la partie droite du front une plaie considérable, pour laquelle il fut traité à l'Hôtel-Dieu pendant deux mois. Depuis cette époque, l'œil droit est resté enflammé; les maux de tête se sont de nouveau déclarés, et après trois étourdissemens semblables à ceux dont il avait été antérieurement affecté, le malade a été atteint de la paralysie de la peau du tronc dont j'ai parlé. (*Limonade; saignée de trois palettes; diète.*) Les 18 et 19, même insensibilité de la peau du côté gauche du torse; la céphalalgie a cessé; fourmillement dans tout le côté gauche, sur-tout dans la cuisse, qui est le siége de contractions involontaires; soubresauts. Les 20 et 21, même état, mais les contractions sont moins fréquentes. Le 22, le malade passe sous la direction de M. Bally. (*Saignée de quatre palettes; tisane d'arnica; sixième de grain d'acétate de morphine.*) Les 23 et 24, même insensibilité de la peau du torse, mais les contractions involontaires des muscles de la cuisse ont cessé. L'œil droit est plus enflammé (*huit sangsues à la tempe droite*); il devient moins douloureux les jours suivans. Le 27, la sensibilité de la peau du côté gauche du tronc est un peu ranimée, et paraît se rétablir de la circonférence vers le centre de la peau affectée. L'œil est de nouveau enflammé et douloureux. (*Séton à la nuque; emplâtre stibié sur la peau paralysée.*) Le 1er. février, l'emplâtre avait à peine irrité la peau. Les jours suivans, la paralysie diminuait; le 7 février, le malade était encore en traitement.

§. 624. La paralysie de la peau étant toujours symptomatique d'affections locales des nerfs ou des centres nerveux, il faut s'attacher à déterminer le siége et la nature de ces lésions (1), contre lesquelles les principales médications doivent être dirigées.

CHAPITRE IV.

ALTÉRATIONS DE LA COULEUR DE LA PEAU.

§. 625. Indépendamment des teintes morbides produites par les inflammations cutanées, la peau de l'homme est sujette à diverses altérations dans sa couleur. Les unes sont le résultat d'un défaut ou d'une diminution de la sécrétion du pigment (*leucopathie, chlorose*); les autres dépendent de diverses modifications de cette matière colorante (2) (*éphélide, lentigo, chloasma*, etc.); les autres sont dues à l'introduction de matières étrangères

(1) *Consultez* : Lallemand, *Recherches anatomico-pathologiques sur l'encéphale*, etc., in-8°. Paris, 1826. — Rostan, *Recherches sur le ramollissement du cerveau*, 2e. édit., in-8°. Paris, 1823. — Ollivier, *De la moelle épinière et de ses maladies*, in-8°. Paris, 1823. — Serres, *Anatomie comparée du cerveau*, etc., 2 vol. Paris, 1826.

(2) Heusinger (Ch. Fred.), *Recherches sur la production accidentelle de pigment et de carbone dans le corps humain*, etc. Eisenach, 1823. (Extrait inséré dans les *Archives génér. méd.*, tom. V, pag. 290.)

dans le tissu de la peau (*ictère; colorations artificielles*); enfin, dans quelques autres, la texture des tégumens est plus profondément altérée (*mélanose*, nævi).

Je dois même ajouter que les pathologistes ayant indistinctement désigné sous le nom de *nævi* de simples changemens de couleur de la peau et des altérations de texture plus complexes, ce dernier groupe ne pourra être désormais conservé; car, enfin, les *nævi* vasculaires cutanés et sous-cutanés ont plus d'analogie avec les tumeurs sanguines non congéniales qu'avec les altérations du pigment.

Leucopathie (1).

Vocab. Art. *Albinisme, Leucopathie, Leucæthiopie, etc.*

§. 626. On désigne sous le nom de leucopathie, les décolorations congéniales ou accidentelles, générales ou partielles, produites par l'absence du pigment de la peau et de la matière colorante des poils.

§. 627. Dans la *leucopathie générale et congéniale* (albinisme), la peau est ordinairement d'un blanc mat, que l'on a comparé à l'aspect du lait, du papier ou du linge blanc. Les cheveux des Albinos sont lisses, soyeux, ordinairement droits, flottans, quelquefois crépus comme ceux des nègres; ils présentent aussi une blancheur remarquable, comme celle du coton ou de la soie, et dis-

(1) Sachs (G. T. L.), *Historia naturalis duorum leucæthiopum auctoris ipsius et sororis ejus*. Salzbach, 1812. — Mansfeldt, *Réflexions sur la leucopathie, considérée comme le résultat d'un retardement de développement*. (Journal complémentaire des Sciences Médicales, tom. XV, pag. 250.)

tincte de la couleur de neige que leur donne la vieillesse, et de la teinte jaune-dorée des cheveux blonds; les sourcils, la barbe et les poils du pubis sont également décolorés : tout le reste de la peau est couvert d'un duvet d'une blancheur et d'une mollesse particulières. L'iris offre une couleur rose pâle, et la pupille une rougeur prononcée, qui dépendent de l'absence du pigment de la choroïde et de l'uvée.

La constitution des Albinos est ordinairement délicate; leur taille est médiocre; leur intelligence est bornée à peu-près comme celle des nègres, quoique l'on cite quelques exemples contraires. La sensibilité de leurs yeux ne leur permet pas de sortir dans le milieu du jour, à moins que le soleil ne soit couvert de nuages; leurs paupières sont agitées d'un clignotement habituel; leur pupille se resserre et se dilate par des oscillations continuelles; les bords des paupières sont couverts de chassie, et les larmes coulent de leurs yeux lorsque le soleil les frappe directement. Le caractère moral des Albinos est en rapport avec la faiblesse de leur organisation.

§. 628. La *leucopathie générale accidentelle* n'a été observée que sur des nègres; cependant les blancs, après un long séjour dans des lieux privés de lumière, éprouvent un étiolement qui se rapproche de l'albinisme.

§. 629. La *leucopathie partielle* peut être congéniale ou accidentelle : les nègres qui en sont affectés sont connus sous le nom de *nègres-pies*, et présentent, sur diverses régions du corps, des taches blanches de formes et de dimensions variées. Lorsque ces taches se sont déclarées sur le cuir chevelu, les poils implantés à leur surface sont eux-mêmes décolorés. Ces décolorations partielles et congéniales de la peau n'ont point été observées chez les blancs; mais à un âge plus avancé, ils peuvent être accidentellement affectés de semblables taches, dont l'étendue augmente ordinairement d'une manière progressive.

§. 630. — *R. A.* N'ayant pas eu occasion de faire des recherches anatomiques sur l'état de la peau atteinte de leucopathie générale ou partielle, je me borne à rappeler que l'on pense aujourd'hui que la blancheur de la peau des Albinos est due à l'absence du réseau muqueux de Malpighi ou du pigment déposé à sa surface.

§. 631. — *C.* L'étiologie de l'albinisme congénial et général est fort obscure. On l'observe dans toutes les races humaines, dans toutes les parties du globe et dans un grand nombre d'animaux. L'union d'un Albinos et d'un individu coloré donne ordinairement naissance à des individus colorés, et quelquefois à des Albinos. Quoique les Albinos soient plus communs en Afrique, on en a aussi observé dans les autres pays méridionaux habités par les nègres, à l'isthme de Darien, au Brésil, à Sumatra, à la Nouvelle Guinée, etc., et même en Europe, parmi les blancs; en Danemarck, en Angleterre, en France, en Suisse, etc.

La leucopathie partielle se développe aussi sans causes appréciables, mais presque toujours postérieurement à la naissance.

§. 632. — *D.* La leucopathie générale diffère de la chlorose en ce que cette dernière n'est point accompagnée de la décoloration des poils, ni de celle de l'uvée et de la choroïde; la pâleur de la peau, accidentelle et passagère dans la chlorose, est jointe à la dépravation des fonctions digestives et à la gêne de la respiration, à l'aménorrhée ou à la dysménorrhée; enfin, la pâleur de la peau, dans la leucopathie, est le résultat d'une diminution ou de l'absence du pigment, tandis que, dans la chlorose, la teinte pâle de cette membrane paraît tenir en grande partie au peu de sang qui la pénètre.

A une époque où les maladies de la peau avaient été peu étudiées, on a pu trouver quelque analogie entre l'état de cette membrane couverte des squames blanches de la lèpre, et l'albinisme; mais aujourd'hui l'idée d'un rapprochement entre des altérations aussi différentes est impossible. Les leucopathies partielles, qu'on a aussi décrites sous le nom d'*éphélides blanches*, sont bien distinctes de toutes les autres altérations des tégumens. On doit en rapprocher cependant certaines décolorations de la peau produites par une compression légère et prolongée; telles sont, en particulier, celles qu'on observe quelquefois au-dessous des pelotes des bandages, chez les personnes atteintes de hernies.

§. 633. — *P.* et *T.* La leucopathie générale et congéniale a été peu étudiée sous le rapport thérapeutique; ce vice de conformation est généralement regardé comme incurable. Dans les décolorations partielles et accidentelles de la peau, on cherchera à provoquer une nouvelle formation du pigment en stimulant les points affectés avec des douches sulfureuses, des linimens volatils, des vésicatoires volans, etc.

Observations particulières.

§. 634. Blumenbach s'est le premier livré à des recherches approfondies sur la leucopathie, qu'il a considérée comme un état pathologique. Les observations suivantes en font connaître les principales variétés.

Obs. CLXXIX. *Leucopathie générale, congéniale, sur la variété noire.* — Une négresse blanche, née à la Dominique, en 1759, de père et de mère noirs, a tous les traits d'un nègre; elle en a aussi les cheveux, les sourcils, les cils, à la couleur près : les cheveux sont une espèce de laine fort courte, *ils sont blonds ;* les sourcils, comme les cils, sont d'un blond un peu plus doré; le fond de la couleur de la peau est d'un blanc fade; elle a sur les joues, les lèvres, sur le nez, une légère teinte de rouge qui augmente dans les momens de vivacité et de timidité; la peau du visage est un peu tachée sur les joues par de petites marques d'une couleur approchant du violet, résultant du rouge flétri par l'âge des Européens; les yeux sont longs, ont les angles externes relevés; les paupières très-étroites et la partie qui les recouvre élevée; l'iris est gris, avec une petite teinte d'orange vers le cristallin; ces yeux sont dans un mouvement continuel, involontaire, irrégulier; la vue est faible sans être courte; la lumière du soleil, celle d'un beau jour ou même d'un faible flambeau, l'incommode. Cependant cette fille ne voit ni mieux ni plus tard que les autres au déclin du jour; elle paraît avoir les mamelles très-fortes pour son âge; sa taille est ordinaire et assez bien prise, cependant on remarque que l'épaule droite est un peu plus forte que l'autre; les mains sont grandes, les pieds forts, aussi très-grands; les plus petits orteils sont larges; la peau est un peu ridée, et sur les bras il y a des taches de rousseur; sa voix est douce comme celle des négresses; elle a aussi leur odeur; sa peau est moins douce que celle des nègres. (*Journal de Physique* de l'abbé Rozier, 1777.)

Obs. CLXXX. *Leucopathie générale et congéniale, sur la variété blanche.* — Je suis allé voir tout récemment (mars 1827) à l'hospice de Bicêtre, le nommé Roche, garçon, albinos, plus connu dans l'hospice sous le nom du *lapin blanc.* Cet homme, aujourd'hui âgé de quarante-trois ans, offre au premier abord l'aspect d'un vieillard: les cheveux, les sourcils, les cils des paupières, la barbe et les poils des membres sont d'un blanc laiteux; l'uvée est peu colorée, et parcourue par de petites stries rouges et grises; l'ouverture de la pupille est d'un rouge de sang. La peau offre à-peu-près la teinte particulière aux personnes qui ont la peau fine; mais elle n'a pas la couleur d'un blanc mat qu'elle présente chez la plupart des albinos. Les membranes muqueuses des paupières, de la langue, des parties génitales, ne sont point décolorées, et présentent la teinte rouge qu'elles ont dans l'état sain chez les Européens. Les ongles ont leur forme et leurs dimensions ordinaires. Cet homme a les yeux très-sensibles à la lumière; ses paupières sont ordinairement rapprochées et sujettes à un clignotement continuel. Les muscles des membres et du tronc sont assez bien développés. Les facultés intellectuelles de cet homme sont bornées; il comprend, cependant, les questions qu'on lui adresse; mais ses réponses, courtes ou monosyllabiques, peuvent être difficilement comprises. Il articule mal, à-peu-près comme un individu atteint de chorée ou d'une division congéniale de la voûte palatine. Roche a été conduit à Bicêtre, à l'âge de neuf ans (8 août 1793), à cause du peu d'étendue de ses facultés intellectuelles. Les organes de la génération sont bien développés, et les principales fonctions sont régulières. Un employé de l'hôpital, qui a connu le père et la mère de cet albinos, m'a assuré qu'ils n'avaient point eu d'autres enfans, et que la mère, d'après une opinion vulgaire, attribuait le vice de conformation observé chez son fils, à ce qu'elle avait été vivement frappée, pendant sa grossesse, à la vue d'un gros chat blanc. Cette femme était Picarde et brune; le mari est de l'Auvergne et bien constitué.

Obs. CLXXXI. *Leucopathie générale, congéniale, sur la variété blanche* (1). — Nous avons vu cette année (1809), à Paris, deux individus, frère et sœur, âgés l'un de dix-neuf ans, l'autre de vingt ans, nés dans le ci-devant Bourbonnais. Leur peau avait *une couleur blanche mate, inanimée et comme de la cire; les cheveux étaient lisses, très-longs et d'une blancheur égale à celle de la peau;* l'iris rougeâtre; les yeux paraissaient blessés de l'éclat du jour; ils éprouvaient, ainsi que les paupières, une mobilité involontaire et presque continuelle; leur peau était molle, flasque; les forces musculaires peu développées; ils avaient en partage l'apathie et la tristesse.

Nous connaissons deux enfans, l'un de huit et l'autre de dix ans, qui ont la même affection; nous devons ajouter qu'ils ont les cheveux lisses et d'un blond qui se

(1) Gaultier (G. A.), *Recherches sur l'organisation de la peau de l'homme, etc.*, in-8°, pag. 71. Paris, 1819.

rapproche d'autant plus du blanc qu'ils avancent en âge. Ils sont nés de parens très-sains : leurs frères ne partageaient pas cette affection.

Obs. CLXXXII. *Leucopathie partielle, congéniale, sur la variété nègre.*—Un mulâtre de dix-neuf mois avait au sommet de la tête, un peu à droite, dit Artaud, une touffe étoilée de cheveux blancs; il y avait dans le centre du synciput une autre touffe blanche de la largeur de deux pouces; on voyait une bande blanche sur le centre du front : elle était placée obliquement *jusqu'aux sourcils, qui étaient blancs à moitié;* au-dessous des pectoraux jusqu'à l'ombilic, il y avait une étoile blanche amincie à sept pointes; le téton droit était blanc; il y avait une tache sur la verge, etc. (*Mémoire sur les Albinos*, Journal de Physique, tom. XXXV.)

Obs. CLXXXIII. *Leucopathie accidentelle, générale, sur la variété nègre.*—Un nègre du colonel Filcomb, s'étant brûlé dans plusieurs parties du corps en maniant une chaudière de sucre, reprit une peau blanche aux mêmes endroits, et d'une blancheur qui gagna peu-à-peu les autres parties, jusqu'à le rendre partout aussi blanc que les Anglais; cette nouvelle peau était si tendre, qu'il s'y élevait des pustules au soleil. Le maître, étonné d'un tel changement de couleur et de nature dans le nègre, le fit vêtir comme ses domestiques blancs. (*Histoire des Voyages*, tom. XV, pag. 614.)

Obs. CLXXXIV. *Leucopathie accidentelle, partielle, sur la variété nègre.*—Frank, née en Virginie, âgée, en 1758, de quarante ans, d'une excellente santé, d'une constitution forte et robuste, fille, cuisinière du colonel Barne, avait la peau aussi noire que celle du plus brûlé

Africain; mais il y a environ vingt ans qu'elle remarqua d'abord que la peau qui tient aux ongles de ses doigts commençait à blanchir; sa bouche bientôt après subit le même changement, et ce phénomène se continuant ainsi par degré s'étendit par tout le corps, de façon que chaque partie de la peau devint affectée plus ou moins de ce singulier changement. Actuellement, dans les quatre cinquièmes de la surface de son corps, la peau est blanche, unie, claire, transparente; ce qui lui reste encore de noir perd peu-à-peu de cette couleur; le col, le dos, le long des vertèbres, sont les parties qui retiennent le plus de cette ancienne couleur; la tête, le visage, la poitrine, le ventre, les jambes, les bras, les cuisses, sont presque entièrement blancs; les parties naturelles et les aisselles sont bigarrées de noir et de blanc; la peau de ces parties, partout où elle est blanche, se trouve couverte de poils blancs, et là où elle est noire elle a aussi des poils noirs.

Son visage et sa poitrine s'enflamment dans la colère, ou se couvrent de la rougeur naturelle à la honte toutes les fois qu'on excite chez elle ces passions.

Lorsqu'elle est long-temps exposée à l'action du feu, on remarque sur ces parties, devenues blanches, des taches de rousseur.

Cette femme n'a jamais eu la moindre incommodité; ses règles n'ont jamais souffert d'irrégularités que celles de la grossesse; elle n'a jamais eu aucune maladie de la peau, ni appliqué sur elle aucun topique qui puisse avoir donné lieu à ce changement : il a eu lieu également sur les parties qui sont à l'abri de l'action du feu, comme sur celles qui y sont exposées. La transpiration se fait chez elle aussi bien qu'il est possible, et la sueur sort avec la même liberté des parties blanches et de celles qui sont noires; un vésicatoire appliqué au bras n'a pas répondu à notre attente. (*Transact. philos.*, tom. LI, p. 175.)

OBS. CLXXXV. *Leucopathie accidentelle et partielle, sur la variété blanche.* — Charles Ferron, cocher de fiacre, âgé de soixante ans, présente sur sa peau plusieurs taches d'un blanc de neige : elles sont disposées assez symétriquement.

Elles existent aux deux aines, sont assez larges, s'étendent irrégulièrement, et sont réunies l'une à l'autre. Les trois quarts du pénis du côté adhérent et dans tout son contour, le scrotum dans les trois quarts de sa surface, la peau de la partie supérieure et interne des cuisses correspondant au scrotum, une partie du côté externe des deux cuisses, les régions sacrée, lombaire et dorsale sur la ligne médiane, dans une étendue de douze pouces de bas en haut sur trois de largeur, offrent aussi ce même blanc de neige, fait qui contraste avec la couleur naturelle légèrement brunâtre que la peau dans les autres parties a conservée; les poils sont blancs dans les endroits où la peau est blanche. Sur plusieurs parties voisines à celles qui sont indiquées, on voit de très-petits points blancs qui entourent les poils; quelques-uns de ces points sont plus étendus et paraissent, en s'irradiant de ces petits centres, avoir imprimé leur couleur et formé des taches blanches sur une plus grande étendue. Cet homme, quoique livré depuis trente-cinq ans aux pénibles travaux de son état, n'a éprouvé que de très-légères affections et n'a jamais eu d'affections cutanées; il est fort vigoureux. La couleur blanche a commencé à se manifester le printemps, à l'âge de quarante-neuf ans, sur le pénis; elle s'étendit assez lentement. Le printemps et l'été ont été les époques les plus favorables à ce développement, qui eut lieu sans prurit ni douleur. On a employé inutilement divers moyens pour rétablir la couleur et pour arrêter les progrès de l'altération. Depuis la puberté, il a sur le dos du nez une touffe considérable de poils. (Gaultier, *ouvrage cité*, pag. 76.)

Obs. CLXXXVI. *Leucopathie partielle, caractérisée par des taches blanches sur la face dorsale des mains, sur la peau des bourses, du pénis, etc.* — Le 30 septembre 1825, il se présenta au Bureau central des hôpitaux un homme d'une taille moyenne et très-bien constitué, d'un teint coloré, âgé d'environ soixante ans, et dont la peau offrait une leucopathie partielle. Les taches blanches étaient principalement situées sur la face dorsale des mains et des doigts, sur le scrotum et le pénis, sur les cuisses et les régions iliaques; la forme et la dimension de ces taches étaient très-variables : les unes avaient jusqu'à trois et quatre pouces de diamètre, tandis que les autres, en plus grand nombre, n'avaient que de six à dix-huit lignes; la peau saine qui les entourait était d'un brun foncé; la peau des taches était décolorée, et n'offrait point de squames, ni d'altération dans sa texture.

L'année précédente, cette maladie des tégumens avait été combattue, sans succès, par les bains de vapeurs.

Chlorose (1).

VOCAB. : Art. *Chlorose*.

§. 635. La chlorose est caractérisée par une pâleur morbide de la peau, jointe à un état de faiblesse habituelle, sans décoloration des poils, de l'uvée ou de la choroïde. Cette maladie est souvent liée à l'aménorrhée et à la dysménorrhée.

§. 636. — *C*. La chlorose atteint fréquemment les jeunes filles à l'époque de la puberté, lorsque la menstruation ne s'établit pas, ou lorsqu'elle est difficile et irrégulière. Les passions tristes, l'ennui, la captivité, l'amour contrarié ou malheureux, la suppression accidentelle des règles lorsqu'elle se prolonge, et dans quelques cas leur excrétion trop abondante, sont les causes occasionelles les plus fréquentes de cette maladie.

§. 637. — *S*. Elle est caractérisée par les symptômes suivans : pâleur excessive, jaunâtre, quelquefois verdâtre, et bouffissure de la face; blancheur des lèvres, lividité des paupières qui sont tuméfiées après le sommeil; expression triste des yeux, blancheur extrême de la conjonctive; sécheresse et teinte terreuse de la peau; flaccidité des chairs, œdématie des pieds, diminution de l'appétit, puis anorexie complète, dyspepsie, pica ou désir d'alimens très-sapides, malacia ou désir d'alimens impropres à l'alimentation, tels que la craie, le charbon, etc.; constipation, nausée, vomissemens, pouls petit, fréquent, palpitations, gêne de la respiration, qui est sur-tout difficile quand la malade monte

(1) Désormeaux, *Art.* Chlorose, *Dictionnaire de Médecine en* 18 *vol.*

un escalier, ou en suivant une pente un peu rapide; lassitudes spontanées. Les malades aiment le repos, cherchent la solitude, sont habituellement tristes, laissent échapper des soupirs, des larmes involontaires. Si la menstruation continue d'avoir lieu, ses périodes s'éloignent, deviennent plus courtes, irrégulières, la quantité de sang excrété diminue, ce fluide devient plus pâle et plus séreux. Au retour des périodes menstruelles, les symptômes s'exaspèrent; il s'y joint de la cardialgie, des syncopes; les malades sont tourmentés d'idées sinistres, et si la chlorose continue, il se développe des lésions organiques qui peuvent entraîner la mort.

§. 638. — *R. A.* On a trouvé à l'ouverture des cadavres des chlorotiques, des épanchemens dans la cavité des plèvres, du péricarde ou du péritoine; des tubercules dans les poumons, des altérations variées du foie, des ovaires et de la rate, etc. Mais outre qu'aucune de ces lésions n'est constante, on ne peut attribuer à des altérations aussi variables et aussi graves les symptômes observés dans la chlorose, qui se développe et disparaît quelquefois avec une facilité et une promptitude incompatibles avec de telles lésions.

§. 639. — *D.* Les inflammations chroniques des membranes muqueuses et des viscères ont constamment, à une certaine époque de leur durée, la *pâleur* de la peau pour symptôme; mais cette pâleur n'est pas aussi profonde que dans la chlorose; d'ailleurs, ces affections sont le plus souvent accompagnées d'un état fébrile, et présentent des signes spéciaux. Quant aux caractères qui séparent la chlorose de la leucopathie, ils ont déjà été indiqués §. 632.

§. 640. — *P*. Souvent la guérison de la chlorose récente s'obtient avec facilité. Les chloroses anciennes et compliquées de lésions plus ou moins profondes des viscères sont toujours graves, et le danger est relatif au nombre, au siége et à l'intensité de ces dernières.

La décoloration de la peau dans la chlorose paraît être le résultat du peu de sang qui pénètre cette membrane, et peut-être d'une altération de ce fluide, devenu plus séreux que dans l'état sain. Dans cette opinion, cette maladie serait une affection complexe qui intéresserait à-la-fois le sang et les tissus dans lesquels il se distribue.

§. 641. *T*. Dans le traitement de la chlorose, on s'accorde généralement à recommander l'emploi des toniques, celui des amers et des préparations ferrugineuses. Une habitation bien aérée, un air vif et sec, une alimentation saine et légèrement excitante, les exercices du corps, etc., sont des conditions quelquefois nécessaires et toujours favorables au succès du traitement.

§. 642. Je me serais abstenu de parler de la chlorose dans cet ouvrage, si je n'avais déjà fait mention de plusieurs autres affections complexes, qui, constamment accompagnées d'une altération de la peau, ne sont pas entièrement constituées par cette dernière.

Éphélide.

Vocab. : Art. *Éphélide*, *Hâle*, Nigredo à sole, etc.

§. 643. Le mot *éphélide*, dans son acception littérale bien indiquée par E. Blancaerd et Castelli, est employé, ici, pour désigner les taches brunes, produites sur la peau par l'action des rayons solaires.

§. 644. Tantôt ces taches sont peu nombreuses, larges, irrégulières et d'un brun foncé (*Ephelis umbrosa*, J. P. Frank); tantôt, au contraire, petites, circulaires et très-multipliées, elles sont d'un jaune fauve et se rapprochent du lentigo par leur forme et leur couleur (*Ephelis lentigo*, J. P. Frank.) Elles apparaissent au printemps et pendant les chaleurs de l'été, sur la face, le col, la partie supérieure du thorax et des mains, chez les enfans et chez les individus qui ont la peau fine et blanche.

§. 645. Les femmes se servent de voiles pour prévenir le développement des éphélides. Quelques-unes se lavent les mains et le visage avec des solutions d'albumine et de gomme. Pour rendre à la peau brunie par *le hâle* sa teinte naturelle, on a conseillé de fréquentes lotions avec la crême, le petit-lait, les eaux distillées aromatiques, ou avec des liqueurs plus actives; mais elles échouent presque toujours contre les éphélides, qui s'effacent le plus ordinairement aux approches de l'hiver.

Lentigo (1).

VOCAB : Art. *Taches de rousseur*, *Lentilles*, Lentigo.

§. 646. Le lentigo, connu plus généralement sous le nom de *taches de rousseur*, est caractérisé par de petites

(1) Lorry, *De morbis cutaneis*, art. *Lentigo*.

taches jaunâtres, non proéminentes, dont la forme est circulaire comme celle des lentilles. Elles sont éparses ou rassemblées en groupes sur la face, la poitrine, les membres thorachiques. Les points maculés offrent une teinte jaune plus ou moins foncée, et ne s'élèvent point au-dessus du niveau de la peau. Apparues dès l'enfance sans cause appréciable, ces taches s'observent ordinairement sur des individus dont les cheveux sont blonds, roux, ou d'un rouge ardent. Elles persistent quelquefois jusqu'à un âge avancé, et diminuent ordinairement à l'époque de la puberté. L'épiderme ne présente point d'aspérités sur les points maculés. Ces taches ne sont point accompagnées de prurit ni de démangeaison; mais elles ôtent à la peau sa blancheur et son éclat, qu'aucune médication topique ou intérieure ne peut lui rendre. Elles disparaissent quelquefois à des époques indéterminées, par suite des modifications que l'âge apporte à la structure de la peau. Les taches du lentigo diffèrent des éphélides en ce que ces dernières, développées pendant l'été sur les mains, sur le visage et d'autres parties du corps découvertes, disparaissent ou pâlissent pendant l'hiver, tandis que les taches du lentigo sont persistantes. D'ailleurs les éphélides se forment indistinctement chez tous les enfans et les adultes exposés aux ardeurs du soleil, tandis que les taches du lentigo s'observent plus particulièrement chez les individus dont les cheveux sont roux ou d'un blond ardent.

§. 647. Les taches du lentigo sont tellement connues, que je crois inutile d'en rapporter des exemples. J'ajouterai seulement que lorsqu'on met à macérer des morceaux de peau qui présentent de ces taches pigmentaires, la matière colorante reste presque toujours fortement adhérente au derme après qu'on en a détaché l'épiderme.

Chloasma (1).

VOCAB. : Art. *Chloasma*, *Pityriasis* versicolor, *Taches hépatiques*.

§. 648. Le chloasma est une altération du pigment de la peau, caractérisée par une ou plusieurs taches sèches, indolentes, d'un jaune pâle ou brun, développées sur la face, le col, la poitrine, l'abdomen ou les membres.

§. 649. — *S*. La couleur des taches du chloasma, tantôt comparable au jaune pâle des feuilles mortes de certains arbres, est quelquefois d'un jaune aussi prononcé que celui de la rhubarbe ou du safran. La forme et les dimensions de ces taches sont très-variables; les unes ont plusieurs pouces de diamètre, les autres à peine quelques lignes. D'abord isolées, elles se multiplient, s'élargissent et se réunissent en groupes plus ou moins nombreux. Elles ne s'élèvent pas ordinairement au-dessus du niveau de la peau qui les entoure, sur-tout lorsqu'elles se développent sur une peau blanche et fine. Quelquefois, cependant, les points maculés sont légèrement proéminens; leur surface devient le siége d'une démangeaison qui augmente par la chaleur et l'exercice, ou par l'usage des liqueurs fortes. Plus tard, l'épiderme se fen-

(1) Frank (Joseph), *Praxeos medicæ universæ præcepta*, art. *Chloasma*.

dille à la surface des taches, et se détache en petites lamelles épidermiques, furfuracées. (Chloasma *pseudo-porrigo*, J. Frank; pityriasis *versicolor*, Willan.)

§. 650. La durée des taches du chloasma est très-variable. On a vu des femmes en être atteintes, pendant quelques jours seulement, aux époques menstruelles; ces taches naissent et disparaissent alors sans desquamation de l'épiderme. Plusieurs pathologistes ont désigné sous les noms de chloasma *gravidarum* et de chloasma *amenorrhicus*, de semblables taches dont l'apparition avait coïncidé avec la grossesse ou la suppression des menstrues.

Cette altération du pigment de la peau se développe souvent chez des individus d'ailleurs parfaitement sains. On l'observe aussi chez les malades atteints d'inflammations chroniques de l'estomac ou des poumons. Malgré l'opinion vulgaire qui attribue ces taches à une maladie du foie, il est certain qu'elles sont rarement unies aux affections de cet organe : de sorte que le pathologiste qui le premier les a désignées sous le nom d'*Éphélides hépatiques*, a créé une dénomination que repoussent à-la-fois la sévérité du langage et l'observation clinique.

§. 651. — *R. A.* Plusieurs morceaux de peau présentant des taches de chloasma ont été traités par la putréfaction à l'air libre et par la macération. Sur les premiers, l'épiderme enlevé n'a pas emporté avec lui la matière colorante, qui est restée à la face externe du derme, sous la forme d'une couche brune, noirâtre ou grisâtre, facile à détacher avec le dos du scalpel. Sur les autres, la matière colorante s'est partagée entre l'épiderme et le derme, à la surface duquel elle s'est présentée sous la forme d'une matière liquide noirâtre ou grisâtre, stagnante dans ses petits sillons, et disposée en couches d'une inégale épaisseur. A la surface du derme, on remarquait, en outre, une bande de couleur noirâtre et profonde que l'instrument ne pouvait enlever sans intéresser le tissu de la peau.

§. 652. — *C.* Le mode de production des taches du chloasma est à-peu-près inconnu; toutefois une analogie assez marquée entre ces taches et celles qui succèdent à l'application des vésicatoires a conduit à penser que les premières, comme les secondes, étaient précédées d'une accumulation morbide du sang dans les points maculés.

§. 653. — *D.* Les taches hépatiques ne peuvent être confondues avec aucune autre coloration morbide de la peau. L'éphélide en diffère par sa teinte et par sa cause; le lentigo, par sa forme et sa couleur rousse coïncidant avec une semblable coloration des cheveux. Les *nævi* couleur de café au lait se rapprochent singulièrement des taches du chloasma par leur couleur; mais ils en diffèrent en ce qu'ils sont congéniaux et incurables.

§. 654. — *P. T.* Les taches du chloasma qui se manifestent chez les femmes peu de jours après la conception disparaissent quelquefois à la fin du premier mois de la grossesse, avec les accidens qui l'ont annoncée; mais on les a vues persister pendant toute la durée de la gestation, et même après l'accouchement. Dans ce dernier cas, et toutes les fois que ces taches existent indépendamment de toute autre altération, il faut les attaquer par les bains sulfureux, qui, dans l'espace d'un mois ou d'un mois et demi, les font souvent disparaître. Ce moyen est bien préférable à d'autres remèdes qui ont été re-

14.

commandés, tels que les lotions acides et les frictions sur les points affectés, pratiquées avec des émulsions, des linimens camphrés ou chargés de borate de soude, ou avec des pommades de laurier de cerise.

Lorsque le chloasma naît sous l'influence d'une autre altération organique, ou lorsqu'il coexiste avec une maladie chronique de l'estomac, de l'intestin, de l'utérus, etc., il importe d'abord de combattre ces lésions primitives par les remèdes qui leur sont appropriés.

Observations particulières.

§. 655. C'est une opinion vulgaire et dénuée de fondement, que le chloasma (*Taches hépatiques*) est fréquemment symptomatique d'une maladie du foie. Les observations suivantes prouvent que cette altération du pigment de la peau est souvent une affection peu grave, contre laquelle on employe avec succès les bains sulfureux.

Obs. CLXXXVI. *Taches dites* hépatiques *sur plusieurs régions du corps, guéries par l'emploi des bains sulfureux.* — Une fille, âgée de vingt-huit ans, d'un tempérament bilieux et sanguin, avait remarqué, depuis un an, que des taches d'un jaune brunâtre se développaient sur toutes les parties de son corps. Lorsque je l'observai, elles occupaient spécialement les parties antérieure et postérieure du tronc. Ces taches, de formes et de dimensions variées, avaient dans quelques points jusqu'à quatre et cinq pouces de diamètre. La plupart n'étaient le siége d'aucune sensation morbide. D'autres étaient prurigineuses, et présentaient sur quelques points de leur surface, de petites squames furfuracées. L'exploration attentive du thorax et de l'abdomen ne put faire découvrir aucune lésion des organes contenus dans ces cavités, chez cette fille dont la santé générale était bonne. Les taches disparurent après l'emploi de vingt-cinq bains sulfureux.

Obs. CLXXXVII. *Taches de chloasma sur le tronc et les membres.*—D***, âgée de vingt-cinq ans, fut atteinte du chloasma au mois de février 1824. Les taches se montrèrent d'abord sur le cou, et de là s'étendirent sur les autres régions du corps. Le 7 mai 1826, toute la partie postérieure du tronc était occupée par des taches d'un jaune brun, qui se sont réunies. Leur teinte était uniforme, excepté dans quelques points où la peau paraissait blanchâtre, et qui ont été le siége d'une desquamation. Sur la partie antérieure du cou, sur celle de la poitrine, et sur tout entre les mamelles, aux endroits qui correspondent au busc, existaient un certain nombre de taches; elles étaient rares sur le ventre, nombreuses, très-foncées et confluentes aux plis des cuisses. On n'en observait pas sur les jambes ni sur les jarrets; elles étaient rares sur les membres supérieurs, excepté au-dessus du coude, où elles étaient plus nombreuses. La figure en était exempte, si on en excepte le front, qui en présentait deux du côté droit. Sur tous les points maculés, la malade éprouvait une démangeaison désagréable, et des picotemens qui étaient plus vifs lorsqu'elle restait dans l'inaction. La santé générale de cette fille était excellente, et toutes ses fonctions s'exerçaient régulièrement. Trente-trois bains sulfureux ont fait disparaître ces taches dans l'espace d'un mois et demi, sans apporter aucun dérangement à la santé de cette fille.

Obs. CLXXXVIII. *Taches de chloasma sur le tronc et le scrotum.*—M***, âgé de quarante ans, d'un tempérament sanguin, me consulta, le 11 juin 1821, pour un chloasma qui occupait diverses régions du corps. Il existait sur la peau du cou, des épaules, et sur les parties postérieure et antérieure du tronc; des taches d'un jaune brunâtre, et superficielles, ne changeant point de couleur par la pression; disposées par franges en certains endroits, représentant dans d'autres de petites taches circulaires qui donnaient à la peau un aspect marbré. Leurs bords étaient tranchés, non fondus dans la peau, et très-rapprochés sur la partie supérieure du tronc, de manière à permettre à peine de distinguer la couleur naturelle de la peau. Elles devenaient plus rares à sa partie inférieure, de sorte que l'hypogastre et les lombes en étaient presque entièrement exempts. Dans les intervalles de ces taches, la peau avait sa couleur naturelle. Tout ce qui accélérait la circulation et produisait une augmentation de chaleur ou la sueur, ne tardait pas à provoquer une vive démangeaison dans les taches du chloasma. Le malade ne pouvait alors s'empêcher de se gratter, et bientôt les taches devenaient le siége d'une desquamation furfuracée. La peau du scrotum et celle de la partie supérieure et interne des cuisses offraient une teinte brune jaunâtre, analogue à celles des autres taches. Elle ne différait de ces dernières qu'en ce qu'elle était le siége d'une desquamation furfuracée, assez abondante. Pendant les chaleurs de l'été, ces taches devenaient le siége d'une démangeaison très-vive. L'année précédente, elles avaient disparu en grande partie, à la suite de quelques douches d'eau sulfureuse, que le malade avait prises aux bains d'Aix. Quarante bains sulfureux suffirent pour les faire disparaître complètement, sans qu'il fût nécessaire d'employer d'autre traitement.

Teinte bronzée de la peau, produite par le nitrate d'argent.

§. 656. Le nitrate d'argent, employé depuis plusieurs années à l'intérieur dans les maladies nerveuses, et surtout dans l'épilepsie, produit quelquefois une teinte bronzée de la peau analogue à celle des *mulâtres*, et qui peut être portée jusqu'au noir.

§. 657. Cette altération du pigment paraît avoir été observée pour la première fois par Swediaur. « Un ministre protestant, dit-il, des environs de Hambourg, attaqué d'une obstruction du foie, prit, par le conseil d'un empirique, de la dissolution de nitrate d'argent. Ayant continué pendant plusieurs mois l'usage de ce remède, sa peau s'altéra insensiblement et devint enfin presque entièrement noire. Il y avait plusieurs années que cette couleur durait; elle commençait pourtant à diminuer (1). » J. A. Albers de Brême prescrivit, en 1801, le nitrate d'argent à une femme épileptique, âgée de trente ans. Cette femme, soulagée par le remède, en continua l'usage pendant trois ans et demi. Vers la fin de la dernière année, étant enceinte, la peau devint bleuâtre, sur-tout à la face, au col, aux mains et aux ongles; la

(1) Fourcroy, *Médecine éclairée par les sciences physiques*, tom. I, pag. 342.

sclérotique était aussi colorée. La teinte bleue des tégumens augmentait à l'approche de la menstruation ; la couleur du sang était absolument naturelle ; d'ailleurs la santé de cette femme n'était point altérée ; malgré l'emploi de différens moyens, la peau était encore d'un bleu foncé (1). Frappé de la singularité de ce phénomène, Albers s'informa si d'autres praticiens l'avaient observé. Reimar, de Hambourg, lui écrivit qu'il en avait vu deux exemples. Le professeur Rudolphi lui annonça qu'un pareil résultat avait été constaté par un médecin de Greifswalde. Les docteurs Schleiden et Chaufepié, de Hambourg, communiquèrent trois nouveaux exemples de cette coloration particulière des tégumens. Le docteur Roget, médecin d'un dispensaire à Londres, ayant prescrit à une jeune dame atteinte d'épilepsie, le nitrate d'argent, et en ayant fait continuer l'usage pendant quatre à cinq mois, vit, quelque temps après la cessation de ce remède, la langue et l'arrière-bouche prendre une nuance brune noirâtre. Au bout de plusieurs mois, une couleur sombre se manifesta autour des yeux, et successivement sur les différentes parties du corps. Cette altération était permanente, et ne recevait aucune influence de l'époque de la menstruation (2). Trois autres faits analogues ont été consignés par M. Butini (3) dans sa *Dissertation sur l'usage intérieur des préparations de nitrate d'argent*. M. le professeur Sementini a mentionné, dans un Mémoire sur le même sujet, ce changement de couleur de la peau.

(1) *Méd. chir. trans.*, tom. VII, pag. 284.

(2) *Méd. chir. trans.*, tom. VII, pag. 290.

(3) Butini, *De usu interno preparat. argent.* Genève, 1815.

M. Planche (1), en donnant une analyse de ce travail, a rapporté qu'il avait vu, en 1817, dans l'hôpital de Guy, à Londres, une femme de soixante-dix ans, dont toute l'habitude du corps avait pris une teinte violette foncée, à la suite d'un traitement par le nitrate d'argent. Enfin j'ai observé moi-même ce changement de la couleur de la peau, chez quatre épileptiques qui avaient été traités par ce remède.

Obs. CLXXXIX. C***, ancien militaire, âgé de vingt-neuf ans, entra à l'hôpital Saint-Louis, dans le mois de janvier 1816, pour s'y faire traiter de l'épilepsie. A cette époque, les accès étaient violens et répétés, et dès 1810 ils s'étaient annoncés d'une manière non-équivoque à la suite d'une commotion que C*** éprouva à la bataille de Wagram, où il fut renversé, sans connaissance, par un boulet qui emporta le sac qu'il portait sur le dos. Il serait possible, cependant, que l'origine de cette maladie remontât à une époque plus reculée, car depuis plusieurs années le malade éprouvait habituellement une douleur frontale et sus-orbitaire, qu'il comparait au mouvement d'un balancier. Peu de temps après son entrée à l'hôpital Saint-Louis, C*** fut mis à l'usage du nitrate d'argent. La dose, d'abord d'un demi-grain, fut progressivement augmentée, et enfin portée jusqu'à huit grains par jour. C*** prenait en même temps des bains tièdes et des aspersions d'eau fraîche sur la tête. L'usage du nitrate d'argent, interrompu de temps à autre, a été continué pendant trois ans environ. Les accès se sont éloignés et ont diminué d'intensité, mais n'ont point disparu. Les

(1) Planche, *Journal de Pharmacie*, février 1822.

digestions du malade sont devenues pénibles et laborieuses, et pendant un an il a éprouvé les signes non équivoques d'une inflammation gastro-intestinale, dont il n'est pas encore aujourd'hui parfaitement rétabli; la langue est habituellement sèche et chargée.

Quelques mois après avoir commencé l'usage du nitrate d'argent à l'intérieur, C*** s'aperçut que sa peau prenait une teinte bronzée. A la fin du traitement, cette coloration morbide était devenue tellement intense, qu'au premier abord on le prenait habituellement pour un mulâtre. Cette teinte cuivreuse a toujours été plus prononcée à la face que sur les autres régions du corps. Depuis quelques années elle a progressivement diminué d'intensité, et le malade assure que cette teinte est aujourd'hui, 8 mars 1827, moitié moins considérable qu'en 1819 et 1820. La face et le tronc sont les parties sur lesquelles elle est restée le plus distincte, et la peau présente encore une teinte livide semblable à celle des ouvriers qui travaillent le cuivre. Sur les jambes et les cuisses, sur les mains et les avant-bras, cette teinte n'est pas aussi marquée; la conjonctive est brillante et d'un jaune très-légèrement cuivreux; les membranes muqueuses des lèvres et du pénis sont ternes; les ongles et les cheveux n'ont éprouvé aucune altération; deux ou trois petites cicatrices sont restées blanches et n'ont point participé au changement de couleur de la peau.

§. 658. J'ai vu à l'hospice de Bicêtre deux autres épileptiques, traités infructueusement par le nitrate d'argent, et qui présentaient aussi cette teinte bronzée de la peau. Chez l'un d'eux, le nommé R....n, cette coloration morbide est très-prononcée, sur-tout au visage et sur les mains; elle est plus faible sur les parties qui ne sont pas habituellement exposées à la lumière et au contact de l'air. Ce malade porte plusieurs cicatrices qui ont acquis la même teinte bronzée que la peau. La membrane muqueuse de la langue et les conjonctives offrent un changement de couleur analogue à celui des tégumens; les cheveux et les ongles n'ont éprouvé aucune altération.

§. 659. Le nitrate d'argent répandu dans l'économie animale et dans les tégumens, y subit-il sous l'influence de la lumière une modification particulière, ou détermine-t-il dans le corps muqueux une altération particulière? Ou bien rencontre-t-il à la surface du corps du nitrate de potasse, et se transforme-t-il en muriate d'argent insoluble, comme quelques auteurs l'ont supposé?

§. 660. L'altération de la couleur de la peau, causée par ce sel, ne peut être confondue avec aucune autre altération du pigment; elle est même très-distincte des colorations noires que l'on produit en promenant la pierre infernale sur les tégumens.

§. 661. Cette coloration bronzée de la peau, produite par l'action prolongée du nitrate d'argent, n'a cédé jusqu'à ce jour à aucun des moyens qu'on a employés pour la faire disparaître. Elle diminue ordinairement d'intensité après quelques années de durée; mais j'ignore si elle s'éteint quelquefois complètement. Peut-être parviendrait-on à dissiper cette coloration morbide à l'aide de quelques bains excitans, puisque M. Badeley (1) a

(1) Badeley, *On the effect of nitrate of silver on the complexion.* (Med. chir. transact., tom. VII.)

constaté qu'à la suite de l'application d'un vésicatoire la peau enflammée reprenait sa teinte naturelle.

Mélanose (1).

VOCAB. : Art. *Mélanose*, *Mélas-ictère*.

§. 662. La mélanose est une matière noire, liquide ou solide, qui se dépose accidentellement dans le parenchyme ou à la surface des organes sains ou altérés.

§. 663. Ces dépôts ont été observés à la surface du corps, sous trois formes principales :

1°. Dans l'une (mélanose *en nappe*), une ou plusieurs régions, ou presque toute la surface de la peau, présentent une teinte noire morbide. Cette membrane prend l'apparence de la peau du nègre, et n'est point altérée dans son épaisseur et sa consistance. Une dame, dit Lecat (2), âgée d'environ trente ans, devint grosse ; au septième mois de la gestation, on vit le front se teindre d'une couleur de rouille de fer obscur; ensuite peu-à-peu tout le visage se couvrit du plus beau noir, excepté les yeux et le bord des lèvres, qui gardèrent leur couleur de rose naturelle. Cette couleur était dans certains jours plus forte, et dans d'autres plus faible. Cette tête était portée sur un corps très-blanc, en sorte qu'on

(1) Breschet, *Considérations sur une altération organique*, appelée *dégénérescence noire et mélanose*, *etc.* Paris, in-8°., 1821.—Fawdington, *A case of melanosis with general observations on the pathology of this interesting disease*, in-8. London, 1826. — Noack (C. A.), *De melanosi cum in hominibus tum in equis obveniente*, in-4°. Lipsiæ, 1826.

(2) Lecat, *Traité de la couleur de la peau humaine.* Amsterdam, in-8°, 1765. *Extrait* de la troisième observation, pag. 136.

l'aurait prise pour une tête de marbre placée sur un col d'albâtre. Cette dame avait naturellement la chevelure très-noire; mais une partie de cette chevelure, qui sortait de la peau, paraissait alors grossie et remplie d'un suc plus noir encore que le reste des cheveux, et cela jusqu'à une ligne ou deux au-dessus de leur racine. Il n'y avait nul mal de tête; l'appétit était bon. Le visage, quand il fut devenu noir, était très-sensible. Le noir disparut deux jours après l'accouchement, par la perspiration cutanée; les linges alors furent teints en noir; l'enfant n'éprouva nulle altération dans sa couleur naturelle. Dans la grossesse suivante, et même dans une troisième, le même phénomène se reproduisit pendant le cours du septième mois; il cessa le huitième; mais pendant le neuvième, cette dame fut sujette à des convulsions, dont il y eut tous les jours un accès. M. Wells et MM. Anglada, Chomel, Rostan, etc. (1), ont rapporté des exemples de semblables colorations noires de la peau. Marie Françoise Glin, veuve Gaillard, née à Piest, département d'Eure-et-Loire, en 1746, avait toujours joui d'une santé parfaite jusqu'à sa soixante-dixième année, époque de la maladie; toutes ses révolutions périodiques s'étaient opérées sans orages; réduite à une extrême détresse, cette malheureuse subsistait en grande partie de la bienfaisance publique, et n'avait qu'une allée pour tout domicile. Sa fille, allant vaquer à ses travaux, confiait à sa garde, durant le jour, deux de ses enfans en

(1) Wells (W. B.), *An account of a female of the white race of mankind, part of whose skin ressembles sthat of a negro*, in-8. — *Bulletin de la Faculté de Médecine de Paris*, an 13, n°. 4. — 1814, n°. 7. — 1817, n°. 9 et 10. — *Nouveau journal de médecine*. Mai 1819.

bas âge ; ces enfans s'étant trouvés infectés du virus syphilitique, cette fille ne craignit pas d'accuser sa mère d'être la cause de leur maladie. Cette odieuse imputation affligea profondément la veuve Gaillard, et son chagrin fut porté au dernier degré de violence, lorsqu'elle apprit que sa fille s'était précipitée de la fenêtre avec ses deux enfans; l'impression qu'elle en ressentit fut si vive, que le lendemain de cet accident tragique, elle se trouva entièrement noire. (Les journaux retentirent alors de cette mort funeste.)

Entrée à l'infirmerie de la Salpétrière plusieurs mois après cet événement (environ dix-huit mois), son corps, examiné de la tête aux pieds par M. Rostan, présentait l'aspect de celui d'une négresse. La couleur noire, quoique uniforme, n'était cependant pas sur tous les points d'une égale intensité; celle de la face, de la paume des mains, de la plante des pieds et des plis des aines et des seins, était moins foncée que celle du reste du corps; la poitrine, les mamelles sur-tout, l'abdomen, les membres étaient fortement colorés; la partie antérieure des jambes était parsemée d'éphélides blanches, qui paraissaient dues à la couleur primitive de la peau, et qui formaient un contraste assez singulier. Les membres inférieurs, augmentés de volume, étaient déformés sans saillie ni enfoncemens. La dureté du derme ne permettait cependant pas à l'impression du doigt de laisser aucune trace; toute la surface du corps était couverte de poux; tous les organes et toutes les fonctions soumises à un examen attentif se sont trouvés dans une parfaite intégrité; seulement la veuve Gaillard, craintive, inquiète, implorait la pitié et se disait très-malade. Le 27 octobre, elle fut prise dans son lit d'une péripneumonie que nous ne décrirons pas, et qui termina ses jours le 2 novembre, à six heures du matin. Pendant tout le cours de la maladie, la peau a conservé le même ton de couleur; mais elle a sensiblement pâli dans les vingt-quatre heures qui ont précédé l'ouverture. Nous ne devons pas omettre que la péripneumonie ayant nécessité l'application d'un vésicatoire, la vésicule, composée sans doute de l'épiderme et du réseau muqueux, était très-noire, tandis que la surface mise à nu offrait la couleur ordinaire. — *Ouverture du cadavre.* L'ouverture fut faite avec toute l'attention qu'exigeait ce cas intéressant. La peau incisée présentait immédiatement sous l'épiderme une couche linéaire noire, qui paraissait avoir son siége dans une des lames du tissu muqueux. Le derme était de la couleur naturelle aux blancs. — *Tête.* La tête n'offrit à nos recherches aucune altération. — *Poitrine.* La cavité droite du thorax renfermait une bonne pinte d'un liquide séreux, jaune-verdâtre, qui en remplissait tellement la cavité, que la première incision faite à la partie la plus saillante en fit jaillir une certaine quantité; la plèvre enflammée était recouverte par une couche albumineuse rouge, et le poumon entièrement carnifié. La cavité gauche ne présentait rien de remarquable; quelques glandes bronchiques du volume d'œufs de pigeons, grises, lardacées, entouraient les divisions de la trachée-artère. Le cœur était parfaitement sain; dans l'abdomen, tous les intestins étaient pâles et distendus par du gaz; ils n'offraient, d'ailleurs, aucune altération; le foie était pâle et légèrement jaunâtre; c'est la seule disposition remarquable qui existât dans les organes abdominaux (1).

§. 664. Cette coloration noire et accidentelle de la peau, plus souvent observée chez la femme que chez l'homme, produite par un dépôt de matière mélanique à la surface extérieure du derme, ne peut être confondue ni avec les ecchymoses, parfois très-considérables, qui se développent dans l'hémacélinose, ni avec la teinte verte-noirâtre de certains ictères, ni avec la teinte noire et superficielle, produite par le sulfure de mercure; mais certains *nævi* se rapprochent singulièrement par leur teinte des colorations mélaniques partielles en nappe.

§. 665. Les colorations noires de la peau, comme les colorations jaunes §. 664, survenues pendant la grossesse, disparaissent quelquefois après l'accouchement; dans tout autre cas, leur étiologie est fort obscure, et leur guérison fort incertaine. Elles peuvent se compliquer de pneumonies ou d'autres affections plus ou moins graves.

§. 666. 2°. Les *concrétions mélaniques* sont une autre forme, plus fréquente et moins obscure, des dépôts mélaniques de la peau. Dans ce cas, elle est parsemée d'une quantité plus ou moins considérable de tumeurs sphériques, dont plusieurs ont le volume et la couleur, et même le luisant des baies de cassis ou de genièvre. A leur intérieur, elles sont également noires, et offrent une grande ressemblance avec la coupe du parenchyme des truffes. Suivant M. Breschet, ces petites tumeurs paraissent quelquefois s'élever du tissu de Malpighi. Lorsque la mélanose se montre ainsi à la peau, une semblable matière est ordi-

(1) Rostan, *Bulletins de la Faculté de Paris*, tom. VI, pag. 524.

nairement déposée dans plusieurs autres organes. Alexandrine Gautier, cuisinière, âgée de cinquante-neuf ans, d'une assez bonne constitution, entra à l'hôpital Saint-Louis, le 27 août 1816, pour une affection qui s'était manifestée deux mois auparavant à la suite de chagrins violens. La maladie avait débuté par une lassitude universelle tellement forte, que la malade ne pouvait se soutenir sur ses jambes ; elle éprouvait en même temps une sorte d'engourdissement dans presque tous les muscles, et, quelques jours après, elle fut obligée de s'aliter; bientôt elle perdit l'appétit et le sommeil ; il survint une diarrhée accompagnée de vomissemens, et de petites tumeurs noires se développèrent dans l'épaisseur de la peau en diverses parties du corps. Au moment de son entrée, elle était dans l'état suivant. Un grand nombre de tumeurs, de la forme et sur-tout de la couleur d'un *grain de cassis*, occupaient la partie antérieure du thorax, où quelques-uns des espaces qui existaient entre elles étaient remplis de petites taches ressemblant assez bien à des piqûres de puces. Ces tumeurs étaient tellement rapprochées sur les seins, qu'elles y formaient une large plaque. On en voyait aussi quelques-unes sur l'abdomen, et la plus large de celles-ci avait deux pouces de circonférence. Les bras et les cuisses en présentaient également, sur-tout à leur partie interne. Les avant-bras et les jambes n'en offraient pas. La malade était dans un état de faiblesse extrême, avait tout-à-fait perdu l'appétit et le sommeil, et vomissait le peu d'alimens qu'elle prenait; la diarrhée continuait; la respiration était difficile; il y avait une toux fréquente; le pouls était extrêmement mou et disparaissait facilement sous les doigts. Les jours suivans, ces symptômes continuèrent en augmentant progressivement d'intensité. Ils furent bientôt aggravés par un œdème général, qui donnait à la peau une teinte blanche, luisante, sur laquelle ressortait encore davantage la couleur noire des tumeurs. La malade succomba le 25 septembre, sans avoir éprouvé d'agonie. — *Ouverture.* Les tumeurs dont la peau était parsemée offraient à l'incision une substance homogène d'un noir plus ou moins foncé, et d'une densité tantôt très-considérable, tantôt comme pulpeuse. Cette substance, toujours enfermée dans un kyste celluleux, nous parut être évidemment celle qui a été décrite sous le nom de *mélanose.* Dans presque toutes les parties du tissu cellulaire sous-cutané, on trouvait ces mêmes tumeurs, mais beaucoup moins aux membres qu'au tronc, et sur-tout qu'au-dessous des parois abdominales; elles étaient moins régulièrement arrondies et plus molles. Le tissu cellulaire qui entoure les vaisseaux et les glandes lymphatiques en était, pour ainsi dire, surchargé; elles y formaient par leur agglomération des paquets de la grosseur du poing, qui enveloppaient les nerfs et les vaisseaux qui se rendent aux extrémités. Les nerfs étaient encore sains; mais les vaisseaux se confondaient déjà avec les masses noires, dont ils ne pouvaient être séparés sans rupture. Dans le parenchyme même de la glande thyroïde, on trouvait également de pareilles tumeurs parfaitement distinctes des lobules de la glande. Les poumons, dont la couleur était rosée, présentaient quelques petites tumeurs de la même nature; mais vers leur base et au bas des glandes bronchiques, on en trouvait un grand nombre et de beaucoup plus grosses; les glandes elles-mêmes n'étaient pas noires. Dans l'épaisseur du médiastin et au-dessous des plèvres costales, on voyait également des mélanoses, dont le volume variait depuis celui d'une aveline jusqu'à celui d'une noix. Dans les épiploons et le mésentère, ces tumeurs étaient accumulées en grand nombre. Les duplicatures de ces membranes en étaient comme farcies : elles y étaient plus petites que partout ailleurs, et les plus grosses n'avaient guère que le volume d'un noyau de cerise. On en rencontrait encore autour de tous les organes renfermés dans l'abdomen, dont aucun n'était altéré, excepté le foie, qui était graisseux, et la vésicule du fiel, qui contenait dans l'épaisseur de ses parois cinq à six des mêmes tumeurs. Le cœur et le cerveau étaient sains; les os n'étaient pas plus cassans que ceux des cadavres d'individus morts de maladie aiguë qui se trouvaient dans l'amphithéâtre (1).

§. 667. 3°. Les *tumeurs mélaniques*, simples ou composées, constituent un troisième genre d'altération fort remarquable. Tout récemment, j'ai examiné et disséqué avec M. Ollivier (d'Angers) une tumeur mélanique qui s'était développée à la plante du pied chez un adulte. Cette tumeur, dont la couleur brune était assez analogue à celle des truffes, avait environ deux pouces dans son plus grand diamètre, et dépassait d'une ligne la peau saine qui l'entourait. En disséquant cette tumeur, nous reconnûmes qu'elle était formée aux dépens de la peau altérée et imprégnée d'une matière noire. Extérieurement on distinguait à la surface de

(1) Laennec, *Traité de l'auscultation médiate*, 2e. édition, tom. II, pag. 38.

cette tumeur de petites plaques blanches, de trois, quatre ou cinq lignes de diamètre, et qui n'étaient autre chose que de petits ilots d'épiderme épaissi, épars sur la surface noire de la tumeur. Vue par sa face interne, par laquelle elle était en rapport avec le tissu cellulaire sous-cutané, la peau altérée offrait une teinte de bistre assez uniforme. La peau saine s'arrêtait tout-à-coup à la circonférence de la tumeur, dont les limites étaient bien tranchées. Enfin cette tumeur était due à une transformation de la peau devenue plus épaisse, plus molle, fongiforme et noire. On ne distinguait dans ce tissu ni vaisseaux accidentels, ni tissu squirrheux, ni matière cérébriforme; et la substance qui colorait en noir la peau altérée lui était tellement adhérente, qu'on ne pouvait l'en exprimer par la pression. Le tissu cellulaire sous-cutané, les os et les parties qui les recouvrent étaient tout-à-fait sains. La peau seule était affectée, et on ne découvrit pas d'autres altérations mélaniques sur le cadavre.

§. 668. Sous le nom de *cancer anthracine*, M. Jurine (1) a décrit des tumeurs d'une nature plus complexe, et formées à-la-fois par la mélanose et les tissus accidentels propres au cancer. Comme les tumeurs mélaniques simples, ces tumeurs composées s'annoncent par une tache très-noire qui se transforme bientôt en une tumeur granuleuse, assez semblable au fruit du mûrier. A une certaine époque de son existence, elle change de couleur, et acquiert une teinte bistrée ou olivâtre; enfin elle se ramollit, s'ulcère, et dès-lors la maladie offre les caractères des ulcérations cancéreuses, sous le rapport de son

(1) Alibert, *Nosolog. naturelle*, in-4°. Paris, 1817.

aspect, de sa marche, des symptômes auxquels elle donne naissance, de la tendance de la tumeur à repulluler, etc.

§. 669. Il convient d'enlever les tumeurs mélaniques, simples ou composées, solitaires ou peu nombreuses, lorsqu'elles sont développées sur une région du corps exposée à des chocs ou à des pressions répétées qui en accéléraient la marche et en augmenteraient le volume. Dans tout autre cas, cette opération peut être indéfiniment ajournée.

Nævi (1).

VOCAB. : Art. Envie, *Nævus*, *Spilus*.

§. 670. On désigne indistinctement sous le nom de *nævi* toutes les taches et toutes les altérations congéniales de la peau. Quoiqu'elles soient très-variées, on peut en former deux groupes principaux : l'un comprend les altérations congéniales du *pigment*; l'autre, les productions et les hypertrophies *vasculaires* de la peau des nouveau-nés.

§. 671. 1°. *Nævi* pigmentaires. Les affections congéniales du pigment, que les anciens désignaient le plus ordinairement sous le nom de *Spili*, offrent une infinité de variétés sous le rapport de leur nombre, de leur forme, de leurs dimensions, de leur couleur, etc. On peut désigner sous le nom de nævus *chloasma*, des taches jaunes et congéniales qui se rapprochent singulièrement

(1) Jacquin (Ch.), *Mémoires et observations sur les marques ou taches de naissance.* (Journal général de médecine, de chirurgie, etc., tom. XLIII, in 8°. Paris, 1812.)

par leur teinte des taches du chloasma, mais qui en diffèrent en ce qu'elles résistent ordinairement aux moyens qui font disparaître ces dernières. Une jeune femme, âgée de vingt-six ans, avait à la partie latérale antérieure du col, du côté gauche, une tache congéniale d'un jaune brun, légèrement ovale, de la dimension d'une pièce de cinq francs. Cette tache unique ressemblait parfaitement à celles que j'ai désignées sous le nom de *chloasma*. D'après des traditions populaires, cette jeune femme attribuait l'existence de cette tache à une envie de café au lait que sa mère avait eue pendant sa grossesse. — On voit aussi de ces taches congéniales offrir une teinte brune ou noire, plus ou moins foncée, (Nævus *niger*.) Un jeune homme portait à la partie interne et supérieure de la cuisse droite une tache noire, congéniale, non proéminente, d'environ deux pouces de diamètre, et dont les bords étaient irréguliers et comme découpés. Les poils développés à la surface de cette tache offraient un petit renflement dans le point où ils sortaient de la peau. — Gaultier (1) fait mention de taches congéniales et bronzées de la peau : un individu, âgé de quatorze ans, qui dit s'appeler Joseph Galart, et être né en Suisse, attire depuis plusieurs mois les curieux dans un salon où il se fait voir sous le nom d'*ange vivant*. Il nous a présenté les caractères suivans : sa peau est d'une couleur bronzée dans toute la partie postérieure du tronc, depuis la nuque jusqu'aux lombes; cette couleur s'étend sur les épaules et sur les parties latérales du col. Cette partie est recouverte de poils

(1) Gaultier (G. A.), *ouvrage cité*, pag. 66.

noirs très-fins et très-rapprochés ; sa peau est assez blanche sur le reste du corps. Les parties où il y a le plus de poils sont les plus colorées ; sur le dos, il existe une surface d'un pouce de diamètre, qui a conservé sa couleur blanche ; les poils y sont en petit nombre ; ils sont colorés à leur base ; un très-petit cercle noir les entoure. Les poils sont peu nombreux sur les parties latérales du col ; il y en a un très-grand nombre autour desquels existe aussi de la matière colorante. Elle est peu répandue sur la peau autour de quelques-uns de ces poils ; l'irradiation est plus prononcée autour de quelques autres. Il y en a où la matière colorante s'est jointe à celle fournie par les bulbes voisins, et dont le résultat présente une peau uniformément colorée en brun. Sur d'assez grandes surfaces la couleur brune a passé à l'état noir. La pupille est très-noire, l'iris brun. Cet individu a une très-grande mobilité de caractère, une inconstance démesurée dans ses entreprises, un air joyeux, mais égaré, hébêté. Une odeur de souris légèrement alliacée se dégage des parties où la sécrétion de la matière colorante s'opère ; la chaleur y est également plus élevée.

Enfin je me rappelle avoir vu au Bureau Central un jeune homme dont les paupières et la partie voisine des joues offraient une teinte bleuâtre analogue à celle que produit sur la peau l'explosion de la poudre à canon. Tout récemment encore, j'ai observé, à la consultation de l'hôpital de la Charité, un homme qui présentait sur la face externe des jambes une tache congéniale qu'au premier aperçu on aurait pu prendre pour une ecchymose. On me conduisit aussi un enfant qui portait sur la région lombaire une tache d'un gris noirâtre, dont la couleur était tout-à-fait semblable à celle que l'on produit lorsqu'on étend sur la peau une légère couche d'onguent mercuriel.

§. 672. Les *nævi* pigmentaires sont quelquefois surmontés de poils dont les dimensions et la couleur sont très-variables, quoique le plus ordinairement ils soient bruns et courts. La teinte de quelques-unes de ces taches congéniales *pigmentaires* diminue après la naissance; les autres subsistent toute la vie sans faire de progrès en surface ou en profondeur. On ne peut détruire ces altérations congéniales qu'à l'aide de l'instrument tranchant, des caustiques ou de quelques solutions irritantes qui enflamment la peau; mais ces moyens laissent inévitablement des cicatrices presque aussi désagréables que ces maladies elles-mêmes.

§. 673. 2°. Les *nævi* vasculaires (1) constituent une série d'altérations bien distincte de la précédente, et dans laquelle la teinte morbide de la peau est produite par du sang veineux ou artériel. Ces *nævi* vasculaires peuvent être développés aux dépens de la peau ou au-dessous de cette membrane.

Les premiers qu'on a désignés sous le nom de *nævi flammei*, de *nævi* vasculaires *cutanés*, sont caractérisés par une ou plusieurs taches aplaties et violettes, semblables à celles que produirait sur la peau le vin de Bordeaux ou de Porto. Elles sont d'un rouge plus ou moins foncé, et prennent plus d'intensité sous l'influence de toutes les causes qui accélèrent la circulation du sang, telles qu'un exercice

(1) Abernethy (J.), *The surgical works*, in-8°. London, 1825 : *On the treatment of one species of the* nævi matern — Bell (John), *Principles of surg.* vol. 1, dis. XI.

violent, le séjour dans un appartement dont la température est trop élevée, la chaleur du lit, l'usage des liqueurs fortes ou des alimens trop nourrissans, les affections de l'âme, et chez les femmes, l'éréthisme de la menstruation. La tuméfaction de la peau est insensible ou peu considérable; la surface de cette membrane est aplatie, plus ou moins inégale, et quelquefois chagrinée. Ces taches, rouges, congéniales, affectent spécialement le corps réticulaire de la peau, dont les vaisseaux sanguins peuvent acquérir un développement considérable. M. Alibert a rapporté et figuré l'exemple d'un de ces *nævi flammei* (1) sous le nom peu exact d'*ecchymome congénial*. — Les membranes muqueuses voisines de la peau altérée sont quelquefois elles-mêmes affectées. Petit-Jean (Philippe), entré à l'hôpital de la Pitié le 16 novembre 1826, pour s'y faire soigner d'un catarrhe pulmonaire, offrait cette variété des *nœvi*. La moitié gauche de la lèvre supérieure, les régions temporale, malaire et palpébrale du même côté, présentaient des taches congéniales de couleur lie de vin, comme marbrées, irrégulièrement circonscrites, et dans les intervalles desquelles la peau avait sa couleur naturelle. Ces taches ne dépassaient pas le niveau de la peau; elles ne disparaissaient pas par la pression, et ne causaient jamais de cuisson ou de chaleur. La teinte rouge de ces taches n'était pas le résultat d'un pigment particulier; elle était due au développement accidentel d'un plus grand nombre de vaisseaux à la face externe du derme. Aussi, lorsque le malade entamait légèrement la peau avec un rasoir, en se faisant

(1) Alibert, *Nosol. nat.*, in-4°. Paris, 1817, pag. 351.

la barbe, avait-il beaucoup de peine à arrêter l'écoulement du sang. On remarquait, en outre, dans l'espace qui sépare la région malaire de la paupière inférieure, deux petites tumeurs rouges et vasculaires, du volume d'un grain de raisin, molles, susceptibles de s'aplatir et de diminuer de volume par la pression, et distantes l'une de l'autre d'environ deux lignes. La peau qui entourait la base de ces petites tumeurs était plus rouge et plus tuméfiée que sur les autres taches. Ces petites tumeurs étaient développées seulement depuis deux ans, à la suite de légères plaies survenues sur cette partie. Il existait des taches de même nature sur la membrane muqueuse de la bouche, et du côté gauche seulement. — Un jeune homme, âgé de vingt-quatre ans, m'a offert l'exemple singulier d'un nævus *vasculaire*, affectant uniquement le *côté droit* du corps. Les membres abdominal et thorachique du côté droit, et la moitié latérale droite du tronc étaient couverts de taches, d'un rouge vineux, très-rapprochées et confluentes sur quelques points. La couleur de ces taches, qui ne disparaissait pas par la pression, devenait plus vive par les exercices du corps, la fatigue, ou par l'influence d'une température élevée. Les veines sous-cutanées du côté droit étaient très-développées. La membrane muqueuse de la bouche présentait aussi, et du côté droit seulement, des taches d'un rouge violet. Les gencives tuméfiées semblaient plus vasculaires que dans l'état sain.

§. 674. Ces *nævi* vasculaires *cutanés*, abandonnés à eux-mêmes, peuvent rester long-temps stationnaires. Lorsqu'ils viennent à s'enflammer accidentellement, ils se terminent par des ulcérations dont la cicatrisation ne s'obtient que lentement. Eugène D***, demeurant à Paris, rue Saint-Germain-l'Auxerrois, n°. 33, naquit atteint d'un nævus *vasculaire* de la peau du membre thorachique droit. Il affectait spécialement les parties supérieure, postérieure et antérieure de l'épaule, les faces antérieure, externe et interne du bras; interne, antérieure et postérieure de l'avant-bras; la face dorsale de la main et des doigts, jusqu'au milieu des dernières phalanges. Ce nævus *vasculaire*, dessiné sur toute la longueur du membre et irrégulier sur ses bords, ne faisait point de saillie appréciable au-dessus de la peau saine qui l'entourait. Il offrait une teinte violette, plus prononcée sur les mains. Cinq semaines après la naissance, ce nævus s'enflamma sur plusieurs points qui finirent par s'ulcérer. Dans l'espace de deux mois et demi, ces ulcérations s'étendirent progressivement, se réunirent et envahirent toute la surface de cette tache congéniale. (*Pansement avec un linge fenêtré, enduit de cérat et couvert de charpie; sirop antiscorbutique.*) Cette large ulcération, qui fournissait une assez grande quantité de sang et de pus, commença à se cicatriser, sur plusieurs points, vers l'âge de cinq mois. Mais la main et l'avant-bras n'ayant pas été assujétis sur un plan horizontal, les bords de l'excoriation se rapprochèrent et se transformèrent en de véritables brides semblables à celles qui se forment à la suite des brûlures. Depuis lors, la main est restée renversée sur l'avant-bras; celui-ci est maintenu par une bride à demi-fléchi sur le bras, et ce dernier ne peut être porté complètement dans l'abduction sans tirailler douloureusement une bride qui longe le bord antérieur de l'aisselle. En résumé, ce *nœvus* a été définitivement remplacé par une longue cicatrice en forme de bride ou de cordon épais, qui du bord antérieur de l'aisselle se continue sur la face interne du bras et de l'avant-bras, se contourne sur le bord externe de ce dernier pour s'étendre sur le dos de la main, où il se divise en plusieurs branches, qui se dirigent vers la face dorsale des doigts. Sur le bras et l'avant-bras, on remarque d'autres brides peu saillantes et transversales, qui viennent se confondre avec la bride principale.

§. 675. Les lotions toniques et astringentes, même aidées de la compression, échouent le plus ordinairement dans le traitement de ces *nævi*. Cependant M. Boyer (1) fait mention d'un *nævus* vasculaire de la lèvre supérieure, guéri par cette méthode, et M. Abernethy s'est aussi servi, avec succès, des applications froides aidées de la compression.

§. 676. Les *nævi* vasculaires cutanés se présentent quelquefois sous la forme de grains rouges ou de petites tumeurs ovoïdes, pédiculées, ou dont la base se confond insensiblement avec la peau qui les entoure. Cette deuxième variété des *nævi* vasculaires s'annonce par une ou plusieurs taches roses, ou d'un rouge plus ou moins foncé que les enfans apportent en naissant Ces taches sont ordinairement fort peu étendues en largeur et en profondeur, et ressemblent assez bien à des morsures de puces. Elles restent quelquefois stationnaires pendant plusieurs années sans devenir proéminentes, et ne s'accroissent qu'à l'époque de la puberté ou pendant

(1) Boyer, *Traité des maladies chirurgicales*, in-8°. Paris, 1814, tom. II, pag. 269.

le travail d'une menstruation difficile ; mais le plus souvent elles s'étendent en largeur et en épaisseur ; elles acquièrent une couleur plus intense, et se transforment en des *tumeurs* rouges, inégales, irrégulièrement circonscrites, consistantes, compressibles et élastiques, moins rénittentes pendant le repos que pendant les cris et l'agitation, indolentes, sans inflammation, et le plus souvent exemptes de pulsations, à moins qu'elles ne reposent sur le trajet d'une artère. Ces tumeurs vasculaires congéniales ont été principalement observées sur le front, à la racine du nez, dans l'épaisseur des paupières, dans celle des lèvres, des lobules de l'oreille, des grandes lèvres, de la vulve, sur l'épaule et le sternum. En général, elles font des progrès moins rapides que de semblables altérations qui se développent accidentellement après la naissance.

Cette variété des *nævi* vasculaires ne peut être attaquée et combattue, avec succès, que par l'instrument tranchant, ou la ligature lorsqu'elles sont pédiculées ; mais avant de se décider à pratiquer l'ablation de ces tumeurs, il faut en avoir rigoureusement déterminé les limites.

§. 677. 2°. Les *nævi* vasculaires *sous-cutanés* (1) se développent plus souvent au visage que sur les autres régions du corps. Le volume de ces tumeurs, diminué par la pression, augmente par les cris et les efforts ; mais elles n'ont pas de pulsations distinctes comme les anévrysmes par *anastomose*. Ces tumeurs restent quelquefois stationnaires ; plus rarement elles s'affaissent et dis-

(1) Wardrop, *Some observations on one species of nævus maternus, etc.* (Medico-chirurgical transactions, tom. IX, pag. 199.)

paraissent complètement. Elles peuvent acquérir successivement de plus grandes dimensions ; on les a vues s'enflammer et se terminer par des ulcérations suivies d'hémorrhagies abondantes et répétées. Lorsque ces tumeurs ont été détachées du corps, elles s'affaissent au fur et à mesure que le sang qu'elles contiennent vient à s'écouler. On reconnaît par la dissection qu'elles sont formées d'une infinité de petites cellules, dans lesquelles se distribuent un grand nombre de vaisseaux veineux et artériels.

§. 678. Lorsque les *nævi* vasculaires *sous-cutanés* sont peu considérables et bien circonscrits, il faut en pratiquer l'ablation, à moins qu'on ne préfère les enflammer et les détruire par ulcération, comme l'a fait avec succès M. Wardrop. Toutefois le premier procédé me paraît plus sûr et plus expéditif.

M. Wardrop conseille de lier le tronc de l'artère qui fournit le sang à ces tumeurs vasculaires congéniales sous-cutanées, lorsqu'elles sont larges et profondes, et de les attaquer ensuite directement par l'instrument tranchant ou les caustiques. Il a ainsi pratiqué la ligature de la carotide pour combattre un *nævus* de la joue. Enfin, lorsque de semblables tumeurs vasculaires se sont développées aux dépens d'un doigt ou d'une autre partie d'un membre, quelques chirurgiens préfèrent recourir à l'amputation.

§. 679. Le mode de formation des *nævi* pigmentaires et vasculaires est peu connu. L'opinion vulgaire qui attribue ces altérations de la peau aux affections morales de la mère compte aujourd'hui peu de partisans parmi les médecins. M. Chaussier a remarqué que les *nævi* étaient plus fréquens chez les enfans dont les mères étaient sujettes à des inflammations de la peau. Je partage aussi cette opinion, qui repose sur un assez grand nombre de faits bien observés.

Ictère (1).

VOCAB. : Art. Aurigo, *ictère*, morbus regius.

§. 680. On désigne sous le nom d'*ictère* une coloration jaune produite par la bile ou les matières colorantes de cette humeur excrémentitielle déposées dans la peau, dans les conjonctives et quelques autres membranes, dans le sang et les urines.

§. 681. — *C.* Cette coloration jaune de la peau dépend quelquefois d'un obstacle mécanique au cours de la bile empêché par la présence d'un ou plusieurs calculs dans les canaux hépatiques, cystique ou cholédoque, ou par l'inflammation, la compression ou l'oblitération de ces conduits. L'ictère peut aussi exister indépendamment de ces obstacles; il paraît dépendre alors d'une altération particulière du sang.

Cette maladie attaque indistinctement tous les sexes et tous les âges, et n'offre pas chez les nouveau-nés les particularités qu'on s'est plu à lui attribuer.

§. 682. — *S.* Cette coloration jaune de la peau se forme tout-à-coup ou se manifeste successivement aux conjonctives, dans l'angle des yeux, puis aux tempes,

(1) Cornac, *Essai sur la jaunisse ou l'ictère*, in-4°. Paris, 1809. — Bourgeoise, *De l'ictère*, in-4°. Paris, 1814.

sur le front, aux commissures des paupières, autour des lèvres, sur les ailes du nez, sur les joues et le menton, à la paume des mains, à la plante des pieds, sur le cou et la poitrine, à la base des ongles, etc. La moitié supérieure du corps se colore ordinairement avant l'inférieure. Sur tous les points où elle apparaît, la teinte jaune se montre dans la direction des plis de la peau, souvent par plaques plus ou moins étendues, quelquefois sous la forme de raies, analogues, sauf la couleur, à celles que produit l'action des verges, ou par bandes parallèles assez larges. Les interstices des doigts, la partie antérieure du tronc, la face antérieure et interne des membres sont ordinairement les points où la jaunisse est le plus intense; la teinte ictérique varie d'ailleurs depuis le jaune citron clair jusqu'au jaune verdâtre ou au jaune foncé et brun; et on remarque souvent ces diverses teintes sur un même sujet.

D'autres phénomènes morbides accompagnent cette coloration jaune de la peau et des conjonctives : la langue et la voûte palatine sont couvertes d'un enduit jaunâtre; l'urine, d'abord jaune, devient opaque, trouble, rougeâtre, puis saffranée et même d'un roux noirâtre; elle teint fortement le linge en jaune, quelquefois même avant que la peau ait pris cette couleur, et dépose un sédiment d'un jaune brunâtre, rougeâtre, brun ou même noirâtre; les selles sont rares, les excrémens grisâtres ressemblent à de l'argile mouillée, et le sang contient de la bile ou au moins ses matières colorantes (1).

Suivant les conditions qui ont donné lieu au dévelop-

(1) Orfila, *Chimie médicale*, 3e. édit., in-8o., 1824, tom. II, pag. 474.

pement de l'ictère, les symptômes de la gastro-entérite, de l'hépatite aiguë ou chronique, de la cholécystite, de la pancréatite, peuvent s'associer à la coloration jaune de la peau. Elle est fréquemment accompagnée d'un enduit épais sur la langue et les dents, et de quelques autres phénomènes morbides, tels que goût amer, désir des boissons acides, anorexie, soif, dégoût pour la viande, pesanteur et douleur sourde à l'épigastre ou à l'hypocondre droit, nausées, vomissemens bilieux, coliques, etc.

§. 683. — *R. A.* La teinte jaune de la peau diminue peu après la mort; elle est plus marquée à la face externe qu'à la face interne du derme. Le tissu cellulaire, les membranes muqueuses et sur-tout les membranes séreuses, l'intérieur des artères et quelques autres parties sont ordinairement colorés en jaune; la sérosité des membranes séreuses offre presque toujours une teinte jaune assez prononcée. On désigne sous les noms d'*ictères essentiels et spasmodiques* ceux dans lesquels on ne rencontre pas d'autres lésions. Je m'empresse d'ajouter que les cadavres de la plupart des ictériques présentent des traces non équivoques d'inflammation de l'estomac, du foie, du duodénum, et que cette teinte morbide est souvent le résultat du rétrécissement, de la compression et de l'oblitération (1) des canaux biliaires.

§. 684. — *D.* La teinte jaune qu'offre la peau, chez quelques individus d'un tempérament sec et bilieux, est plus brune que celle de l'ictère et n'atteint point les conjonctives. Il est facile aussi de distinguer cette ma-

(1) Andral fils, *Observations sur l'oblitération des canaux biliaires.* (Archives générales de médecine, in-8°. Paris, 1824, tom. VI, pag. 161.)

ladie de la coloration jaune pâle produite par les fièvres intermittentes prolongées, de la teinte jaune terreuse des individus atteints de cancer de l'estomac ou de l'utérus, de l'éphélide, du chloasma, et de la teinte jaune des ecchymoses dont le sang est en partie résorbé. Mais il est souvent difficile de déterminer si l'ictère est consécutif à une inflammation de l'estomac, du duodénum, du foie et de leurs annexes, ou indépendant de ces affections, quelque soin qu'on mette dans l'exploration des fonctions digestives et des diverses régions de l'abdomen.

§. 685. — *P* et *T*. La coloration jaune de la peau ne tarde pas à disparaître toutes les fois qu'on parvient à guérir les maladies qui ont donné lieu à sa formation. L'ictère symptomatique d'inflammations du duodénum, du foie ou de ses annexes, réclame l'emploi des saignées générales et locales, des bains de siége, des lavemens et des cataplasmes émolliens, des boissons délayantes, etc. Les ictères consécutifs à des cancers du foie ou du pancréas, ou à d'autres altérations profondes, sont incurables comme les affections qui les produisent. Enfin le traitement des ictères essentiels est aussi vague que leur mode de formation est obscur.

CHAPITRE V.

SÉCRÉTIONS MORBIDES DE LA PEAU.

§. 686. Deux genres de sécrétions extrinsèques bien connues ont lieu dans la peau : la perspiration cutanée et la sécrétion folliculaire sébacée. Ces sécrétions peuvent être modifiées ou altérées par l'influence de certaines conditions morbides.

Sueurs.

Vocab. : Art. *Ephidrose*, *sueurs*, *dysodie cutanée.*

§. 687. La perspiration cutanée, insensible et vaporeuse dans l'état de santé et de repos, se montre quelquefois sous la forme liquide, et prend alors le nom de *sueur*. La production de cette humeur excrémentitielle peut être étudiée comme phénomène physiologique, lorsqu'elle est déterminée par un exercice violent, une course rapide et prolongée, ou par l'action d'un bain de vapeur ou d'étuve. Dans d'autres circonstances, le développement de la sueur est un symptôme commun à plusieurs maladies, qui ne peut être détaché de leur histoire, ni devenir l'objet d'une médication particulière et constante; car les sueurs des fièvres intermittentes cèdent à l'action du quinquina, celles des pneumoniques à la saignée, etc. Mais il est des cas où la sueur peut être considérée comme une affection particulière de la peau, indépendante de toute autre lésion, et auxquels s'applique cette proposition trop générale de Haller : « *Estque sudor morbi genus.* »

§. 688. M. Dupont a publié l'histoire d'une *sueur générale chronique* indépendante, suivant lui, de toute autre affection (1). Hartmann (2) cite le fait singulier d'une femme qui, pendant sa grossesse, ne suait que du côté droit du corps. Les exemples de sueurs des *aisselles* et *des pieds*, sans altération appréciable de la texture de la peau ou des autres organes, sont plus fréquens. Le nommé P*** (Michel), âgé de vingt-neuf ans, se présenta à l'hôpital de la Charité, le 24 mars 1827, pour nous consulter sur une sueur habituelle et abondante des pieds, dont il était affecté depuis environ quatre ans. Cette sueur était plus abondante au pied droit qu'au pied gauche; de temps à autre, P***. éprouvait, sur-tout pendant la nuit, dans le talon droit, une douleur passagère semblable à celle qu'aurait produite la pointe d'un clou introduite dans la peau. La plante des pieds était légèrement rouge et macérée, comme lorsqu'ils ont été plongés pendant long-temps dans l'eau chaude. Cet aspect de la peau était moins remarquable au pied gauche qu'au pied droit. Enfin le malade assurait que cette sueur locale était aussi abondante en hiver qu'en été, et qu'il était obligé de changer, plusieurs fois le jour, de bas ou de chaussettes. Cet homme d'un tempérament sanguin bilieux, fort et bien constitué, n'a pas eu d'autres maladies de la peau. Il a contracté cinq blennorrhagies, qui n'ont point été suivies de symptômes syphilitiques con

(1) Dupont, *Histoire d'une sueur chronique, etc.* (Journal général de médecine, 1807, tom. XXX, pag. 33.)

(2) Hartmann, *Diss. de sudore unius lateris*, n-4°. Halæ, 1751.

sécutifs. Pour diminuer cette sécrétion, il employa avec succès des bains de pied frais d'eau de Barèges.

Ces sueurs abondantes et souvent fétides des pieds se prolongent quelquefois jusqu'à un âge très-avancé (1). Elles sont plus abondantes et répandent une odeur plus désagréable pendant les chaleurs de l'été et lorsque l'individu qui en est affecté a fait de longues marches. Il est difficile de croire avec M. Lobstein que l'humeur de cette sécrétion soit contagieuse; mais il paraît bien démontré que sa suppression brusque peut être suivie de coliques, d'odontalgie, de diverses névroses et de phlegmasies cutanées. Cette incommodité exige que les bas et les chaussures soient fréquemment renouvelées. Lorsqu'elle s'est développée chez des individus forts et bien constitués, on peut la rendre plus supportable par l'emploi des pédiluves sulfureux. Si la diminution ou la suppression de cette sécrétion était suivie d'accidens plus ou moins graves, on rappellerait la sueur en enveloppant les pieds de chaussettes de laine, recouvertes de taffetas gommé.

La sueur altérée dans sa composition peut acquérir une odeur aigre, rance, ou analogue à celle que dégage le musc. Jean Schmidt a consigné dans les Éphémérides des Curieux de la nature, l'histoire d'un garçon sellier, âgé de vingt-trois ans et assez robuste, dont les mains exhalaient une odeur de soufre si forte et si pénétrante, qu'il infectait bientôt la chambre où il se trouvait. Pour se soustraire au service militaire, quelques individus ont

(1) Lobstein (J. F. D.), *Bulletins de la société médicale d'émulation*, in-8°. Paris, 1825. — Lasteyras (P.), *Essai sur certaines éphidroses (transpirations) locales ou générales dont la médecine ne doit pas tenter la guérison*, in-4°. Paris, 1813.

simulé ces sueurs puantes en se frottant les aisselles avec l'huile animale de Dippel, l'assa-fœtida, des résidus de vieux fromage, du poisson pourri, etc.

Enfin la couleur de la sueur peut aussi être modifiée par suite de changemens survenus dans sa composition. On cite des exemples de sueurs vertes, noires, bleues, etc. N'ayant point fait moi-même d'observations analogues, je renvoie aux ouvrages qui en ont fait mention (1).

Sécrétions morbides des follicules sébacés.

§. 689. Les sécrétions morbides des follicules cutanés peuvent se montrer sous les formes variées d'un *enduit cérumineux*, de *petits corps vermiformes* ou *tannes*, d'*élevures* arrondies et de *loupes*, suivant le nombre des follicules affectés, la quantité et la rapidité de leur sécrétion, la disposition des orifices des follicules et la consistance des fluides sécrétés par ces petits organes.

§. 690. 1°. L'*enduit* gras, jaunâtre et comme *cérumineux* de la peau, est produit par une maladie peu connue des follicules, et qui n'a été décrite par aucun pathologiste. On sait que la peau excrète naturellement une matière huileuse, que Cruikshank est parvenu à obtenir sous forme de lames à la surface d'un gilet de laine tricoté qu'il avait porté nuit et jour pendant un mois, dans le temps le plus chaud de l'été. Cette matière frottée sur du papier s'y comporte comme la graisse; elle brûle avec une flamme blanche et laisse un résidu charbonneux. Or, c'est l'augmentation mor-

(1) Sauvages, *Nosol. method.*, Cl. IX, *fluxus*, art. *Ephidrosis*. — *Ephem. nat. cur.*, Dec. II, ann. 4.—Dec. III, ann. 7 et 8, etc.

bide de cette sécrétion huileuse qui donne lieu à *l'enduit* gras et cérumineux dont je vais parler.

§. 691. Quoique cette maladie puisse se développer sur toutes les régions du corps, elle se montre spécialement sur le nez, les sourcils, le cuir chevelu et quelques autres parties de la peau, à la surface desquelles l'excrétion de cette matière huileuse est naturellement plus abondante. Les observations suivantes me semblent propres à faire connaître cette singulière affection des follicules sébacés de la peau, dont l'étiologie et le traitement doivent être l'objet de nouvelles recherches.

Obs. CXC. *Sécrétion morbide des follicules sébacés du nez; enduit cérumineux épais.* — Une jeune fille, âgée de vingt-six ans, d'une faible constitution, irrégulièrement menstruée, s'aperçut, au commencement de l'été de 1825, que les ailes du nez et les parties environnantes fournissaient continuellement une matière huileuse jaunâtre, qui se déposait sous la forme de petits vers. Il me fut facile de reconnaître que ces prétendus vers n'étaient autre chose que la matière sébacée des follicules, qui se renouvelait à mesure qu'elle était enlevée. Peu-à-peu ce fluide s'accumula, se durcit et forma des lamelles grasses et épaisses, qu'on pouvait enlever sans effort et sans douleur. Au-dessous d'elles, les orifices des follicules sébacés étaient plus apparens et plus larges que dans l'état naturel. L'exercice des principales fonctions était libre et régulier. Cette légère affection n'a exigé que deux mois de traitement par les bains de vapeurs.

Obs. CXCI. *Sécrétion morbide des follicules; enduit huileux et comme cérumineux de la peau de la face et du cuir chevelu; alopécie partielle.* — J'ai observé dans le mois d'août 1826, à l'hôpital Beaujon, la nommée Marie Anne Armande Gonette, âgée de trente-neuf ans, et qui était atteinte de cette maladie particulière des follicules sébacés.

Cette femme a été affectée de la petite-vérole à l'âge de six mois, d'une éruption pustuleuse à l'âge de trois ans, et à sept ans, de la rougeole, à la suite de laquelle les glandes du cou se sont enflammées et ont suppuré pendant quatre ans. Dix-huit mois environ avant ma première visite, et après avoir éprouvé de violentes douleurs de tête, cette femme était devenue tout-à-coup paralysée de la moitié gauche de la face. Depuis, elle avait éprouvé deux autres attaques semblables. Cependant la face n'est pas déviée, mais la pointe de la langue se porte du côté gauche lorsque la malade la sort de la bouche. Depuis 1815, cette femme se plaignait d'avoir le cuir chevelu habituellement couvert de poux; depuis trois mois, cette incommodité avait cessé sans que Gonette eût employé des moyens de propreté autres que ceux qui lui étaient habituels. Enfin cette femme éprouvait parfois de légers dérangemens dans ses fonctions intellectuelles.

L'affection des follicules, développée vers le mois de juin 1825, n'a été combattue par aucun remède particulier. Maintenant, août 1826, cette maladie de la peau offre les caractères suivans. Elle occupe exclusivement la face et le cuir chevelu; ces parties sont couvertes d'un enduit d'un jaune brunâtre, gras et comme huileux, analogue au cérumen des oreilles. *A la face*, cet enduit lamelleux et cérumineux forme sur la partie moyenne du front une surface triangulaire, dont le sommet répond à la racine et au dos du nez, tandis que la base s'étend sur la partie moyenne du front. Cet enduit se continue sur le côté gauche du nez jusqu'à la joue; les lamelles ou petits compartimens dont il est formé, de deux à trois lignes de diamètre, sont contigus par leurs bords correspondans, qui sont légèrement soulevés et blanchâtres. La peau située au-dessous de cet enduit est saine et n'offre aucune trace d'inflammation. Sur la joue gauche, les lamelles sont plus épaisses, plus nombreuses, plus étroites, confluentes et seulement séparées par des lignes qui occupent toute leur épaisseur. Plusieurs points de la peau dépourvus de cet enduit présentent quelques squames furfuracées. Sur la joue droite, les petites lames de l'enduit sont peu nombreuses, minces et disséminées; et la peau, dans l'espace d'un pouce environ, offre une légère teinte érythémateuse. L'épaisseur des lamelles de l'enduit varie sur ces différens points depuis une demi-ligne jusqu'à un quart, un sixième ou un huitième de ligne. Chacune d'elles adhère à la peau, excepté au front, où elles paraissent un peu soulevées vers leurs bords. Sur le cuir chevelu, ces lamelles sont plus larges et plus grasses; elles sont plus petites, desséchées et comme furfuracées à la partie supérieure et postérieure de la tête. Les cheveux sont tombés sur la partie latérale et gauche du synciput, dans une étendue égale à celle de la paume de la main. Enfin, sur aucun des points affectés de la face et du cuir chevelu, on ne distinguait de pustules, de papules ou de vésicules, etc.; l'enduit gras de la peau était le produit d'une sécrétion morbide des follicules.

Les parties affectées étaient le siége d'une cuisson habituelle. Le 7 septembre 1826, la malade éprouva à cinq reprises différentes les phénomènes suivans, qu'elle désignait sous le nom d'*accès*. Elle sentait d'abord dans la joue et la tempe gauches des tiraillemens douloureux; quelques instans après, il survenait des contractions très-fortes dans la joue; elles duraient cinq à six minutes, et étaient suivies d'un tremblement des muscles de la face; la malade ne perdait point connaissance, et l'intervalle des accès était de dix minutes environ. Je me proposais de combattre par les bains de vapeur ces diverses symptômes et l'affection de la peau qui les accompagnait, lorsque je quittai le service de l'hôpital.

Obs. CXCII. *Sécrétion morbide des follicules sébacés du sourcil gauche et du front.* — J'ai soigné une jeune fille, âgée de dix-huit ans, d'un tempérament sanguin, qui avait toujours joui d'une bonne santé, et qui était atteinte d'une sécrétion morbide des follicules sébacés du sourcil gauche et de la partie voisine du front; un enduit onctueux, mince, inégal, d'un jaune foncé, semblable au cérumen des oreilles, était étendu sur la peau affectée, qui ne présentait ni rougeur, ni tuméfaction. Cet enduit, qui s'était formé depuis deux mois sans cause connue, était certainement le résultat d'une exudation des follicules sébacés de la peau. Quinze bains de vapeurs firent tomber cet enduit, qui ne se reproduisit plus.

Obs. CXCIII. *Sécrétion morbide des follicules; enduit cérumineux sur le front, le cuir chevelu, l'abdomen et les membres.* — Une femme, âgée de vingt-six ans, couturière, mère de plusieurs enfans, avait éprouvé beaucoup de chagrins, et ses règles étaient devenues irrégulières. Elle ressentit des engourdissemens dans les membres supérieurs, et de la difficulté à exécuter certains mouvemens, et fut bientôt atteinte d'une maladie des follicules sébacés. Lorsqu'on comprimait les ailes du nez où ces follicules sont très-apparens et visibles à l'œil nu, on faisait sortir de ces points de petits corps jaunâtres, filiformes, produits par une matière oléagineuse d'une consistance un peu moindre que ne l'est ordinairement l'humeur sébacée ; et si on enlevait ces petits corps, ils ne tardaient pas à se reformer dans les mêmes follicules. Le front et le cuir chevelu, les joues, l'abdomen, la poitrine et les cuisses étaient entièrement recouverts de ce liquide onctueux qui formait une couche épaisse, jaunâtre, de la consistance de la cire jaune ou du cérumen des oreilles, et divisée en une multitude de petites lames triangulaires ou quadrilatères, qui donnaient à cette couche l'apparence de squames ; mais l'épiderme n'entrait pour rien dans la formation de cet enduit, qu'on pouvait enlever sans faire éprouver de douleurs à la malade. Au-dessous la peau était saine, mais luisante et huileuse. Elle ne tardait pas à s'enduire de cette matière huileuse, qui avait une odeur semblable à celle des huiles rances. Les mains étaient également couvertes de cette matière, mais elle y était plus dure, brunâtre et moins luisante, ce qui la faisait ressembler davantage à des squames, quoique l'épiderme placé au-dessous fût sain. Les bains de vapeur employés pendant deux mois, d'un jour l'un, détachèrent en partie les plaques cérumineuses qui couvraient la face ; mais une huile jaunâtre, abondamment sécrétée par les follicules affectés, donna de nouveau lieu à leur formation. Les bains de vapeurs furent employés de nouveau pendant trois mois à diverses reprises. Les mains et les doigts, qui ne pouvaient exécuter de mouvemens sans de vives douleurs, acquirent plus de liberté. L'enduit cérumineux de la face, en grande partie détaché par les bains de vapeurs, ne se renouvela plus, seulement la peau resta luisante comme si elle eût été enduite avec un corps gras; mais cette matière ne fut plus sécrétée en assez grande quantité pour se durcir et former une couche à la surface de la peau. L'abdomen, la poitrine et les cuisses étaient presque entièrement dépouillés de cet enduit; cependant il existait toujours sur le cuir chevelu. On coupa les cheveux après douze bains de vapeurs; l'enduit avait considérablement diminué; sur les doigts il a persisté plus long-temps. Cependant la guérison était à-peu-près complète au bout d'un an.

Obs. CXCIV. *Rhumatisme chronique; sécrétion morbide des follicules sébacés du cuir chevelu, du tronc, des membres, sous la forme d'enduit cérumineux.* — Thiolié (Jacques), âgé de vingt-sept ans, garçon menuisier, né à Rouilly, département de Loire et Cher, entra à l'hôpital de la Charité le 26 mars 1827. Interrogé sur ses maladies antérieures, il déclara qu'il s'était toujours bien porté jusqu'en 1823, époque à laquelle il avait été atteint d'un rhumatisme aigu. Il se trouvait alors en Corse, où il servait dans un régiment. Ce rhumatisme, attribué à ce qu'il habitait une chambre basse et humide, et à ce qu'il s'était plusieurs fois couché sur son lit, tout en sueur et sans précaution, au sortir de l'exercice, ne dura pas moins de huit mois, et disparut en partie après l'emploi des bains d'eaux minérales sulfureuses de Gouagno. Dans le mois de septembre suivant, Thiolié fut atteint d'une fièvre intermittente quotidienne, qui cessa après quinze jours d'un régime rafraîchissant. Les douleurs rhumatismales diminuèrent, mais elles ont toujours existé à des degrés variables depuis cette époque. Les membres supérieurs ont maigri; le bras droit a repris seul un peu de force par l'emploi des bains sulfureux. Aujourd'hui les mouvemens des membres supérieurs sont roides et difficiles; les doigts, habituellement dans un état de demi-flexion, ne peuvent être portés dans l'extension; enfin le malade est à-peu-près impotent des membres supérieurs. Les mouvemens de progression sont restés libres; cependant l'action musculaire des membres inférieurs est un peu diminuée, quoique ces parties n'aient point éprouvé d'amaigrissement sensible.

Ce malade, devenu impotent, a négligé les soins de propreté; un enduit gras et jaunâtre produit par les follicules sébacés s'est formé sur la peau des parois de la poitrine et du cuir chevelu. Sur la paroi antérieure du thorax, la matière de cet enduit a la consistance et toutes les propriétés du cérumen des oreilles. Elle est étendue en nappe, et forme une couche d'un huitième à un quart de ligne d'épaisseur. A la partie supérieure de la poitrine, et principalement vers l'enfoncement qui sépare les épaules du tronc, et le long du sternum, cet enduit est plus épais: il l'est moins inférieurement vers les mamelles, et se termine trois ou quatre pouces au-dessous d'elles. Un pareil enduit d'humeur cérumineuse occupe la partie postérieure du thorax dans toute sa hauteur, et forme une bande jaunâtre de la largeur de la main le long de la colonne vertébrale. Cette couche, produite par l'humeur desséchée des follicules, est divisée en une foule de petits compartimens irréguliers, d'une à trois lignes de diamètre, entre lesquels on distingue quelques points de la peau qui en sont dépourvus. Cette matière, douce et grasse au toucher, peut être détachée de la peau, qui paraît saine lorsqu'elle n'a pas été irritée par le frottement. Il existe un semblable enduit au-dessus des clavicules, dans l'espace triangulaire formé par ces os, les muscles sterno-mastoïdiens et trapèzes. Cet enduit n'occupe que quelques régions de la face. Il forme des lamelles minces, étroites, et comme furfuracées, sur les sourcils. Il est plus considérable sur la peau qui recouvre les branches de la mâchoire inférieure, et forme une couche assez épaisse dans le conduit auditif externe; il est moins marqué sur les pavillons des oreilles. La sécrétion des glandes de Méibomius n'est point augmentée; au moment du réveil, les paupières ne sont jamais agglutinées entre elles. Les orifices des follicules sébacés de la peau du nez sont très-apparens, et se montrent sous la forme de petits points noirs. La peau de toute la face est habituellement onctueuse, comme si elle eût été enduite d'huile.

Cette sécrétion morbide des follicules sébacés est plus abondante sur le cuir chevelu, sur-tout sur les régions temporale et pariétale gauches. L'enduit qu'elle forme est divisé en petites lamelles, la plupart détachées et disséminées dans les cheveux, qui sont très-gras au toucher. La peau du crâne, dépouillée de cet enduit, paraît tout-à-fait saine, sans rougeur et sans autre signe d'inflammation. Elle n'est le siége d'aucune sensation douloureuse, pas même de démangeaison. Quelques mèches de cheveux sont comme agglutinées par cette matière grasse, dont la quantité est d'autant plus considérable que depuis long-temps le malade ne peut se peigner, et que personne n'a pris ce soin pour lui. Enfin un semblable enduit gras et des lamelles analogues à celles que nous venons de décrire s'observent entre les poils des joues et du pubis, principalement du côté gauche. On n'observe point un semblable enduit sur les parois de l'abdomen ni sur les membres, excepté aux plis des bras et sous les aisselles. Du reste, les principales fonctions, et en particulier celles de la digestion, de la respiration, de la circulation, etc., sont dans l'état sain. Ce malade a été mis à l'usage des bains de vapeurs, qui ont détaché l'enduit cérumineux de la face et du tronc. Ce moyen, approprié à-la-fois à l'affection de la peau et à la paralysie des membres supérieurs, doit être continué.

§. 692. Il faut rapprocher de cet enduit cérumineux de la peau des adultes, l'enduit blanchâtre, gras et onctueux qu'on observe chez quelques nouveau-nés. On sait qu'il est toujours plus abondant aux aines, aux aisselles, derrière les oreilles, sur le cuir chevelu, partout enfin où les follicules sébacés sont le plus nombreux.

On a recommandé de respecter cet enduit et l'espèce de calotte qu'il forme en se desséchant sur le cuir chevelu quelques jours après la naissance. L'utilité de cette pratique me paraît d'autant moins démontrée, que tous les enfans ne sont pas pourvus de cet enduit, et que je n'ai jamais vu survenir d'accidens qu'on pût attribuer à son défaut ou à son enlèvement, lorsqu'on avait eu soin de préserver le corps de l'enfant du froid ou de l'humidité. L'enduit gras *du cuir chevelu*, abandonné à lui-même, augmente d'épaisseur, s'agglutine avec les cheveux, se dessèche, se fendille et se détache ensuite partiellement en plaques ou en petits fragmens. Quelle que soit l'épaisseur de cet enduit, on peut toujours en débarrasser le cuir chevelu, à l'aide de lotions, de légères frictions ou de cataplasmes émolliens, pourvu qu'on ait soin de couvrir un peu plus la tête de l'enfant pendant quelques jours.

§. 693. 2°. On désigne vulgairement sous le nom de *tannes*, de petits corps filiformes, d'une à trois lignes de diamètre, formés par une matière grasse facile à écraser entre les doigts, et qui sont contenus dans les follicules de la peau. L'extrémité extérieure de ces petits corps, que le vulgaire prend pour des vers, est noire ou brune. On les observe principalement sur le nez, sur les traits zygomatiques, sur le sternum, autour des mamelons et sur d'autres points où les follicules sont très-apparens. En comprimant entre les doigts la peau qui présente des tannes, on en fait sortir ces petits corps blanchâtres et filiformes, qu'on peut aussi enlever avec une petite pince ou la pointe d'une aiguille. Chez quelques individus, le développement des tannes est si considérable, qu'il constitue une affection de la peau assez dégoûtante. J'ai été consulté par un couvreur, âgé de vingt-un ans, qui depuis son enfance avait la figure, les régions scapulaires et sternale couvertes de *tannes*; sur ces points, la peau paraissait piquetée en noir, et on pouvait en extraire une foule de petits corps filiformes, d'une à deux lignes

de longueur. Après leur extraction, les orifices des follicules étaient très-apparens. Le malade assurait que les tannes étaient plus marquées pendant l'hiver. Je me bornai à lui recommander le fréquent emploi des bains tièdes. Le nombre des tannes est quelquefois peu considérable; mais, dans ce cas, elles sont ordinairement volumineuses. Une femme de quarante ans en portait quatre du volume de la tête d'une épingle sur la joue droite. Une fille à-peu-près du même âge en présentait une au-dessous du mamelon droit, qui était aussi grosse qu'un grain de cassis.

Les tannes du nez sont quelquefois compliquées de pustules psydraciées et de l'inflammation d'un certain nombre de follicules sébacés. (Vocab. : *Art.* Acné *punctata.*) Dans ce cas, on se sert avec avantage de lotions fréquentes avec une émulsion d'amandes amères.

§. 694. — 3°. Je désigne sous le nom d'*élevures folliculeuses* de petites granulations blanchâtres, globuleuses, ordinairement du volume de la tête d'une épingle, formées par des follicules sébacés pleins d'une matière grasse, blanchâtre et solide. Ces élevures folliculeuses se forment le plus souvent sur les paupières ou sur d'autres régions de la face. Sur plusieurs de ces élevures on peut distinguer, à l'œil nu ou à la loupe, un petit point noir, qui n'est autre chose que l'orifice des follicules. Si, après avoir divisé ces petites élevures avec la pointe d'une lancette, on exprime la matière sébacée qu'elles contiennent, elle est quelquefois long-temps sans se reproduire; mais on atteint plus sûrement ce résultat en détruisant les follicules par la cautérisation.

Obs. CXCV. *Élevures folliculeuses à la face.* —

Q*** (Pierre), âgé de vingt-cinq ans, né à Paris et demeurant rue Saint-Jacques, n°. 22, garçon de magasin, se présenta au Bureau Central d'admission des hospices, dans le mois de mars 1824. Atteint de la petite-vérole à l'âge de sept ans, cet homme a été sujet depuis cette époque à une inflammation chronique du bord libre des paupières.

Son front était couvert d'élevures folliculeuses d'une demi-ligne à une ligne de diamètre, et qui dépassaient d'une demi-ligne le niveau de la peau; elles avaient acquis successivement ces dimensions, après avoir commencé par être pour ainsi dire imperceptibles. De semblables élevures existaient sur les joues et le menton; la plupart offraient vers leur centre un petit point noir semblable au point lacrymal, et d'où je fis sortir par la pression une matière blanchâtre analogue au lait caillé, mais un peu plus solide. La peau n'était ni enflammée, ni autrement altérée. Cette affection, qui était bornée au visage, s'était annoncée dans le mois de novembre précédent. Cet homme avait depuis cinq ans un très-grand nombre de verrues sur les mains. Il couchait habituellement avec un de ses frères, qui n'a point été atteint de cette maladie des follicules.

Obs. CXCVI. *Élevures folliculeuses à la face.* — D*** (Joseph), âgé de vingt-trois ans, d'un tempérament sanguin, garçon cordonnier, né à Ruben, département de la Meurthe, se présenta au Bureau Central, dans le mois de mars 1824. Depuis cinq mois il portait sur le menton six petites élevures, dures, blanchâtres, de deux lignes de diamètre et d'une ligne et demie d'élévation, irrégulièrement circulaires, coniques ou aplaties. On distinguait à l'œil nu, vers le centre de ces élevures, un petit point noir tel que l'eût pu produire la pointe d'une aiguille imprégnée d'encre. En comprimant ces élevures entre le pouce et l'index, j'en fis sortir un globule de matière sébacée. Au reste, il n'y avait ni douleur, ni chaleur, ni démangeaison dans les points affectés. En outre, quelques furoncles s'étaient développés sur la peau de l'abdomen, et le malade se plaignait depuis trois semaines d'un léger mal de gorge.

§. 695. 4°. Indépendamment des tannes et de ces élevures, l'accumulation et la rétention de la matière sébacée dans les follicules de la peau donnent lieu à la formation de véritables *tumeurs folliculeuses* (1), que le vulgaire désigne sous les noms de *loupes*, de *méliceris*, d'*athéromes* et de *stéatomes*, et qu'il confond avec les tumeurs enkystées. Ces tumeurs, qui peuvent se développer sur toutes les régions du corps pourvues de follicules, ont été principalement observées sur le cuir chevelu, la face et le dos. Elles sont molles, indolentes et sans altération de la peau qui les recouvre. La matière qu'elles contiennent a souvent l'apparence du lait caillé; elle acquiert une odeur très-fétide lorsque les parois des follicules distendus sont accidentellement enflammées. Lorsque ces tumeurs ne sont pas très-considérables, et qu'elles sont développées sur le tronc, l'orifice du follicule reste quelquefois long-temps apparent; mais on n'en trouve plus de traces sur les tumeurs d'un certain volume. Le 26 décembre 1826, j'ai disséqué

(1) *Œuvres chirurgicales d'Astley Cooper et de Benjamin Travers*, traduites par G. Bertrand, in-8°. Paris, 1823, tom. II, pag. 394.

une de ces tumeurs folliculeuses développée sur la région fronto-pariétale, près de la ligne médiane, et qui avait le volume d'un œuf de perdrix. Vers son centre, elle dépassait le niveau de la peau d'environ quatre lignes. La portion du cuir chevelu soulevée par cette loupe avait conservé sa teinte naturelle, mais elle était en grande partie dégarnie de cheveux. Ils étaient nombreux et épais sur le reste du cuir chevelu et vers la circonférence de la tumeur. Sa face profonde, appliquée immédiatement sur les os du crâne, n'en était séparée ni par des follicules pileux, ni par des vésicules adipeuses. Du côté opposé, la tumeur adhérait à la peau, dont elle ne pouvait être détachée entièrement dans quelques points où elle n'en était séparée que par un petit nombre de vésicules adipeuses et de follicules pileux. L'absence des cheveux sur la tumeur coïncidait avec celle des follicules pileux, détruits ou atrophiés par la compression. Cette tumeur folliculeuse formait un véritable kyste sans ouverture; elle contenait une matière dont la surface était blanche et ferme comme de la cire, et dont le centre était mou et d'un jaune brunâtre comme la crême au café. La portion du kyste adhérente à la peau était celluleuse, rouge et vasculaire; celle du côté opposé était lisse et blanche comme une membrane séreuse.

§. 696. Les tumeurs folliculeuses sont ordinairement multiples; j'en ai compté jusqu'à quinze sur le cuir chevelu. Ces dernières apparaissent toujours d'une manière lente et successive; elles sont fermes et non fluctuantes, et moins dures que les tumeurs encéphaloïdes sous-cutanées. Quelques loupes contiennent des poils dans leur cavité, dont les parois sont plus fortes et plus résistantes que celles des tumeurs folliculeuses de la peau de la face.

§. 697. On voit plus rarement un aussi grand nombre de tumeurs folliculeuses développées sur le tronc et les membres. Les huit loupes situées sur le tronc de la jeune fille dont M. Dagorn (1) a publié l'histoire, différaient, par leur volume et leur structure, des tumeurs folliculeuses. Mais il faut rapporter, ce me semble, aux maladies des follicules cutanés, les tumeurs *athéromateuses* développées sur la face, le tronc et les membres dont parle Tilesius (2), et que Bateman a cru devoir indiquer comme une variété de molluscum?

§. 698. L'étiologie des tumeurs folliculeuses est fort obscure; elles paraissent quelquefois dues à une disposition héréditaire, à des pressions répétées, etc. On les observe plus souvent chez les vieillards que chez les adultes, et ces derniers en sont plus fréquemment attaqués que les enfans.

§. 699. Dans le traitement des tumeurs folliculeuses, on peut recourir à la *compression*, à l'*incision*, à la *cautérisation* et à l'*extirpation*. Lorsque l'orifice du follicule distendu est resté apparent, après avoir introduit un petit stylet dans sa cavité, on en exprime, sans beaucoup de douleur, la matière sébacée; mais elle ne tarde pas à se reproduire. Les tumeurs folliculeuses largement incisées sont plus faciles à vider; lorsque l'in-

(1) Dagorn, *Observations chirurgicales sur une jeune fille âgée de dix-huit ans et demi, qui portait sur le tronc huit loupes, etc.*, in-8°. Paris, 1822.

(2) Tilesius (Guill. Théoph.), *Historia pathologica singularis cutaneæ turpitudinis J. G. Rheinhardi.* Leipzick, 1793, in-folio.

flammation s'en empare, elle est quelquefois suivie d'une guérison radicale. L'extirpation des tumeurs folliculeuses situées sur le cuir chevelu peut être suivie d'érysipèles plus ou moins graves; aussi quelques praticiens préfèrent-ils les abandonner à elles-mêmes que de les attaquer par l'instrument tranchant, sur-tout lorsqu'elles sont très-nombreuses.

§. 700. Les tumeurs folliculeuses du cuir chevelu diffèrent, par leur indolence et par plusieurs autres caractères, des tumeurs encéphaloïdes qui se développent quelquefois sur cette même région du corps. M. Ollivier d'Angers m'a fait voir un exemple remarquable de cette dernière espèce de tumeurs chez une femme qui ne présentait aucun des caractères extérieurs des maladies cancéreuses. Voici le fait :

La nommée Tyron, âgée de vingt-cinq ans, mère de plusieurs enfans, demeurant rue des Canettes, n°. 19, s'aperçut, vers le mois d'avril 1826, qu'il s'était développé sur sa tête une petite tumeur dure, solide, du volume d'une mûre. La formation de cette tumeur avait été précédée, pendant quelques semaines, de douleurs habituelles et assez vives dans les parois du crâne. Vers le mois d'août de la même année, cette femme consulta M. Ollivier, qui reconnut sur le cuir chevelu quatre autres petites tumeurs, dont trois, plus considérables, étaient rougeâtres, légèrement mamelonnées et du volume d'une mûre. Cette femme, douée d'un tempérament sanguin, avait été réglée dès l'âge de quinze ans et demi; mère de trois enfans, elle jouissait en apparence d'une belle santé; la menstruation était régulière et peu abondante. M. Ollivier extirpa une de ces tumeurs située à la partie postérieure de la tête. Les lèvres de la plaie fournirent pendant deux mois une humeur séro-sanguinolente. A peine furent-elles réunies, qu'une nouvelle tumeur se développa sur le point occupé par la première, et acquit rapidement le volume d'une noisette, qu'elle a conservé. Cette petite tumeur, dépouillée de cheveux, d'un rouge pâle, légèrement aplatie, dure et résistante, était le siége de douleurs aiguës et intermittentes. Les autres tumeurs étaient d'une plus petite dimension, rouges, violacées, dures, et également dégarnies de poils. La peau qui les recouvrait était lisse, d'un blanc léger et bleuâtre. Lorsque je vis la malade, elle me fit observer que ces petites tumeurs ne devenaient douloureuses que lorsqu'elles avaient déjà acquis un certain volume; que depuis l'opération pratiquée par M. Ollivier, un des chirurgiens les plus distingués des hôpitaux lui avait enlevé deux semblables tumeurs, et que l'une d'elles, qu'elle m'indiqua, avait rapidement repullulé. Cette dernière était rouge et ressemblait parfaitement à une framboise. La sécrétion des follicules sébacés du cuir chevelu était abondante; les cheveux étaient gras et onctueux. A cette époque, cette femme paraissait affectée d'une maladie tout-à-fait locale. Ses principales fonctions étaient régulières, et elle avait toutes les apparences d'une bonne santé.

Le peu de succès des tentatives précédentes, joint à la répugnance invincible que la malade montrait pour toute espèce d'opération chirurgicale, et à l'obscurité dont le caractère de cette maladie était enveloppé, firent qu'on se borna, pour tout traitement, à des applications émollientes et à l'emploi d'une saignée. Malgré ces moyens, deux des tumeurs du cuir chevelu devinrent rouges et fongueuses, et une tumeur analogue, du volume d'une noisette, se développa sur le pénil.

Bientôt après, cette femme se plaignit d'accidens qui paraissaient n'avoir aucune relation avec le développement des tumeurs du cuir chevelu. Elle éprouvait dans la région hypogastrique un sentiment de pesanteur accompagné de dysurie et de cuisson. En explorant extérieurement l'hypogastre, on sentait distinctement, dans la région de l'utérus, une tumeur qui égalait à-peu-près le volume que présente cet organe au quatrième mois de la grossesse. Les règles avaient été régulières, mais peu abondantes jusqu'au mois de novembre. Il ne s'était opéré aucun changement dans l'état du col de l'utérus, qui était sain et non douloureux à la pression. Il n'y avait point d'écoulement par le vagin. Des bains calmèrent ces accidens, qui ne disparurent pas complètement. Vers la fin de décembre, les douleurs abdominales devinrent plus aiguës, accompagnées de fièvre et d'insomnie. Vers le 8 janvier, cette affection abdominale présenta tous les symptômes d'une péritonite aiguë. Le ventre devint le siége d'une douleur générale, mais plus prononcée dans l'hypogastre, où l'on sentait toujours la tumeur dont j'ai parlé, et qui était extrêmement douloureuse au plus léger contact. Le col de l'utérus continuait à être indolent ; mais en portant le doigt à la partie supérieure et postérieure du vagin, on découvrait une tumeur entre le rectum et l'utérus, sur laquelle la plus légère pression déterminait des douleurs très-vives. Le vagin était sec et chaud. (*Bains, saignées, lavemens, délayans, diète sévère.*) Mort le 22 janvier 1827.

L'autopsie du cadavre fut faite par M. Ollivier, qui m'en a communiqué les résultats, en me remettant les tumeurs du cuir chevelu. Elles présentaient les dispositions suivantes : trois étaient tout-à-fait *sous-cutanées;* elles avaient le volume d'une balle de plomb ordinaire. La peau qui les recouvrait était saine, mais dégarnie de poils, leurs bulbes ayant probablement été atrophiés par la compression; le tissu cellulaire qui entourait ces tumeurs était sain. Lorsqu'on les eut isolées, leur surface parut mamelonnée comme si elles eussent été formées de petits lobules. En les incisant, on reconnut qu'elles étaient constituées par de la matière cérébriforme à l'état de crudité. Deux autres petites tumeurs fongueuses et d'apparence vasculaire étaient également constituées par de la matière cérébriforme très-injectée et ramollie. La peau n'existait plus à leur surface, soit qu'elle eût été transformée ou détruite. Le tissu cellulaire était injecté vers la circonférence de ces tumeurs; les os étaient intacts. Sur le pubis et entre les poils, on distinguait une petite tumeur rouge, saignante, du volume d'une noisette, et qui était également formée de matière cérébriforme fortement injectée de sang. A droite et à gauche de l'ombilic, existaient deux petites tumeurs sous-cutanées, du même volume, et qui étaient composées de tissu encéphaloïde moins injecté. Le péritoine enflammé contenait environ une livre et demie d'un liquide séro-purulent. La portion du péritoine qui forme le mésentère était principalement injectée. L'excavation du petit bassin était remplie par une tumeur lobulée, inégale, d'un blanc rosé, du volume de la tête d'un enfant, développée entre le rectum et la matrice, qu'elle refoulait en avant et en arrière. Cette tumeur incisée présentait tous les caractères du tissu encéphaloïde; quelques lobes étaient ramollis, d'autres existaient encore à l'état de crudité : tous exhalaient une odeur semblable à celle de la substance cérébrale. Le centre de cette tumeur paraissait occupé par l'ovaire gauche; le ligament large du même côté formait une bride très-manifeste à l'extérieur de la tumeur. Autour de cet ovaire, dont il était assez difficile de reconnaître la texture, étaient groupées diversement des tumeurs lobuleuses arrondies, dont plusieurs avaient la grosseur d'un œuf de poule. Une tumeur semblable à la précédente était adhérente à l'extérieur de l'intestin colon, au niveau de l'*S* iliaque. Les parois de l'utérus et sa cavité étaient dans l'état naturel. L'ovaire droit était sain; la membrane muqueuse de la vessie était d'un rose pâle : il existait en outre quelques traces de phlogose dans l'estomac et l'intestin.

Le *thorax* présentait les dispositions suivantes : le poumon droit était crépitant et rosé; le gauche était séparé en deux lobes par une scissure qui, au lieu d'être transversale, était verticale; de sorte qu'au premier aperçu le poumon paraissait double. On distinguait au milieu de cette scissure une masse encéphaloïde, du volume d'un œuf de poule, composée de lobules, comme les précédentes, mais plus petits, plus rosés, et ayant d'ailleurs tous les caractères de la matière encéphaloïde. Le cœur était sain. La *tête* et le *rachis* n'ont point été ouverts.

§. 701. Indépendamment des caractères qu'elle fournit pour distinguer les tumeurs follieuleuses des tumeurs encéphaloïdes du cuir chevelu, cette observation prouve que la matière cérébriforme, comme la mélanose, les tubercules, etc., peut être déposée accidentellement dans plusieurs organes, chez des personnes douées en apparence de la plus belle santé, ou qui ne présentent aucun des caractères extérieurs assignés aux maladies cancéreuses.

CHAPITRE VII

VICES DE CONFORMATION ET DE TEXTURE.

§. 702. Je traiterai, dans ce chapitre, de plusieurs vices de conformation et de texture de la peau, dont le mode de développement est, en général, fort obscur. Parmi ces dispositions morbides, il en est plusieurs dont l'étude n'est que d'un faible intérêt pour le pathologiste, et que je crois devoir seulement indiquer. Telle est, en particulier, l'*absence congéniale* de la peau, dont tous les élémens ou quelques parties seulement peuvent manquer, sur une étendue plus ou moins considérable de la surface du corps. Le premier cas a lieu lorsque les cavités splanchniques ne sont pas entièrement closes; le défaut primitif d'épiderme sans aucune scissure ou division de la peau est un exemple du second. La peau présente quelquefois aussi des vices de conformation par *excès*, caractérisés par des plis ou des poches plus ou moins étendues à la surface du corps.

§. 703. Je me bornerai aussi à un court aperçu sur les changemens que la *distension et la contraction* accidentelles de la peau produisent dans sa texture et son apparence extérieure. On sait que lorsque la peau des mamelles a été fortement distendue par un grand développement de ces organes, pendant l'allaitement, chez les femmes qui ont déjà nourri plusieurs enfans, elle présente des lignes ou *vergetures* irrégulières, d'un blanc plus mat que le reste des tégumens, et qui correspondent, comme je m'en suis assuré par la dissection, à des écartemens, à des éraillemens et à des déformations des aréoles du derme, devenu moins épais et moins transparent. Chez les individus gros et replets, ou affectés d'hydropisie ascite, et chez les femmes qui ont eu plusieurs enfans (*Vitiligo obesorum*; *V. hydropicorum*; *V. gravidarum*, Joseph Frank), la peau du ventre présente de semblables lignes décolorées, qui la plupart sont transversales.

§. 704. Il me suffira également d'indiquer deux états de la peau produits par la contraction passagère ou le retrait gradué et permanent de cette membrane. Le premier, que l'on désigne vulgairement sous le nom de *chair de poule*, est caractérisé par de petites saillies, sous forme d'élevures, produites par l'impression du froid sur la peau. L'autre s'observe principalement chez les vieillards, dont les tégumens, plus amples et plus lâches que les organes qu'ils enveloppent, ne reviennent qu'incomplètement sur eux-mêmes, et se *rident* dans le sens des plis naturels de la peau, ou dans celui des contractions musculaires.

Végétations vasculaires.

§. 705. Sous le nom de *végétations vasculaires* de la peau, je désigne une affection rare et peu connue, caractérisée par de petites élevures rouges, persistantes, vasculaires, éparses ou disposées en groupes, dépassant d'abord à peine le niveau de la peau, puis acquérant une ou plusieurs lignes de longueur et formant alors de véritables *végétations.*

§. 706. Ces végétations vasculaires, dont l'étiologie est fort obscure, se développent le plus ordinairement à la face. D'abord peu nombreuses et éparses, elles peuvent devenir confluentes à la suite de plusieurs éruptions successives. Ces végétations restent quelquefois stationnaires pendant de longues années, tandis que, dans d'autres circonstances, elles deviennent très-nombreuses dans un court laps de temps et sans cause appréciable. Lorsque ces végétations sont éparses sur la peau, cette membrane conserve ordinairement sa couleur naturelle dans leurs intervalles; mais elle prend souvent une teinte rouge analogue à celle des *nævi* vasculaires lorsqu'elles sont nombreuses et rapprochées. Ces végétations piquées avec la pointe d'une épingle fournissent une gouttelette de sang; leur incision est toujours suivie d'un écoulement de sang assez considérable.

§. 707. Lorsque ces élevures et ces végétations vasculaires sont situées sur les membres, elles sont rarement nombreuses; et comme elles n'occasionent ni gêne, ni difformité, les personnes qui sont affectées de cette légère altération de la peau ne réclament pas ordinairement les secours de l'art. Mais lorsque ces végétations vasculaires se sont développées en très-grand nombre sur la face, il est peu de malades qui ne manifestent le désir de se débarrasser de cette affection, qui ne guérit jamais lorsqu'elle est abandonnée à elle-même, et tend toujours à s'aggraver.

§. 708. Les lotions styptiques, employées avec succès contre les végétations syphilitiques, sont dans ce cas inefficaces. Les élevures vasculaires isolées et les groupes linéaires ou sous forme de bande formés par les petites végétations, dépassant peu le niveau de la peau, ne peuvent être attaqués par la ligature. L'excision et la cautérisation, pour être de quelque utilité, devraient intéresser toute l'épaisseur de la peau; d'ailleurs l'une ou l'autre de ces opérations serait suivie de cicatrices et de déformations, si on la répétait sur tous les points affectés, sur le nez, le menton, etc.

Convaincu, par expérience, de l'inopportunité de ces moyens chirurgicaux, j'ai essayé l'action du deutochlorure d'or et de soude, qui détruit assez facilement les végétations syphilitiques, dont l'organisation n'est pas moins parfaite que celle des végétations vasculaires.

Obs. CXCVII. *Élevures et végétations vasculaires de la peau.* — Booklage, âgé de vingt-sept ans, garçon, allemand, d'un tempérament lymphatique, entra le 16 mars 1827 à l'hôpital de la Charité, pour s'y faire traiter d'une légère inflammation gastro-intestinale qui céda, dans l'espace de quelques jours, au traitement antiphlogistique.

Cet homme, blond et d'un teint pâle, était en outre attaqué d'une maladie fort rare de la peau, et qui était caractérisée par de petites élevures et des végétations vasculaires développées sur la face. Le malade ignore quelle a été la cause de cette affection; il se rappelle seulement que ses parens lui ont dit qu'elle n'existait point à la naissance, et que les premières végétations étaient apparues lorsqu'il avait environ trois ans. Ces élevures et ces végétations, quoique disséminées sur la face, forment aujourd'hui, par leur réunion et leur agglomération, trois bandes principales : l'une occupe transversalement l'enfoncement qui sépare la lèvre inférieure du menton ; les deux autres partent des ailes du nez pour se porter vers les côtés du menton, suivant la direction des traits zygomatiques. Ces élevures et ces végétations sont rouges et paraissent entièrement vasculaires ; elles s'affaissent et pâlissent sous la pression du doigt ; mais elles reprennent tout-à-coup leur volume et leur couleur primitives lorsque la pression a cessé. Les plus petites élevures, de la dimension d'une tête d'épingle, dépassent à peine le niveau de la peau, et sont d'un rose pâle. Les plus fortes sont globuleuses, de deux à trois lignes de diamètre : d'autres sont filiformes ; celles situées près des ailes du nez présentent sur-tout cette disposition.

Plusieurs de ces végétations sont implantées sur le bord libre des lèvres ; mais il n'en existe point à leur surface ni à l'entrée des narines. Sur les gencives de la mâchoire supérieure on voit des élevures et de petites végétations de la même couleur que celle de la membrane muqueuse de la bouche ; les angles saillans des gencives situés dans les intervalles des dents, sont détachés de ces petits os.

Le front, les oreilles et les paupières sont exempts de végétations ; le nez en est couvert à sa base, et elles diminuent en nombre au fur et à mesure qu'on s'approche de sa racine. La peau du nez, sur-tout dans ses deux tiers inférieurs, est rouge comme dans les *nœvi* vasculaires cutanés.

Sur le col on ne voit pas de ces végétations vasculaires; mais on y distingue trois petits appendices cutanés, flottans, de deux lignes de longueur. Sur la partie postérieure du tronc, existent quelques petits appendices cutanés semblables aux précédens; sur les membres supérieurs et inférieurs, on voit aussi quelques petits appendices cutanés. A la face interne de la cuisse droite existe un appendice cutané de la forme et de la dimension d'une lentille.

Le 2 avril, je cautérisai avec l'acide sulfurique cinq à six excroissances situées près du lobe gauche du nez. J'en cautérisai avec l'acide nitrique huit à dix autres, disposées en groupe sur un point du menton; ces deux cautérisations ne furent pas très-douloureuses. Ces petites végétations se détachèrent spontanément de la peau vers le 18 avril. La cicatrice était unie, très-peu apparente, ayant à-peu-près la teinte de la peau. Je me décidai le même jour à cautériser avec l'acide nitrique la bande verruqueuse, transversale, située entre le menton et la lèvre inférieure. Cette cautérisation a détruit les végétations, mais elle a intéressé la peau dans toute son épaisseur. Depuis le 4 avril, le malade a fait sous la langue des frictions avec le deuto-chlorure d'or et de soude, successivement à la dose d'un vingtième, d'un dixième, d'un cinquième, d'un quart, et d'un tiers de grain, sans qu'il en ait résulté aucun effet appréciable. Ce traitement sera continué.

Obs. CXCVIII. *Élevures et végétations vasculaires à*

la face. — J'ai été consulté pour une semblable affection de la peau de la face, qui s'était développée au printemps de l'année 1816 chez un jeune commis marchand bien constitué, d'un tempérament sanguin, et qui était alors âgé de douze ans. Ces élevures globuleuses, rouges et persistantes, se montrèrent d'abord sur le menton et vers le sillon qui sépare les ailes du nez des joues, sur-tout du côté droit. Depuis 1817 jusqu'à ce jour (15 novembre 1826), ces élevures ont à peine augmenté en nombre ou en volume. Ces élevures rouges pâlissent sous la pression du doigt, et fournissent beaucoup de sang lorsque ce jeune homme les coupe en se faisant la barbe; l'écoulement du sang s'arrête par la pression.

On a essayé vainement de les flétrir avec des lotions alcoholiques et acidulées. J'ai proposé au malade de les détruire par la cautérisation; mais il a montré pour ce moyen une répugnance que je n'ai pas cherché à vaincre, vu le peu de développement de la maladie.

Tumeurs vasculaires cutanées et sous-cutanées (1).

Vocab. Art. : *Tumeurs hæmatodes*, *sanguines*, *spongieuses*, *érectiles*, etc.; Télangiectasie.

§. 709. Les tumeurs vasculaires cutanées et sous-cutanées, non congéniales, sont caractérisées par un développement anormal d'un point de la trame vascu-

(1) Dupuytren, *art.* : Tumeurs érectiles. (*De la médecine opératoire*, par R. B. Sabatier, in-8°., tom. III, pag. 244. Paris, 1824.)

laire de la peau ou du tissu cellulaire sous-cutané correspondant.

§. 710 a. Parmi les tumeurs vasculaires il en est deux espèces bien distinctes :

1°. Les unes (*tumeurs érectiles*, Dupuytren), développées à la suite d'une compression ou d'une contusion, ou sans cause appréciable, sont rougeâtres ou brunâtres, ordinairement granulées à leur surface. Leur base est presque toujours large, étendue, plus ou moins profondément implantée dans la peau et le tissu cellulaire sous-cutané ou entre les muscles. Elles présentent des mouvemens alternatifs de dilatation et de retrait isochrones aux pulsations artérielles. Molles au toucher lorsque rien ne les excite, les irritations même légères occasionent en elles une résistance et un gonflement remarquables. Lorsqu'on les divise par l'instrument tranchant, le sang suinte abondamment de l'incision et peut être difficilement arrêté. Ces tumeurs vasculaires ne disparaissent jamais spontanément ; elles tendent constamment à s'accroître, à envahir et à désorganiser des parties nouvelles. Développées à un degré très-élevé, on a vu les tumeurs érectiles s'ouvrir spontanément, servir de base à des fongosités énormes, et donner lieu à des hémorrhagies toujours renaissantes qui ont occasioné la mort des personnes qui en étaient affectées.

Le plus ordinairement ces tumeurs vasculaires naissent dans le tissu cellulaire *sous-cutané* des lèvres, de la face interne des bras et des cuisses, des mamelles, des lobes des oreilles, etc., et se montrent d'abord sous la forme d'une petite tumeur libre, rougeâtre, mobile, indolente, élastique, dont les progrès sont lents, à moins qu'ils ne soient hâtés par des efforts violens, des contusions, etc. La peau ne s'affecte que consécutivement, et la maladie prend les caractères que nous lui avons assignés.

Les caractères anatomiques de ces tumeurs sont tout-à-fait les mêmes que ceux du tissu érectile normal. Elles forment des masses plus ou moins volumineuses, plus ou moins bien circonscrites, entourées quelquefois d'une enveloppe fibreuse mince, offrant à l'intérieur une apparence de cellules ou de cavités spongieuses, consistant dans la réalité en un lacis inextricable d'artères et de veines qui communiquent par d'innombrables anastomoses, comme les vaisseaux capillaires, mais beaucoup plus larges. Ces veinules sont facilement injectables par les veines voisines, qui sont quelquefois variqueuses; l'injection pénètre plus difficilement par les artères. Lorsque ces tumeurs n'intéressent que la peau et le tissu cellulaire sous-cutané, les muscles voisins sont écartés sans être altérés; mais le plus souvent les muscles eux-mêmes participent à cette dégénération vasculaire. Les gros vaisseaux placés dans le voisinage de ces tumeurs sont ordinairement exempts d'altération.

§. 711. Les tumeurs vasculaires cutanées et sous-cutanées diffèrent des *nævi* vasculaires par les circonstances dans lesquelles elles se sont développées. Les tumeurs érectiles n'offrent pas, comme les tumeurs variqueuses, des veines dilatées dans leur voisinage. Les tumeurs vasculaires, inégales, élastiques, d'une consistance partout uniforme, même à leur base, sont facilement distinguées des abcès; mais il est souvent difficile de déterminer les limites de ces tumeurs, car elles envoient quelquefois des prolongemens profonds qui ne se dessinent pas à la surface de la peau. M. le professeur Boyer a rapporté deux exemples remarquables de cette disposition anatomique.

§. 712. Le traitement des tumeurs vasculaires cutanées et sous-cutanées doit être dirigé d'après les mêmes principes que celui des *nævi* vasculaires. Parmi les moyens employés, on remarque l'extirpation au moyen d'instrumens tranchans, la compression, la ligature des vaisseaux qui se rendent à la partie affectée, et la cautérisation. L'instrument tranchant est le moyen le plus sûr qu'on puisse employer pour détruire les tumeurs vasculaires; la compression est une médication infidèle dont on ne peut faire usage que contre les tumeurs fort petites situées dans le voisinage des os, et qui peuvent être aisément aplaties d'une manière exacte et permanente. Au reste, le traitement de cette maladie étant tout chirurgical, je préfère renvoyer, pour la connaissance des procédés opératoires, aux ouvrages de nos célèbres chirurgiens, et en particulier à l'excellent travail de M. le professeur Dupuytren.

§. 713. 2°. Les lobes du nez deviennent quelquefois le siége d'un gonflement général, d'une tuméfaction partielle, ou de plusieurs tumeurs caractérisées par un développement morbide de la *trame vasculaire* et du tissu cellulaire de cet organe. Ces tumeurs du nez, indiquées dans plusieurs ouvrages sous le nom d'*excroissances sarcomateuses*, décrites et figurées sous le nom plus inexact encore de *tumeurs carcinomateuses* du nez par Civadier (1), se forment d'une manière lente et graduée, et

(1) Civadier, *Description de plusieurs tumeurs carcinomateuses situées*

souvent sans cause appréciable. Cette affection se montre sous trois formes principales : tantôt les deux lobes des ailes du nez sont devenus le siége d'une sorte d'hypertrophie, accompagnée d'un développement très-marqué du réseau vasculaire de la peau, qui a pris une teinte rouge vineuse; tantôt une ou plusieurs petites tumeurs de la forme et de la dimension des tubercules de la couperose se montrent vers les ailes du nez; ou bien enfin cette affection se présente à-la-fois avec ce double caractère. L'hypertrophie vasculaire des ailes du nez s'étend graduellement vers la racine de cet organe; les petites tumeurs qui les surmontent peuvent rester long-temps stationnaires sans dépasser le volume d'une noisette, ou acquérir un accroissement très-considérable. Non-seulement elles rendent alors la figure difforme, mais elles gênent l'entrée de l'air dans les fosses nasales et l'introduction des alimens dans la bouche.

§. 714. Cette hypertrophie du nez accompagnée d'un développement morbide du réseau vasculaire de la peau et du tissu cellulaire sous-cutané diffère, par sa structure, des tumeurs érectiles. Si lors de leur incision ces tumeurs fournissent, comme les tumeurs érectiles, une grande quantité de sang, elles en sont rendues distinctes par le tissu lamineux, dur et serré, qui est un des principaux élémens de leur composition. Sous le rapport de ses caractères extérieurs et de son organisation, cette altération du nez a encore moins d'analogie avec le cancer.

§. 715. Lorsqu'on est appelé à combattre cette maladie à son début, les émissions sanguines sont utilement

sur le nez et aux environs, extirpées avec succès. (Mémoires de l'Académie royale de Chirurgie, in-4°., tom. III, pag. 511.)

employées pour en borner les progrès. La nommée Burtin, Magdeleine, âgée de trente-quatre ans, bien constituée, habitant un village des environs de Paris, se présenta à la consultation de l'hôpital de la Charité dans le mois d'avril 1827. Le bout et le lobe gauche du nez étaient d'un rouge vineux et tuméfiés; la rougeur et le gonflement disparaissaient par la pression, et n'étaient accompagnés ni de douleur, ni de chaleur, ni de démangeaison. Cette altération, qui s'était annoncée par une légère douleur de l'aile du nez, vers le milieu du mois d'octobre dernier, n'avait été précédée ni accompagnée d'aucun symptôme inflammatoire. La rougeur de la peau, plus vive le matin et au moment du réveil, diminuait légèrement dans le jour; elle avait été momentanément augmentée par l'effet d'un emplâtre dont cette femme ignore la composition. Plusieurs applications de sangsues, faites à l'entrée des narines, ont beaucoup diminué le gonflement et la rougeur des parties affectées.

§. 716. L'utilité des émissions sanguines est plus équivoque lorsque la base du nez est tuméfiée et considérablement injectée depuis plusieurs années. Aussi ces affections, plus difformes qu'incommodes, ne sont-elles ordinairement l'objet d'aucune médication. Le nommé Mocton, Antoine, âgé de cinquante-trois ans, palefrenier, d'un tempérament sanguin, présente cette sorte d'hypertrophie vasculaire et incurable de la base du nez. Il y a environ vingt-cinq ans que les lobes de cet organe ont commencé à se tuméfier et à prendre une teinte rouge violacée. Aujourd'hui, 20 avril 1827, le volume de la base du nez est à-peu-près double de l'état sain, et offre une teinte violacée qui devient plus rouge à la suite de l'ingestion des boissons alcoholiques dont le malade use assez largement, ou sous l'influence d'une température élevée. L'impression du froid rend cette teinte plus foncée. Elle se prolonge jusque vers la racine du nez. Les orifices des follicules de la peau sont très-marqués; mais il n'existe sur cette partie ni pustules, ni tubercules de couperose.

§. 717. Souvent ces malades réclament les secours de l'art lorsque la base du nez est surmontée de plusieurs tumeurs celluleuses et vasculaires. Civadier et plusieurs autres chirurgiens ont enlevé avec succès de semblables tumeurs. Imbert Delonnes (1) rapporte avoir amputé une tumeur de ce genre qui pesait plus de deux livres et descendait jusque sur la poitrine du malade. Lorsque ces tumeurs ne tiennent au nez que par un pédicule étroit, ce qui n'est pas au reste le cas le plus ordinaire, on peut en pratiquer la ligature (2).

Molluscum (3).

VOCAB. : Art. *Molluscum.*

§. 718. Le molluscum est une affection chronique de la peau, caractérisée par des tumeurs solides, développées aux dépens de cette membrane, lentes dans leurs progrès, et dont les dimensions varient depuis celle d'un pois jusqu'à celle d'un œuf de pigeon.

(1) Imbert Delonnes, *Progrès de la chirurgie en France*, in-8°. Paris, an VIII.

(2) *Ephem. nat. cur.*, déc. 3, ann. VII et VIII, *Obs. CLXXXIV.*

(3) Bateman, *A practical synopsis of cutaneous diseases.* Fifth, édition in-8°., *art.* Molluscum, pag. 274. London, 1819.

§. 719. — *S*. Ces tumeurs offrent quelquefois une forme arrondie et globuleuse, et plus souvent aplatie, ovale ou irrégulière. Ordinairement elles ont une large base ; elles offrent plus rarement une sorte de pédoncule. Dans quelques cas elles ont une teinte rougeâtre; le plus souvent elles conservent la même couleur que la peau. Leur développement et leurs progrès ne paraissent se lier à aucun dérangement intérieur ; elles deviennent rarement le siége d'une irritation marquée, et, parvenues à un certain degré de développement, elles restent stationnaires pendant long-temps, et même pendant toute la vie.

§. 720. La structure de ces tumeurs n'a été décrite par aucun pathologiste. Toutefois M. Velpeau a publié, sous le nom de *tumeurs spéciales de la peau*, une observation qui paraît être un cas de molluscum, et de laquelle il résulte que ces petites tumeurs sont constituées par une dégénérescence des lames extérieures de la peau, ayant presque la consistance du tissu squirrheux, mais en différant par son défaut d'homogénéité, sa coupe granulée, etc. (Obs. CC.)

§. 721. — *C*. L'étiologie du molluscum est aussi obscure que celle de la plupart des maladies chroniques de la peau.

§. 722. — *D*. Les tumeurs du molluscum se distinguent des tumeurs folliculeuses en ce que les premières ne contiennent point de matière sébacée ou athéromateuse. Les tubercules du cancer, du lupus et de la syphilide, les tumeurs mélaniques, vasculaires, encéphaloïdes sous-cutanées, ne diffèrent pas moins du molluscum par leurs caractères extérieurs et leur structure.

§. 723.—*P. et T.* Les petites tumeurs qui caractérisent le molluscum peuvent apparaître à-la-fois ou simultanément sur différentes parties du corps, sans apporter de dérangement dans les principales fonctions. L'observation publiée par M. Velpeau prouve que ces tumeurs sont susceptibles de se résoudre : cependant les médications extérieures émollientes ou stimulantes qui ont été employées, dans ce but, chez plusieurs malades, ont été tout-à-fait infructueuses. Mais je dois ajouter que la rareté de cette affection n'a pas permis de varier et de répéter ces expériences. On ne connaît pas non plus de remèdes intérieurs propres à favoriser la résolution de ces tumeurs. La solution arsenicale de Fowler, recommandée par Bateman, est un remède dangereux, dont l'action sur ces tumeurs est trop incertaine pour en conseiller l'usage.

Observations particulières.

§. 724. J'emploie ici le mot *molluscum* dans un sens plus restreint et mieux déterminé que celui que Bateman lui avait primitivement assigné. En effet, cet auteur ne me paraît pas avoir suffisamment distingué l'affection de la peau qui fait l'objet de cet article, des tumeurs des follicules sébacés. Les tubercules arrondis, proéminens, durs, de différentes grosseurs, lisses, *laissant couler par leur sommet un liquide blanc*, qui caractérisent, suivant lui, le *molluscum contagiosum*, étaient-ils autre chose que des tumeurs folliculeuses? est-il bien démontré que cette affection soit réellement contagieuse?

L'observation de Tilesius (1), citée par Bateman comme un cas de molluscum, n'était-elle pas elle-même un exemple fort remarquable de ces tumeurs folliculeuses ? L'éruption fongoïde dont parle Bontius (2), et l'affection décrite par M. Alibert sous le nom de *pian fongoïde*, se rapprochent du molluscum par leurs apparences extérieures; mais le défaut de renseignemens sur la structure de ces tumeurs laissera toujours beaucoup d'incertitude sur leur nature. Béclard (3) a également observé des tumeurs qui, pendant la vie au moins, présentaient une grande analogie avec celles du molluscum. « La peau, dit-il, est quelquefois soulevée par une quantité plus ou moins grande et quelquefois innombrable de tumeurs d'un volume très-variable, et formées par la production accidentelle d'un tissu blanc, fibreux, beaucoup plus compact que le tissu cellulaire, et plus flasque que le tissu ligamenteux, tissu qu'on trouve aussi assez souvent dans les polypes, et sur-tout dans les tumeurs sous-muqueuses du vagin et de la vulve. » Quoi qu'il en soit, je présente comme type du molluscum l'observation CXCIX, à laquelle il faut rattacher, au moins provisoirement, le fait non moins remarquable recueilli par M. Velpeau.

Obs. CXCIX. *Molluscum caractérisé par de petites*

(1) Tilesius (G. Th.), *Historia pathologica singularis cutaneæ turpitudinis, J. G. Reinhardi.* Leipzick, 1793.

(2) Bontius (J.), *De medicinâ indorum libri quatuor*, in-4°. Paris, 646.

(3) Béclard (A.), *Élémens d'anatomie générale*, pag. 294, in-8°. Paris, 1823.

tumeurs aplaties et solides, développées sur la face, le tronc et les membres. — Un serrurier âgé de cinquante ans, d'un tempérament sanguin, marié, père d'enfans sains, n'ayant jamais été atteint de syphilis, présentait (en 1824) toutes les apparences d'un molluscum. Cette maladie s'était annoncée sur le front par une petite tumeur, de la dimension d'une pièce de trente sols. Sa base avait acquis ensuite un pouce de diamètre, et elle gênait le malade lorsqu'il voulait se couvrir la tête. Il fit lier cette tumeur; mais soit que la ligature n'eût pas porté assez profondément, ou pour toute autre cause, la tumeur reparut; et plusieurs autres tumeurs semblables ne tardèrent pas à se développer sur différentes parties du corps.

La peau aux dépens de laquelle ces tumeurs étaient formées, était libre et mobile sur les parties sous-jacentes : ces tumeurs ne faisaient pas éprouver de douleurs lorsqu'on les touchait; elles étaient dures, rouges, blanchissaient et s'affaissaient légèrement par le froid. La joue du côté droit présentait une douzaine de tumeurs larges, aplaties, blanchâtres, séparées par de légers intervalles, et qui se dessinaient, à la surface de la peau, à-peu-près comme les plaques proéminentes de l'urticaire. Sur le col, on apercevait quelques petites tumeurs lenticulaires. On en observait aussi sur la partie antérieure de la poitrine et de l'abdomen, sur-tout du côté droit; le côté gauche du tronc et le membre supérieur du même côté n'en présentaient qu'un très-petit nombre; sur le membre supérieur droit, ces petites tumeurs aplaties, ovales ou irrégulières, étaient, au contraire, en très-grand nombre; elles étaient dures, d'une couleur rouge foncé et très-élevées au-dessus du niveau de la peau. Les membres inférieurs, sur-tout les jambes, présentaient de semblables excroissances. La base en était plus large ; elles étaient aussi plus rapprochées les unes des autres, et semblaient former des bandes légèrement mamelonnées. Les principales fonctions étaient libres et régulières. Ce malade fut traité pendant deux mois sans succès par les laxatifs et les bains simples.

Obs. CC. — *Molluscum caractérisé par des tumeurs indolentes formées aux dépens de la peau, sur diverses régions du corps.* (Tumeurs spéciales de la peau (1).) — Le 14 juillet on reçut à la Clinique un homme de trente-cinq ans, assez bien constitué, qui portait environ une douzaine de tumeurs d'un genre particulier, formées aux dépens du derme, et disséminées sur différentes parties du corps, à la face, au cou, à la poitrine, près de la crête iliaque, à la cuisse, au flanc, etc. Il y a plus de trente ans que la première a paru; les autres se sont montrées et ont été dissipées plusieurs fois depuis dix ans sous l'influence de divers topiques : elles sont légèrement aplaties et allongées; leur volume égale généralement celui de l'extrémité du pouce; l'épiderme paraît les recouvrir, et leur surface est inégale, rugueuse; leur couleur est semblable à celle de la peau; on peut les presser assez fortement sans que le malade ressente aucune douleur. En un mot, tous les caractères extérieurs semblent annoncer qu'elles sont de nature fibreuse. Toutefois, il en est une qui diffère, sous quelques rapports, des précédentes; elle siége à la partie externe droite de la

(1) Velpeau, *Archives générales de médecine*, tom. XII, pag. 511.

région lombaire; sa forme est analogue à celle d'un champignon fortement aplati; sur un pouce d'épaisseur, elle offre quatre pouces de largeur; son pédicule, très-court, a bien trois pouces de circonférence; et sur la face de la tumeur qui regarde de ce côté la peau conserve presque toutes ses apparences naturelles; l'autre face, au contraire, est d'un gris rougeâtre fort sale, molle, comme fongueuse, et laisse écouler une humeur peu consistante, d'une odeur douceâtre très-prononcée et très-désagréable. Depuis trois mois qu'elle offre ce suintement, il est facile de la faire saigner, et la pression du corps dans le décubitus dorsal la rend assez douloureuse, en sorte que c'est pour elle seulement que le malade réclame des soins. L'extirpation de cette production est faite le 16 juillet, sous les yeux de M. Roux, par M. Bérard, prosecteur à la Faculté. Les suites de l'opération n'ont rien présenté de particulier, si ce n'est que les autres tumeurs se sont ramollies et ont complètement disparu pendant que la plaie s'est cicatrisée. Toutes ont d'abord offert les apparences d'un petit abcès avant de se dissiper; et c'est ainsi, nous a dit le malade, qu'elles s'étaient déjà comportées nombre de fois. Ce phénomène nous a paru d'autant plus curieux et digne d'être noté, que le tissu de celle qui a été enlevée ne semblait point être de nature à se transformer en une collection purulente. C'était évidemment une dégénérescence des lames externes de la peau, ayant presque la consistance du squirrhe, mais en différant par son défaut d'homogénéité, par sa coupe granulée et par plusieurs autres caractères. Des mots n'en donneraient qu'une idée fort inexacte, et nous ne connaissons pas d'objet auquel on puisse la comparer. Disons seulement qu'elle ne peut être assimilée, ni au squirrhe, ni au fongus, ni aux corps simplement fibreux, ni aux cancers d'aucune espèce, ni, enfin, à aucun tissu connu. Il semblerait que le derme fortement raréfié dans les deux tiers de son épaisseur, et intimement mêlé à des grains excessivement nombreux de matière caséeuse concrète, la constituaient; en un mot, elle forme, à notre avis, une variété très-distincte et non décrite encore parmi les productions pathologiques.

Verrues (1).

VOCAB. : Art. *Acrochordon*, *Porreau*, *Verrue*.

§. 725. Les verrues sont de petits appendices de la peau, qui ont à-peu-près la même couleur que cette membrane. Il en existe de deux espèces bien distinctes :

1°. Les unes (*Verrues vulgaires*) se développent ordinairement sur les mains et sont caractérisées par de petites éminences d'une à deux lignes de diamètre, élevées d'une demi-ligne à une ligne au-dessus de la peau, rudes, raboteuses et presque insensibles à leur surface. Lorsqu'on coupe verticalement une de ces verrues sur un cadavre ou sur un individu qui veut s'en débarrasser, on voit l'épiderme augmenter progressivement d'épaisseur jusqu'au centre de la verrue. Le chorion épaissi comme l'épiderme envoie dans l'épaisseur de celui-ci des prolongemens qu'on nomme les racines de la verrue. Quelquefois ces prolongemens, enveloppés d'une couche

(1) Wedel (G. W.), *Diss. de verrucis*, Jenæ, 1696.—Hanin (Louis), *Des verrues et de leur traitement*. (Recueil périodique de la Soc. de Méd. de Paris, tom. XLIII, pag. 278.)

épidermique, se séparent les uns des autres en donnant à la petite tumeur un aspect fendillé. En coupant les verrues, on aperçoit quelquefois dans leur épaisseur de petits points noirâtres, et M. Cruveilhier dit avoir vu des vaisseaux sanguins suivre, sous forme de stries rouges, les prolongemens du derme.

2°. Les autres (*Verrues pédiculées*) sont de petits appendices cutanés en forme de doigt de gant, dont la surface, lisse et polie, offre souvent la teinte de la peau du mamelon. Elles sont composées de deux lames de peau très-fine, parfois rougeâtre, adossées et réunies par un tissu cellulaire très-délié. Cette espèce de verrue, qu'on observe le plus ordinairement au col, sur le dos et sur les membres, est quelquefois aplatie et repose sur un large pédicule (*Verrues charnues*). J'ai vu six verrues semblables disposées en bande le long du bord antérieur du muscle trapèze du côté droit. On remarquait quelques-uns de ces appendices cutanés sur le cou et les membres du malade de l'observation CXCVII. Enfin, Pechlin (1) assure qu'il a été consulté par un chirurgien qui offrait un très-grand nombre de verrues sur toute la surface du corps.

§. 726. — *C*. L'étiologie des verrues est encore fort obscure. Elles se développent à tout âge, mais plus fréquemment dans l'enfance et la jeunesse que dans la vieillesse. L'irritation habituelle de la peau paraît favoriser leur développement sur les mains. Aussi les observe-t-on ordinairement chez les personnes qui manient des corps durs, dont les mains sont exposées aux variations

(1) Pechlin (J. N.), *Obs. phys. méd. libri tres*, in-4°. Hamburgi, 1641. Lib. 2, obs. 44.

de l'atmosphère et qui négligent les soins de propreté. Jenner pense qu'elles sont plus fréquentes en Angleterre chez les personnes chargées de traire et de soigner les vaches. Quelques individus semblent avoir une diathèse verruqueuse, et malgré les soins de propreté et des lotions fréquentes, ils voient renaître des verrues plusieurs fois détruites. On prétend que le contact du sang fourni par les verrues peut provoquer leur développement. M. Barruel, chimiste distingué, a montré à M. Cruveilhier une traînée de verrues sur la surface dorsale de sa main, et lui a assuré qu'elles s'étaient formées sur le trajet du sang qu'avait fourni la section d'une de ces petites tumeurs.

§. 727. Les verrues diffèrent des végétations syphilitiques, en ce que ces dernières, précédées et accompagnées d'autres symptômes d'infection vénérienne, siègent spécialement aux parties génitales, au menton et à la face, et disparaissent souvent sous l'influence des préparations mercurielles ou après l'administration du deutochlorure d'or et de soude. Les végétations vasculaires sont rouges et fournissent beaucoup plus de sang que les verrues lorsqu'elles sont piquées ou excitées; les tubercules cancéreux du nez et de la face diffèrent des verrues par d'autres caractères déjà indiqués, §. 462.

§. 728. — *P.* et *T.* Les verrues disparaissent quelquefois spontanément ou sont facilement enlevées; mais dans l'un et l'autre cas elles peuvent se reproduire.

Lorsque les verrues ne tiennent à la peau que par un mince pédicule, on peut les lier avec un crin de cheval ou avec un fil de soie. Si elles reposent sur une base large, on les excise avec le bistouri ou des ciseaux courbés sur le plat, ou bien on les détruit avec les caustiques. Lorsqu'on se sert de l'instrument tranchant, on commence par baigner les verrues dans une eau de savon chaude, pendant une demi-heure; on les coupe ensuite par lames très-fines jusqu'à ce qu'il sorte quelques gouttelettes de sang, puis on les cautérise avec le nitrate d'argent fondu. Lorsqu'on préfère les caustiques on peut employer l'acide nitrique, le muriate d'antimoine liquide, la potasse pure ou le sulfate de cuivre. Si on se sert des acides concentrés ou de la potasse, il faut avoir soin d'entourer la verrue d'un emplâtre de diachylum gommé percé d'un trou dans lequel on fait passer la petite tumeur, afin que l'action du caustique ne s'étende pas à la peau saine. Au reste, les verrues ne se transforment jamais en cancer à la suite de la cautérisation, comme quelques auteurs l'ont avancé. Les prétendues verrues ainsi dégénérées n'étaient probablement que des tubercules cancéreux, §. 467.

§. 729. Quelques auteurs ont conseillé de frotter les verrues deux ou trois fois par jour avec du sel ammoniaque. Ce remède agit lentement et ne cause ni inflammation, ni douleur, et, à l'exception de quelques verrues d'une dureté particulière, il manque rarement de les détruire. Les sucs âcres de quelques plantes ont été employés dans le même but. On s'est sur-tout servi des sucs de feuilles de grande chélidoine, d'euphorbe, de sabine, de figuier; on a aussi recommandé le fiel du *piscis cyprini*, le savon noir, la teinture de cantharides, etc.

En résumé, ces divers topiques détruisent moins

promptement et moins sûrement les verrues que l'acide nitrique, dont je me suis constamment servi avec succès.

Excroissances mamelonnées (1).

§. 730. Cette singulière altération de la peau, dont l'histoire est encore fort incomplète, a été décrite et figurée par J. B. Behrends. Voici le fait, d'après la traduction littérale qui en a été publiée dans le numéro de février 1827 des *Archives générales de Médecine.*

Laurent Ruff, alors âgé de cinquante-trois ans, avait depuis son enfance les mains et les pieds couverts de protubérances dures, larges et comme mamelonnées, qui étaient devenues gênantes lorsqu'il avait commencé à se livrer à des travaux manuels. Ces tumeurs s'étaient accrues insensiblement, et avaient acquis, particulièrement dans les trois dernières années, un volume énorme. Cet individu était d'ailleurs grand, robuste, bien portant, et n'avait jamais eu d'autres maladies que la variole et la dysenterie. Les mains, dont le volume était remarquable, portaient de ces excroissances sur leur face palmaire et sur le côté correspondant des doigts; ceux-ci étaient surmontés d'ongles en forme de griffes ou d'ergots. De semblables végétations occupaient le côté interne de la plante du pied droit depuis le talon jusqu'à l'origine du gros orteil; il n'en existait au pied

(1) *Beschreibung und abbildung Knolliger Auswüchse der hende und füsse des Lorenz Ruff Von* D^r^. J. B. Jac. Behrends. *Nach dessen tode herausgegeben von* D^r^. W. Sœmmering, in-fol. Frankfurt am. Main 1825.

gauche que dans une petite étendue, en dedans et au-dessous du premier orteil. Ces tumeurs étaient d'un blanc grisâtre, fixes, de la consistance de la corne tendre; elles faisaient éprouver au toucher la sensation que ferait naître un amas de verrues d'inégale grandeur. Les plus considérables étaient surmontées par de plus petites : les unes formaient des groupes isolés; d'autres se tenaient par des parties moins saillantes. Leur surface, quoique sèche, était sensible au moindre attouchement et saignait avec beaucoup de facilité; elle conservait pendant plusieurs jours une sensibilité vive, lorsque quelque écaille venait à en être détachée. Les coups et la pression y déterminaient de la douleur. La marche était pénible chez cet individu, particulièrement sur un terrain ferme et sec; il ne pouvait la supporter plus d'une heure de suite, et il lui fallait tout ce temps pour un trajet qu'un autre aurait parcouru en un quart-d'heure, encore était-il obligé de se reposer plusieurs fois. Il employait plusieurs heures à s'habiller et à se déshabiller à cause des douleurs qu'il ressentait alors. Il éprouvait, dans les temps pluvieux et lorsque le vent régnait, un sentiment de brûlure et de piqûre intolérable, dans les parties malades. Les mouvemens des doigts étaient gênés, la flexion nulle, l'adduction et l'abduction étaient conservées.

§. 731. Des gravures coloriées, faites d'après des peintures à l'huile que possédait Behrends père, ajoutent encore à l'exactitude de cette description; toutefois l'histoire de cette maladie sera incomplète tant qu'on n'aura pas déterminé si ces tumeurs affectent uniquement la peau, ou si elles intéressent à-la-fois cette membrane et les tissus cellulaire et adipeux sous-cutanés. J'ajouterai même, contre l'opinion de J. B. Behrends, que cette maladie me paraît bien distincte des appendices cornés observés par Abraham Haskel. (*New england journal of medicine and surgery, etc.*, vol. VIII, n°. 1.)

Ichthyose (1).

VOCAB. : Art. *Ichthyose.*

§. 732. L'ichthyose est caractérisée par un développement morbide de l'épiderme, souvent accompagné d'une hypertrophie du chorion. L'épiderme forme à la surface d'une partie ou de presque toute la totalité de la peau une couche épaisse, grise, divisée en petits compartimens irréguliers, et non imbriqués comme les écailles des poissons.

§. 733. — *S.* L'ichthyose peut être *partielle* et n'attaquer qu'une partie de la peau d'un membre ou du tronc; d'autres fois elle est *générale*, et s'étend à presque toute la surface du corps, autour duquel elle simule une sorte de cuirasse. C'est toujours aux endroits où la peau est naturellement plus épaisse et l'épiderme plus rude, autour des articulations, à la partie antérieure et externe des membres inférieurs, au-devant de la rotule, à la partie postérieure des membres supérieurs, vers l'olécrâne, etc., que ce développement morbide de l'épiderme acquiert plus d'épaisseur. Partout ailleurs l'espèce de couche accidentelle qu'il forme à la surface de la peau est, en général, beaucoup plus mince; elle manque ordi-

(1) Joulhia (P. G.), *Diss. sur l'ichthyose nacrée*, in-4°. Paris, 1819.

nairement sur le prépuce, les paupières, aux aines, aux aisselles, etc., enfin sur tous les points où la peau est généralement douce et d'une plus grande finesse. On n'observe pas non plus ce développement morbide de l'épiderme à la plante des pieds et à la paume de la main, sans doute à cause de la texture particulière de ces diverses régions.

L'ichthyose est congéniale ou s'annonce ordinairement pendant les deux premiers mois de la naissance. La peau qui doit subir cette altération prend une teinte terne et devient en même temps rude et comme farineuse. Après avoir passé par divers degrés intermédiaires, elle finit par se couvrir d'une couche épidermique épaisse, divisée en petits compartimens irréguliers, et dont l'aspect a certainement plus d'analogie avec la peau des pattes des poules qu'avec les écailles très-variées des poissons et des serpens. En effet, la peau, vue à une certaine distance, paraît avoir été salie avec de la boue. Toutefois l'ichthyose offre des aspects différens, suivant les degrés de développement qu'elle présente. Tantôt, en effet, l'altération de l'épiderme est légère; la peau, terne et farineuse, présente au toucher une rudesse semblable à celle qu'on observe chez quelques vieillards. Lorsque l'ichthyose est plus prononcée, elle se montre sur les membres, sur-tout dans le sens de l'extension, sous la forme d'une couche épidermique épaisse, comparée, non sans quelque exagération, par plusieurs pathologistes, à l'écorce des arbres, et composée de petits compartimens fort irréguliers, non imbriqués, et n'ayant pas plus de deux à trois lignes de diamètre. Ces petits compartimens, d'autant plus larges qu'ils sont plus minces, affectent les figures tracées par les sillons de l'épiderme, et possèdent tous les caractères physiques et chimiques de cette membrane. Leur couleur, ordinairement d'un gris terne ou terreux, est, dans quelques cas rares, luisante et comme nacrée, et plus souvent d'un brun foncé. La rudesse de la peau est telle, que la main promenée à la surface de cette membrane éprouve une sensation analogue à celle que produit le contact d'une lime ou d'une peau de chagrin très-âpre. La peau est constamment sèche, et les sécrétions perspiratoire et folliculeuse sont nulles ou inappréciables sur les points affectés. Lorsque les individus affectés d'ichthyose sont atteints de maladies aiguës, les crises s'opèrent par les urines.

Lorsque cette couche épidermique a été détachée par le frottement ou par toute autre cause, elle ne tarde pas à se renouveler. Pendant les chaleurs de l'été la peau se dépouille quelquefois de cette production épidermique accidentelle; mais elle se reproduit constamment aux approches de l'automne. Soit que la chute de l'épiderme ait eu lieu sous cette influence, ou qu'elle ait été provoquée par les bains de vapeurs ou toute autre médication extérieure, on n'observe à la surface de la peau aucune trace d'inflammation. Les tégumens ont leur couleur naturelle; seulement les petits sillons que l'on remarque ordinairement à leur surface sont plus prononcés que dans l'état normal.

Cette maladie n'est accompagnée ni de démangeaison, ni d'aucune autre sensation morbide, et ne paraît exercer aucune influence fâcheuse sur la constitution des personnes qui en sont affectées. J'en ai vu plusieurs qui jouissaient de la santé la plus parfaite et la plus robuste. Il est probable que la perspiration pulmonaire et la sécrétion urinaire suppléent, chez ces individus, à la diminution de la perspiration cutanée.

§. 734. — *R. A.* Lorsqu'on soumet pendant quelques jours à la macération un morceau de peau affectée d'ichthyose, pris au devant des rotules ou derrière l'olécrâne, on observe les dispositions suivantes : les petits compartimens dont se compose la couche épidermique épaisse qui imprime à la maladie ses caractères extérieurs, peuvent être facilement détachés de la peau. Les squames ne sont jamais superposées les unes sur les autres comme les écailles des poissons; la dénomination d'*ichthyose* imposée à cette affection tend à consacrer une erreur anatomique. Au-dessous de cette première couche on trouve l'épiderme. Le chorion est, en outre, ordinairement plus épais que dans l'état naturel, et les lignes ou sillons qui parcourent sa surface sont beaucoup plus prononcés que dans l'état sain.

§. 735. — *C.* L'ichthyose partielle ou générale est presque toujours congéniale, il est rare qu'elle se développe accidentellement après la naissance. Sa cause la mieux connue jusqu'ici est l'hérédité. On l'a vue se transmettre durant plusieurs générations successives. L'histoire des frères Lambert, publiée par Tilesius et par Buniva, en est un exemple remarquable. Les enfans mâles d'un même père et d'une même mère en sont quelquefois affectés, lorsque leurs filles en sont exemptes. Tel est le cas des nommés Brayer, nés à la paroisse de Dieu, département du Cantal. L'un d'eux, Jean Brayer, m'a assuré que bien que lui et son frère fussent atteints d'ichthyose, ils avaient trois sœurs qui n'offraient aucune trace de cette maladie. Quelques pathologistes ont attribué son développement à des affections morales de la mère, mais cette cause est obscure ou hypothétique. C'est aussi sans fondement qu'on a avancé, d'après des traditions vulgaires, que l'ichthyose était endémique à Taiti et au Paraguay, et que les habitans voisins de la mer ou des rivières poissonneuses étaient spécialement exposés à ce genre d'altération de la peau. Le climat, le régime, le tempérament, n'ont point d'influence marquée sur la production de cette maladie. On sait seulement que les femmes en sont plus rarement affectées que les hommes. Elle n'est pas très-rare; j'en ai vu une douzaine d'exemples.

§. 736. — *D*. L'ichthyose n'a qu'une faible analogie avec les inflammations squameuses. Willan et Bateman ont eu tort de réunir ces maladies dans un même groupe. En effet, l'ichthyose, presque toujours congéniale ou se développant dans les premiers mois de la naissance pour persister toute la vie, n'est accompagnée ni d'injection sanguine dans le tissu de la peau, ni de chaleur morbide, ni de prurit; enfin d'aucun des phénomènes propres à l'inflammation. Dans la lèpre, le psoriasis et le pityriasis, la production des squames est toujours précédée d'une rougeur de la peau qu'on peut rendre apparente en dépouillant les tégumens des squames ou des furfures déposés à leur surface. Dans les lichens confluens et invétérés développés sur les membres et le tronc, la peau peut devenir rugueuse, brunâtre et couverte d'une infinité de petites écailles assez analogues à celles des ichthyoses légères; mais cet état accidentel de la peau est accompagné d'un prurit insupportable et précédé de papules. D'ailleurs l'existence simultanée ou le développement ultérieur de semblables élevures, sur quelques points voisins de la peau déjà farineuse, dissiperont tous les doutes qui pourraient s'élever sur la nature de ces cas obscurs. L'ichthyose *locale* n'est pas moins distincte de l'état squameux ou furfuracé que présente la peau enflammée autour des vieux ulcères.

§. 737. — *P.* et *T.* On ne guérit jamais l'ichthyose, à moins qu'elle ne soit très-légère et accidentelle. Heureusement que cette affection de la peau n'offre aucune gravité. C'est sans fondement que quelques auteurs ont prétendu que les personnes qui en étaient atteintes succombaient à un âge peu avancé, aux progrès de la phthisie pulmonaire, ou épuisées par des diarrhées colliquatives.

Les applications émollientes long-temps continuées, les frictions légères, les lotions mucilagineuses et adoucissantes, les bains tièdes fréquemment répétés ou alternés avec les bains de vapeurs aqueuses et avec les bains alcalins, de manière à n'apporter aucun dérangement dans l'exercice des principales fonctions, sont utilement employés pour débarrasser la peau des squames qui la recouvrent, et la maintenir dans un état voisin de son organisation naturelle. Dans l'ichthyose locale et accidentelle, on pourrait essayer, avec quelque probabilité de succès, l'action des vésicatoires volans, l'observation ayant démontré que les ichthyoses générales et congéniales disparaissaient, pour quelque temps, à la suite de plusieurs inflammations cutanées, de la variole, par exemple.

§. 738. Un pathologiste moderne a conseillé sérieusement aux individus atteints d'ichthyose, et qui habitent les bords de la mer, de se transporter dans l'intérieur des terres, d'user à l'intérieur des préparations ferrugineuses ou sulfureuses; on sait aujourd'hui combien sont puériles de semblables recommandations.

§. 739. Willan vante comme un excellent remède contre l'ichthyose la poix administrée pendant longtemps, à la dose d'une demi-once par jour. A l'aide de ce moyen, il assure être parvenu, non-seulement à détacher de la peau les couches épidermiques accidentelles qui la recouvraient, mais à donner à cette membrane une douceur et une souplesse qui se sont opposées au retour ultérieur de la maladie. Des expériences plus récentes n'ont pas confirmé les résultats annoncés par Willan.

D'autres pathologistes ont essayé contre l'ichthyose l'action des préparations arsenicales; l'inutilité et le danger d'un tel remède doivent dégoûter désormais de semblables tentatives.

Observations particulières (1).

§. 740. Il est quelques variétés de l'ichthyose dont la connaissance ne peut s'acquérir que par l'observation ou par la lecture des faits particuliers. Panaroli, Van der-

(1) Panarolus (D.), *Jatrologismorum, seu medicinalium observationum pentecostæ quinque, etc.* Rome, 1652, in-4°. (Pentecoste V, obs. IX.) —Van der wiel, *Observat. rarior., cent.* 1 *et* 2, in-8°. Leidæ, *cent.* 2, *obs.* XXXV. — Donati (Marc), *De historiâ medicâ mirabili opus, etc.* Mantoue, 1586, in-4°., lib. 1 et 3. — Schenck, (*Obs. medic. rarior*, pag. 699.) — Janin-de-Saint-Just, (*Journal complémentaire des Sciences Médicales*, in-8°. Paris, tom. V.)

Wiel, Donati (Marcel), Schenck, M. Janin de Saint-Just, etc., en ont fait connaître plusieurs exemples remarquables. Mais un des plus curieux, sans contredit, est celui des frères Lambert, dont MM. Tilesius (1) et Buniva (2) ont publié une relation fort exacte et très-détaillée. M. Martin (P. J.) a fait récemment connaître une variété très-remarquable de cette maladie, dans laquelle la peau était couverte de petites squames proéminentes traversées par des poils volumineux semblables à des soies de sanglier (3).

Obs. CCI. *Ichthyose développée sur une partie de la peau des jambes et des pieds; érysipèle œdémateux et bulleux de la jambe gauche; perforation du cœur et hémorrhagie dans le péricarde; filamens membraneux, en forme de houppe, dans l'intérieur de la vessie.* — Lanautte, frotteur, âgé de soixante-dix-sept ans, entra à l'hôpital de la Charité le 23 mars 1823 pour s'y faire traiter d'un érysipèle œdémateux de la jambe gauche. Depuis deux ans ce vieillard avait habituellement les jambes enflées le soir, et depuis un an il était sujet à des douleurs dans les membres, qu'il attribuait à l'humidité de son appartement. En 1825, il s'était fait une plaie à la jambe droite, dont la guérison n'avait été obtenue qu'au bout de huit mois de traitement. Aujour-

(1) Tilesius, *Ausfuehrliche beschreibung und abbildung der beyden sogenannten stachelschweinmenschen aus der bekannten englischen familie Lambert*, in-fol. Altenbourg, 1802. — (2) Buniva, *Particularités les plus remarquables de deux corn-écailleux anglais, nommés Jean et Richard Lambert, observés à Turin en février et mars de l'an* 1809, *fig.* (Mém. de l'Acad. imp. des sciences, lettres et beaux-arts de Turin, in-4°. pag. 364. Turin, 1811.)

(3) *Medical and chirurgical transactions*, vol. IX, part. I, pag. 53.

d'hui, 24 avril 1827, cé malade est dans l'état suivant :

La jambe *gauche* est atteinte d'ichthyose et d'un érysipèle œdémateux et bulleux. L'ichthyose n'occupe que le tiers inférieur de la face externe et postérieure de la jambe, et une partie de la face dorsale du pied. Elle est caractérisée par de petites lamelles épidermiques, grisâtres, d'une à deux lignes de diamètre, d'une demi-ligne à une ligne d'épaisseur, dépassant le niveau de la peau saine vers la circonférence de la plaque qu'elles forment par leur réunion, irrégulièrement quadrilatères, peu adhérentes à la peau, et séparées les unes des autres par de légers sillons. L'érysipèle est caractérisé par un grand développement de la chaleur de la peau, et par une rougeur violacée qui, occupant toute la circonférence de la jambe, se termine supérieurement d'une manière irrégulière, s'étendant jusqu'à la cuisse en dedans et en arrière, et jusqu'aux deux tiers seulement de la face externe de la jambe. Sur plusieurs points, cette rougeur, d'une teinte lie de vin, paraît produite par du sang déposé dans le tissu de la peau, car elle ne disparaît pas par la pression du doigt. Sur le dos du pied, la rougeur est moins intense. Vers la moitié inférieure de la jambe et à son côté interne, on voit plusieurs bulles, les unes isolées et d'une assez grande dimension, les autres plus petites, comme agglomérées et confluentes. Des ulcérations superficielles, probablement consécutives à des bulles excoriées, existent sur les parties antérieure, externe et postérieure de la jambe. Deux d'entre elles, rouges à leur surface et pourvues d'une lamelle épidermique à leur circonférence, semblent dues à la rupture récente de semblables bulles; d'autres, plus anciennes, offrent une surface jaunâtre ; il en est même qui présentent une tache brunâtre vers leur centre. La peau qui couvre la rotule est rouge et phlogosée ; il existe en outre une tache érythémateuse à la face interne et supérieure de la cuisse, dans le point où elle correspond au scrotum, qui est lui-même enflammé. Le tissu cellulaire sous-cutané de la jambe est œdémateux, principalement à sa partie supérieure et sur le dos du pied. La peau s'affaisse sous la pression du doigt et en conserve l'empreinte.

On ne remarque pas de traces d'inflammation sur la *jambe droite*, excepté sur la face dorsale du gros orteil, où l'on voit une petite tache érythémateuse. La partie inférieure de cette jambe est également affectée d'ichthyose. On observe une ecchymose sur la face dorsale de la main gauche. Ce malade est en outre atteint d'une hernie inguinale du côté gauche, mobile et réductible. Ce vieillard est affaissé et fatigué par la soif et du dévoiement; la langue est enduite d'un mucus épais ; le pouls est fébrile. (*Bandage compressif aux jambes ; pansement avec des compresses fenêtrées enduites de cérat ; huit sangsues à la partie interne et inférieure de la cuisse gauche ; eau gommée.*) Le 25 avril, la tuméfaction et la rougeur de la jambe gauche ont diminué ; mais le malade est plus affaissé et dans un état comateux ; la langue est sèche et brune. Mort le 26. *Autopsie du cadavre.* La peau de la partie inférieure de la jambe gauche avait conservé la teinte rouge violette qu'elle avait pendant la vie. Cette rougeur occupait sur-tout la face externe du derme et ne disparaissait pas par la pression. La peau de la partie externe du tiers inférieur des deux jambes, et celle de la face dorsale des pieds, offrait, comme nous l'avons déjà dit, l'altération particulière connue sous le nom d'ichthyose. Celle-ci était caractérisée par une première couche épidermique grisâtre, trois ou quatre fois plus épaisse que l'épiderme sain, divisée en une infinité de petits compartimens la plupart quadrilatères, au-dessous de laquelle on trouvait l'épiderme qui se continuait avec celui de la peau saine, vers la circonférence de cette altération. Le derme de la peau ichthyosée était plus épais, moins aréolaire, et présentait des lignes ou sillons plus profonds que ceux de la peau saine. Les ongles des pieds étaient longs et épais. Le tissu cellulaire sous-cutané de la jambe enflammée était imprégné de sérosité, et plus résistant sous le scalpel que le tissu cellulaire sain. Les veines saphènes n'étaient pas enflammées et ne contenaient point de pus; la bourse muqueuse sous-cutanée du genou gauche était rouge, injectée, et contenait un peu de pus jaunâtre. — *Tête.* Le cerveau et le cervelet étaient sains; l'arachnoïde cérébrale contenait de la sérosité limpide : il en existait environ trois cuillerées dans chaque ventricule. — *Poitrine.* Les poumons étaient crépitans et gorgés de sang à leur partie postérieure; ils présentaient à leur surface un grand nombre de marbrures noirâtres; le péricarde contenait environ six onces de sérosité sanguinolente, ou plutôt d'un sang liquide et séreux. Le tissu de cette membrane n'était point altéré, si l'on en excepte un point que je vais indiquer. A la base du cœur et vers l'oreillette gauche, on distinguait un caillot fibrineux aplati, dont la large extrémité était libre et flottante, tandis que l'autre était engagée dans le tissu de l'oreillette. Ce caillot ayant été enlevé à l'aide d'un jet d'eau dirigé sur le point de son insertion, nous découvrîmes une petite ouverture dans laquelle une sonde cannelée fut facilement introduite. L'instrument pénétra dans une sorte de poche sous-péricardienne remplie de caillots de sang. Ce thrombus pouvait avoir un pouce et demi de diamètre; on l'incisa, et après avoir enlevé le sang dont il était formé, nous découvrîmes deux petites ouvertures qui communiquaient dans le ventricule gauche, vers l'insertion de la valvule mitrale qui était ossifiée; de sorte que le sang s'était probablement fait jour du ventricule gauche dans l'épaisseur de l'oreillette, puis de celle-ci dans le péricarde. Le tissu du cœur était comme ecchymosé et imprégné de sang autour de l'épanchement; dans tous les autres points il était couvert d'une couleur jaune fauve, et se déchirait avec facilité. Les valvules sigmoïdes présentaient aussi des points ossifiés vers leurs bords libres; les cavités droites du cœur n'offraient point d'autre altération que la teinte jaune et le ramollissement de ses fibres, dont j'ai déjà parlé. Le cœur était en outre un peu plus volumineux que dans l'état normal. L'aorte offrait çà et là des plaques jaunes et de petites concrétions lamelleuses, plus nombreuses dans sa portion thorachique. Les artères radiales étaient ossifiées. L'œsophage vers le point où il se continue avec l'estomac, ce viscère et l'intestin étaient légèrement injectés. Le foie était altéré; lorsqu'on l'incisait, la coupe paraissait granulée et formée d'un mélange de points jaunes avec quelques autres d'une teinte chocolat. Son tissu, moins résistant que dans l'état sain, s'écrasait facilement entre les doigts; et sur un point de son bord libre, il offrait la teinte brunâtre et verdâtre qu'il présente fréquemment. La rate était violacée et ramollie; sa membrane péritonéale était couverte de petites granulations blanchâtres et comme cartilagineuses. Les deux reins, entourés de beaucoup de graisse, étaient injectés d'un sang noir. Enfin la vessie offrait une altération singulière : une foule de filamens fins et déliés, blanchâtres, nés de la face interne de cet organe, libres et flottans dans sa cavité, simulaient assez bien, sur-tout lorsque la pièce était dans l'eau, ces larges houppes dont on se servait autrefois pour jeter de la poudre dans les cheveux. La pièce a été déposée dans les cabinets de l'École de médecine.

Je viens de voir tout récemment un second exemple de ces productions filamenteuses et membraneuses, implantées sur la membrane muqueuse de la vessie, et flottant dans sa cavité. Elles étaient plus rares et moins développées que dans le cas précédent; mais elles étaient entremêlées de vésicules d'une à deux lignes de diamètre, également adhérentes à la face interne de la vessie, composées d'une seule membrane très-mince et pellucide, et qui contenaient un fluide aqueux et incolore.

Obs. CCII. *Ichthyose générale; traitement palliatif par les bains simples et les bains de vapeur.* — Un charretier, âgé de trente ans, était atteint de l'ichthyose depuis sa naissance. Cette maladie de la peau était très-marquée sur les membres inférieurs, sur-tout dans le sens de l'extension et dans le voisinage des genoux. La peau de cette partie présentait de petites squames, épaisses, noirâtres, rugueuses, dont l'aspect était assez analogue à celui de l'écorce de certains arbres. Le tronc et les membres supérieurs étaient recouverts d'un épiderme plus épais et plus sec que dans l'état sain; il se détachait sous la forme d'écailles furfuracées. Cette altération ne s'étendait pas à la peau du visage. Les principales fonctions étaient libres et régulières. Ce malade prit avec succès des bains de vapeurs alternés avec des bains simples. Les squames disséminées à la surface de la peau devinrent moins épaisses et plus rares. Déjà ce traitement palliatif lui avait deux fois réussi.

Appendices cornés (1).

VOCAB. Art. *Corne*, *Ichthyose cornée*.

§. 741. On désigne sous le nom *d'appendices cornés* de la peau, des productions accidentelles, souvent conoïdes, de dimensions variées, proéminentes à la surface de cette membrane, et formées par une substance analogue à celle des ongles.

Ces productions cornées sont *solitaires* ou *multiples*.

§. 742. Les productions cornées *solitaires* se développent le plus ordinairement sur les parties de la peau pourvues de poils ou d'un grand nombre de follicules sébacés. M. Everard Home (2) pense même qu'elles sont constamment le résultat de l'affection d'un de ces follicules.

(1) Follet (Arm. Mar.), *Recherches sur l'ichthyose cornée*, in-4°. Paris, 1815. — Dauxais (A. P.), *Des cornes*, in-4°. Paris, 1820. — Caldani, *Mem. della societa italiana*, tom. XVI, pag. 126. — Meckel, *Sur les cornes accidentelles, et en particulier sur celles qui viennent au gland chez l'homme.* (Journ. complém. des Sc. médicales, tom. IV, pag. 91.) — Bertrand, *Note sur une production cornée.* (Arch. générales de Médecine, tom. V, pag. 534.)

(2) Home (Év.), *Transact. philosoph.*, 1791.

M. Astley Cooper (1) a fait graver deux exemples de ces appendices, nés de la cavité d'un follicule distendu. On a même plusieurs fois observé le développement simultané des tumeurs folliculeuses et de ces appendices cornés. Quelques faits tendent à établir cependant que des lames cornées peuvent se former sur des cicatrices, sur des points de la peau préalablement altérés, ou même en apparence tout-à-fait sains.

§. 743. Les productions cornées, sécrétées par la face interne des follicules, d'abord molles, deviennent bientôt dures et résistantes. Elles dépassent ensuite le niveau de la peau, et acquièrent en largeur et en hauteur des dimensions plus ou moins considérables. Elles ont rarement plus de six à sept pouces de diamètre à leur base, sur cinq pouces de hauteur. La dénomination *d'ichthyose cornée ariétine*, par laquelle on les a désignées, me paraît d'autant moins propre, que leur mode de développement diffère essentiellement de celui de l'ichthyose, et que par leur forme et leur volume elles ressemblent souvent à tout autre chose qu'à des cornes de bélier.

Dans les premiers temps de leur formation et lorsque leur volume est peu considérable, ces productions cornées sont enveloppées d'une membrane mince qui les fait paraître comme enkystées. Plus tard cette membrane embrasse seulement la base de ces appendices. Ces productions ne s'étendent pas en profondeur au-delà de la peau, dans l'épaisseur de laquelle elles paraissent comme enchâssées. Aussi sont-elles toujours mobiles,

(1) *OEuvres chirurgicales d'Astley Cooper et de Benjamin Travers*, tom. II, traduit par G. Bertrand, in-8°. Paris, 1823.

et participent-elles aux impulsions que la peau reçoit des muscles sous-cutanés. L'espèce de kyste dans la cavité duquel leur base est implantée est quelquefois le siége d'une inflammation chronique, qui peut se terminer par des ulcérations plus ou moins étendues.

M. le professeur Dubois a soigné pendant long-temps, dans les salles de l'hospice de Perfectionnement, une vieille femme qui portait sur le front une corne conoïde, dont la base avait six à sept pouces de diamètre sur six pouces de hauteur. On peut voir le dessin de cette corne dans les cabinets de la Faculté de Médecine. Des contusions et une solution de continuité de la peau avaient précédé l'apparition de cette tumeur. Cette femme se plaignait d'une céphalalgie habituelle dont l'intensité allait toujours croissant. Le sommet de cet appendice était solide; sa base était d'une teinte plus claire et d'une consistance beaucoup moins considérable. Des cônes circulaires indiquaient les dépôts successifs de la matière dont elle était composée, et formaient des inégalités semblables à celles qu'on remarque sur les cornes de quelques ruminans. L'épiderme se comportait sur la circonférence de la base de la tumeur comme sur les ongles, près de leur insertion à la peau; il dépassait le chorion de quelques lignes. Des parties détachées de la tumeur mises en contact avec un corps en ignition brûlaient en répandant une odeur semblable à celle de la corne soumise à la même expérience. Cette tumeur avait fini par refouler les tégumens du front et abaisser les paupières, de telle sorte que les yeux étaient habituellement couverts. La tête de cette femme répandait une odeur fétide.

§. 744. L'étiologie de ces productions cornées *solitaires*

est fort obscure. Les femmes en sont plus fréquemment affectées que les hommes. Ces appendices sont d'ailleurs plus fréquens chez les vieillards que chez les adultes.

§. 745. La forme, les dimensions, la couleur, et surtout la consistance et la structure de ces appendices, l'odeur particulière qu'ils exhalent par la combustion, les distinguent suffisamment des croûtes sèches, dures et pyramidales, qui surmontent quelquefois les ulcères syphilitiques, scrophuleux et cancéreux. Elles sont encore plus distinctes des tumeurs fongueuses de la dure-mère, des exostoses, etc., avec lesquelles on les a quelquefois confondues. Enfin des appendices osseux du fémur, de l'humérus, etc., analogues à ceux dont parlent Fallope, Cabrol, Vicq-d'Azir, etc., ne pourraient être pris pour des productions cornées, alors même qu'ils formeraient extérieurement une saillie plus ou moins considérable, après avoir percé la peau.

§. 746. Je ne connais point d'observation qui prouve que la chute spontanée de ces appendices cornés puisse être suivie d'une guérison complète. Lorsqu'on juge à propos d'attaquer ces productions accidentelles, à cause de la gêne ou de la difformité qu'elles occasionent, l'instrument tranchant est toujours préférable aux caustiques. Après avoir cerné la base de ces tumeurs par une incision circulaire, il faut avoir soin d'enlever ou de détruire complètement le follicule ou le kyste qui les produit. Lorsqu'on a négligé cette précaution, ou lorsque l'on s'est borné à scier ou à lier ces appendices, ils ont souvent repullulé en partie ou en totalité.

L'utilité des exutoires, des purgatifs et des saignées, pour prévenir le développement ultérieur d'une semblable altération de la peau, n'est point démontrée par des expériences rigoureuses.

§. 747. Voigtel, Conradi, J. F. Meckel, Otto, etc., ont publié des observations et des remarques fort intéressantes sur les productions cornées *multiples*. On voit dans le cabinet de l'École de Médecine, les mains et les pieds d'une vieille femme, déposés par Béclard; et qui sont couverts de lames cornées de grandeurs variées. Les faces dorsales des pieds et des mains sont surmontées de productions cornées moins longues que celles de la plante des pieds et de la paume des mains. De ces dernières surfaces s'élèvent des végétations au nombre de cinq ou six, de la grosseur du doigt et d'une longueur de huit à dix pouces. Ces productions sont très-friables et démontrent l'identité de la substance de la corne et de l'épiderme. Le mode d'union de ces appendices avec la peau est moins bien connu que celui des productions cornées solitaires. §. 742.

§. 748. Il est une autre altération de la peau qui semble destinée à établir une transition entre les appendices cornés et l'ichthyose. En effet, on a vu des personnes dont la peau était couverte de petits appendices cornés, nombreux et saillans, qu'on ne pouvait arracher sans provoquer de douleur ou un suintement d'une humeur roussâtre et sanguinolente. Ces appendices ou piquans sont souvent blanchâtres à l'intérieur et noirs à leur surface. Un des exemples les plus curieux de cette singulière altération de la peau est celui qu'offrit un homme, né en 1710 dans le comté de Suffolk, en Angleterre, et auquel on avait donné le nom de *porc-épic*. Toute la surface de son corps était chargée de petites excroissances en forme de piquans, gros comme une ficelle. Le visage, la paume des mains et la plante des pieds étaient les seules parties qui n'eussent pas de ces piquans. Ils étaient d'un brun rougeâtre, et en même temps durs et élastiques, au point de faire du bruit lorsqu'on passait la main à leur surface. Ils avaient un demi-pouce de longueur dans certains endroits, et un peu moins dans d'autres. Ces excroissances ou piquans apparus deux mois après sa naissance, tombaient chaque hiver pour renaître au printemps. Cet homme, au reste, se portait très-bien; il a eu six enfans, qui tous ont été couverts des mêmes excroissances. La main d'un de ces enfans a été figurée dans les *Glanures* d'Edwards (1), et la main du père a été représentée dans les *Transactions philosophiques* (vol. LIX, page 21).

§. 749. Les productions cornées *multiples* sont souvent héréditaires ; on ignore la nature des autres causes qui influent sur leur développement.

Ce vice de conformation n'a encore été l'objet que d'un petit nombre d'expériences thérapeutiques. Fabrice de Hilden assure (Cent. 2, Obs. 26, *Historia admiranda de puellâ cornutâ*) qu'une jeune fille ayant fait usage des évacuans, des emménagogues et des eaux thermales sulfureuses et alumineuses de Neuhaus, fut délivrée pendant quelque temps de semblables productions cornées dont sa peau était couverte. L'action combinée des bains simples, des bains alcalins et des bains de vapeurs, serait avantageuse si ces appendices étaient peu adhérens à la peau.

(1) Edwards (Georges), *Gleanings of natural history* ou *glanures d'histoire naturelle*, *etc.* Londres, tom. I, 1758; II, 1760; III, 1764, in-4°., pl. 212.

Cors (1).

VOCAB. : Art. *Calus, Durillon*, Gemursa, Tylosis.

§. 750. — Les cors sont de petites productions épidermiques, accidentelles, arrondies, très-dures, circonscrites, qui surviennent le plus ordinairement à la face supérieure ou sur les parties latérales des orteils, et quelquefois à la plante des pieds, vers les extrémités antérieures des os du métatarse. Les cors compriment, irritent, enflamment et percent quelquefois la peau, et peuvent même altérer les os et les articulations sous-jacentes.

§. 751. — *C*. La pression que des chaussures trop étroites ou trop courtes exercent immédiatement sur la peau, ou celle que les orteils eux-mêmes opèrent les uns sur les autres, sont les causes les plus ordinaires des cors. Ils peuvent aussi être déterminés par les plis ou les coutures des bas.

§. 752. — *S*. Les cors ont, en général, une forme analogue à celle d'une tête de clou; l'épiderme qui les constitue est tellement épaissi, qu'on peut en enlever successivement, avec l'instrument tranchant, plusieurs couches. Au centre de ces petites productions épidermiques jaunâtres, on distingue un point d'aspect corné, plus blanc et plus profond. La plus légère pression exercée à sa surface produit une vive douleur. Il est quelquefois entouré d'une

(1) Rousselot, *Méthode certaine sur le traitement des cors*. La Haye, 1762. — Lion (H), *Treatise upon spina pedum* (corns), *with plates*. London, 1802.

petite ecchymose, située entre le derme et les lames demi-transparentes du cor, et qui augmente ordinairement en raison de l'épaisseur et de la consistance du petit durillon central.

Les cors des faces latérales des orteils sont ordinairement situés au-dessous des saillies des têtes articulaires des phalanges, où la compression est toujours plus forte et plus soutenue. Ils sont presque constamment humides; leur centre est déprimé et présente une petite cavité de couleur grisâtre qui contraste avec la blancheur nacrée que la transpiration habituelle de ces parties donne au bourrelet qui l'environne.

§. 753. Il faut rapprocher des cors les *durillons* et les *callosités* qu'on observe quelquefois à la paume des mains des artisans. Les ouvriers imprimeurs employés aux presses sont exposés à ces épaississemens partiels de l'épiderme de la paume des mains et à des gerçures douloureuses produites par les lessives alcalines dont ils font usage pour nettoyer les caractères. Souvent aussi il se forme de semblables durillons autour des talons, au côté interne des gros orteils, à la face inférieure de tous les autres, sur la tête du premier os du métatarse, etc. Les durillons diffèrent des cors en ce qu'ils ne présentent pas, comme ces derniers, un petit cône central blanc qui pénètre profondément, et qui leur a fait donner le nom de *clavi pedum*.

§. 754. Plusieurs morceaux de peau affectés de cors ayant été soumis à la macération, j'ai reconnu que l'épiderme, fort epaissi, déprimait et produisait un amincissement du derme correspondant; mais je n'ai jamais pu distinguer dans l'épaisseur de cette production épidermique les vaisseaux que quelques anatomistes disent avoir observés.

§. 755. On prévient le développement des cors en portant des chaussures dans lesquelles le pied est à l'aise. Cette précaution est sur-tout utile aux personnes qui, par état, sont obligées de faire de longues marches. Elles doivent en outre oindre les orteils avec du suif, ainsi que les points de l'extrémité des bas ou des souliers qui portent sur les parties les plus saillantes des pieds.

On fait cesser, pour un temps plus ou moins long, les vives douleurs produites par les cors en emportant la partie exubérante de ces petites tumeurs. Cette opération se fait avec des ciseaux, un rasoir, un scalpel, ou un bistouri à tranchant convexe et fixé sur son manche, ou bien même avec les ongles, après avoir gonflé et ramolli le cor par des applications de cataplasmes émolliens, de diachylum gommé, de cire molle, ou par des pédiluves. Deux ou trois semblables excisions, opérées à quinze jours ou à trois semaines d'intervalle, suffisent quelquefois pour guérir les cors qui consistent en un simple durillon circonscrit. On peut aussi les détacher de la peau à l'aide d'une aiguille courte, à pointe mousse, fixée sur un manche rond ou légèrement aplati; on oint ensuite la peau avec un peu de graisse de mouton qu'on couvre d'un emplâtre de savon ou de diachylum gommé.

§. 756. Les emplâtres de savon, de mucilage, de gomme ammoniaque, de galbanum, différens onguens, les sparadraps de toute espèce, la fécule de joubarbe, la pellicule connue sous le nom de baudruche, le coton en bourre, un simple linge fin placé autour des orteils, peuvent être utilement employés dans le traitement des cors aux pieds, pourvu que l'on réforme en même temps les bottes ou les souliers trop étroits. Ce n'est pas sans avantage non plus qu'on préserve les cors de la compression, en les couvrant de deux emplâtres de diachylum gommé, dont l'un, étendu sur une peau souple, mais épaisse, comme celle de buffle, et percé à son entrée d'une ouverture proportionnée aux dimensions du cor, est recouvert d'un autre emplâtre non fenêtré.

On a aussi cherché à détruire les cors en les cautérisant avec la potasse, le muriate d'antimoine et les acides nitrique ou sulfurique, le nitrate d'argent, etc. Ces moyens sont dangereux dans des mains peu exercées, et l'excision me paraît préférable.

Cicatrices (1).

§. 757. Lorsqu'une portion des tégumens et même des parties sous-jacentes a été détruite à une profondeur plus ou moins considérable, par l'effet d'une plaie, de la gangrène ou d'un ulcère, il se produit souvent un nouveau tégument semblable ou au moins analogue à celui qui a été détruit, toujours le même dans toute son étendue, quelle que soit la diversité des parties qui doivent en être revêtues. On a désigné sous le nom de *cicatrice* cette reproduction accidentelle de la peau.

§. 758. Après des symptômes primitifs et variables

(1) Moore, *On the process of nature in the filling up of cavities, healing of wounds, and restoring parts, which have been destroyed in the human body*. London, 1782, sect. 2, pag. 46.

suivant la nature de la cause destructive, on observe sur le point affecté une série de phénomènes secondaires, dont le mode d'apparition est constamment le même. Ce sont : 1°. la production d'une couche plastique, comme celle des agglutinations; 2°. la formation de bourgeons ou granulations, et la sécrétion du pus; 3°. enfin la cessation de cette sécrétion et l'achèvement de la cicatrice.

La couche plastique, semblable à celle qui constitue les fausses membranes, d'abord inorganique et bientôt organisée, se couvre de petites granulations coniques, rouges, et constitue alors la membrane des bourgeons charnus. Cette membrane est cellulaire, vasculaire, très-contractile, prompte à se détruire et à se reformer. Elle ressemble alors à une membrane muqueuse : bientôt elle se couvre d'un épiderme distinct et prend l'apparence de la peau normale.

Le derme des cicatrices, d'abord extrêmement mince et peu résistant, plus riche en vaisseaux, et par conséquent plus rouge que le derme normal, devient peu-à-peu moins vasculaire, plus blanc, plus solide et plus ferme que ce dernier ; il prend un aspect lisse et brillant qui dépend très-probablement de l'absence des papilles tactiles et des poils, ainsi que de la tension du nouveau tégument et de son adhérence intime au tissu cellulaire sous-cutané. La reproduction de l'épiderme et du réseau muqueux s'opère peu-à-peu et par degrés; les premières couches formées se détachent facilement de la surface du derme. Le pigment se développe plus tard. Bichat prétend que cette partie de la peau ne se reproduit pas lorsqu'elle a été enlevée, et que les cicatrices sont également blanches chez tous les peuples; mais cette assertion n'est pas exacte, car les cicatrices de la petite vérole sont noires chez les nègres, et celles qui se forment chez eux à la suite des solutions de continuité des tégumens sont aussi noires que le reste de la peau.

§. 759. Le derme des cicatrices complètement formées est moins élastique et adhère plus intimement au tissu cellulaire sous-jacent que le derme normal : il ne fait réellement qu'un avec ce tissu, et l'on ne peut l'en séparer. Il a moins de durée que le derme normal, et on sait avec quelle facilité les cicatrices même anciennes se déchirent, et celle avec laquelle les tégumens reproduits à la surface des ulcères de la peau se détruisent quelquefois entièrement.

§. 760. Les cicatrices sont moins sensibles que la peau. Elles sont dépourvues de papilles nerveuses; peut-être aussi reçoivent-elles moins de nerfs que cette dernière. Ces différences entre la peau et les cicatrices ne sont au reste bien sensibles que lorsque cette membrane a été complètement détruite dans toute son épaisseur.

§. 761. Le nombre, la situation, les dimensions, la forme, la profondeur des cicatrices, peuvent jusqu'à un certain point éclairer le pathologiste sur la nature des altérations qui les ont précédées; telles sont celles de la variole, de la vaccine, du zona, de la syphilide serpigineuse, etc., dont j'ai fait connaître les apparences.

§. 762. Lorsqu'une cicatrice est irrégulière, lorsqu'elle gêne les mouvemens des muscles qu'elle recouvre ou qu'elle avoisine, on peut parfois remédier à ces difformités à l'aide d'une opération chirurgicale, analogue à celles que Fabrice de Hilden (1), Dutertre (2), M. Earle (3), ont pratiquées dans de semblables circonstances.

§. 763. Pour terminer ici ce qui a trait à l'étude anatomique et pathologique de la peau, je me bornerai à rappeler qu'il n'est pas rare de rencontrer dans l'intérieur du corps des *productions* cutanées (4), et que ces tissus accidentels, trouvés le plus ordinairement dans les ovaires, ont été attribués à des productions imparfaites de fœtus, engendrées ou enveloppées, dans l'état fœtal, par l'individu qui les contenait. Je me borne à indiquer également que la peau attirée à l'intérieur par l'effet d'une cicatrice ou de toute autre disposition morbide ne tarde pas ordinairement à se *transformer* en une membrane muqueuse par un mécanisme opposé à celui en vertu duquel ces dernières membranes prennent l'aspect et la structure de la peau, lorsqu'elles sont entraînées à l'extérieur.

(1) Fabrice (Guil.), *cent. I, obs. LXXXIII.* — (2) Dutertre (P.), *Réflexions et observations sur les plaies en général*, in-4°. Paris, 1805. — (3) Earle, *On contractions after burns or extensive ulcerations.* (Med. chir. transact., tom. V, pag. 96.)

(4) Bricheteau, *Observation de kystes dermoïdes et pileux, suivie de quelques remarques sur ces productions organiques.* (Journal complém. des Scienc. Méd., tom. XV, pag. 298.)

FIN DE LA PREMIÈRE PARTIE.

difformités à l'aide d'une opération chirurgicale : telles que celles que rapporte Fabrice de Hilden (1), Dutertre (2),
M. Earle (3), sont parfaitement semblables aux
cicatrices.

§. 753. Pour terminer ici ce qui a trait à l'étude anatomique et pathologique de la peau, je mentionnerai d'abord que les productions accidentelles de l'intérieur du corps, des productions cutanées (4), et que ces tissus accidentels, trouvés plus ordinairement dans les ovaires, ont été attribuées à des productions imparfaites de fœtus, renfermées en quelque sorte dans l'état fœtal par l'individu qui les contient. Je me borne à indiquer également que la peau attirée à l'intérieur par l'effet d'une cicatrice ou de toute autre disposition semblable ne tarde pas ordinairement à se transformer en une membrane muqueuse par un mécanisme opposé à celui en vertu duquel ces membranes muqueuses prennent l'aspect et la structure de la peau, lorsqu'elles sont renversées à l'extérieur.

(1) Fabrice (Guill.), cent. I, obs. LXXVIII. — (2) Dutertre (P.), Réflexions et observations sur les plaies en général, in-4°. Paris, 1803. — (3) Earle, On contractions after burns or cicatrices [illegible] (Med. Chir. transact., tom. V, pag. 96.)

(4) [illegible], Observation de kystes dermoïdes [illegible] suivie de quelques remarques sur ces productions organiques. (Journal complém. des Scienc. Méd., tom. XV, pag. 298.)

TABLE

DU TOME SECOND (Ire. partie.)

SUITE DES INFLAMMATIONS.

DEUXIÈME SECTION.

ALTÉRATIONS DES DÉPENDANCES DE LA PEAU.

§. 764. Les ongles et les poils sont les seules dépendances de la peau, dans l'espèce humaine. Dans l'étude des altérations que l'on attribue aux ongles et aux poils, il faut soigneusement distinguer les affections de l'organe producteur (*matrice des ongles, follicule pileux*), des vices de conformation ou de texture de la partie sécrétée (*ongle, poil.*)

CHAPITRE PREMIER.

ALTÉRATIONS DES ONGLES (1).

§. 765. La peau qui produit les ongles et qui est en rapport avec ces lames cornées, ingénieusement désignée par M. Dupuytren sous le nom de *matrice* de ces organes, est sujette à divers degrés d'inflammation (*Onyxis*), et à plusieurs autres maladies qui lui sont

(1) Franc. de Franckenau (Georg. Fred.), *Onychologia curiosa, sive de unguibus tractatio physico-medica, non tantum eorum physiologiam ac therapœiam tradens, etc.*, in-4°. Jenæ, 1646. — Werner, *Diss. de unguibus humanis varioque modo quo possunt corrumpi*, in-4°. Leipsick, 1773. — Blech (Ernest. Philipp. Ed.), *De mutationibus unguium morbosis, cum tabulâ æneâ*, in-4°. Berolini, 1816. — Patissier, *art.* Ongles. (*Dictionnaire des Sciences Médicales.*)

communes avec la peau des autres régions du corps. (*Piqures*, *Ecchymoses*, *etc.*)

§. 766. La plupart des altérations des ongles dépendent d'une affection de la peau qui produit ces plaques cornées. (*Absence*, *Accroissement démesuré*, *Épaississement des ongles*, etc.) Toutefois, ils peuvent être modifiés dans leur conformation et leur texture, sans que la peau qui les fournit ait éprouvé de lésion appréciable. Telles sont en particulier certaines altérations des ongles produites par le contact habituel des alcalis, des acides, des sels ou de quelques matières colorantes.

Onyxis (1).

VOCAB. Art. *Onglade*, *Onyxis*.

§. 767. La matrice des ongles peut s'enflammer pendant le développement ou à la suite de plusieurs phlegmasies cutanées. Ce tissu, mou, pulpeux et vasculaire, n'offre pas cependant des formes inflammatoires aussi variées que la peau des autres régions du corps. Je désigne collectivement sous le nom d'*onyxis*, toutes les inflammations de la portion du derme qui est en rapport avec l'ongle.

§. 768. L'onyxis peut être partielle ou générale; elle peut se développer vers les bords ou à la racine de

(1) Wardrop (J.), *Diseases of the toes and fingers* (Medic. chirurg. transact., vol. 5, pag. 129, in-8°., 1814.) — Royer-Collard (Hipp.), *De quelques altérations des ongles et de la peau qui les environne.* (Répertoire général d'anatomie et de physiologie pathologiques, etc., in-4°., tom. II, 1826.)

l'ongle. Elle offre aussi des caractères spéciaux suivant la cause qui l'a produite, et suivant qu'elle affecte une marche aiguë ou chronique.

§. 769. 1°. Une des variétés les plus fréquentes de l'onyxis est celle qui est occasionée par des contusions, et surtout par des piqûres dirigées sous les ongles. Ces lésions, en apparence si légères, sont ordinairement suivies d'une inflammation aiguë de la matrice de l'ongle, caractérisée par de la chaleur, des douleurs vives, et plus tard par une couche de pus déposée en nappe entre l'ongle et la peau. Bientôt aussi une sérosité purulente se forme autour de l'ongle, entre lui et l'épiderme qui se détache après avoir été soulevé par le pus. Enfin l'ongle tombe après un laps de temps d'autant plus court, que l'inflammation a été plus vive; le derme est mis à nu, et un nouvel ongle ne tarde pas ordinairement à être reproduit.

Cette inflammation que plusieurs pathologistes ont confondue avec le panaris ou phlegmon des doigts (Vocab. : Art. *Tourniole*) en est essentiellement distincte : elle résiste fréquemment aux applications émollientes, aux bains locaux, aux saignées locales et aux médications analogues. Lorsqu'elle est produite par un corps étranger introduit sous l'ongle, il faut amincir ce dernier avec un bistouri, jusqu'à ce qu'il soit réduit à une lame dépourvue de résistance; une légère échancrure faite au-dessus de l'endroit spécialement irrité permet de retirer aisément le corps étranger et de donner issue au pus sécrété. Cette opération est bien préférable à la simple incision verticale de l'ongle.

§. 770. Lorsque cette variété de l'onyxis est produite

par une contusion, l'ongle peut être brisé; sa matrice, profondément altérée, fournit pendant quelque temps une humeur sanguinolente et très-fétide; la peau et le tissu cellulaire sous-cutané deviennent souvent le siége d'une inflammation très-douloureuse, qu'il convient de combattre par le repos, la saignée générale, les applications de sangsues, les cataplasmes et les bains émolliens. Lorsque les symptômes inflammatoires sont dissipés, les lotions d'eau chargée de chlorure de chaux peuvent être employées avec succès pour dissiper l'odeur fétide qui s'exhale de la peau affectée.

§. 771. 2°. Une seconde variété non moins remarquable de l'onyxis est celle que l'on désigne ordinairement sous le nom d'*ongle rentré dans les chairs* (1). (*Resserrement de l'ongle*, Plenck; *Ongle incarné*, Monteggia.) Cette espèce d'inflammation est souvent le résultat de l'irritation mécanique que produit accidentellement l'ongle, par suite d'une mauvaise conformation, d'une trop grande dureté, d'un développement irrégulier ou d'une convexité trop marquée, etc. Elle peut aussi être occasionée par des chaussures trop étroites, qui compriment les orteils de haut en bas, en même temps qu'elles obligent les parties molles latérales à remonter vers les bords tranchans de l'ongle.

§. 772. Le gros orteil, et spécialement son côté interne, sont presque toujours le siége de cette variété de l'onyxis; elle est beaucoup plus rare aux autres orteils, et

(1) Robbe (Louis Emile), *Que l'affection désignée sous le nom d'ongle rentré dans les chairs, se compose de deux affections entièrement différentes par leurs causes, leur nature et leur traitement*, in-4°. Paris, 1826.)

n'attaque jamais les doigts. Au début, le malade éprouve de la douleur en marchant ; mais comme cette douleur est légère et supportable, il ne s'impose aucun repos; bientôt le mal augmente, la peau s'entame dans l'endroit sur lequel l'ongle appuie; la marche est plus difficile; il s'élève de l'ulcération de la peau une espèce de fongosité si douloureuse, qu'elle rend quelquefois la station impossible. Dans un degré plus avancé, l'inflammation gagne la racine de l'ongle, dont les adhérences deviennent moins intimes. Le malade ne peut plus marcher qu'en appuyant sur le talon; la peau, irritée par le bord de l'ongle, fournit une suppuration abondante et sanieuse; le suintement devient de plus en plus considérable; des chairs mollasses et fongueuses se développent; et le pus qui s'écoule répand une odeur d'autant plus fétide, qu'elle se mêle à celle de la transpiration des pieds. Tourmentés par la douleur, les malades soulèvent le bord correspondant de l'ongle, le coupent ou l'amincissent, et se procurent ainsi un soulagement momentané. Enfin lorsque cette inflammation est long-temps abandonnée à elle-même, l'ulcère se couvre d'énormes végétations, et l'inflammation se propage parfois au périoste et à l'os.

§. 773. On assure que dans un cas particulier cette variété de l'onyxis a été prise pour la goutte par un homme peu expérimenté. Une semblable erreur n'a pu naître que d'un examen bien superficiel des parties affectées. Il est plus difficile de distinguer l'*ongle rentré dans les chairs* des autres variétés de l'onyxis. Cependant M. Dupuytren fait judicieusement observer que dans l'onyxis partielle et *latérale*, produite par l'irritation mécanique de l'ongle, les fongosités auxquelles l'inflammation donne naissance se trouvent en avant et sur les côtés de ces plaques cornées, tandis que dans l'onyxis indépendante de cette cause c'est à la base de l'ongle que s'observent les végétations.

§. 774. Lorsque l'onyxis *latérale* n'existe que depuis plusieurs jours ou quelques semaines, si l'inflammation a été produite par des pressions douloureuses exercées sur les bords d'un ongle trop long et trop dur, l'excision de ces appendices, l'application de quelques sangsues sous la face plantaire des orteils, combinée avec l'emploi des cataplasmes et des bains émolliens, suffisent pour empêcher les progrès du mal et en obtenir la guérison; mais lorsque l'un des bords latéraux de la matrice de l'ongle est profondément gercé, ulcéré ou couvert de végétations, on est obligé de recourir à divers procédés opératoires. — *Procédé d'Albucasis et de Paul d'Ægine :* On soulève l'ongle avec un stylet, et après l'avoir dégagé des chairs environnantes, on retranche les fongosités avec un bistouri; puis on applique un caustique liquide. Lorsque la maladie ne tient pas à un vice de conformation de l'ongle, on peut, comme l'a fait M. Wardrop, cautériser la peau malade avec un fer rouge. — *Procédé d'Ambroise Paré :* Ce chirurgien conseille de plonger, vers la base des parties molles qui recouvrent l'ongle, un bistouri à lame droite, de les couper d'avant en arrière, puis de les cautériser avec un fer rougi à blanc. Ce procédé, employé récemment, avec succès, par MM. Lisfranc et Brachet, est surtout applicable aux onyxis latérales récentes. — *Procédé de Desault :* Fabrice d'Aquapendente avait conseillé d'introduire de petits bourdonnets de charpie sous le bord soulevé et dégagé de l'ongle, et d'aplatir les chairs fongueuses par la compression. Desault modifia ce procédé, et conseilla de placer sous l'*ongle rentré dans les chairs* une lame de fer-blanc, plus ou moins large, suivant l'étendue du bord incarné de l'organe, et qui, recourbée sur le côté de l'orteil, maintenait la cause irritante écartée, en même temps qu'elle comprimait les chairs fongueuses. M. Richerand a proposé de remplacer sur la fin du traitement la lame de fer blanc par une lame de plomb. Ce traitement, très-douloureux et d'une exécution difficile, exige que le malade garde le lit pendant plusieurs mois, et il est souvent suivi de récidive. — *Procédés de MM. Guilmot et Faye:* Le premier conseille de couper l'ongle, depuis la moitié du bord opposé à celui qui est malade jusqu'à son bord antérieur, section qui doit être faite peu-à-peu, sans arrachement et par lamelles très-fines. L'ongle cessant d'être comprimé par le côté sain se dégage des chairs, et la guérison s'opère. M. Faye veut qu'on amincisse le dos de l'ongle dans le sens de sa longueur en le râclant avec la lame de l'instrument tranchant; il fait ensuite une incision en V, avec perte de substance, sur le bord libre de l'ongle, plus près du côté malade que du côté sain; perce celui-ci de chaque côté de l'incision; passe dans chaque trou un petit fil métallique, pour le tordre ensuite graduellement de manière à rapprocher les bords de l'incision. La portion d'ongle *incarnée* s'éloigne de l'ulcération, dont la guérison a lieu. Ces procédés sont surtout applicables aux cas d'incarnation récente de l'ongle et sans fongosités. —*Procédé de M. Dupuytren :* Le malade est assis sur une chaise en face du chirurgien. Celui-ci, armé de ciseaux droits, solides, dont une branche est très-aiguë, l'engage sous l'ongle et la porte par un mouvement rapide jusque vers le milieu de sa base, en le divisant d'avant en arrière en deux parties : il saisit ensuite avec des pinces la partie antérieure de la portion d'ongle qui entretient la maladie, ou les deux successivement, selon qu'il veut n'enlever que la moitié ou la totalité de l'ongle. Pour en opérer l'arrachement, il renverse sur elle-même chaque portion, en détruisant ses adhérences. Si les chairs sont élevées, il passe dessus un cautère olivaire. Ce procédé est douloureux, mais il procure une guérison prompte et durable.

§. 775. 3°. L'onyxis, comme plusieurs autres inflammations de la peau, peut se développer sans cause appréciable, et en particulier indépendamment de celles qui produisent les deux variétés précédentes. Dans ce cas, elle affecte toujours une marche chronique.

Cette variété de l'onyxis, indiquée par M. Wardrop sous le nom d'*onychia maligna*, signalée et décrite avec beaucoup de soin par M. Dupuytren dans ses leçons cliniques, a été récemment étudiée par M. Lélut (1), qui a observé et figuré avec beaucoup d'exactitude les altérations successives de la matrice de l'ongle. Cette inflammation, qui affecte plus souvent le gros orteil et les pouces que les autres doigts, est caractérisée au début par une légère tuméfaction et un cercle

(1) Lélut, *Etudes anatomico-pathologiques sur l'onglade*, inédit.

rouge vers la racine de l'ongle. L'espèce de croissant, à concavité antérieure, formé par la peau, se change bientôt en un bourrelet d'un rouge pourpre, plus élevé et plus sensible à l'endroit où l'ongle semble adhérer davantage, et qui ne tarde pas à être surmonté d'ulcérations saignantes et mamelonnées. Une suppuration ordinairement très-abondante, d'un jaune brunâtre, grisâtre ou verdâtre, d'une grande fétidité, quelquefois mêlée de sang, surtout lorsque la peau enflammée reste exposée au contact de l'air, suinte entre la racine de l'ongle et la peau. L'ongle s'épaissit, se ternit, devient d'un jaune terreux ou d'un vert noirâtre, et se détache de sa racine en se déviant du côté le plus long-temps adhérent. Bientôt on voit à nu la plus grande partie de sa racine; enfin, il tombe spontanément ou entraîné par de légères tractions, laissant quelquefois de petites portions de sa substance sur la partie antérieure et postérieure de sa matrice. Ainsi dépouillée, celle-ci offre une surface rouge, inégale, enflammée, couverte d'un pus jaune ou grisâtre, fétide, environnée d'un bourrelet inflammatoire qui rend du sang au contact de l'air ou par le mouvement des extrémités malades. Le plus ordinairement, de larges productions cornées ne tardent pas à remplacer l'ongle tombé. On voit alors sur la matrice de l'ongle de petites lamelles jaunâtres, d'abord assez molles, confondues pendant quelque temps avec du pus desséché : elles sont d'un jaune brunâtre ou verdâtre; elles poussent d'ordinaire obliquement et quelquefois perpendiculairement au milieu ou sur les angles de la matrice de l'ongle. Souvent on aperçoit deux ou trois lames cornées, qui se réunissent bientôt pour n'en former qu'une seule plus ou moins irrégulière. Ces productions cornées semblent quelquefois entretenir l'inflammation, et le doigt, comme l'a remarqué M. Wardrop, prend alors la forme d'une spatule. La peau enflammée qui environne les productions cornées, saigne lorsqu'elle est exposée au contact de l'air, et devient le siége de douleurs intolérables. Des traînées rouges sur les membres affectés annoncent que l'inflammation s'est propagée aux vaisseaux lymphatiques ou aux veines voisines; et si la maladie attaque les orteils, la marche est impossible. Alors un état fébrile général peut se déclarer, et le sommeil tout-à-fait perdu ne peut pas toujours être rappelé par l'emploi des préparations narcotiques.

Cette *troisième* variété de l'onyxis ne peut être confondue avec les deux précédentes : cependant l'*ongle incarné*, long-temps abandonné à lui-même ou aggravé par des médications intempestives, pourrait consécutivement la produire. Cette inflammation chronique de la totalité de la matrice de l'ongle est toujours une maladie longue et douloureuse. Dans l'obs. CCIV, six mois de traitement avaient à peine apporté quelque amélioration dans l'état des parties affectées.

§. 776. Cette inflammation chronique de la matrice de l'ongle guérit (obs. CCIII) très-rarement, sous l'influence des remèdes anti-phlogistiques. M. Wardrop a obtenu quelques succès de l'emploi des mercuriaux : chez la malade qui fait le sujet de l'observation CCIV, leur action n'a point été salutaire. Lorsque le traitement anti-phlogistique échoue, et c'est le cas le plus ordinaire, si la reproduction continuelle des lames cornées empêche la cicatrisation de l'ulcère, il faut enlever la matrice de l'ongle.

Pour pratiquer cette opération, M. Dupuytren saisit l'extrémité de l'orteil ou du doigt affecté entre le pouce et l'index de la main gauche ; de la droite, armée d'un bistouri convexe, il fait une incision semi-lunaire, à concavité antérieure, sur la face dorsale de l'orteil, à quatre lignes environ en arrière du bord libre de la peau qui recouvre le bord de l'ongle; ensuite il saisit celle-ci par son bord antérieur avec des pinces et la renverse sur sa base. Si on préfère diviser l'ongle en deux moitiés, on arrache les parties l'une après l'autre : la plaie produite par cette opération est cicatrisée dans l'espace de deux ou trois semaines au plus.

§. 777. Lorsque l'inflammation chronique de la matrice de l'ongle se développe chez les enfans scrophuleux, elle est quelquefois compliquée d'un gonflement et d'un ramollissement de la phalange correspondante du doigt. Si cette affection de la phalange paraissait incurable, il conviendrait alors d'en pratiquer l'amputation, comme M. Baffos l'a fait dans de semblables circonstances.

§. 778. 4°. Indépendamment de ces trois formes principales de l'inflammation de la peau qui est en rapport avec l'ongle, on en observe encore quelques autres. Ainsi, dans la lèpre, le psoriasis invétéré, l'eczéma chronique des doigts, etc., les bords de la matrice de l'ongle sont quelquefois atteints d'une inflammation chronique analogue à celle dont la peau voisine est le siége.

§. 779. Astruc, Cullen, M. Bertin, et plusieurs autres

auteurs qui ont écrit sur la syphilis, ont désigné sous le nom d'*onglade* une dernière variété de l'onyxis produite par le virus vérolique; mais ils n'ont point fait connaître les caractères à l'aide desquels on peut la distinguer des autres variétés de l'onyxis chronique. Cette onyxis syphilitique est toujours consécutive à des papules, des pustules, des plaques ou des tubercules syphilitiques développés sur l'arc de la peau qui cerne l'ongle. Lorsque l'existence d'une de ces lésions primitives, dont j'ai indiqué les caractères, §. 570, aura été bien constatée, elle suffira pour déceler la cause spéciale de l'inflammation, propagée à la matrice de l'ongle. Il est plus difficile de distinguer les onyxis ulcérées, produites par la syphilis, des onyxis chroniques indépendantes de cette cause; cependant leur caractère peut être indiqué par l'existence simultanée de quelque autre lésion de nature syphilitique.

L'onyxis syphilitique, à son début, doit être combattue par les anti-phlogistiques et les autres moyens que nous avons recommandés dans le traitement de la vérole : lorsque la matrice de l'ongle est profondément altérée, il faut en pratiquer l'ablation.

Observations particulières.

§. 780. On consultera avec fruit plusieurs exemples d'*ongles rentrés dans les chairs*, d'onyxis produites par des violences extérieures et d'inflammations chroniques de toute la matrice de l'ongle, recueillis par MM. Royer-Collard et Robbe, à la clinique de M. Dupuytren. Je joins ici quelques autres observations qui m'ont été communiquées par MM. Lélut, Legroux et Cousture, élèves distingués des hôpitaux.

Obs. CCIII. *Infection vénérienne ; traitement anti-syphilitique; onyxis du pouce et de l'index des deux mains, et de tous les orteils du pied droit; guérison.* (M. Lélut). — J. L***, veuve, agée de trente-sept ans, ouvrière en chaises, fait, à l'hôpital des vénériens, à la fin de l'année 1825, un premier traitement anti-syphilitique mercuriel, pour des pustules cutanées et un écoulement vaginal. Lors de sa sortie, les pustules ont disparu, mais l'écoulement persiste, et une légère ulcération occupe la commissure labiale gauche. Huit jours après la sortie, l'ulcération labiale s'étend; des aphtes se manifestent, de nouvelles pustules cutanées se montrent. La malade commence un second traitement par le sirop sudorifique, avec addition de sublimé corrosif. Tout disparaît, à l'exception des fleurs blanches, qui persistent. Au mois de septembre, pour une céphalalgie très-intense, la malade, qui assure n'avoir eu, depuis son premier traitement, aucune fréquentation masculine, met ses pieds dans de l'eau synapisée. Presque aussitôt après le bain, des *rhagades* se manifestent entre les orteils du pied droit; puis le pourtour de l'ongle de l'index gauche rougit, se tuméfie, s'abcède; le pouce gauche, le pouce et l'index droits, tous les orteils du pied droit s'affectent de la même manière. La malade rentre à l'hôpital le 10 octobre. Rougeur, tuméfaction, ulcération de la racine de l'ongle des deux pouces, du gros orteil droit, des deux index, avec déformation des ongles; impossibilité de marcher et de se servir des mains. (*Bouillon de veau; émolliens; sangsues sur le dos du pied droit*). Le 13, avulsion de l'ongle de l'index gauche. Le 20, l'extrémité du doigt index gauche prend la forme d'une spatule, des lignes rouges vasculaires se montrent sur le dos de la main gauche; nouvelles sangsues. Dans le reste d'octobre, tuméfaction des glandes lymphatiques de la face interne du bras gauche. Pansemens de la plaie du gros orteil seulement avec la pommade de proto-chlorure de mercure. Les ongles des pouces malades sont chassés en avant, sans quitter en totalité leur matrice : des lames cornées se montrent à la matrice de l'ongle de l'index gauche. La plaie du gros orteil, en arrière de la racine de l'ongle, donne du sang. L'ongle de l'index droit est extrait; des lames cornées se montrent à la partie postérieure de la plaie de l'index gauche, et bientôt à celle du droit. Le 5 octobre, on enlève l'ongle du gros orteil. Toutes les plaies sont pansées avec du chlorure de soude étendu d'eau : la malade n'est toujours soumise à aucun traitement mercuriel. Toutes les plaies marchent vers la cicatrisation; les ongles des pouces sont chassés comme à l'état normal. Le 21 novembre, une portion restante de l'ongle du gros orteil est arrachée. La cicatrisation de la plaie de cet orteil ne tarde pas à se faire sans qu'il repousse de lames cornées : celle des deux index se fait également autour des lames cornées de la matrice de l'ongle. Le 2 décembre, l'ongle du gros orteil gauche tombe sans douleur, sans suppuration, sans que la malade s'en aperçoive. Le 5, la malade sort de l'hôpital : toutes les plaies des doigts et des orteils sont guéries.

Obs. CCIV. *Infection vénérienne; traitement antisyphilitique; onyxis de l'index de la main droite, de l'index et du pouce de la main gauche.* (M. Lélut.) —

A. M***, âgée de vingt-deux ans, fille publique, termine, à l'hôpital des vénériens, au mois d'août 1826, un traitement anti-syphilitique mercuriel, pour des pustules muqueuses à la vulve et un écoulement vaginal. A sa sortie il existait un commencement d'inflammation des parties molles qui recouvrent la matrice de l'ongle de l'index gauche ; bientôt l'index et le gros orteil droits s'affectent de la même manière ; la malade rentre à l'hôpital des Vénériens le 21 septembre. Les ongles des doigts et du gros orteil sont en partie détachés ou ébranlés par la suppuration, qui est fétide et abondante ; on soumet la malade à un nouveau traitement par la liqueur de Van-Swieten, ensuite au sirop sudorifique. On panse les plaies tantôt avec les émolliens, tantôt avec le cérat opiacé ; on extrait d'abord les ongles de l'index et du gros orteil droit. Les surfaces suppurantes sont rouges, mamelonnées, très-sensibles, environnées d'un bourrelet saillant ; l'ongle de l'index gauche est recourbé, noir, détaché de la matrice, sa racine est en partie à nu : les douleurs sont très-vives, la malade ne peut marcher ; elle ne dort pas, bien qu'elle prenne, chaque soir, une pilule dans laquelle entre un grain d'extrait gommeux d'opium. Les plaies rendent du sang quand elles sont exposées à l'air ; on panse avec le chlorure de soude ; les pilules opiacées sont portées à deux grains. A la fin d'octobre, des sangsues sont appliquées à l'index gauche ; les plaies restent à-peu-près stationnaires, l'ongle de l'index gauche n'est pas tombé. Au commencement de novembre, des lames cornées se montrent à la matrice de l'ongle de l'index et du gros orteil droits. Toutes les plaies sont rouges, saignantes, sensibles, mamelonnées:

il n'y a aucune amélioration. Le 4 novembre, l'ongle de l'index gauche est arraché. Vers le milieu de ce mois, les lames cornées anomales augmentent d'étendue, les plaies du doigt et de l'orteil droits s'étendent; la malade continue son traitement mercuriel. Le 18 novembre, des lames cornées commencent à se montrer à la matrice de l'ongle de l'index gauche. Au commencement du mois de décembre on enlève les productions cornées de l'orteil et des doigts malades, et l'on cautérise avec le fer rouge les matrices de leurs ongles; après la chute des escarres, de nouvelles lames cornées anomales repoussent aux matrices des ongles. Le 12 de février 1827, les plaies des deux index et de l'orteil droit présentent chacune des lames cornées; leur suppuration est fétide et de mauvaise nature : la malade souffre beaucoup et ne marche qu'avec difficulté.

Obs. CCV. *Engelure et contusion du gros orteil du pied gauche; onyxis.* (MM. Legroux et Cousture.) — Bréchat (Sophie), âgée de douze ans et demi, fut reçue à l'hôpital des Enfans malades le 25 avril 1827. Cette enfant, d'un tempérament sanguin, bien développée pour son âge, n'a jamais eu d'inflammations chroniques de la peau, ni d'engorgemens des ganglions lymphatiques. Le gros orteil du pied gauche a été atteint d'une engelure, l'hiver dernier; elle était à-peu-près guérie, lorsque cet orteil fut violemment contus par une personne qui marcha sur le pied de cette enfant. La matrice de l'ongle s'enflamma, devint le siége de douleurs assez vives, et ne tarda pas à fournir une suppuration abondante et fétide. L'enfant fut obligée de garder le lit pendant quelque temps. Durant le premier mois de son séjour à l'hôpital on employa alternativement et sans succès des bains sulfureux locaux et généraux. Vers la fin du mois de mai dernier, les bords et l'extrémité de la pulpe de l'orteil et supérieurement toute la peau jusqu'à sa base étaient tuméfiés et violacés. A la racine de l'ongle, la peau gonflée formait un bourrelet semi-lunaire, taillé à pic, de près d'une ligne d'épaisseur, ulcéré, grisâtre et granulé. La moitié antérieure de la matrice de l'ongle était ulcérée, boursoufflée, fongueuse, noirâtre, ou d'un rouge vif, suivant la quantité de sang qui avait suinté. Les deux tiers antérieurs de la matrice de l'ongle fournissaient une suppuration sanieuse, abondante et fétide. La matrice de l'ongle présentait transversalement un espace elliptique, circonscrit par le bourrelet formé par la peau voisine tuméfiée. Au fond de cette dépression on apercevait l'ongle, dont les deux tiers antérieurs détachés de la matrice étaient relevés et renversés d'avant en arrière sur sa face dorsale. L'ongle, ordinairement gris, parcouru par des lignes transversales, paraissait brunâtre, lorsque du sang s'était écoulé de la surface de la matrice ulcérée. Il adhérait fortement à la peau par sa racine. Le 30 mai, l'ongle, saisi avec une pince à dissection, fut arraché en totalité. Il avait pour ainsi dire la forme d'une selle à cheval. Sa moitié antérieure relevée et brunâtre, et qui depuis long-temps n'avait plus aucune adhérence avec la peau, paraissait inégale et *comme érodée*. Sa moitié postérieure et sa racine étaient saines et lisses. (*Pansement avec un linge fenêtré couvert de charpie.*) L'appareil fut levé le troisième jour après l'opération; la plaie était sanieuse et la suppuration peu abondante. Les jours suivans, la surface de la peau devint d'un rouge vif et fournit une suppuration de bonne nature. La teinte violacée et le gonflement de la peau qui existaient avant l'opération disparurent, et la cicatrisation de la plaie commença, en se dirigeant de l'extrémité du doigt vers la racine de l'ongle. Le 8 juin, la plaie était un peu sanieuse, et l'ongle commençait à poindre au fond de la rainure qui reçoit sa racine. (*Pansement avec des bourdonnets de charpie imprégnés de chlorure de chaux liquide.*) Ce traitement est continué pendant huit jours; la plaie prend un bon aspect et la cicatrisation marche. Le 11 et le 12 juin, la plaie redevient sanieuse et la cicatrice semble se détruire. L'ongle dépasse d'une demi-ligne environ le bord postérieur de sa matrice, et forme un croissant dont la concavité est dirigée en avant. Le gonflement et la teinte violacée du gros orteil reparaissent. Le 13, toute la surface de la plaie est cautérisée avec le nitrate acide de mercure. Le 18, l'escarre se détache sous la forme d'une bouillie grisâtre. Le gonflement et la teinte violacée sont encore assez marqués. Le 19, ces deux symptômes sont presqu'entièrement dissipés; la plaie est vermeille et fournit une suppuration assez abondante. Si le mal repullule on pratiquera l'ablation de la matrice de l'ongle.

Ecchymoses sous-unguéales.

§. 781. Les *contusions* de la face dorsale de l'extrémité des doigts se propagent, à travers l'épaisseur des ongles, au tissu pulpeux que ces organes recouvrent, y déterminent des *ecchymoses* et des épanchemens sanguins plus ou moins considérables. Lorsque l'ongle est ébranlé jusques dans sa racine, il est bientôt détaché de la plupart de ses adhérences ; il tombe et un ongle nouveau ne tarde pas à le remplacer. Dans ce cas, il faut se borner à combattre l'irritation locale lorsqu'elle devient trop violente, à favoriser l'absorption du sang infiltré ou épanché ; et abandonner à la nature le double travail de l'élimination de l'ongle et la régénération de celui qui doit lui succéder.

§. 782. Lorsque dans les plaies et les écrasemens des doigts, les ongles sont déchirés et imparfaitement arrachés, il faut retrancher avec des ciseaux bien évidés leurs portions isolées et respecter toutes les autres jusqu'à ce qu'elles tombent spontanément. En arrachant ce qui adhère encore à ces organes, on occasionerait de vives douleurs et on augmenterait inutilement la violence de l'inflammation qui doit survenir.

§. 783. La matrice des ongles, après leur avulsion, peut aussi être le siége d'une *hémorrhagie* plus ou moins considérable dont on se rend maître facilement par la compression.

Conformations accidentelles de la matrice des Ongles.

§. 784. On voit quelquefois les ongles se découvrir vers leurs racines, comme si la peau se retirait vers les doigts. (*Ficus unguium.*) J'ai observé cette disposition chez plusieurs corroyeurs. D'autres fois, au contraire, la peau et l'épiderme se prolongent considérablement sur l'ongle, en y formant une espèce de tunique, qu'on a appelée *pterigium unguis.*

Vices de conformation et de texture des Ongles.

§. 785. Les ongles peuvent manquer entièrement ou n'être qu'imparfaitement développés. Ce vice de conformation, extrêmement rare, paraît dans certains cas être héréditaire. Bleck assure qu'on a conservé dans le Musée de Berlin un fœtus qui présentait cette disposition anormale des doigts.

§. 786. L'absence *accidentelle* des ongles peut être le résultat d'une onyxis aiguë ou chronique ou de leur avulsion. Si la peau qui les sécrète a été superficiellement enflammée, ils se *reproduisent*, mais pas toujours d'une manière régulière.

§. 787. *La chute des ongles* est souvent le résultat d'une inflammation aiguë ou chronique de leur matrice, survenue à la suite d'une contusion, d'une brûlure, d'une engelure des doigts, ou sans causes appréciables. Mais ils peuvent aussi se détacher comme les poils dans certaines alopécies, sans aucune trace d'inflammation.

§. 788. Les ongles sont quelquefois *situés* d'une manière vicieuse. Th. Bartholin rapporte avoir vu une jeune fille chez laquelle l'ongle du doigt indicateur était placé sur la partie latérale du doigt; et dans un cas où les doigts manquaient, le même anatomiste a vu les ongles implantés sur le moignon de la main. (*Hist. Anat.*, Cent. II, Liv. 44, tom. I, pag. 241 et 246.)

§. 789. On observe aussi des ongles *surnuméraires* sur les sexdigitaires. Le nommé M....., demeurant rue d'Artois, m'a présenté cette disposition : les deux doigts surnuméraires sont accolés aux pouces : l'un d'eux, constitué par une seule phalange, moins volumineuse que la dernière phalange du petit doigt, est articulé avec la face latérale interne du premier métacarpien; l'autre doigt, composé de deux phalanges, moins longues que celles du pouce auquel il est accolé, est uni de la même manière avec l'os du métacarpe correspondant. Tous deux sont pourvus d'ongles analogues à ceux des autres doigts.

§. 790. L'*accroissement anormal des ongles* (1) constitue une espèce de difformité dont l'origine n'est pas toujours la même.

1°. *Chez les vieillards* (2), les ongles long-temps abandonnés à eux-mêmes, peuvent acquérir une longueur considérable. Tout récemment j'ai soigné à l'hôpital de la Charité un vieillard atteint depuis plusieurs années d'un prurigo et d'un lichen, et qui, pour apaiser plus aisément les démangeaisons vives et intolérables auxquelles il était en proie, avait laissé croître ses ongles, qui étaient devenus des sortes de griffes. En 1719, Rouhaut, premier chirurgien du roi de Sardaigne, envoya à l'Académie des Sciences de Paris une description et un dessin d'ongles monstrueux, provenant d'une pauvre femme du Piémont. Le plus grand de tous, était l'ongle du gros orteil gauche. Il avait, de sa racine à son extrémité,

(1) Plusieurs auteurs se sont plu à *figurer* ces ongles mal-conformés et monstrueux. Consultez : *Commercium litterarium*. Norimb., 1734, pag. 173. — *Eph. nat. cur.*, dec. 2, ann. 1, pag. 385, fig. — Bartholin, *Act. hafn.*, 1 obs. 16. — *Epist.* 2, pag. 732, 727. — Malpighi, *Op. posth.*, pag. 132, tab. 19, fig. 3, 6.

(2) Morgagni, *De sedib. et causis morborum*, Epist. 68, art. 6.

quatre pouces et demi de longueur ; les lames qui le composaient étaient placées les unes sur les autres comme les tuiles d'un toit, avec cette différence que les tuiles du dessous avancent plus que celles du dessus, et qu'ici les lames supérieures dépassaient les inférieures. Cet ongle et quelques autres présentaient des inégalités dans leur épaisseur, et des courbures qui devaient tenir à la pression du soulier ou à celle de quelques doigts du pied. Mon ami, M. Bricheteau, médecin distingué des dispensaires, m'a remis deux ongles monstrueux, provenant des gros orteils d'une vieille femme qui habitait la Salpétrière. Ces ongles, très-épais, ayant trois pouces environ de longueur, sont contournés en spirale, comme des cornes de bélier. Saviard dit aussi avoir vu, à l'Hôtel-Dieu, en 1687, un malade qui avait à la place des ongles de chaque gros orteil, une corne semblable à celle d'un bélier, et formant un croissant dont les extrémités regardaient le métatarse et couvraient également tous les orteils de chaque pied (1).

2°. Ces ongles mal conformés, et d'une grande dimension, ont été aussi observés chez des *enfans* et chez des *adultes* (2). Ash a publié, dans les *Transactions Philosophiques*, l'histoire d'une fille de douze ans, sur presque toutes les articulations de laquelle il s'était manifesté des végétations cornées, mamelonnées à leur base et dures à leur sommet. Les doigts et les orteils présentaient des végétations de cette nature ; les genoux et les coudes portaient plusieurs de ces productions cornées

(1) Saviard, *Nouveau recueil d'observations chirurgicales*, in-8°. Paris, 1702. *Obs.* 127, pag. 429.

(2) *Ephem. nat. cur.*, dec. 2, ann. 1, page 385.

dont quelques-unes acquirent jusqu'à quatre pouces de longueur. Ces végétations tombaient partiellement, et elles étaient remplacées par de nouvelles. Musœus (1) a donné la description d'un cas semblable. Les ongles d'une fille de vingt ans devinrent si grands, que quelques-uns, surtout aux mains, acquirent jusqu'à cinq pouces de longueur. On voyait distinctement qu'ils étaient formés de plusieurs couches blanchâtres à l'intérieur, d'un gris roussâtre à leur superficie, et offrant çà et là des points noirs. Ces ongles tombèrent au bout de quatre mois, et d'autres les remplacèrent. Il se manifesta en outre des lames cornées aux coudes, aux genoux et sur les épaules; les écailles ressemblaient parfaitement à des ongles dégénérés. Ces productions cornées formaient comme des espèces de griffes, elles n'étaient sensibles que dans leur point d'insertion à la peau. La même fille présentait des végétations cornées sur plusieurs autres parties du corps, et particulièrement sur le dos de la main; l'une d'elles avait quatre pouces de longueur, les végétations avaient commencé à se montrer à la suite de la petite vérole.

3°. L'accroissement démesuré des ongles a été quelquefois observé chez des individus atteints de *rhumatisme chronique* ou d'*ankylose*. Le squelette du nommé Simorre, déposé dans les cabinets de l'École de Médecine de Paris, offre l'exemple remarquable d'une ankylose de toutes les articulations, avec développement considérable des ongles. Les doigts écartés et ankylosés sont terminés par un ongle de plus d'un décimètre de longueur et d'une épaisseur presque égale. Les ongles des orteils

(1) Musœus, *Diss. de unguibus monstrosis*. Hafniæ, 1716.

ont acquis le même développement anormal. La nommée Mélin, dite *la femme aux ongles* (1), offrait un cas tout-à-fait analogue et non moins curieux.

§. 791. Que ce développement anormal des ongles soit le résultat du peu de soin qu'on a mis à les couper, ou d'une augmentation de la sécrétion de la matrice unguéale, il convient d'exciser la partie de l'ongle qui dépasse les doigts ou les orteils, afin qu'elle ne gêne pas les mouvemens des mains ou des pieds. Si ces ongles n'ont pas une épaisseur très-considérable, on les coupera avec de forts ciseaux, après les avoir ramollis par des pédiluves. On est quelquefois obligé d'employer des tenailles ou une petite scie pour pratiquer cette excision, lorsque ces lames cornées sont plus épaisses et plus résistantes.

§. 792. Le développement des ongles peut être vicié *en moins*. Chez quelques paralytiques, la sécrétion des ongles a paru ralentie. Lorsque la matrice des ongles a été en partie enlevée ou détruite, ils sont toujours inégaux et incomplètement produits.

§. 793. La forme des ongles peut être modifiée comme leurs dimensions. M. Royer-Collard cite le cas d'une jeune fille dont l'ongle du gros orteil était soulevé par une tumeur osseuse qui existait depuis plusieurs mois sur la face supérieure de la dernière phalange de cet orteil. J'ai vu aussi des ongles déformés, et relevés de leur base vers leur racine par des verrues développées sous la portion de la matrice de l'ongle voisine de leur extrémité libre. Lion (Louis), âgé de vingt ans, sellier, portait à l'extrémité

(1) Saillant, *Mémoire sur la maladie de la femme, dite aux ongles*. Paris, in-8°., 1776.

de l'indicateur de la main gauche une verrue volumineuse qui occupait toute la largeur de l'extrémité de ce doigt : elle était formée de plusieurs verrues confluentes développées sous le bord inférieur de l'ongle, dont le bord libre était relevé presque verticalement. Cette verrue, inégale, très-dure, comme cornée, d'un gris noirâtre, se prolongeait le long du bord externe de l'ongle enfoncé dans son épaisseur, et au-delà de sa racine; plusieurs verrues isolées se voyaient sur le même doigt et sur les autres, principalement sur le médius. Toutes furent détruites par l'acide nitrique.

§. 794. Les ongles sont quelquefois fortement arqués (*Ungues adunci*, Hipp.) chez les phthisiques arrivés à un très-haut degré de marasme. Cette remarque faite par Duret, dans *ses Commentaires* sur Hippocrate (*phthisici unguibus sunt more cujusdam serræ uncinati*), est applicable à plusieurs autres maladies chroniques.

§. 795. Lorsque la matrice des ongles a été altérée, les ongles reproduits présentent quelquefois une ou plusieurs arrêtes longitudinales ou se montrent sous la forme de cônes irréguliers. Enfin, les ongles qui ont été divisés longitudinalement peuvent offrir un véritable chevauchement par leurs bords correspondans lorsqu'ils ont continué à s'accroître.

§. 796. Indépendamment de ces vices de conformation, la substance des ongles peut être altérée (*Defœdatio, degeneratio, scabrities unguium*), épaissie, ramollie et comme érodée. Cette disposition, qui est presque toujours le résultat d'une onyxis chronique, a été aussi observée chez des individus affectés de la plique, et figurée par De Lafontaine (1).

§. 797. J'ai déjà dit qu'à la suite de l'onyxis chronique une partie plus ou moins considérable de l'ongle reproduit n'offrait ni la semi-transparence, ni l'aspect lisse et poli de l'ongle primitif. Une cause bien différente, l'action des acides étendus d'eau, altère quelquefois la substance des ongles des artisans. Souvent alors on distingue à la surface de ces lames cornées une foule de lignes parallèles accolées les unes aux autres et formant une sorte de pinceau.

§. 798. Enfin, il est des cas dans lesquels la substance cornée des ongles s'altère sans causes externes appréciables et sans affection évidente de leur matrice. Bleck en rapporte un exemple d'autant plus remarquable qu'il paraît avoir été héréditaire : « Est mihi amicus carissimus, cui quum nonum ætatis annum ageret, in digito annulari manûs dextræ unguis monstrosus, curvatus, rugosus et asper excrevit, in quo usque ad hoc tempus nil morbosi animadverterat; quam formam monstrosam unguem subiisse ille narrat sine causâ internâ seu externâ morbosâ vel mechanicâ. Adfuit autem hæc deformitas jam in matre, et eodem tempore, eâdemque lege, quam anteà diximus, nempè ut simulac nonum ad ætatis annum proventi essent, in sororibus et fratribus appareret. » (*Op. cit.*, pag. 9.)

§. 799. On sait que plusieurs anatomistes ont pensé que

(1) De Lafontaine, *Traité de la plique polonaise*, traduction française, par A. J. L. Jourdan, in-8°, Paris, 1808, fig. 6 et 7.

les ongles résultaient de la superposition de plusieurs lames cornées. J'ai observé cette disposition des ongles chez le nommé Méyer (Etienne), âgé de soixante-dix ans, charron, reçu le 18 février 1826 à l'hôpital de la Pitié pour y être traité d'une cystite chronique. Les ongles des mains de ce malade étaient épaissis et formés de plusieurs lames cornées superposées et ramollies. Le bord antérieur de la plupart de ces ongles était usé obliquement et en biseau, de manière à laisser voir distinctement les différentes couches dont ils étaient composés, et qui étaient d'autant moins étendues qu'elles étaient plus superficielles. La surface libre de l'ongle de l'annulaire de la main gauche offrait des inégalités, et celle de l'ongle de l'annulaire de la main droite présentait une arrête longitudinale et anguleuse.

§. 800. *Colorations accidentelles des ongles.* Loder assure avoir vu les ongles des mains offrir une teinte d'un blanc de craie chez un paralytique. On sait qu'il survient quelquefois sur les ongles, surtout pendant le printemps, de petites taches blanches que les anciens ont appelées *flores unguium*, auxquelles Fallope dit que de son temps, comme du nôtre, le peuple donnait le nom de *mensonges* (*mendacia*); ces taches méritent à peine d'être mentionnées.

§. 801. Les ongles paraissent quelquefois jaunes dans l'ictère, noirs dans les ecchymoses sous-unguéales, livides dans les accès de fièvre intermittente, dans la cyanose, d'un blanc laiteux dans l'anasarque, etc. (1); mais ces diverses teintes sont transmises aux ongles par leur matrice diversement colorée.

(1) Double, *Signes séméiotiques fournis par les ongles.* (Journal général de médecine, tom. XXXIII, pag. 397.)

§. 802. Enfin, quelques colorations accidentelles des ongles sont produites par certaines substances inorganiques : ils deviennent bruns par le contact du nitrate d'argent, et noirs en s'imprégnant de sulfure de plomb, de sulfure de mercure, etc.

§. 803. *Reproduction et production accidentelle des ongles.* On sait que lorsqu'un ongle est arraché avec violence, ou détaché par l'effet d'une maladie de la peau sous-jacente, il renaît lentement et plus ou moins analogue à l'ongle primitif; mais ce n'est que dans des circonstances rares que des ongles se développent sur des phalanges, qui ne sont pas naturellement pourvues du tissu spongieux vasculaire qui constitue la matrice des ongles. Tulp paraît avoir observé le premier ce phénomène pathologique. « Ungues in digitorum apicibus semel deperditos, iterùm renasci novum non est; sed rarò id conspicitur fieri in secundo aut tertio articulo, prioribus amputatis, in quibus tamen non semel eosdem vidimus non secùs progerminore debitamque acquirere formam ac si in digitorum consisterent apicibus; deponente nunquam sollicitudinem suam officiosâ naturâ (1). MM. Maréchal de Rougères (2), Voigtel (3) et Ormancey (4), ont rapporté depuis des exemples de semblables productions unguéales survenues sur la deuxième phalange d'un doigt, après la perte de la première. Une femme portait depuis plusieurs mois

(1) Tulpius, *Obs. med.* Amstelodami, 1641, in-12, lib. IV, obs. 55.

(2) *Journal de médecine*, t. XXVII, pag. 177.

(3) *Handbuch der pathologischen anatomie*, in-8°. Halle, 1805.

(4) *Journal de médecine, de chirurgie, de pharmacie*, etc., in-8°. Paris, mars 1809, pag. 218.

un ulcère à l'extrémité du doigt du milieu de la main droite, à la suite d'un panaris qui lui avait fait perdre la troisième phalange, toute la surface articulaire de la deuxième et une partie de la substance compacte de cet os. A l'inspection de l'ulcère, M. Ormancey jugea qu'il était entretenu par une portion d'os qui s'exfoliait peu-à-peu ; il en fit l'extraction en saisissant la portion apparente avec des pinces à anneaux ; après quoi il appliqua sur l'ulcère un plumasseau, légèrement chargé de cérat de saturne, maintenu à l'aide d'un appareil convenable. Ce pansement fut continué jusqu'à ce que la cicatrisation de l'ulcère fût complète. Quelques mois après, la malade se rendit de nouveau auprès de M. Ormancey, qui vit, non sans quelque étonnement, que l'ongle s'était reproduit, avec cette différence toutefois qu'au lieu de suivre la direction ordinaire, il s'inclinait de la face sus-palmaire à la face palmaire du doigt, comme pour recouvrir le petit moignon. Un fait analogue s'est présenté récemment à l'hôpital de la Charité. Une femme, à la suite d'un panaris, avait perdu entièrement l'os de la troisième phalange d'un des doigts indicateurs. Le moignon, mol et charnu, qui couvrait l'extrémité de la seconde phalange, était terminé par un petit ongle noirâtre, recourbé en forme d'*ergot*. Il est probable que dans ce cas les parties molles de la troisième phalange et la matrice des ongles n'avaient point été totalement détruites.

CHAPITRE II.

ALTÉRATIONS DES POILS (1).

§. 804. La plupart des altérations des poils, comme celles des ongles, résultent de l'affection de leur bulbe ou organe producteur. Les follicules pileux s'enflamment dans plusieurs phlegmasies du cuir chevelu, dans les teignes faveuse et granulée, dans certains impétigo, etc. La plique, d'après Schlégel, ne serait elle-même qu'une inflammation particulière des bulbes des poils? En admettant cette opinion comme probable, je dois ajouter que les observations faites sur d'autres inflammations des bulbes pileux ne lui sont pas favorables. En effet, dans l'impétigo du cuir chevelu, dans les teignes faveuse et granulée, dans la syphilide, etc., l'inflammation des bulbes des poils entraîne leur chute et non leur allongement et leur intrication. Les cheveux reproduits, loin d'être plus volumineux que dans l'état sain, sont presque toujours fins, déliés et incolores. D'ailleurs l'inflammation des bulbes pileux est plutôt admise par induction que d'après l'inspection de ces organes qui, vu leur petit volume, se prêtent difficilement, chez l'homme, à des recherches anatomiques.

§. 805. Les follicules pileux peuvent être atrophiés ou détruits par suite de la compression qu'exercent sur

(1) Meibomius, *De pilis corumque morbis.* Helmstat, 1740. — J. P. Pfaff, *De varietatibus pilorum et prater naturalibus.* Hales, 1799. — G. Wedemeyer, *Historia pathologica pilorum.* Gotting., in-4°, 1812. — Buek, *Diss. de pilis eorumque morbis.* Halle, 1819. — Villermé, *art.* Poil. (*Path.*) *Dict. des Scienc. médic.*

eux des tumeurs sous-cutanées, §. 695, et plus souvent encore à la suite des progrès de la teigne faveuse et de la syphilide ulcérée.

§. 806. Les fonctions et les maladies des poils ont peu d'influence sur celles des autres organes. Cependant quelques observations tendent à prouver que la section des cheveux peut être nuisible dans plusieurs maladies aiguës (1); un nouvel accroissement de ces appendices appelle sur leurs follicules une activité vitale dont les effets se font sentir sur les organes intérieurs.

§. 807. La pathologie comparée aurait pu fournir d'utiles données sur les maladies des poils; mais elle a été peu cultivée sous ce point de vue. Je noterai cependant comme un fait fort curieux, et propre à éclairer la nature de la plique, que M. Frédéric Cuvier a vu sur plusieurs oiseaux les bulbes des plumes fortement injectés et enflammés.

Plique (2).

VOCAB. : Art. *Plique*, *Trichoma*.

§. 808. Je désigne d'après J.-A. Schlegel, sous le nom de *plique*, une inflammation particulière des bulbes pi-

(1) Lanoix, *Observations sur le danger de couper les cheveux dans quelques maladies aiguës.* (Mém. soc. méd. d'émulation, in-8°. Paris, tom. 1er., pag. 1re.)

(2) Schlegel (J. F. A.), *Ueber die ursachen des Weichselzopfes der menschen und thieren die mittel, denselbem zu heilen in kurzem auszurotten, und dem dadurch entvoelkerten Polen seinen chemahligen bluehenden zustand wider zu verschaffen.* Jéna, 1806, in-8°. — A. J. L. Jourdan, art. Plique. (*Dict. abrég. des scienc. médic.*)

leux, ordinairement accompagnée d'un développement anormal et de l'intrication de ces appendices de la peau. Cette maladie est quelquefois compliquée d'une phlegmasie chronique de la matrice des ongles.

§. 809. La plique peut être précédée d'autres affections plus ou moins graves. Elle se déclare souvent à la suite d'une fièvre aiguë, accompagnée d'une sueur visqueuse. Le cuir chevelu est douloureux au toucher. Les bulbes des poils affectés sont tuméfiés, remplis d'une plus grande quantité du liquide qu'ils contiennent ordinairement; ils sont tellement sensibles que le plus léger mouvement imprimé aux cheveux détermine une vive douleur à leur racine; une humeur morbide suinte des bulbes pileux enflammés et agglutine les cheveux entre eux, quelquefois sans que les cheveux soient mêlés et feutrés. Enfin les poils se mêlent et s'agglutinent, tantôt par mèches séparées, plus ou moins grosses, plus ou moins longues, plus ou moins flexibles, semblables à des cordes (*Plique multiforme*, Alibert), ou bien se réunissent pour acquérir un allongement excessif, qui les fait ressembler à une queue de cheval ou de tout autre quadrupède (*Plique à queue*, Alibert). Enfin les poils se mêlent, se collent et s'agglutinent ensemble, sans jamais se séparer, de manière à former une masse informe, plus ou moins volumineuse (*Plique en masse*, Alibert). Les poils de la barbe, des aisselles, du pubis, *longs* ou *courts*, peuvent être atteints de cette maladie. Le professeur Kaltschmid, à Jéna, conservait dans son cabinet le pénil d'une femme dont les poils avaient une telle longueur, qu'ils auraient fait aisément le tour du ventre de la personne à laquelle ils avaient appartenu. Ordinairement les ongles des mains et des pieds deviennent longs, jaunâtres, livides, noirs et quelquefois crochus.

§. 810. Il est probable que la plique est constituée par une inflammation particulière des bulbes des poils. Des recherches anatomiques plus exactes et plus minutieuses que celles qui ont été faites jusqu'à ce jour, peuvent seules mettre ce fait hors de doute. Je noterai cependant que Joseph Frank assure que les bulbes des cheveux sont tuméfiés et que la surface du crâne offre çà et là des ulcérations fluentes. Ces ulcérations sont-elles consécutives à l'inflammation des follicules pileux ou à des pustules analogues à celles des teignes muqueuse et granulée? Quelles sont les conditions qui favorisent ou déterminent l'intrication et les variations qu'on observe dans le développement anormal des poils?

§. 811. — *C.* La suppression de la perspiration du cuir chevelu paraît être la cause la plus ordinaire de la plique. Si cette maladie est plus fréquente en Pologne que dans les autres pays septentrionaux, il faut peut-être autant attribuer ce résultat à l'habitude qu'ont les enfans Polonais de se raser la tête, qu'à l'humidité et au froid qui règne dans les parties marécageuses de cette contrée.

§. 812. — *D.* D'après Schlegel, l'affection des bulbes pileux constitue le caractère fondamental de la plique. Si les poils se feutrent souvent dans cette maladie, leur intrication peut s'opérer dans d'autres circonstances. C'est pour n'avoir pas fait cette distinction, que tant de controverses paraissent être nées sur le siége et le caractère de la plique, souvent confondue avec le simple *feutrage* des poils (*fausse plique*). Au reste, on ne s'est pas encore suffisamment attaché à rechercher l'origine du suintement qui a lieu sur les régions de la peau atteintes de cette affection.

§. 813. — *T.* Pour prévenir le développement de la plique, on a conseillé d'éviter l'impression prolongée du froid et de l'humidité, et de faire cesser l'usage qu'ont la plupart des Polonais de se raser la tête, lorsqu'ils prennent le costume national. L'usage des bains chauds, les pédiluves, le séjour dans une température douce, les lotions aqueuses tièdes sur la tête et les autres régions du corps où les bulbes des poils sont susceptibles de s'affecter, la section des cheveux et des poils pliqués, et les soins habituels d'une propreté recherchée, sont les moyens qui paraissent le plus généralement applicables au traitement de cette maladie.

§. 814. Les affections plus ou moins graves qui précèdent, accompagnent ou suivent le développement de la plique, offrent aussi des indications particulières que l'observation seule apprend à prévoir et à remplir.

Observations particulières.

§. 815. Je n'ai jamais observé la plique. Les exemples qu'on dit avoir rencontrés, à Paris, ont été décrits avec peu d'exactitude. Ce reproche est même applicable à une foule d'observations recueillies en Pologne. Dans la plupart on n'a fait mention que de l'existence de l'intrication des poils ou de leur longueur, sans décrire l'état de la peau; ou bien on s'est borné à dire que le cuir chevelu était le siége d'un suintement plus ou moins considérable, sans déterminer si cette exsudation était le résultat d'une augmentation de la sécrétion des follicules sébacés, ou d'un développement de vésicules ou de pustules. Enfin on a rapporté comme des exemples de plique, des cas de simple *feutrage* des cheveux. L'observation suivante, empruntée à J.-F.-A. Schlegel, me paraît propre à donner une idée des causes de la plique et de ses principaux caractères, quoiqu'elle laisse à désirer plusieurs détails importans sur la source du suintement qui s'établit sur les points affectés du cuir chevelu.

Obs. CCVI. — Un enfant qui s'était toujours bien porté, prit, à l'âge de douze ans, le costume national des Polonais, et eut en conséquence la *tête rasée* jusqu'au sommet, où l'on conserva seulement une petite *touffe de cheveux*. Sa santé ne tarda pas à s'altérer, et bientôt il éprouva des incommodités sans nombre, principalement des maux d'yeux et des douleurs dans tous les membres. A l'âge de seize ans il était incapable de rien faire, et obligé de garder constamment le lit, tantôt pour une incommodité, tantôt pour une autre. Son état s'amendait un peu dans l'été, et devenait plus fâcheux à l'approche des pluies et des froids de l'automne. Il traîna ainsi son existence jusqu'à l'âge de dix-neuf ans. Alors il fut pris d'une fièvre accompagnée d'un grand point de côté et de vives douleurs dans tous les membres. Ses cheveux se *pliquèrent* pendant la durée de cette maladie, et toutes les incommodités éprouvées jusqu'alors disparurent. Il reprit cependant l'habitude de se faire raser la tête, et peu-à-peu on coupa neuf mèches pliquées qui s'étaient formées sur le vertex. Bientôt après, ce jeune homme fut saisi d'une fièvre violente avec délire et douleurs lancinantes dans la poitrine, les lombes et tous les membres. Une sueur abondante provoquée par quelques remèdes domestiques diminua l'intensité de tous les accidens, mais le malade tomba dans le marasme le plus épouvantable. Lorsque Schlegel le vit, il était parvenu à sa vingt-unième année; il ressemblait à un squelette et pouvait à peine respirer; le pouls était très-faible. Schlegel ordonna de cesser de raser la tête; il la fit couvrir chaudement, et donna intérieurement l'extrait d'aconit, le petit-lait sinapisé, la décoction de salsepareille, de squine et de polypode; on employa en même temps des bains chauds tous les jours, et trois petits vésicatoires sur la tête. Bientôt la céphalalgie diminua, le pouls se ranima; la peau, de blafarde et terreuse qu'elle était, reprit une teinte de vie. Au bout de dix-sept jours de ce traitement, le malade éprouva un fourmillement général; tous les poils de son corps se pliquèrent; *une matière visqueuse, ayant la consistance du miel, s'épancha dans les racines de l'ancienne plique* (1), déjà sèche depuis long-temps, et s'éloignant, chaque jour, de plus en plus, de la tête. Chacun des cheveux qui avaient repoussé sur le front, les tempes et l'occiput, depuis qu'on avait cessé de raser le malade, devint à lui seul une plique nouvelle, acquit *plus de volume*, et se remplit d'une matière brune jaunâtre. Les poils des aisselles, de la poitrine, de la région ombilicale, des parties sexuelles, de la marge de l'anus, formèrent de grosses pliques. Chacun de ceux qui existaient aux avant-bras, aux bras, à la nuque, aux cuisses, devint au moins *six fois plus gros que*

(1) Était-elle fournie par les follicules pileux ou par des pustules semblables à celles de la teigne granulée ou de la teigne muqueuse?

dans l'état naturel, mais n'en demeura pas moins distinct et séparé de ses voisins. Les bains furent continués ; on fut seulement obligé de renoncer à essuyer le malade, et il fallut se contenter, pour absorber l'eau adhérente à la surface du corps, d'y appliquer un linge doux avec beaucoup de légèreté, parce qu'on lui causait de violentes douleurs toutes les fois qu'on tiraillait les poils ; les racines de ces derniers étaient douées d'une sensibilité très-vive : quant aux poils eux-mêmes, en quelque endroit de leur longueur qu'on les coupât, le malade ne s'en apercevait pas, pourvu qu'on eût soin de n'exercer aucune traction sur eux. Au bout de cinq mois toutes ces pliques tombèrent d'elles-mêmes, et le jeune homme se trouva rétabli.

Canitie.

VOCAB. Art. : *Canitie.*

§. 816. On désigne sous le nom de *canitie* la blancheur congéniale, sénile ou accidentelle des poils. Cette décoloration peut être partielle ou générale.

§. 817. Les poils commencent toujours à blanchir par leur extrémité libre. Cependant on voit quelquefois des poils blancs dans une partie voisine de la peau, et noirs dans le reste de leur étendue. Cette disposition, inverse de la précédente, est due à ce que ces poils ont été d'abord sécrétés noirs, puis blancs par suite d'une affection de leur bulbe.

§. 818. Chez *les vieillards*, les cheveux sont communément les premiers poils atteints de canitie ; l'âge de trente à quarante ans est ordinairement celui auquel l'homme commence à grisonner. Les poils du menton, du pubis, des aisselles et des autres régions blanchissent plus tard. La canitie apparaît presque toujours vers les tempes. Les cheveux blancs, d'abord peu nombreux, se multiplient bientôt, et finissent par envahir toute la tête. La chute de ces poils blanchis est rarement suivie de la production d'un nouveau poil, et la canitie amène ordinairement l'alopécie. Les cheveux blonds blanchissent rarement, et leur chute a cependant lieu à un âge peu avancé.

§. 819. Les *nouveau-nés* offrent quelquefois des touffes de cheveux tout-à-fait blanches. Schenck (1) rapporte que chez un jeune homme la barbe poussa blanche dès sa première apparition. On a vu la canitie se développer chez des jeunes gens de dix-huit à vingt ans. Les accès de colère, une nouvelle imprévue et fâcheuse, des maladies du cuir chevelu, telles que les teignes, des blessures profondes, des céphalalgies habituelles, des hémorrhagies considérables, les excès dans les plaisirs de l'amour, des traitemens mercuriels trop souvent répétés, des contentions d'esprit trop fortes, etc., peuvent produire cette décoloration des poils.

§. 820. La canitie est quelquefois partielle. Un adulte, dont les cheveux étaient bruns, portait une touffe de cheveux blancs sur la tempe droite. Des exemples analogues ont été consignés dans les recueils périodiques.

§. 821. La décoloration des poils s'opère ordinairement d'une manière lente; mais il existe des exemples trop authentiques de canities subites pour qu'on puisse

(1) Schenck, *Obs. médic. rar.*, in-folio. Francof, 1609, pag. 3.

les révoquer en doute. Une personne de ma connaissance, dit Bichat (1), a blanchi presque entièrement à la suite d'une nouvelle funeste. Un fait analogue a été recueilli dernièrement par M. Cassan (2) : la nommée Pérat, femme Leclère, citée devant la chambre des pairs pour déposer dans le procès de Louvel, en éprouva une révolution si grande que, dans l'espace d'une nuit, ses cheveux blanchirent complètement. Il se passe nécessairement alors dans les cheveux des phénomènes qui sont sous la dépendance de la vie générale.

§. 822. Les poils développés sur les cicatrices non pourvues de pigment sont ordinairement blancs. La coïncidence de ces deux décolorations a été remarquée dans la plupart des cas de leucopathie générale ou partielle. Dans la canitie sénile la peau du crâne ne partage pas la décoloration des poils.

§. 823. On a dit que les poils blanchis étaient dépourvus de moelle, de substance intérieure, et qu'à la place que celle-ci avait occupée il y avait un canal vide; je ne sache pas que ce canal ait jamais été injecté.

§. 824. La décoloration des poils qui accompagne la leucopathie générale et congéniale, partielle et accidentelle, ou qui survient par les progrès de l'âge, ne peut être l'objet d'aucune médication. En vain pratiquerait-on l'avulsion de ces poils ou en provoquerait-on la chute à l'aide de poudres ou de pommades épilatoires, les nouveaux poils seraient blancs comme les premiers. Quelques coiffeurs de Paris se servent d'une solution de nitrate d'argent pour teindre les cheveux gris

(1) Bichat, *Anatomie générale*, tom. 4, pag. 815.

(2) *Archives générales de médecine*, janvier 1827.

ou blancs; mais cette préparation a l'inconvénient de racornir les poils.

§. 825. Lorsque la canitie est partielle et consécutive à une *inflammation chronique* du cuir chevelu qui s'est propagée aux bulbes des poils, ceux-ci, après leur chute ou après leur avulsion, sont quelquefois reproduits avec leur forme et leur couleur primitives. Il arrive parfois qu'une partie d'un poil sécrétée blanche, est ensuite suivie d'une autre partie pourvue d'une matière colorante; il suffit même d'arracher ces sortes de poils pour qu'ils soient remplacés par d'autres entièrement colorés. Les médecins vétérinaires ont fait des observations analogues sur les animaux. Les chevaux présentent des poils blancs sur les cicatrices de leurs blessures; ceux-ci sont quelquefois remplacés par d'autres de la couleur de l'animal, ou de couleur peu différente; plus souvent encore de nouveaux poils blancs prennent la place de ceux qui tombent, ou bien ces derniers ne sont jamais reproduits. Il est presque superflu de dire que les parties où les bulbes ont été détruits par des plaies, des ulcères, etc., ne se recouvrent jamais de poils.

Observations particulières.

§. 826. M. Alibert rapporte que, dans le temps sinistre où la terreur, réduite en système politique, plongea la France dans un abîme de calamités, un malheureux jeune homme, qui devait être supplicié le lendemain, vit ses cheveux blanchir entièrement dans l'espace d'une nuit. J'ai cité quelques faits analogues §. 820. Les observations CCVII et CCVIII sont deux exemples curieux de décolorations partielles des poils.

Obs. CCVII. *Leucopathie partielle et accidentelle; décoloration des poils du pubis et de quelques touffes de cheveux; bronchite, blennorrhagie.* — Mutet (Joseph), âgé de vingt-deux ans, commissionnaire, entra le 7 mai 1827 à l'hôpital de la Charité pour s'y faire traiter d'une gastro-entérite, compliquée d'une bronchite et d'une blennorrhagie. L'inflammation de la membrane muqueuse gastro-pulmonaire fut combattue avec succès par les boissons délayantes et les émissions sanguines. La blennorrhagie disparut ensuite, à l'aide de quelques doses de baume de copahu et de poivre cubèbe administrées après la guérison de l'inflammation gastro-pulmonaire.

Cet homme présentait une *décoloration accidentelle des poils* du pubis et de quelques touffes de cheveux. On remarquait, en outre, sur la peau de l'abdomen et du dos, des taches d'un blanc mat et laiteux, dues à une disparition complète du pigment. Cette leucopathie partielle s'était déclarée depuis six mois environ. Douze taches décolorées étaient disséminées sur la face antérieure du tronc; elles étaient plus nombreuses sur sa face dorsale, où l'on distinguait en outre de petites cicatrices ridées et superficielles; une large tache occupait toute l'étendue du pénil, dont les poils étaient la plupart blancs et décolorés : cette tache avait la forme d'un triangle dont le sommet, situé inférieurement, se prolongeait sur l'origine du pénis, sur le scrotum et le périnée. Ces taches étaient d'un blanc mat, et leur teinte indiquait nettement leurs limites; un petit nombre seulement étaient moins blanches, et leurs bords se confondaient insensiblement avec la couleur de la peau environnante. Les poils du pubis étaient blancs, mêlés de quelques poils noirs, peu frisés; quelques cheveux blancs existaient à la partie antérieure du crâne et sur l'occiput, principalement derrière les oreilles, et sur ces taches *la peau était décolorée à la racine des poils noirs comme à celle des poils blancs*, circonstance qui ne s'accorde point avec la théorie que M. Gaultier a donnée du mode de développement de la leucopathie.

Voulant essayer si une excitation assez forte de la peau déterminerait la formation d'un nouveau pigment, je fis appliquer successivement de petits vésicatoires sur plusieurs de ces taches décolorées; les bulles se formèrent comme à l'ordinaire, et après l'avulsion de l'épiderme la peau parut rouge et injectée. Sur une tache qui avait été seulement irritée par un vésicatoire volant, cette teinte rouge se dissipa au bout de quatre ou cinq jours : elle a persisté quelques jours de plus, lorsqu'on a entretenu la suppuration. Cependant toutes ont repris leur teinte primitive d'un blanc de lait. La rougeur produite par les vésicatoires a disparu du centre des plaques vers leur circonférence. Elle n'a point été suivie de la production d'un nouveau pigment, et, chose digne de remarque, la dimension des emplâtres vésicans s'étant trouvée supérieure à celle des taches, la peau qui les cerne a pris une teinte foncée et brunâtre.

L'application des ventouses sèches et à pompe sur les taches décolorées ne tardait pas à soulever la peau et à la colorer fortement en rouge; mais à peine la ventouse était-elle enlevée, que la peau reprenait peu-à-peu sa teinte pâle et laiteuse. Cette expérience, répétée pendant plusieurs jours consécutifs, a toujours fourni les mêmes résultats. Une fois seulement, l'action de la pompe a été portée assez loin pour produire de petites ecchymoses. Une des taches blanches ayant été cautérisée avec le nitrate d'argent, l'épiderme s'est détaché par lamelles, et au-dessous la peau a présenté la teinte d'un blanc mat dont j'ai parlé. En résumé, la peau ainsi décolorée a pu acquérir une rougeur momentanée par l'effet de la ventouse; cette teinte rouge a persisté pendant plusieurs jours à la suite de l'application des vésicatoires; mais ces injections n'ont exercé aucune influence sur la production de la matière colorante de la peau et des poils.

Alopécie (1).

VOCAB. : Art. *Alopécie*, Area, *Calvitie*, Ophiasis, *Pelade*, Porrigo decalvans.

§. 827. On désigne sous le nom d'*alopécie*, la chute sénile, accidentelle ou prématurée, partielle ou totale, des poils.

§. 828. L'alopécie attaque le plus ordinairement le cuir chevelu. Le menton chez l'homme, les parties génitales, les aisselles, les sourcils, et les bords libres des paupières, dans les deux sexes, peuvent en être affectés d'une manière générale ou partielle.

§. 829. La *chute sénile* des cheveux (*Calvitie*) s'opère d'une manière lente et progressive, sans altération appréciable du cuir chevelu. Chez les hommes, la calvitie s'étend fréquemment à toute la partie supérieure et antérieure du crâne, ensorte qu'il ne reste plus qu'un demi-cercle de cheveux d'une tempe à l'autre. Chez les femmes, les cheveux blanchissent, mais ils ne tombent pas aussi souvent que chez les hommes. Bichat remarque qu'avant la chute des poils la cavité de leurs bulbes diminue graduellement chez les vieillards, et que le petit canal qui logeait les racines de ces appendices finit par disparaître. Il y a aussi destruction des follicules dans certaines alopécies partielles déterminées par des tumeurs sous-cutanées. Cette altération des follicules pileux n'a pas lieu dans les alopécies accidentelles. Bichat a vu sur le cadavre d'un homme devenu presque entièrement chauve à la suite d'une fièvre qu'il nomme *putride*, tous les conduits des cheveux dans leur intégrité, et dans leur fond de petits cheveux naissans. Il y a donc une différence entre la chute des poils des vieillards, et celle qui est amenée par certaines maladies; tout meurt chez les premiers, tandis que dans d'autres cas la tige du poil seule est détachée.

§. 830. Les alopécies *accidentelles* peuvent être le résultat de diverses altérations des follicules pileux :

1°. Les unes surviennent dans la convalescence des maladies aiguës, et paraissent avoir été souvent précédées d'un léger érythème ou d'un pityriasis du cuir chevelu. Cette chute des cheveux est accompagnée d'une desquamation furfuracée assez abondante. Le peigne détache une quantité considérable de pellicules épidermiques, qui se renouvellent avec une très-grande promptitude, et au-dessous desquelles la peau est ordinairement érythémateuse. Dans cette variété de l'alopécie les poils se détachent d'une manière successive sur toute la surface du cuir chevelu.

2°. D'autres fois la chute des poils coïncide avec une sécrétion morbide des follicules sébacés, §. 695.

3°. L'alopécie est quelquefois aussi la suite d'une inflammation des follicules pileux, déterminée par le développement antérieur d'une teigne faveuse, d'un impétigo (Obs. CCX), d'un eczéma chronique, etc.

4°. Mais une des variétés les plus remarquables de l'alopécie est celle que Bateman a désignée sous le nom impropre de porrigo *decalvans*, et dont je rapporterai deux exemples (obs. CCVIII et CCIX). Le cuir chevelu des personnes qui en sont affectées présente une ou plusieurs taches circulaires, entièrement dégarnies de poils et environnées d'une aussi grande quantité de cheveux que dans l'état naturel. La peau est lisse, sans rougeur, et même souvent d'une blancheur remarquable. Les aires des taches circulaires dépourvues de cheveux s'agrandissent progressivement. Lorsqu'il en existe plusieurs à-peu-près contiguës, elles finissent par se réunir; et si l'on abandonne la maladie à elle-même, elle peut dépouiller de poils une grande partie du cuir chevelu. Bateman a supposé que dans cette maladie de petites pustules se formaient à la racine des cheveux, mais il avoue qu'il n'en a jamais vu. Pour moi, j'ignore de quelle nature est l'affection des follicules pileux qui détermine cette alopécie; je puis assurer qu'il n'existe à la surface du cuir chevelu, ni vésicules, ni pustules, ni autres formes phlegmasiques; seulement la peau m'a paru constamment un peu décolorée. Les premiers cheveux reproduits à la surface de ces aires ont, en général, une contexture plus fine et une couleur moins prononcée que les cheveux sains qui les entourent : ils sont ordinairemeut gris chez les adultes. J'ai observé cette maladie chez les enfans et les adultes; j'ignore les causes qui provoquent son développement.

*5° Enfin quelques pathologistes pensent que l'alopécie peut être un symptôme de la syphilis. (1) (VOCAB. : Art. *Pelade.*) Ces alopécies syphilitiques mentionnées par Rangon, Fallope, Massa, Fracastor, etc., sont très-rares en France. Je n'en ai jamais observé, et les exemples qu'on en a rapportés manquent la plupart de détails nécessaires pour en établir le caractère spécifique.

§. 831. La *barbe* peut être affectée de toutes ces variétés de l'alopécie, et même du porrigo *decalvans*. (Obs. CCIX.)

§. 832. On a vu l'alopécie ne se développer que sur un des côtés du corps. Tel est le cas rapporté par Ravaton, d'un homme qui, après une violente commotion, fut atteint d'une amaurose de l'œil droit, d'une décoloration et de la chute des cheveux, des sourcils et des cils du même côté.

§. 833. Enfin l'alopécie peut être *générale ;* alors la chute des cheveux, des sourcils, des poils des aisselles, du pénil, etc., s'opère à-la-fois ou d'une manière successive. Un homme, quelques mois après une superpurgation, vit tomber tous ses poils. Au bout d'un an il n'en était point encore paru sur le tronc. La barbe, qui avait été fort épaisse, l'était fort peu, et les cheveux se trouvaient aussi nombreux et plus fins qu'auparavant (Lémery).

§. 834. — *D.* Dans l'alopécie, le diagnostic doit avoir spécialement pour but de rechercher la cause qui a

(1) Rondelet (G.), *Opera omnia medica*, in-12. Genevæ, 1628. *Alopecia a morbo gallico.*

produit la chute des cheveux et la nature de l'affection de leurs follicules. Le traitement des alopécies consécutives à l'inflammation de ces petits organes ne peut être dirigé d'après les mêmes vues que celui de divers autres états qui entraînent également la chute des poils.

§. 835. — *T*. L'alopécie *sénile* est incurable. L'alopécie *congéniale* est ordinairement la suite d'un retard de développement des cheveux qui se montrent vers la fin de la première ou de la deuxième année. Le traitement de l'alopécie *accidentelle* est aussi varié que celui des conditions qui la produisent. Lorsque l'alopécie est déterminée par un eczéma, un impétigo, une teigne faveuse, elle ne réclame pas d'autre médication que celles employées ordinairement contre ces maladies. Lorsque la peau est sèche, tendue, furfuracée, il convient de raser les parties affectées et de les oindre avec des huiles et des corps gras.

Dans le porrigo *decalvans*, et dans toutes les alopécies qui ne paraissent pas être accompagnées d'inflammation de la peau ou des follicules pileux, on excite les parties affectées avec les décoctions de feuilles de noyer, de morelle, de petite centaurée, de farine de moutarde, ou avec les vins et les alcoholats aromatiques plus ou moins étendus d'eau. On pratique des embrocations avec les huiles de laurier, de lavande, de genièvre, de camomille, etc.

Observations particulières.

§. 836. Je rapporte d'abord deux observations dans lesquelles la chute des poils est le résultat d'une maladie primitive de leurs bulbes. Dans les deux observations suivantes, les follicules pileux n'ont été affectés que par suite des progrès d'une inflammation pustuleuse de la peau. J'ai recueilli plusieurs exemples d'alopécies consécutives à la destruction des follicules des poils opérée par des *ulcères serpigineux* syphilitiques. M. Pelletan a rapporté un exemple remarquable d'alopécie coïncidant avec d'autres symptômes de la vérole (1).

Obs. CCVIII. *Alopécie du cuir chevelu, sous forme de plaques circulaires.* (Porrigo *decalvans*, Bateman.) — Doucet (Auguste Théodore), âgé de huit ans et demi, fut présenté à la consultation de l'hôpital de la Charité le 16 juin 1827. Cet enfant, assez bien développé pour son âge, était atteint depuis plusieurs mois d'une alopécie partielle, sous forme de plaques circulaires régulièrement circonscrites. L'une d'elles, la plus ancienne et la plus considérable, s'est formée à la partie postérieure et supérieure de la tête. Apparue il y a sept mois environ, elle a acquis progressivement un pouce et demi de diamètre : vue de face, elle semble tout-à-fait dépourvue de poils; mais lorsqu'on l'examine obliquement on aperçoit à sa surface un assez grand nombre de poils fins, déliés et incolores. Les trois autres plaques dépilées se sont formées depuis trois ou quatre mois : l'une, d'un pouce de diamètre, est située au-dessus de l'oreille gauche; les deux autres, moins considérables, sont dans la région occipitale. Il n'y a aucune trace d'inflammation à la peau, point de rougeurs ni de squames furfuracées sur les points affectés; cette membrane est lisse et paraît un peu plus pâle que sur le reste

(1) *Clinique chirurgicale*, in-8°. Paris, 1810, tom. I, pag. 283.

du cuir chevelu : les poils qui entourent les taches dépilées sont assez épais et adhèrent à la peau comme dans l'état sain. La chute des poils s'opère circulairement et sans que leur couleur soit altérée; cette chute est certainement le résultat d'une altération de leur bulbe, dont il est impossible de préciser la nature. Il existait une assez grande quantité de poux à la surface du cuir chevelu, sur lequel je ne pus découvrir de traces de vésicules, de pustules, de croûtes, etc. La maladie n'intéressait que le système pileux. Le père de cet enfant nous assura que ce dernier n'avait jamais eu de *gourme* (expression vulgaire, par laquelle on désigne indistinctement les inflammations vésiculeuses et pustuleuses développées sur le cuir chevelu). Les ganglions cervicaux et les glandes sub-linguales et sous-maxillaires n'étaient ni douloureux, ni tuméfiés : les principales fonctions étaient régulières. Le père de cet enfant nous ayant affirmé que le duvet que nous observions à la surface des plaques s'était formé depuis qu'il avait pratiqué sur la peau affectée des onctions avec du beurre, je l'engageai à continuer l'emploi de ce moyen.

OBS. CCIX. *Alopécie partielle et par plaques circulaires du cuir chevelu et de la barbe, précédée d'une décoloration des poils affectés.* — Duvau (Olivier), âgé de vingt-cinq ans, tapissier, d'un tempérament sanguin et nerveux, ayant les cheveux châtains et la barbe brune, se présenta, le 4 avril 1827, à la consultation de l'hôpital de la Charité. On remarquait sur le menton, du côté gauche, une surface blanche, circulaire, de vingt lignes de diamètre, où la peau paraissait dépourvue de barbe; mais en examinant cette tache de très-près et obliquement, on apercevait de petits poils fins, déliés et incolores. Cette tache blanche était d'autant plus appréciable, qu'elle était cernée par les poils bruns de la barbe. La chute des poils a commencé à s'opérer il y a environ huit à dix mois, et s'est étendue progressivement et d'une manière circulaire. On remarque une petite tache de cinq à six lignes de diamètre vers le milieu du bord inférieur de la mâchoire, et du côté opposé existe une seconde tache épilée, de six lignes environ de diamètre, qui est restée à-peu-près stationnaire, quoique son apparition remonte à environ quatre mois. Sur la région pariétale droite on voit une touffe de poils blonds occupant une surface d'un pouce de diamètre environ. Elle est facile à distinguer au milieu des cheveux bruns dont la tête du malade est couverte : ces poils blonds ont remplacé une touffe de cheveux bruns devenus presque tout-à-coup blancs, et dont la décoloration et la chute se sont opérées sans cause appréciable. Quelques poils des favoris ont éprouvé une semblable altération. Quoique la peau ne présente aucune trace d'inflammation, le malade assure qu'il éprouve une sorte d'engourdissement dans les points dépilés, et que leur circonférence, surtout dans les changemens de temps, est sensible au toucher. Les poils des aisselles et des parties génitales n'ont rien présenté d'analogue.

Ce malade a été affecté d'une blennorrhagie il y a dix-huit mois environ, c'est-à-dire antérieurement au début de l'affection des poils. Il en a contracté une seconde il y a six mois. Toutes deux, traitées par les délayans, ont persisté pendant plusieurs mois. Les plaques dépilées ne faisant plus de progrès, et de nouveaux poils apparaissant à leur surface, je ne conseillai aucun des topiques recommandés contre l'alopécie. J'en avais d'ailleurs essayé un très-grand nombre, et sans avantage marqué, chez un jeune homme atteint d'une affection tout-à-fait semblable, pour laquelle M. Bourdois de La Mothe fut consulté.

Obs. CCX. *Impétigo de la lèvre supérieure, de l'entrée des fosses nasales et du cuir chevelu; ophthalmie; chute des cils et d'une assez grande quantité de cheveux.* — Pelbout (Honoré Étienne), âgé de vingt ans, d'un tempérament sanguin lymphatique, journalier, demeurant près de Gonesse, entra à l'hôpital de la Charité le 3 avril 1827. Il était atteint d'un *impétigo de la lèvre supérieure et du nez.* Pelbout a été affecté d'un engorgement des glandes sous-maxillaires à l'âge de quinze ans. Depuis sept mois il souffre d'un coryza chronique, et depuis deux mois des croûtes se sont formées sur la lèvre supérieure et sur les bords libres des lobes du nez et de sa cloison : elles sont aujourd'hui épaisses de deux à trois lignes, d'un gris noirâtre, fendillées sur la ligne moyenne de la lèvre et le long des sillons des lobes du nez, et obstruent presque complètement l'entrée des narines. Les croûtes agglomérées de la lèvre supérieure n'ont environ qu'un pouce de diamètre et sont entourées d'un cercle rouge. Quelques pustules développées à un pouce des ailes du nez, sur la joue gauche, offrent les caractères de celles de l'impétigo, et plusieurs pustules analogues sont disséminées sur le menton.

L'œil droit est atteint d'une ophthalmie ; le bord libre des paupières, *en partie dégarni de cils*, est enflammé. (*Saignée de trois palettes; bouillon de veau avec sulfate de soude deux gros.*) On fit tomber les croûtes à l'aide de cataplasmes émolliens; la peau située au-dessous d'elles fut trouvée rouge et enflammée. L'ophthalmie ayant diminué par l'effet de la saignée, je fis appliquer huit sangsues dans les narines, ce qui procura une diminution de l'inflammation de la lèvre et de la conjonctive affectée. Des lotions émollientes et saturnines, des bains simples, l'usage habituel d'une tisane laxative, complétèrent la guérison, et le malade sortit de l'hôpital, le 3 avril 1827. Des écarts de régime et les travaux pénibles de sa profession amenèrent bientôt une rechute. Ce malade rentra à l'hôpital le 16 mai 1827.

La lèvre supérieure, qui avait été le siége primitif de la maladie, offrait quelques petites squames furfuracées; l'entrée des narines était obstruée par des croûtes. L'œil droit, précédemment enflammé, offrait un léger nuage sur la cornée, et la paupière était rouge et tuméfiée : l'impétigo avait gagné le cuir chevelu. On remarquait sur le synciput et sur la région fronto-dorsale, des croûtes jaunâtres tout-à-fait semblables à celles de l'impétigo, et quelques excoriations humides autour desquelles la peau paraissait furfuracée; *les cheveux étaient beaucoup plus rares sur ce point* que sur le reste de la tête; tous étaient garnis d'un grand nombre de lentes et de poux. Un *furoncle* existait sur le bord de la mâchoire inférieure, et on en remarquait un autre sur la joue gauche; les principales fonctions étaient régulières. Les jours suivans, quelques pustules jaunâtres d'impétigo se montrèrent sur le front et les joues, et sur le pavillon de l'oreille droite, qui plus tard devint le siége d'autres pustules et de gerçures superficielles.

La maladie ayant été récemment traitée par les applications émollientes et les saignées locales, je prescrivis l'usage des lotions sulfureuses, des bains sulfureux et de la tisane de chicorée avec addition de deux gros de sulfate de soude, par pinte d'infusion. Cet impétigo de la face et du cuir chevelu était complètement guéri le 1er juin 1827. De nouveaux cheveux se montrèrent sur les points qui en avaient été momentanément dépourvus.

Obs. CCXI. *Attaques répétées d'impétigo sur la joue gauche; altération des follicules des poils; alopécie permanente.* — Siroux (Jean), teinturier, demeurant à Paris, rue Saint-Jean-de-Beauvais, n°. 4, d'un tempérament sanguin, jouissant habituellement d'une bonne santé, fut attaqué, à l'âge de deux ans, d'un impétigo à la joue gauche. Depuis cette époque, cette maladie a disparu et s'est renouvelée à diverses reprises et à des intervalles plus ou moins éloignés. Siroux a subi deux traitemens à l'hôpital Saint-Louis; je l'ai soigné pour la même maladie au quatrième dispensaire, et cette année (1827) il s'est présenté de nouveau à mon observation, à la consultation de l'hôpital de la Charité. Chaque fois, la maladie s'est présentée avec les caractères suivans : elle occupait, à gauche, l'espace compris de haut en bas entre les tempes et le menton, et d'avant en arrière entre le nez et le pavillon de l'oreille inclusivement. Dans l'espace que je viens de circonscrire, on distinguait sur la peau de petites pustules psydracées qui se desséchaient sous la forme de croûtes minces, d'un brun jaunâtre. Lors des attaques antérieures de cette maladie, la barbe de ce côté du visage était tombée, et sur un grand nombre de points n'avait point été reproduite. Aujourd'hui, on n'y distingue plus que quelques poils rares, décolorés, et qui s'arrachent avec la plus grande facilité. Cette alopécie accidentelle et permanente, sur la joue gauche, forme un singulier contraste avec la barbe, dont la joue droite est assez amplement pourvue. Il est très-probable que les inflammations répétées dont la joue gauche a été le siége, ont fini par détruire ou altérer assez profondément les bulbes des poils, pour que ces derniers n'aient point été reproduits.

Vices de conformation et de texture des Poils.

§. 837. L'*absence* congéniale des poils est un vice de conformation fort rare; elle persiste rarement au-delà des premières années, et doit être considérée comme un retard de développement de ces appendices.

§. 838. Des poils *surnuméraires* (1) ont été observés sur diverses régions du corps où ils *n'existent pas ordinairement*. On sait que les *nævi materni* sont quelquefois hérissés de poils plus gros, plus roides, et d'une couleur plus foncée que les autres poils épars sur la surface du corps. Bichat rapporte (2) avoir vu à Paris un malheureux qui avait, depuis sa naissance, le visage couvert de poils analogues à ceux d'un sanglier; et il ajoute, avec raison, que les contes débités, dans le vulgaire, sur les hommes à tête de sanglier, d'ours, etc., étaient relatifs à des cas

(1) Bergen (Carolus-Augustus), *Diss. de pilorum præternaturalium generatione et pilosis tumoribus*, in-4°, Francofurti ad viadrum, 1745. — Bose, *programma de præternaturali pilorum proventu*, in-4.° Lipsiæ 1776.

(2) Bichat, *Anat. générale*, tome IV, p. 827.

où des poils accidentels existaient en plus ou moins grand nombre sur la figure. M. Villermé a vu à Poitiers, en 1808, un enfant de six à huit ans qui avait un grand nombre de plaques brunes, saillantes, de grandeurs diverses, éparses sur tout le corps, à l'exception des pieds et des mains, et qui étaient toutes couvertes de poils plus courts et moins gros que ceux du sanglier, mais qui avaient de l'analogie avec eux. Ces poils et les taches sur lesquelles ils étaient situés occupaient peut-être un cinquième de la surface du corps. J'ai vu de ces poils accidentels sur le nommé Grivet (Claude), âgé de vingt-six ans, ébéniste, entré le 16 novembre 1826 à l'hôpital de la Pitié pour s'y faire traiter d'une bronchite. Il présentait sur les deux épaules des poils noirs, longs de six lignes à un pouce, fins et légèrement frisés : ils différaient des poils développés sur les autres régions du corps en ce que la peau, soulevée par leurs bulbes, formait de petites élevures brunâtres.

§. 839. Quelques cas pathologiques peuvent donner lieu à la naissance des poils accidentels. M. le professeur Boyer citait, dans ses cours, le cas d'un malade qui, ayant été affecté d'une tumeur inflammatoire à la cuisse, vit cette partie se couvrir, en assez peu de temps, de poils longs et nombreux. L'observation suivante, recueillie par M. Bricheteau, est un exemple plus remarquable encore de ces productions pileuses accidentelles. Une jeune femme, âgée d'environ vingt-quatre ans, ayant la peau blanche et les cheveux d'un noir foncé, d'une faible constitution, réduite, par suite d'une grossesse pénible, d'une fausse couche et d'une dysphagie extraordinaire, à l'état le plus complet de marasme, se rétablit enfin dans l'été de 1826, après six ou sept semaines d'une maladie qu'on croyait devoir la conduire infailliblement au tombeau. A peine eut-elle commencé à prendre de la nourriture et à recouvrer ses forces, que sa peau sèche, terreuse et comme collée sur les os, se couvrit, surtout sur le dos, les reins, la poitrine et le ventre, d'une multitude de petites élevures très-analogues à celles qui se manifestent par l'impression du froid. Au bout de quelques jours, ces petites saillies parurent brunâtres, et l'on ne tarda pas à remarquer à leur sommet un poil qui, d'abord très-court, blond et soyeux, s'accrut rapidement et de telle sorte qu'en un mois toute la surface du corps et des membres, à l'exception des mains et de la face, *fut entièrement velue*. Quelques mois plus tard la chute de ces poils s'est opérée spontanément, et ils n'ont point été reproduits.

§. 840. J'ai plusieurs fois observé un *développement assez marqué des poils* du menton et de la lèvre supérieure chez de jeunes femmes mal réglées (1). Hippocrate cite un exemple analogue : « In Abderis, Phœtusa, Pytheæ uxor, priore quidem tempore fœcunda erat, cum autem maritus ipsius in exilium abiisset, menses multo tempore supponi sunt. Posteà rubores et dolores ad articulos aborti sunt. Hæc autem ubi contigissent, et corpus virile factum est, et hirsuta penitus evasit, et barbam produxit, et vox aspera facta est..... idem hoc contigit etiam Nammysiæ, Gorippi uxori, in Thaso. (*Epid., Lib. vj, sect. viij.*) Je dois ajouter que ce développement de la barbe est assez fréquent chez les femmes d'un

(1) Burlin (Jacques) *de fœminis ex mensium suppressione barbatis*, in-4°. Altdorf, 1664.

certain âge, et qu'il n'est pas très-rare chez celles qui sont mères de plusieurs enfans.

§. 841. Parmi les poils de la barbe et du cuir chevelu, on observe quelquefois des poils *composés* (1) et plus volumineux que ceux qui les avoisinent. Ces poils composés sont souvent divisés vers leur extrémité libre, et formés de poils de couleurs différentes, qui se séparent entre les mords de la pince, lorsqu'ils sont arrachés: ils sont produits par des follicules réunis communiquant avec l'extérieure par une seule ouverture.

§. 842. Les poils peuvent acquérir accidentellement une *longueur considérable;* ce phénomène a été spécialement observé dans la plique, §. 809.

§. 843. Le développement des poils peut être modifié par l'état des organes de la génération. Moreau a présenté à la Faculté de Médecine de Paris un enfant chez lequel le développement précoce des testicules avait tellement forcé celui du système pileux, qu'à l'âge de six ans la poitrine de l'enfant qui présentait cette disposition, était velue comme celle d'un adulte. On sait, d'un autre côté, que les eunuques perdent souvent la plus grande partie des poils de leur barbe.

§. 844. Les poils ont quelquefois une *direction vicieuse,* qui nécessite non-seulement leur arrachement, mais l'ablation ou la destruction de leurs bulbes; tel est *le trichiasis,* pour lequel Vacca a proposé un procédé opératoire nouveau et très-avantageux. (*Archives générales de Médecine*, tom. IX.) Les auteurs rapportent des exemples de *déviations* des poils, bien plus

(1) Ollivier, art. *Poil.* (Dictionnaire de médecine en 18 *vol.*)

remarquables encore. Ainsi on a vu des poils croître dans une direction diamétralement opposée à celle qui leur est naturelle, et du côté de la surface adhérente de la peau. Toutes ces déviations de la tige des poils sont la conséquence de la déviation de leurs bulbes. Il n'est pas rare non plus de voir aux membres de petits poils roulés en spirale au-dessous de l'épiderme. La légère irritation qu'ils déterminent est suivie de la formation d'une petite élevure, d'où sort un poil soyeux et contourné sur lui-même.

§. 845. La consistance et la texture des cheveux peuvent aussi éprouver divers changemens. M. Alibert parle d'une femme dont les cheveux *frisaient* beaucoup avant son mariage, et qui, après une grossesse, devinrent constamment humides, au point qu'il était absolument impossible de les mettre en boucles. Les poils des aisselles devinrent également huileux.

§. 846. Les poils peuvent éprouver divers changemens de couleur, liés sans doute à quelques modifications de la partie du bulbe qui fournit leur matière colorante. M. Alibert rapporte qu'une dame, dans une fièvre grave qui suivit des couches très-laborieuses, perdit une belle chevelure blonde, au milieu d'un fluide visqueux qui inondait la tête de toutes parts, et que cette chevelure a repoussé très-noire après l'entier rétablissement de la malade. Il cite aussi le cas d'un nommé Jérôme B..., né avec des cheveux bruns, et qui les ayant perdus dans une maladie, les vit remplacer par d'autres d'un rouge ardent. On a vu aussi des cheveux blancs être remplacés par d'autres de la couleur qu'avait présentée la chevelure dans la jeunesse. On assure même que des cheveux blancs d'une femme de soixante-six ans se sont changés en noirs quelques jours avant sa mort; les bulbes avaient, dit-on, une grosseur extraordinaire, et paraissaient comme gorgés de la matière dont les cheveux tiraient leur couleur, tandis que les cheveux blancs n'avaient qu'une racine desséchée et beaucoup plus petite que celle des noirs. La malade succomba à une phthisie pulmonaire (1). On a publié tout récemment l'observation très-extraordinaire d'une femme dont les cheveux, naturellement blonds, prenaient une couleur rouge fauve chaque fois qu'elle était atteinte de la fièvre, et qui revenaient à leur teinte naturelle aussitôt que le mouvement fébrile était terminé (2). Enfin, M. Villermé cite le cas d'une demoiselle de seize ans qui n'avait jamais éprouvé que des douleurs de tête passagères, et qui s'aperçut, durant l'hiver de 1817 à 1818, que plusieurs endroits de sa tête se dépouillaient entièrement de cheveux; et six mois après elle n'en avait plus un seul. Les premiers jours de janvier 1819 sa tête se couvrit d'une sorte de laine noire dans les endroits les premiers dénudés, et de poils bruns sur le reste du crâne; quelques-uns tombèrent lorsqu'ils furent parvenus à la longueur de trois à quatre pouces; les autres changèrent de couleur plus ou moins loin de leur extrémité libre, et devinrent châtains dans le reste de leur longueur vers la racine. C'était une chose assez singulière que ces cheveux, mi-partie blancs, mi-partie châtains (3).

§. 847. Pour terminer ce qui a trait aux changemens

(1) *Journal général de médecine*, tome IV, page 290.

(2) *Journal complémentaire des sciences médicales*, tome V, page 59.

(3) *Dictionnaire des sciences médicales*, tom 43, page 302.

de couleur des poils, j'ajouterai qu'ils peuvent être teints en vert, en bleu, en rouge, etc., par diverses matières colorantes dont ils sont susceptibles de s'imprégner. Ils conservent moins long-temps que l'épiderme ces colorations accidentelles.

Feutrage des Poils (1).

VOCAB. : Art. *Fausse plique*, *Trichoma*, *Tignace*, *Natte*.

§. 848. Le feutrage des poils consiste dans un entortillement inextricable de ces appendices de la peau. Il a été principalement observé chez des personnes qui depuis quelques semaines ou plusieurs années ne prenaient aucun soin de leur chevelure. On le remarque souvent chez les convalescens, à la suite de maladies graves et de longue durée, et chez les vieillards indigens recueillis dans les hospices. Ce feutrage est très-commun en Pologne, où il a été observé par MM. Davidson, F. A. Kreuzer, Boyer, Roussille-Chamseru, Gasc, etc.

§. 849. Le feutrage existe indépendamment de toute altération des poils et de leurs bulbes; il peut se former chez des individus atteints de phlegmasie chronique du cuir chevelu, surtout lorsque les cheveux ont acquis une grande dimension. Les poils feutrés peuvent offrir des formes très-variées. §. 809. Ce feutrage des cheveux ne diffère en rien de celui qu'on observe dans la plique; mais dans cette dernière, le bulbe des poils est affecté.

(1) Roussille-Chamseru a rapporté plusieurs exemples de ce feutrage sous le nom de *plique*, qui paraît devoir être appliqué à une affection particulière des bulbes des poils. (*Bulletins de la Faculté de médecine de Paris*, in-8°., 1809, p. 85.)

§. 850. Lorsque le feutrage des cheveux est inextricable, on pratique leur section.

TROISIÈME SECTION.

CORPS ÉTRANGERS OBSERVÉS A LA SURFACE, AU-DESSOUS OU DANS L'ÉPAISSEUR DE LA PEAU.

§. 851. Les corps étrangers observés à la surface, au-dessous ou dans l'épaisseur de la peau, peuvent être organiques ou inorganiques. Les premiers sont vivans ou morts; les seconds sont solides ou liquides.

Corps étrangers inorganiques.

§. 852. Une foule de corps étrangers dirigés ou appliqués sur la peau sont susceptibles d'y déterminer des plaies, des contusions, des étranglemens, etc; d'autres peuvent s'introduire dans l'épaisseur de cette membrane, et produire des accidens plus ou moins graves, soit en restant dans le lieu où ils ont d'abord pénétré, soit en cheminant dans le tissu cellulaire sous-cutané ou à travers les parties molles. Le lecteur trouvera dans les ouvrages de nos célèbres chirurgiens (1) un tableau fidèle des

(1) *De la Médecine opératoire*, par R. B. Sabatier; nouvelle édition faite sous les yeux de M. Dupuytren, par MM. Sanson et Bégin, tom. IV, pag. 102. — Boyer, *Traité des maladies chirurgicales*, in-8°. Paris, 1826, etc.

symptômes variés produits par ces corps étrangers, et la description des opérations qu'il convient de pratiquer pour en opérer l'extraction.

§. 853. On sait que les matières de la perspiration cutanée, de la sueur et de l'humeur sébacée, seules ou mélangées avec diverses substances pulvérulentes, forment, en s'accumulant à la surface de la peau, un enduit particulier, connu sous le nom de *crasse*, et variable dans sa nature comme les élémens qui peuvent être appelés à le composer. J'ai déjà dit que plusieurs pathologistes français avaient désigné sous le nom de *Croûte sèche du cuir chevelu* une espèce particulière de crasse jaunâtre ordinairement située sur la partie supérieure de la tête des nouveau-nés, §. 692. On enlève ces diverses espèces d'enduits à l'aide des bains simples, des bains alcalins, et des bains de vapeurs, des lotions aqueuses. L'usage de ces moyens hygiéniques (1) doit être surtout recommandé aux artisans employés à la préparation des sels ou des oxides métalliques, et à ceux qui exercent d'autres professions insalubres.

§. 854. Diverses substances appliquées à la surface de la peau lui impriment des couleurs particulières. Les femmes de nos cités emploient quelquefois certaines préparations connues sous le nom de *fards*, pour reproduire l'éclat de la peau quand les rides de l'âge en ont terni les couleurs. Les Groënlandaises se bariolent le visage de blanc et de jaune; les Zembliennes se font des raies bleues au front et au menton; les Japonaises se colorent en bleu les sourcils et les lèvres; les anciens

(1) Londe (Ch.), *Nouveaux Élémens d'hygiène*, in-8°., 2 vol. Paris, 1827. Art. *Peau*.

Canariens peignaient leur corps en rouge, en vert et en jaune; les anciens Bretons en bleu; les nègres du royaume de Yuida, en rouge, etc. (1)

§. 855. Si l'étude de ces pratiques bizarres est à-peu-près étrangère à l'objet de cet ouvrage, il n'en est pas de même de la connaissance de quelques autres *colorations artificielles* de la peau. Ambroise Paré rapporte que de son temps les gueux se barbouillaient la face et le corps avec de la suie délayée dans l'eau, pour simuler la jaunisse; et il ajoute, avec raison, que pour découvrir leur fallace, il suffisait de leur regarder le blanc des yeux et de leur frotter le visage avec un linge mouillé. On sait aussi que plusieurs individus ont essayé de simuler l'ictère en teignant la surface du corps avec une forte infusion de rhubarbe, de racine de curcuma ou avec la chélidoine (2).

§. 856. Le mouvement, le frottement et la transpiration altérant assez vite les matières colorantes appliquées à la surface de la peau, le désir de les fixer a fait inventer le *tatouage*. Les peuples de l'Amérique se tatouent depuis l'extrémité septentrionale de ce continent, jusqu'aux îles de la mer du Sud. Ils déposent les matières colorantes dans des *incisions linéaires* et assez profondes, si on en juge d'après les têtes tatouées déposées dans les cabinets du Jardin du Roi. Toutefois, sur plusieurs d'entre elles, la peau paraît ciselée et sans

(1) Consultez sur ces colorations artificielles de la peau, *Cadet de Gassicourt*, art. *Fard*. (Dict. scienc. médicales).

(2) *Jaunisse simulée avec la chélidoine*. (Journal général de Médecine, tom. XIII, pag. 341.)

cicatrices, comme si le tatouage avait été retouché après la mort.

§. 857. En Europe, le tatouage n'est usité que parmi les matelots et les soldats oisifs des garnisons. Après avoir tracé, avec de l'encre, les caractères ou les figures dont ils veulent laisser l'empreinte sur la peau, à l'aide d'aiguilles chargées de matières colorantes ils pratiquent dans son épaisseur un grand nombre de *piqûres* très-rapprochées. Leur seul inconvénient est de produire, dans quelques cas rares, un érysipèle phlegmoneux.

§. 858. Les empreintes ainsi produites par l'introduction de l'indigo, du curcuma, du minium, du charbon très-divisé, etc., sont indélébiles comme celles que détermine l'explosion de la poudre à canon. Elles ne peuvent être enlevées à l'aide des vésicatoires ni d'aucun autre topique, à moins qu'il ne détruise en même temps le corion, dans l'épaisseur duquel les matières colorantes sont fixées.

§. 859. Après avoir fait macérer plusieurs morceaux de peau tatouée, je me suis assuré, en effet, que l'épiderme n'était pas plus coloré que celui de la peau saine; que les matières colorantes étaient déposées au-dessous de lui, et plus ou moins près de la face interne du derme, suivant que les aiguilles avaient elles-mêmes pénétré plus profondément; enfin, que le corion de la peau était plus résistant et comme induré dans les points occupés par les matières colorantes.

Corps étrangers organiques.

§. 860. Plusieurs animaux peuvent se développer ou habiter accidentellement sur la peau de l'homme. Les uns naissent, vivent et se reproduisent à la surface des tégumens, tels sont le *pediculus humanus corporis*, le *ped. capitis*, le *ped. pubis*, le *pulex irritans*; d'autres pénètrent dans la peau, tel est le *pulex penetrans*; suivant quelques auteurs, l'*acarus scabiei.*

§. 861. D'autres insectes déposés sur la peau de l'homme à l'état d'œufs, s'y développent à l'état de larves, et en sortent sous forme d'insectes; tel est l'*œstre*, si commun dans le mouton, le bœuf et le cheval. Enfin une espèce d'entozoaires (*le filaire de Médine*) se développe quelquefois au-dessous de la peau.

§. 862. On a supposé que d'autres animaux pouvaient habiter dans la peau de l'homme, et on s'est étayé de l'autorité d'Etmuller, qui assure avoir observé chez les nouveau-nés une maladie particulière produite par de petits vers logés sous la peau, et qui déterminent de vives démangeaisons et des inquiétudes qu'on ne saurait faire cesser qu'en expulsant ces animaux. Suivant lui, ces prétendus vers, que les médecins ont nommés *crinons* ou *comedones*, sont d'une couleur cendrée noire; ils ont deux antennes et une queue terminée par un faisceau de poils; mais aujourd'hui on s'accorde généralement à regarder les observations d'Etmuller, et celles publiées plus récemment, sur le même sujet, par M. Bassignot (1), comme erronées. Ils ont pris pour des vers

(1) Bassignot, *Histoire de la maladie connue sous le nom* de Crinons,

des tannes, ou la matière onctueuse qui enduit la surface de la peau, et que des frictions avaient réduite en filamens. La *furie infernale* de Linnæus paraît être également un ver imaginaire. Les caractères qui lui ont été assignés par ce célèbre naturaliste sont en grande partie applicables anx *gordius* et aux *filaires*.

§. 863. Des larves du genre *musca*, et de quelques autres genres, peuvent se développer accidentellement dans le conduit auriculaire des enfans malpropres, à la surface des ulcères, etc. D'autres insectes enflamment quelquefois la peau par leurs piqûres. La *punaise* (*cimex lectularius*, Linn.), à l'aide de sa trompe appliquée sur la peau, pompe le sang, et verse dans la plaie un liquide âcre, d'une nature particulière. La piqûre de cet insecte est suivie du développement d'une élevure papuleuse ou tuberculeuse d'un rouge jaunâtre. Le cousin (*culex pipiens*) produit encore des piqûres plus douloureuses, suivies de petites tumeurs dures, d'un rouge-jaunâtre, accompagnées de chaleur et d'une vive démangeaison. Le rouget ou *bête d'août* et la mite des faucheurs (*acarus autumnalis*, Linn.), en se fixant sur la peau, produisent aussi des démangeaisons insupportables, bientôt suivies de papules volumineuses ou de petits tubercules jaunâtres, enflammés. On détruit ces insectes en lavant la peau avec de l'alcool pur ou du vinaigre fort. Enfin, d'autres animaux (frélons, araignées, etc.) peuvent piquer la peau et y déposer des corps étrangers qui déterminent des inflammations plus ou moins vives.

qui attaque les nouveau-nés, à Seyne en Provence. (Mémoires de la Société royale de Médecine, 1776.)

Poux (1).

VOCAB. : Art. *Phthiriase*, *Maladie pédiculaire*.

§. 864. Les poux (*pediculi*) sont des insectes parasites, aptères, dont le corps aplati, revêtu d'une peau coriace sur ses bords, est transparent dans son centre. Ils ont une tête distincte, petite, ovale ou triangulaire, munie à sa partie antérieure d'un mamelon charnu, renfermant un petit suçoir qui paraît simple; ils ont deux antennes filiformes, à cinq articles, et deux petits yeux ronds; leur corselet presque carré est un peu plus étroit en avant. Ils ont six pattes courtes, mais grosses, et d'une égale longueur; elles sont composées d'une hanche de deux pièces, d'une cuisse et d'une jambe cylindriques, et d'un fort crochet écailleux conique, arqué. L'abdomen est rond, ovale ou oblong, lobé ou incisé, de huit anneaux au moins sur les côtés; il est pourvu de seize stygmates sensibles, et d'une pointe écailleuse, à son extrémité postérieure chez les mâles.

§. 865. Swammerdam n'ayant pu découvrir d'organes mâles sur les poux qu'il avait disséqués, et ayant constamment rencontré un ovaire, pensa que ces insectes étaient hermaphrodites; Leuwenhoeck parvint plus tard à distinguer des mâles et des femelles parmi les *pediculi*, et donna des figures exactes des organes qui caractérisent le sexe masculin. Selon lui, les mâles ont un aiguillon re-

(1) Duméril (C.), *art.* Pou. (*Dictionnaire des Sciences naturelles*, tom. 43, pl. 53, fig. 1 et 2.)

courbé, qu'ils portent dans l'abdomen, et avec lequel ils peuvent piquer la peau; il croit même que la plus grande démangeaison qu'ils causent provient de la piqûre de cet aiguillon, et que l'introduction de la trompe ne produit aucune sensation. De Géer dit avoir vu un semblable aiguillon placé à l'extrémité de l'abdomen de plusieurs poux. Les mâles ont, suivant De Géer, le bout de l'abdomen arrondi, tandis qu'il est échancré chez les femelles, qui n'ont pas d'aiguillon.

§. 866. Les poux sont ovipares, et les femelles, après l'accouplement qui les rend fécondes, déposent leurs œufs, connus sous le nom de *lentes*, sur les poils et les vêtemens. Les petits ne tardent pas à sortir des œufs; ils changent plusieurs fois de peau, et après ces crues ils sont en état de se reproduire. Pour déterminer le temps de la propagation et de l'accroissement de ces insectes, Leuwenhoeck prit deux femelles et les plaça dans un bas de soie noire qu'il porta nuit et jour. Au bout de six jours, chacune d'elles, sans avoir diminué de volume, avait déposé cinquante œufs; au bout de vingt-quatre jours les petits en produisirent d'autres, en sorte que la génération de deux femelles pourrait s'élever à dix-huit mille individus en deux mois.

§. 867. Les trois espèces de poux observées chez l'homme sont connues sous le nom de *pediculus humanus capitis*, De Géer; *pediculus humanus corporis*, De Géer; *pediculus pubis*, Linnæus. Toutes vivent du sang qu'elles suçent avec leur trompe, qu'on n'aperçoit que lorsqu'elle est en action. On a désigné sous le nom de *phthiriase*, l'existence d'une grande quantité de poux sur une région ou sur toute la surface du corps de l'homme.

§. 868. *Pediculus capitis.* Linnæus regarde le *pediculus capitis* comme une variété du *pediculus corporis*, dont il diffère en ce qu'il a la peau plus dure et plus colorée, et en ce que le corselet et l'abdomen sont bordés de chaque côté par une raie d'un brun noirâtre. Son corps est gris brun; les lobes de l'abdomen sont arrondis. M. Latreille pense qu'on peut en faire une espèce. Les *pediculi capitis* vivent sur la tête; ils se transmettent constamment d'un individu à un autre. La malpropreté et les maladies du cuir chevelu ne les produisent pas; leur prodigieuse fécondité suffit seule pour expliquer leur développement et leur propagation. Si on les observe souvent chez les enfans mal soignés, ou dont la tête est couverte de longs cheveux blonds; si les personnes qui n'ont pas soin d'enlever la crasse formée par la transpiration et par l'usage de la poudre, ou qui sont atteintes d'inflammations du cuir chevelu, de l'eczéma, de la teigne muqueuse, de la teigne annulaire, de la teigne faveuse, etc., sont fréquemment attaquées par ces insectes; si on les observe chez les convalescens de maladies aiguës ou chroniques; c'est uniquement, parce que l'incurie assure leur propagation, et parce que la malpropreté rend leur destruction difficile. Quelques idées fausses répandues dans le peuple sont aussi très-favorables à la propagation des *pediculi*. On sait qu'il suppose que les individus affectés de poux sont ordinairement sains du reste du corps; que ces insectes sucent le *mauvais sang*; enfin que l'existence d'un grand nombre de *pediculi* sur le cuir chevelu constitue une sorte d'exutoire qu'il ne faut supprimer qu'avec les plus grandes précautions.

§. 869. L'existence des *pediculi capitis* est annoncée par des démangeaisons plus ou moins vives. Chez les enfans, le prurit qui suit cette première démangeaison est quelquefois accompagné d'insomnie et d'un agacement nerveux très-prononcé. Les poux pullulent d'une manière dégoûtante sous les croûtes de la teigne faveuse, de la teigne annulaire, et dans le voisinage du suintement ichoreux de l'eczéma du cuir chevelu et de la teigne muqueuse; mais alors même qu'ils sont nombreux, jamais ils ne peuvent causer le marasme, et encore moins la mort. Les exemples de *morts produites par des poux*, reproduits, sans observations critiques, dans le *Dictionnaire des Sciences Médicales*, et dans son *Abrégé*, sont tout au plus bons aujourd'hui à effrayer les enfans peu soigneux de leur chevelure. Je regarde également comme apocryphe l'observation suivante de Rust, rapportée par Bremser, et citée par une foule d'auteurs qui l'ont copié. Ce médecin fut appelé en consultation auprès d'un enfant mâle, âgé de treize ans, qui portait sur sa tête une *très-grosse tumeur* pour laquelle on avait déjà employé inutilement beaucoup de remèdes. Cette tumeur très-élevée, molle et sans fluctuation, n'offrait aucunes traces ni d'inflammation actuelle ou passée, ni de lésion des tégumens du crâne. Le malade, qui semblait cachectique, se plaignait seulement d'une démangeaison insupportable dans l'intérieur de la tumeur : celle-ci s'était développée à la suite d'une fièvre nerveuse, et avait acquis, dans l'espace de huit mois, un volume considérable. On y pratiqua une incision, et il en sortit une nombreuse quantité de petits poux blancs ; elle ne contenait rien autre chose, et le malade ne tarda pas à guérir.

§. 870. On parvient constamment à détruire les *pediculi capitis*, en peignant souvent les individus qui en sont atteints, ou en rasant les cheveux lorsqu'ils sont couverts de lentes. On obtient plus rapidement le même but en lavant la tête avec des solutions alcalines, dans lesquelles on fait infuser une certaine quantité de semences de staphysaigre. On a aussi recommandé de laver le cuir chevelu avec de l'huile de lavande ou une décoction de petite centaurée, et de le saupoudrer avec de la graine de persil pulvérisée; enfin on a conseillé de frictionner légèrement la tête avec une petite quantité d'onguent mercuriel. Mais on assure que ce dernier moyen a produit, chez plusieurs enfans, des accidens graves, tels qu'un état comateux et un affaissement auxquels ont succédé des mouvemens convulsifs.

§. 871. *Pediculus humanus corporis* (pou commun, pou des vêtemens; Linnæus, Geoffroy, Fabricius); corps blanc, large et plat, sans tache, avec les yeux noirs. Les lobes de l'abdomen sont moins allongés et moins marqués que dans le *pediculus capitis*. Cette espèce habite sur le tronc et les membres, rarement sur la tête. Ses lentes sont agglomérées et déposées, en général, dans les plis du linge et les autres parties des vêtemens, chez les personnes malpropres, spécialement chez celles qui se couvrent de laine, et qui ne changent pas assez souvent de linge. Cet insecte multiplie d'une manière dégoûtante chez les prisonniers, les galériens, les matelots et les vieillards qui vivent au sein de la misère.

Le nom de *phthiriasis* a été spécialement donné au

développement d'un grand nombre d'individus de cette espèce. La maladie *pédiculaire* est toujours le résultat des pontes successives d'un ou de plusieurs de ces insectes accidentellement contractés. Les lentes, ou œufs du *pediculus corporis*, sont déposées sur les poils. On trouve cet insecte à la surface de la peau, sur les membres, sur la poitrine et les aisselles, dans le linge de corps et les vêtemens. La peau n'est point altérée, à moins que les poux ne soient très-nombreux et anciennement développés. Dans ce cas, on observe souvent de petites élevures papuleuses, coniques et rougeâtres, et plus rarement de larges tubercules. On remarque aussi des égratignures et des excoriations de dimensions variées. Enfin, il peut exister d'autres lésions concomitantes ou accidentelles, telles que le prurigo, des ecchymoses, etc.

§. 872. Telle est *la maladie pédiculaire* dégagée des hypothèses et des faits inexacts ou incomplets dont son histoire est surchargée. Je me serais abstenu de les soumettre à un nouvel examen, s'ils n'avaient été reproduits avec la plus aveugle confiance dans des ouvrages récemment publiés. Cette circonstance exigeait surtout quelques explications sur la prétendue génération spontanée de ces insectes. Aristote, Théophraste, Avicenne, l'avaient admise, et ils l'attribuaient à une chair corrompue, à la chaleur et à la putréfaction du sang; mais du moins c'était à une époque où la prodigieuse fécondité de ces animaux n'était point connue. Quelques modernes ont adopté cette hypothèse sans scrupule, et ils ont cité les observations suivantes à l'appui : 1°. On voit quelquefois, dit Bremser, se développer très-rapidement sur la tête d'un enfant en bas-âge, une quantité innombrable de poux sans qu'on observe d'œufs sur le cuir chevelu, et sans que la mère ou la nourrice soient atteintes de *pediculi*. 2°. M. Mouronval assure que plusieurs malades affectés du prurigo *pedicularis* étant venus successivement réclamer des secours à l'hôpital Saint-Louis, on leur administra d'abord des bains simples pour nettoyer la peau ; qu'à leur sortie du bain on leur donna du linge blanc, et qu'on les fit coucher dans un lit très-propre, et que, quelques instans après, la chemise de ces malades fut couverte de petits poux que la peau seule avait pu fournir. 3°. Bernard Valentin rapporte l'histoire d'un homme, âgé de quarante ans, qui avait des démangeaisons insupportables sur tout le corps, et dont la peau était pleine de tubercules. Les petites tumeurs furent incisées, il n'en sortit ni sang ni sérosité, ni pus; elles contenaient une si grande quantité de poux de différentes dimensions, que le malade *faillit en mourir de frayeur*. 4°. Enfin les poux, dans cette étrange maladie (*phthiriasis*), dit Lieutaud, apparaissent non-seulement au-dehors, et en prodigieuse quantité; mais ils *s'engendrent* encore sous les tégumens, et même sous le péricrâne. Ce qu'il y a de plus surprenant, dit-il, c'est qu'on en a trouvé à l'ouverture des cadavres, qui, après avoir *percé le crâne* et les deux enveloppes du cerveau, *s'étaient logés dans la propre substance de ce viscère*. J'oppose à ces diverses assertions, que les observations de Bernard Valentin et de Lieutaud sont fausses ou inexactes; que le fait cité par M. Mouronval ne serait concluant qu'autant qu'on aurait constaté qu'après l'administration des bains il n'existait plus de poux ni de lentes dans les poils ; ce qui n'a pas été fait : enfin, que la remarque de M. Bremser n'acquerrait quelque importance que dans le cas où il serait prouvé que l'enfant n'a pu contracter de lentes ou de poux dans ses rapports avec d'autres personnes, et que ses vêtemens n'ont pu en être accidentellement infectés : circonstances qui exigent un examen minutieux et d'une exécution très-difficile.

§. 873. Le développement des *pediculi corporis* a été présenté comme une maladie très-grave. Quelques modernes ont répété, d'après des traditions vulgaires, qu'Hérode, Sylla, Ennius, Philippe II roi d'Espagne, étaient morts de la maladie pédiculaire. Pour mon compte, je suis persuadé que l'examen des viscères de ces illustres personnages aurait conduit à une tout autre conclusion.

Par compensation, si l'on en croit d'autres observateurs, le développement spontané des *pediculi* peut guérir la goutte et la sciatique. Manget dit qu'un célèbre chirurgien de Genève, qui ressentait depuis quelques années un violent rhumatisme à la cuisse gauche, vit se développer *sur cette partie* une quantité considérable de poux, dont il fut guéri, ainsi que de sa douleur sciatique, par l'usage des eaux thermales d'Aix, en Savoie. M. Serrurier cite, dans le *Dictionnaire des Sciences Médicales*, le cas d'un vieillard atteint de rhumatisme goutteux du côté droit, et chez lequel il se développa un grand nombre de *pediculi corporis*, bien que les soins de propreté n'eussent pas été négligés : pendant tout le temps que ces insectes occupèrent le membre, les douleurs cessèrent, et elles se déclarèrent de nouveau après la disparition des *pediculi*. Je cite ces observations; mais je les crois inexactes.

§. 874. On détruit facilement les *pediculi corporis* à l'aide des bains sulfureux, des frictions sulfuro-alcalines et des fumigations sulfureuses, ou des bains de deuto-chlorure de mercure. On emploie aussi avec succès une pommade composée de trois parties de sulfure de mercure, d'une partie d'hydrochlorate d'ammoniaque, sur trente-deux d'axonge. Les vêtemens doivent être fumigés à la vapeur du soufre ou du mercure.

On a préconisé une foule d'autres préparations dans lesquelles on a fait entrer les semences de staphysaigre, le pied d'alouette, la coque du Levant, le tabac, divers sels ou oxides mercuriels. Les effets de quelques-uns de ces médicamens doivent être soigneusement surveillés; les frictions avec l'onguent de nicotiane ont quelquefois occasioné des convulsions et des vomissemens, et les frictions mercurielles peuvent produire la salivation, des coliques et d'autres accidens plus ou moins graves.

§. 875. Les auteurs qui croient à la génération spontanée des *pediculi* ont recommandé, pour détruire la cause occulte qui donne lieu au développement de ces insectes, la saignée, les purgatifs, les amers, les anti-scorbutiques, les pilules de proto-chlorure de mercure, etc., et une foule d'autres remèdes qui peuvent être nuisibles ou utiles, suivant la nature des maladies dont sont atteints les individus chez lesquels les *pediculi corporis* se sont développés.

§. 876. *Pediculus pubis.* (Linnæus, Fabricius, Geoffroy.) Il est un peu plus petit que les précédens;

son corps est plus arrondi, plus plat et plus large ; son corselet, très-court, se confond presque avec l'abdomen, qui offre postérieurement deux crénelures en forme de cornes. Les pattes sont recourbées en dessous ; il reste fixe dans la même situation, et s'attache très-fortement à la peau, dont il dépasse à peine le niveau. On le trouve à la base des poils des parties génitales, de la barbe, des sourcils, des paupières, des aisselles ; il se propage aussi quelquefois sur le tronc et les membres lorsqu'ils sont couverts de poils. Mais il est à remarquer qu'il ne se fixe jamais sur le cuir chevelu. Sa piqûre, qui est très-forte, l'a fait nommer par quelques naturalistes *pediculus ferox ;* il est connu en France sous le nom de *morpion.*

§. 877. Les *pediculi pubis* provoquent une démangeaison insupportable. Lorsqu'ils sont très-nombreux ; la peau est parsemée de petites taches rouges semblables à de petites gouttelettes de sang, et qu'on dit produites par les excrémens de ces insectes. Les personnes qui en sont affectées les détachent quelquefois de la peau avec leurs ongles. Enfin, des élevures papuleuses naissent souvent sur les points que ces insectes ont occupés. Cette espèce se propage comme les précédentes, et pullule avec une extrême rapidité.

§. 878. Quelques frictions faites avec l'onguent mercuriel sur les parties où les *pediculi pubis* se sont développés suffisent ordinairement pour les détruire, sans qu'on soit obligé de raser les poils sur lesquels les lentes de ces insectes sont attachées. Le calomel en poudre dont on saupoudre les poils, les bains de deuto-chlorure de mercure, les bains sulfureux et les fumigations sulfureuses, sont des moyens plus dispendieux et moins efficaces.

§. 879. Avant de terminer cet article, je crois devoir faire remarquer que des accidens analogues à ceux produits par les *pediculi* peuvent être occasionés par des acarides, insectes fort voisins des ixodes, mais susceptibles, suivant M. Bory-Saint-Vincent, de former un genre nouveau que caractériserait un petit suçoir accompagné de deux palpes composées de quatre articles. M. Bory-Saint-Vincent a observé ces insectes sur une femme âgée de quarante ans environ, qui, après avoir éprouvé des démangeaisons violentes sur toute la surface du corps, fut fort étonnée d'apercevoir des milliers d'acarides sur toutes les parties où elle s'était grattée. Dans un cas de prurigo *senilis*, Willan avait aussi observé un insecte qu'on ne pouvait classer, dit-il, ni dans le genre *pediculus*, ni dans le genre *pulex*. Il appartenait probablement au genre *acarus*, autant qu'on peut en juger d'après la description incomplète et la mauvaise figure que cet auteur en a données.

Puces (1).

§. 880. Les puces sont un genre d'insectes sans ailes, dont la tête et le corselet sont distincts et la bouche formée par un bec ou suçoir. Deux espèces ont été observées sur l'homme : *Pulex irritans*, *Pulex penetrans*.

§. 881. Le *pulex irritans* Linn. (puce commune) est un insecte aptère, qu'on reconnaît à son corps ovale,

(1) Duméril (C.), *art.* Puce. (*Dictionnaire des Sciences naturelles*, in-8°, tom. 44, Paris 1826. — Pl. 53, n.° 3, A.

comprimé, revêtu d'une peau assez ferme et divisé en douze segmens ; à une tête petite, très-comprimée, arrondie en dessus, tronquée et ciliée en avant ; à deux petits yeux arrondis situés de chaque côté. Près de l'origine du bec sont insérées les pièces que l'on prend pour les antennes ; elles sont composées de quatre articles presque cylindriques ; le bec est divisé en trois articles ; l'abdomen est fort grand ; les pattes sont fortes, surtout celles de derrière, et propres au saut, avec des hanches et des cuisses grandes, et les tarses composés de cinq articles dont le dernier se termine par deux crochets allongés ; les deux pattes antérieures sont presque insérées sous la tête.

§. 882. La *piqûre* des puces cause une douleur aussi insupportable que celle des punaises. Les petites ecchymoses qu'elles font naître diffèrent des pétéchies en ce que les premières présentent toutes un point central dont la couleur est plus intense : c'est l'endroit où a pénétré l'aiguillon. Parmi les hommes, il en est que ces insectes semblent fuir, tandis qu'ils paraissent en attaquer d'autres de préférence.

§. 883. 2°. Le *pulex penetrans* Linn. (1) (puce pénétrante ou *chique*). Le bec de cette espèce est d'un tiers plus long que les hanches antérieures, ce qui la distingue de la précédente. La chique est un véritable fléau pour les habitans des Antilles et de l'Amérique méridionale. Cet insecte a été décrit par Sloane à la Jamaïque, par Margrave au Brésil, par Catesby à la Caroline. La femelle s'introduit sous la peau des habitans de ces contrées, et

(1) *Dictionnaire des Sciences naturelles*, pl. 54, fig. 4, 5 *a*, a *b*.

plus spécialement sous les ongles des orteils et vers le talon; elle s'y loge et s'y nourrit. Elle ne détermine d'abord qu'une légère démangeaison ; mais l'inflammation s'établit à mesure que l'insecte grossit. Il acquiert le volume d'un pois, produit un grand nombre de petits qui se logent autour de lui, et qui de là se répandent sous la peau, où leur présence cause des douleurs, des ulcérations de mauvaise nature, et même la gangrène.

§. 884. On fait périr ces insectes en lavant les parties affectées avec des décoctions de tabac ou des infusions d'autres plantes âcres. On parvient quelquefois à extraire les chiques avec une grosse aiguille. Si on leur donne le temps de se développer, on ne peut plus les enlever qu'en incisant ou en enlevant la portion de la peau dans laquelle elles sont logées. Si on néglige de faire cette opération, on assure que la mort peut être la suite du séjour prolongé de l'animal, et que souvent, dans les colonies, on voit des nègres périr par cette seule cause. Il n'y a guère, au reste, que les individus malpropres qui soient attaqués par cet insecte, qui se plait particulièrement dans les lieux échauffés, sales et mal aérés.

Acarus scabiei?

VOCAB. : Art. *Sarcopte.*

§. 885. Quelques auteurs assurent avoir observé, dans les vésicules de la gale, un insecte aptère et presque invisible à l'œil nu, plane, pourvu de pattes rouges, et qu'ils ont désigné sous le nom d'*acarus scabiei.*

§. 886. Vers la fin du seizième siècle, des observations

ingénieuses semblèrent constater que la gale avait pour cause des insectes qui, en pénétrant sous l'épiderme, déterminaient une éruption vésiculeuse. Déjà Ingrassias et Joubert avaient soupçonné l'existence de ces insectes; mais c'est dans le *theatrum insectorum* de Moufet qu'il en est parlé pour la première fois, avec quelques détails. Cet auteur les décrit comme des animaux presque invisibles, résidant sous l'épiderme, produisant de petites vésicules remplies d'un fluide clair, et occasionant un prurit très-vif, etc. Hauptmann publia le premier la figure d'un de ces insectes dessinée, dit-il, d'après nature, et le représenta pourvu de six pattes. De nouveaux faits, publiés par François Rédi, parurent mettre hors de doute l'existence d'un insecte dans les vésicules de la gale. La lettre de Giovan-Cosimo Bonomo (1), où se trouvent consignées les expériences d'Hyacinthe Cestoni, imprimée dans plusieurs ouvrages modernes, intéresse trop l'histoire de la science pour que je n'en rapporte pas ici un extrait : « Tandis » que, guidé par vos vues et sous vos auspices, je faisais » des expériences sur les insectes, je lus par hasard que » le ciron est un très-petit ver qui se forme sous la » peau des galeux, et dont la morsure cause une très- » vive démangeaison; ayant trouvé depuis que Guiseppe » Lorenzo adopte cette même opinion, j'eus la curiosité » de vérifier le fait par moi-même. Je communiquai ce

(1) *Observations sur les cirons ou insectes de la peau des galeux*, publiées sous le nom du docteur Giovan-Cosimo Bonomo, dans une lettre adressée à Rédi, 1687. (Collection académique étrangère, in-4°. tom. IV, pag. 574.)

» dessin à M. Hyacinthe Cestoni, il m'assura avoir vu
» plusieurs fois de pauvres femmes, dont les enfans
» étaient galeux, *tirer avec la pointe d'une épingle*, des
» plus petites pustules, avant qu'elles fussent mûres et
» purulentes, je ne sais quoi qu'elles écrasaient sous
» l'ongle, *non sans un petit craquement*, et qu'à
» Livourne les galériens se rendaient réciproquement le
» même service; il ajouta qu'il ne savait pas avec cer-
» titude, si les cirons étaient effectivement des vers. Ainsi
» nous résolûmes tous deux de nous en éclaircir : nous
» nous adressâmes donc à un galeux, en lui demandant
» l'endroit où il sentait la plus forte démangeaison; il
» nous montra un grand nombre de pustules qui n'é-
» taient pas encore purulentes. J'en ouvris une avec
» la pointe d'une épingle très-fine; et après avoir ex-
» primé un peu de la liqueur contenue, j'en tirai un petit
» globule blanc presque imperceptible. Nous observâmes
» ce globule au microscope, et nous reconnûmes, avec
» toute la certitude possible, que c'était un ver dont la
» figure approchait de celle des tortues, de couleur blan-
» châtre, le dos d'une couleur un peu plus obscure,
» garni de quelques poils longs très-fins. Le petit animal
» montrait beaucoup de vivacité dans ses mouvemens; il
» avait six pattes, la tête pointue et armée de deux pe-
» tites cornes ou antennes à l'extrémité du museau. (*Ici,*
» *renvoi à la figure conforme à la description.*) Nous
» ne nous en tînmes pas à cette première observation,
» nous la répétâmes un grand nombre de fois sur diverses
» personnes attaquées de la gale, d'âge, de tempérament
» et de sexe différens, et en différentes saisons de l'année;
» nous trouvâmes toujours des animaux de même figure.

» On en voit dans presque toutes les pustules aqueuses; » je dis presque toutes, parce qu'il nous a été quelque- » fois impossible d'en trouver. *Il est parfois très-difficile » d'apercevoir ces insectes sur la superficie du corps, à » cause de leur extrême petitesse et leur couleur sem- » blable à celle de la peau. Ils s'introduisent d'abord » par leur tête aiguë, et ils s'agitent ensuite rongeant » et fouillant jusqu'à ce qu'ils soient entièrement cachés » sous l'épiderme, où il nous a été facile de voir qu'ils » savent se creuser des espèces de chemins couverts ou de » routes de communication d'un point à un autre;* de » sorte qu'un seul insecte produit quelquefois plusieurs » pustules aqueuses; et quelquefois aussi nous en avons » trouvé deux ou trois ensemble; et pour l'ordinaire fort » près l'un de l'autre. Nous étions fort curieux de savoir » si ces petits animaux pondaient des œufs; et après de » longues recherches, nous eûmes enfin la satisfaction » de nous assurer de ce fait; car ayant mis sous le mi- » croscope un ciron pour en faire dessiner la figure par » M. Isaac Colonello, il vit, en dessinant, sortir de la » partie postérieure de cet animal, un petit œuf blanc, *à » peine visible*, et presque transparent; il était de figure » oblongue comme un pignon. (*Renvoi à la figure.*) » Animés par ce succès, nous recommençâmes à cher- » cher les œufs avec la plus grande attention, et nous » en trouvâmes beaucoup d'autres en différens temps; » mais il ne nous arriva plus de les voir sortir du corps » de l'animal sous le microscope. . . . .

» . . . .

» Les cirons passent aisément d'un corps à l'autre par » le seul contact de ces corps; car ces petits animaux

» *ayant une extrême agilité, et n'étant pas tous conti-*
» *nuellement occupés à se creuser des passages sous l'épi-*
» *derme, il s'en trouve souvent quelques-uns sur la*
» *superficie de la peau*, et ils sont très-prompts à s'at-
» tacher à la première personne qui se présente ; et en
» quelque petit nombre qu'ils aient été reçus, ils multi-
» plient prodigieusement en pondant des œufs, etc. »

§. 887. Morgagni assure avoir fait lui-même des observations semblables. J'eus occasion, dit-il (1), de donner des soins à une dame d'un rang élevé, dans le temps que j'exerçais la médecine dans mon pays. Après plusieurs crises qu'éprouva cette dame, *à la fin d'une maladie très-grave et très-longue*, j'en remarquai une, qui était entièrement psorique, et qui se manifesta par une éruption très-abondante sur tout le corps, et particulièrement sur les mains. Le prurit que ressentait cette malade était assez violent pour l'empêcher de goûter quelque repos. Comme les vésicules qui formaient cette éruption étaient remplies de sérosité et ressemblaient à celles où l'on découvre des insectes, *j'en fis ouvrir une par la domestique*, et après m'être armé de mes lunettes, je l'examinai avec attention : je ne fus pas long-temps sans y reconnaître *un animal errant* et présentant la forme que les modernes ont si bien décrite. Je ne me contentai pas d'examiner une seule vésicule, je répétai mon expérience sur plusieurs ; dans toutes, je trouvai des insectes plus ou moins pleins de vie. *Je m'assurai qu'aucun des gens qui approchaient cette dame n'avait la gale.* Je pense que ces petits insectes s'étaient accrochés aux vête-

(1) Morgagni, *De sed. et caus. morb.*, epist. 55.

mons de l'un d'eux, et étaient parvenus jusqu'à la malade.

§. 888. Les recherches ultérieures de Linnée, de De Geer, de Fabricius, ont eu principalement pour but de fixer le caractère de cet insecte diversement figuré. Son existence ayant été révoquée en doute par plusieurs pathologistes, M. Galès tenta de nouvelles expériences en 1812, et il assura qu'il avait observé plus de trois cents cirons de la gale; qu'ils avaient toujours la même forme, à la grosseur près; que le nombre des pattes était tantôt de six, tantôt de huit; ce qu'il était porté à attribuer à la différence des sexes.

§. 889. D'un autre côté, des observateurs fort habiles, les docteurs Galeotti et Chiarurgi, à Florence; MM. Lugol, Biett et Mouronval, à Paris, ont cherché vainement, sur un grand nombre de galeux, à apercevoir cet insecte, à l'aide de fortes loupes ou d'excellens microscopes. Je n'ai pas été plus heureux dans mes recherches, quelque soin que j'y aie apporté. Je n'ai jamais observé à la surface de la peau des galeux d'autres insectes que des *pediculi*, lorsque ces personnes vivaient dans l'incurie et dans la malpropreté, et *le je ne sais quoi* qui craquait sous l'ongle, dont parle Cestoni, n'était pas probablement autre chose. En ouvrant les vésicules de la gale, et après avoir exprimé les liqueurs qu'elles contenaient, je n'ai jamais pu apercevoir, dans leur intérieur, les *globules blancs* et *animés* dont parle Bonomo, ni les *chemins couverts* que se tracent ces prétendus insectes sous l'épiderme. Tout récemment encore voulant apporter dans ces recherches tous les soins propres à en garantir l'exactitude, je me suis aidé des lumières de

M. Vincent Chevalier fils, opticien fort habile et familier avec les recherches microscopiques. Trois enfans, frères et sœur, atteints de la gale, et qui n'avaient subi aucun traitement, ont été le sujet de ces nouvelles observations. Après avoir ouvert avec la pointe d'une lancette une vésicule psorique, acuminée et bien caractérisée, j'en ai recueilli la sérosité transparente sur une lame de verre, qui a été placée sur-le-champ par M. Chevalier sous un de ses microscopes achromatiques d'un grossissement de cinq cents diamètres. Cette liqueur nous a paru composée de globules circulaires et immobiles, au milieu desquels nous n'avons pu distinguer d'être animé. M. Asselin, médecin de Cherbourg, MM. Henri Pétroz et Pelletier, membres de l'Académie royale de Médecine, qui assistaient à ces expériences, n'ont vu, comme moi, dans la liqueur, que les globules circulaires et immobiles dont je viens de parler. Nous avons examiné de nouveau cette liqueur, cinq, dix et quinze minutes après l'avoir recueillie; nous l'avons ensuite étendue d'eau tiède, puis d'eau froide, en proportions variées, sans jamais avoir aperçu de traces d'*acarus*, sous le microscope. Non content d'avoir déposé sur une lame de verre toute la liqueur que contenait la vésicule, j'ai raclé légèrement son intérieur avec le bord d'une lancette, afin d'enlever tout ce qui pouvait être resté adhérent à la peau, et je n'ai recueilli ainsi qu'une gouttelette de sérosité légèrement sanguinolente, dans laquelle, en prenant les précautions ci-dessus indiquées, et en variant nos essais, nous n'avons pu découvrir rien qui ressemblât à un insecte. Nous avons répété ces expériences, et sans plus de succès, sur la sérosité d'un grand nombre de vésicules psoriques bien caractérisées, développées entre les doigts, sur les poignets et les plis des bras de ces trois enfans. L'examen de la sérosité purulente des vésicules enflammées ne nous a également fourni que des résultats négatifs.

§. 890. Le même jour, nous examinâmes au microscope la poussière d'un vieux fromage, dans laquelle nous vîmes très-facilement et très-distinctement un grand nombre de *mites* (*Acarus siro*, L.) Nous fûmes frappés M. Asselin et moi, d'une observation que j'avais déjà faite, de la ressemblance de ces animaux, bien figurés par Leuwenoeck, avec le prétendu *acarus scabiei* représenté par M. Galès, etc. Cette ressemblance est même portée à un si haut degré, qu'il y a sans contredit plus d'analogie entre telle figure de l'*acarus scabiei* et celle de la mite du fromage représentée par Bonomo, qu'entre les deux figures du sarcopte de la gale, publiées par Cestoni et M. Galès (1).

§. 891. En résumé, il est démontré pour moi que l'*acarus scabiei*, diversement figuré par Hauptmann, Cestoni et M. Galès, n'existe pas dans les vésicules de la gale de l'homme; et si on m'opposait les observations déjà citées de Cestoni et de Morgagni, je répondrais que Bonomo et Cestoni parlent aussi de chemins couverts que l'acare de la gale se fraye sous la peau, et qu'eux seuls les ont vus; enfin qu'il est bien extraordinaire que Morgagni ait aperçu avec de simples lunettes (chez une femme qui avait gagné la gale dans son lit, sans qu'au-

(1) *Comparez* : Leuwenoech, *arcana naturæ ope microscopiorum detecta*. Delphis, 1695, 1781, pag. 379. — Bonomo, *ouvrage cité*; — Galès, *Essai sur le diagnostic de la gale*, in-4°. Paris, 1812.

cune des personnes qui l'entouraient en fût affectée) un insecte qu'on ne peut aujourd'hui découvrir avec les meilleurs microscopes.

Œstre (1).

§. 892. Les œstres sont des insectes diptères, caractérisés par l'absence presque absolue de la bouche, ce qui les a fait désigner par M. Duméril sous le nom d'*astomes*. Leurs larves, déposées sous la peau de l'homme et plus souvent sous celle des bœufs, y déterminent de petites inflammations douloureuses et circonscrites.

§. 893. Les espèces d'œstres qui vivent sous la peau des animaux ont été décrites avec beaucoup d'exactitude par M. Clark (2). M. Say (3) pense, avec Linnée, qu'il existe réellement une espèce d'œstre dont la larve habite le corps de l'homme; opinion qui avait été rejetée par Fabricius et les entomologistes modernes, et que M. Say fonde sur l'observation suivante.

« Après une marche très-pénible (lui écrivait M. Brik), j'allai me baigner dans le Chama, petit torrent qui se jette dans le lac de Maracaïbo. Peu de temps après être sorti de l'eau, je fus piqué par un insecte à la jambe gauche, sur la partie antérieure et supérieure du tibia. J'éprouvai pendant plusieurs jours une démangeaison assez vive, mais sans aucune douleur, et je continuai mon voyage sans éprouver d'autre incommodité que la

(1) Duméril (C.), art. Œstre, *Dictionnaire des Sciences naturelles*, tom. 35, in 4°. 1823.

(2) Transactions de la Société linnéenne de Londres.

(3) Journal de Philadelphie, tom 2, page 353.

suivante : je ressentais tout-à-coup une douleur vive, qui, s'étant répétée à plusieurs reprises, finit par devenir continuelle. A mon arrivée, et durant mon séjour à *il Rosario de Cucuta*, je marchais avec difficulté; il existait sur le tibia une tumeur considérable qui avait l'apparence d'un phlegmon, et au centre de laquelle on voyait une petite tache noire : les applications ordinaires furent employées sans succès, et la tumeur s'enflamma davantage. Je restai ainsi pendant plusieurs jours, ressentant par momens des douleurs extrêmement vives. En retournant à Maracaïbo, j'eus à descendre le Cottatumba dans un bateau, sans aucun abri, et je fus mouillé jusqu'à la peau par une pluie froide qui tombait chaque nuit; je souffris beaucoup, et je fus presque continuellement tourmenté par cette douleur, qui devint alors plus forte qu'à l'ordinaire. Pendant ce passage, qui dura douze jours, je crus convenable de pratiquer une scarification, et j'eus recours aux topiques ordinaires, mais sans succès; parfois je croyais sentir un corps vivant qui se mouvait sous la peau.

» A mon retour à Maracaïbo, j'étais à peine capable de marcher, et je fus enfin confiné chez moi. Je restai pendant deux semaines dans cette situation, sans éprouver aucune diminution dans la douleur. La tumeur ayant commencé à suppurer, lorsqu'elle fut presque entièrement ouverte, il me vint dans l'idée de la couvrir pendant plusieurs nuits d'un cataplasme de tabac. Durant le jour, je la saupoudrais fréquemment avec de la cendre de cigare. Pour faire le cataplasme, j'employais du rhum au lieu d'eau. Quatre jours après l'usage de ce remède, j'éprouvai un soulagement considérable, et le cinquième je retirai avec une pince une larve qui était morte. Au bout de quelques jours le mal commença à marcher vers la guérison, et le dixième jour j'étais parfaitement guéri, quoique de temps en temps j'éprouvasse quelques douleurs dans le lieu d'où la larve avait été extraite. Cette larve avait voyagé sur le périoste du tibia dans l'espace de deux pouces, et j'attribue les douleurs vives que j'éprouvais par momens, à l'irritation de quelques filets nerveux distribués dans la partie que la larve traversait. »

§. 894. M. Say pense que cette larve, qui lui fut adressée par M. Brik, appartenait au genre *œstre*. Elle était renflée; la moitié postérieure de sa longueur était plus grosse que l'antérieure, et un peu comprimée; les anneaux de cette partie étaient armés de séries transversales de petits tubercules noirs, cornés, élargis à leur base, et se terminaient à leur sommet en un petit crochet filiforme dirigé en avant. Ces séries, au nombre de six sur le dos et les côtés, étaient rapprochées par paire, et au nombre de trois sous le ventre. Près de l'extrémité postérieure du corps, il y avait de petits tubercules nombreux, semblables aux précédens, mais ne formant pas de séries régulières. La moitié antérieure du corps était entièrement glabre, cylindrique, ou plutôt formait un cône allongé et tronqué d'un diamètre beaucoup plus petit que la partie postérieure : au sommet, les replis de la partie postérieure du corps étaient courts et la scissure qui les séparait était étroite.

§. 895. M. Say compare cette larve à celle de l'œstre du bœuf, du cheval, du mouton, et à l'œstre hémorrhoïdal, dont elle offrait plusieurs caractères. Il y a, dit-il, plusieurs opinions à l'égard de cette larve, parmi les Espagnols et les créoles; quelques-uns la nomment *ouche*, et disent qu'elle n'est autre chose qu'un ver, qui de la terre rampe sur le corps, pénètre dans la peau et s'y développe; d'autres soutiennent qu'elle est produite par la piqûre d'un insecte ailé qu'ils nomment *zancudo* (le nom de *zancudo* est employé par les Espagnols de l'Amérique méridionale pour désigner différentes espèces de *culex*), et que d'autres appellent *husano*. Quant à moi, ajoute M. Say, je suis porté à penser que cette larve est produite par un insecte ailé qui dépose ses œufs dans la peau, après l'avoir piquée.

Filaire de Médine.

VOCAB. Art. *Filaire*; *Dragonneau*.

§. 896. On désigne sous le nom de *filaires* (1), un genre d'entozoaires dont je rappellerai ici les principaux caractères : corps cylindrique, filiforme, très-allongé, décroissant très-peu vers les extrémités, qui sont obtuses; bouche orbiculaire, très-petite, terminale, ainsi que probablement l'anus; organe mâle, court, presqu'arrondi, et situé avant la pointe de la queue; canal intestinal bien distinct et étendu dans toute la longueur du corps. Les filaires habitent le tissu cellulaire des animaux de toutes les classes.

§. 897. De toutes les espèces de filaires, la plus cé-

(1) Rudolphi, *Entozoorum sive vermium intestinalium historia naturalis*, in-8°, 3 vol., Amsterdam 1808. *Art.* Filaria. — Blainville, *art.* Filaire. (*Dictionnaire des sciences naturelles.*)

lèbre a été observée chez l'homme. Elle est connue parmi les naturalistes, sous le nom de *filaire de médine* (1), de *ver de médine*, et parmi les médecins sous la dénomination inexacte de *dragonneau*. Le corps de cette espèce de filaire est d'un blanc sale, passant au jaune dans l'alcohol. Son volume, à-peu-près égal dans toute sa longueur, varie entre celui d'une grosse corde à violon et celui d'un fétu de paille. La longueur du *filaire de médine* peut être de neuf à quarante-deux pouces (Heath); d'un pied, d'une coudée et plus (Kæmpfer), de trois pieds et demi, mesure du rhin (Grundler); de plus de deux aunes (Kunsemüller); de huit à douze pieds (Gallandat); enfin de huit aunes (Fermin). La tête est munie d'une sorte de suçoir, formé par le renflement de la lèvre qui entoure la bouche, dont l'orifice est très-petit. La queue est terminée par un crochet infléchi. Le *filaire de médine* a la plus grande analogie avec le *filaire du singe*.

§. 898. L'histoire de cet entozoaire offre une particularité très-remarquable dont il est impossible de donner aujourd'hui une explication satisfaisante : les habitans de la zone torride en sont presque seuls affectés. Les principales observations faites sur cet animal, ont été recueillies dans l'Arabie pétrée, sur les bords du golfe persique, de la mer Caspienne et du Gange; dans la haute Egypte, en Abyssinie, en Guinée, etc. Je ne sache pas qu'on l'ait jamais observé chez l'homme, en Europe,

(1) Grundler a donné, dans son traité *de Venâ medinensi*, une figure originale du *filaire de médine*, qui a été reproduite dans plusieurs ouvrages et en particulier dans l'*Encyclopédie méthodique*, tom. XXIX, fig. 3.

malgré l'heureuse extension qu'ont prise dans ces derniers temps les recherches anatomiques et les observations cliniques.

§. 899. Le *filaire de médine* a été le plus ordinairement observé dans le tissu cellulaire sous-cutané de l'homme, et spécialement dans celui des membres inférieurs. Sur 181 observations recueillies par Gregor (1), on en compte 124 dans lesquelles ce ver était situé aux pieds, 33 aux jambes, 11 aux cuisses, 2 au scrotum et 2 aux mains. Kæmpfer l'a trouvé dans le tissu cellulaire du creux du jarret et du scrotum; Peré l'a rencontré dans celui de la tête, du col et du tronc; Bajon assure l'avoir vu deux fois sous la membrane muqueuse du globe de l'œil, etc. Chardin prétend que le *filaire de médine* est presque toujours solitaire; tandis que Bajon et Bosmann assurent qu'il n'est pas rare d'en rencontrer à la fois plusieurs individus sur le même malade.

§. 900. Il paraît démontré que cet animal ne se développe jamais hors du corps de l'homme. Lœfler, qui a vécu plusieurs années dans les contrées de l'Afrique où les habitans en sont affectés, n'a jamais appris qu'il ait été observé dans l'eau; et Lind, qui a aussi examiné avec soin les eaux de ces contrées, n'y a jamais vu de ces vers, ni de leurs œufs. L'opinion contraire est née de ce que cette espèce de filaire a été prise pour un véritable *gordius*, auquel on a supposé la faculté de s'introduire et d'habiter sous la peau.

§. 901. Les dimensions, quelquefois très-considérables, des filaires extraits de dessous la peau de l'homme, portent

(1) Gregor (James), *Medical sketches of the expidition to Egypt from india*, in-8°, London 1804.

à croire que ces animaux ne déterminent le développement du phlegmon qui décèle leur existence, que plusieurs semaines ou quelques mois après leur formation. Cette inflammation du tissu cellulaire ne tarde pas à se terminer par suppuration; et lors de l'ouverture spontanée ou artificielle de l'abcès, un ou plusieurs pouces du filaire font ordinairement saillie à l'extérieur. On extrait cet animal à l'aide de tractions légères et répétées. On assure que l'extraction incomplète du filaire peut être suivie d'accidens graves : il me semble qu'à l'aide d'incisions convenablement pratiquées il doit être toujours facile de mettre à découvert et d'extraire ce corps étranger.

§. 902. On se procure difficilement, en France, des *filaires de Médine* pour en étudier l'organisation. J'en ai vu un individu bien conservé, dans la collection du jardin du Roi. Il a environ vingt-trois pouces de la tête à la queue, et une ligne de diamètre dans toute la longueur. Il est légèrement aplati et les deux ouvertures terminales sont bien distinctes. M. Henri Pétroz, pharmacien en chef de l'hopital de la Charité, en possède un autre individu, extrait du pied d'un nègre de Guinée. Ce ver a vingt-cinq pouces de long et deux tiers de ligne de diamètre, à-peu-près dans toute sa longueur. Il est jaunâtre comme une corde à boyau; ce qui tient probablement à ce qu'il a été long-temps conservé, roulé et desséché, sur un petit morceau de bois. Des deux extrémités, l'une, la queue, est infléchie, et près d'elle se voit à la loupe un petit tubercule dont le centre est percé d'une ouverture. L'autre extrémité, examinée à un microscope d'un grossissement de cinq cents diamètres, nous a paru inégale, irrégulière et déchiquetée. Il est probable que la tête a été rompue, altérée ou détruite. Enfin M. de Blainville rapporte (*Traduction française de l'ouvrage de Bremser sur les vers intestinaux*) qu'il possède un filaire de médine, qui lui a été envoyé par M. Delorme, auteur d'observations très-intéressantes sur cet entozoaire. (1)

§. 903. Plusieurs auteurs ont confondu le *filaire de médine* avec le *gordius aquaticus*. Cette erreur était d'autant plus facile que le corps des *gordius* (dragonneaux) est en forme de fil, comme celui des filaires; mais les premiers diffèrent des seconds, en ce que leur corps présente des plis transverses comme les annélides dont ils font partie, et en ce qu'ils habitent les eaux douces, la vase, les terres inondées, etc. tandis que les filaires sont de véritables entozoaires. Ajoutons encore que tous les *gordius* observés par M. de Blainville lui ont présenté l'extrémité antérieure du corps divisée en forme de pince, ce qui n'a pas lieu dans les filaires. D'ailleurs, en combattant l'opinion de Joerdens, qui avait pensé que le *gordius aquaticus* pouvait s'introduire sous la peau de l'homme, M. Bosc a fait judicieusement remarquer que l'organisation de cette espèce *gordius* la rendait impropre à percer les tégumens, et qu'elle n'avait jamais été observée dans le tissu cellulaire sous-cutané de l'homme. Après avoir examiné quelques individus appartenant à cette espèce de *gordius* que nous avions recueillis, mon ami le docteur Asselin et moi, dans les fossés des bois de Meudon, nous avons été frappés de l'exactitude des

(1) *Journal de Physique, Chimie, etc.*, par Ducrotay de Blainville, août 1818.

observations de M. Bosc. Enfin, on sait que Pallas n'a rencontré nulle part une aussi grande quantité de *gordius aquaticus* que dans le lac de Waldei, et qu'il n'a pu apprendre que ce ver se soit jamais introduit sous la peau des individus qui avaient plongé une partie ou la totalité de leur corps dans les eaux de ce lac.

QUATRIÈME SECTION.

MALADIES PRIMITIVEMENT ÉTRANGÈRES A LA PEAU, MAIS QUI LUI IMPRIMENT QUELQUEFOIS DES ALTÉRATIONS PARTICULIÈRES.

§. 904. La peau peut éprouver, dans sa conformation et dans sa structure, divers changemens dont la description se trouve naturellement liée à celle de quelques affections des tissus sous-cutanés avec lesquels ils coïncident. Bien que l'histoire de ces maladies soit étrangère à l'objet de cet ouvrage, j'ai cru devoir décrire, ici, l'une d'elles (*l'Éléphantiasis des Arabes*) à cause des changemens remarquables qu'elle entraîne quelquefois dans l'organisation de la peau. Je me suis cru d'ailleurs d'autant plus obligé de m'expliquer sur cette affection, que tout récemment encore elle a été confondue avec la lèpre et l'éléphantiasis des Grecs, dont elle diffère à la fois par son siége primitif et ses apparences extérieures.

Éléphantiasis des Arabes (1).

VOCAB. : Art. *Éléphantiasis des Arabes*, *Jambe des Barbades*, *Lèpre*.

§. 905. On a décrit, et quelques auteurs désignent encore aujourd'hui, indistinctement, sous le nom d'*éléphantiasis des Arabes*, toutes les intumescences du tissu cellulaire des membres, du scrotum, des grandes lèvres, de la face, etc., indépendantes du phlegmon, de l'œdème et des tumeurs sanguines. Telles sont celles qui sont consécutives anx inflammations chroniques du tissu cellulaire, devenu plus dur et plus résistant, et véritablement hypertrophié, ou produites par le développement anormal du tissu adipeux ou des autres tissus qui entrent dans la composition des membres et de la face. M. Alard a restreint le sens de cette dénomination, en l'appliquant à une inflammation particulière de la peau et des tissus sous-cutanés, annoncée, au début, par la formation d'une corde dure, noueuse, et douloureuse, suivant le trajet des vaisseaux et des ganglions lymphatiques, et caractérisée plus tard par un gonflement dur, difforme et permanent de la peau, du tissu cellulaire et du tissu adipeux sous-cutanés des parties affectées, dont les dimensions deviennent de plus en plus considérables.

§. 906. Lorsque cette inflammation particulière se développe chez un individu sain, l'invasion est ordinairement brusque et inattendue. Une douleur plus ou

(1) Alard, *de l'inflammation des vaisseaux absorbans lymphatiques dermoïdes et sous-cutanés* (éléphantiasis des Arabes, maladie glandulaire de Barbade, etc.), nouvelle édition, in-8°. Paris, 1824.

moins vive se déclare sur le trajet des principaux troncs des vaisseaux lymphatiques, ou dans un ou plusieurs ganglions d'une région du corps, et le plus ordinairement d'un des *membres abdominaux*. Suivant la direction de la douleur, apparaît bientôt une corde dure, noueuse et tendue, ressemblant à un chapelet de petites tumeurs sous-cutanées. L'inflammation poursuivant ses progrès, la partie des tégumens qui recouvre les vaisseaux et les ganglions lymphatiques s'enflamme; elle prend une teinte érysipélateuse : l'irritation se propage au tissu cellulaire sous-cutané voisin du siége du mal, et elle est suivie d'une tuméfaction considérable. D'autres phénomènes accompagnent cette affection locale. Au début, frissons prolongés, soif très-vive, malaise, anxiété, efforts violens pour vomir, vomissement des matières contenues dans l'estomac et quelquefois d'une petite quantité de sang. Dans quelques cas particuliers, le cerveau lui-même s'affecte et il survient du délire; une chaleur intense succède au frisson; elle est accompagnée de contractions plus fréquentes du cœur et suivie de sueurs abondantes générales ou partielles et d'une diminution des symptômes fébriles. Après s'être ainsi calmés, ces phénomènes morbides locaux et généraux reparaissent sous la forme d'*accès*, à des intervalles plus ou moins éloignés, toujours précédés de nouveaux progrès de l'irritation locale, et suivis d'une augmentation successive de la tuméfaction de la partie enflammée. La durée de cette première période est très-variable; les phénomènes généraux diminuent ensuite en nombre et en intensité. A chaque attaque, la rougeur, la chaleur et la douleur de la partie enflammée se dissipent assez rapidement, tandis que le gonflement augmente de jour en jour, et fait des progrès plus ou moins considérables, dans les deux ou trois mois qui suivent l'invasion de la maladie. Le tissu cellulaire paraît d'abord être le siége d'une hydropisie active; mais dans la suite la tumeur devient très-dure et ne cède plus à l'impression du doigt. Parfois les ganglions lymphatiques suppurent et s'ulcèrent, ou restent atteints d'une induration chronique. La maladie arrivée à cette seconde période existe ordinairement sans trouble autre que celui des fonctions des organes qui en sont affectés. Après être resté stationnaire pendant plusieurs mois, le mal semble se ranimer, et il n'est pas rare de voir se développer de nouveaux accès inflammatoires suivis d'une nouvelle augmentation de volume du membre; le nombre de ces attaques ne peut être prévu ni calculé.

§. 907. On ne rencontre pas, au reste, tous ces symptômes dans toutes les maladies que l'on a désignées provisoirement sous le nom d'*éléphantiasis des Arabes*, faute d'une autre dénomination; ils n'ont point été observés, en particulier, par M. Bouillaud (1), chez une femme dont les membres inférieurs, énormément enflés et durs comme une pierre, étaient semblables, pour ainsi dire, à ceux d'*un éléphant*. Dans ce cas, l'engorgement était consécutif à l'oblitération des veines crurales et de la veine cave elle-même, et non à une inflammation des vaisseaux lymphatiques. Je rapporterai aussi l'histoire d'un malade, chez lequel le développement anormal d'un des membres abdominaux coïncidait avec des varices des veines de la cuisse.

(1) *Archives générales de médecine*, tom. VI, page 567.

§. 908. L'éléphantiasis des Arabes offre quelques particularités remarquables, suivant les régions du corps où il se développe. Aucune n'en est exempte; il attaque le plus ordinairement l'un des *membres abdominaux:* dans ce dernier cas, on le désigne vulgairement, en Angleterre, sous le nom de *jambe des Barbadès.* En France, M. Alibert a cru devoir faire de cet état morbide une espèce de lèpre, qu'il a appelée *lèpre tuberculeuse éléphantine.* Au début, les articulations voisines du point enflammé sont roides et contractées; plus tard, les membres acquièrent des formes si bizarres et des dimensions si disproportionnées avec celle des autres parties, qu'il est impossible de s'en faire une idée sans en avoir vu quelques exemples, ou du moins sans avoir consulté les dessins qui en ont été publiés. Tantôt la tumeur est pleine et unie comme un sac bien rempli ou comme une outre; tantôt elle est par étage, de sorte que chacun des accès paraît avoir fait une tumeur particulière. Après les premières attaques, la peau est ordinairement lisse et sans changement de couleur; des vaisseaux variqueux rampent quelquefois sous cette membrane et lui donnent une couleur rembrunie; peu-à-peu les tégumens acquièrent de la rudesse; ils se couvrent de mamelons, de petites verrues, et de croûtes jaunes et dégoûtantes, et le plus souvent d'une nouvelle production épidermique, épaisse, analogue à celle de l'ichthyose. Enfin, il se forme des gerçures et des crevasses sur le membre, qui devient énorme et d'une difformité extraordinaire. Chez quelques malades, on a vu les articulations des membres, pendant le cours de l'éléphantiasis des Arabes ou à sa suite, devenir le siége d'inflammations chroniques très-rebelles.

§. 909. Lorsque l'éléphantiasis des Arabes se développe sur les parois de l'*abdomen* et qu'il occupe une large surface, il est souvent accompagné au début de tous les symptômes d'une très-violente irritation gastrique; en outre, une exhalation séreuse très-abondante a lieu dans le tissu cellulaire sous-cutané de la paroi antérieure du bas-ventre, et souvent aussi dans celui des *grandes lèvres* ou du *scrotum*, et de la marge de l'anus.

Si le *scrotum* est le siége primitif de l'éléphantiasis, cette affection peut se propager au pénis, et la suite la plus ordinaire de ces désordres est une exhalation morbide qui donne à ces parties un volume monstrueux. Cette altération a été improprement désignée sous le nom *de sarcocèle d'Egypte* ou d'*hydrocèle endémique du Malabar*. M. Duméril en a vu récemment un exemple développé chez un homme sur lequel toutes les ressources de l'art ont été vainement épuisées. Dernièrement encore, on remarquait dans les salles de M. Dupuytren une fille publique chez laquelle cette maladie s'était développée aux dépens des grandes lèvres, qui étaient énormément tuméfiées.

§. 910. Les parois de la *poitrine*, le *cou* et la *tête* ne sont point à l'abri des atteintes de cette inflammation. Elle donne aux mamelles un volume tel, qu'il faut les contenir avec des bandages. Outre l'induration chronique qui succède à cette maladie abandonnée à elle-même, on a vu survenir dans les régions mammaires des ulcérations difficiles à guérir. Enfin, lorsque la *face* est le siége primitif de l'éléphantiasis, dans la première période il survient fréquemment du délire, et dans la seconde on remarque une tuméfaction permanente des joues, du nez et des lèvres, n'atteignant quelquefois qu'un seul côté de la figure, qui offre un aspect hideux.

§. 911. Le degré d'étendue et d'intensité de l'altération des vaisseaux lymphatiques, des ganglions, et du tissu cellulaire sous-cutané; la région du corps où l'affection s'est développée; le nombre varié des attaques, leur rapprochement ou leur éloignement; les idiosyncrasies des malades; un traitement plus ou moins éclairé, etc., sont autant de circonstances qui peuvent influer, dans l'éléphantiasis, sur le mal local et sur la production des lésions sympathiques et concomitantes. La lecture des observations particulières publiées sur *la maladie des Barbades* est seule propre à donner une idée exacte des différences et des nuances multipliées qu'offrent les phénomènes morbides, dans des conditions aussi variables.

§. 912. — *R. A.* Il est rare que les malades succombent dans la première période de l'éléphantiasis des Arabes. Les observations anatomiques sur cette maladie n'ont été faites que sur des individus qui en étaient atteints depuis plusieurs mois ou même depuis plusieurs années. Dans ce dernier cas, Hendy a trouvé les ganglions lymphatiques endurcis ou en suppuration et plus volumineux que dans l'état normal; les absorbans étaient dilatés et leurs parois affaiblies au point de ne pouvoir résister à la moindre injection. Le tissu cellulaire sous-cutané offrait une autre altération remarquable : une humeur épaisse, visqueuse, tenace, présentant quelquefois la consistance d'une gelée, souvent mêlée d'une sorte de sérosité, remplissait et distendait ses aréoles; la quantité de cette humeur était proportionnée au volume général de la tumeur ou à celui de ses différentes parties. Chez quelques malades atteints de l'éléphantiasis des Arabes, on a trouvé le tissu cellulaire sous-cutané et inter-musculaire très-développé et induré, assez semblable au tissu cellulaire sous-muqueux, devenu squirrheux et de plus en plus dense à mesure qu'il était plus voisin du derme. Chez d'autres, on a vu le tissu adipeux acquérir un développement très-marqué. Les plus petites artères des parties affectées avaient des dimensions plus considérables que dans l'état sain; les muscles étaient mollasses et décolorés; les os et les nerfs n'avaient subi aucun changement dans leur conformation et leur structure.

La peau distendue peut conserver sa couleur et à-peu-près sa teinte naturelle; mais elle peut aussi présenter des altérations variées. Quelquefois augmentée d'épaisseur au point de ressembler assez bien à de la couenne, elle offre dans d'autres cas des fissures, des ulcérations, surtout dans le voisinage des jointures. Elle présente quelquefois, sur une partie du membre affecté, un état analogue à l'ichthyose. L'épiderme est alors ordinairement très-épais et très-adhérent au chorion. Au-dessous de l'épiderme, M. Th. Chevalier (1) a trouvé les papilles de la peau excessivement élargies, allongées et proéminentes à la surface du derme : sur les points où ces papilles étaient les plus petites, l'épiderme était plus mince. Le chorion était tellement hypertrophié, que dans quelques parties il avait un demi-pouce d'épaisseur et présentait l'aspect granulé qu'il offre dans les grands quadrupèdes. Il adhérait par sa face profonde au tissu cellulaire induré, avec lequel il se confondait insen-

(1) *Medico-chirurgical transactions*, vol. XI, page 63.

siblement ; il n'était, du reste, ni injecté, ni modifié dans sa couleur. Ce développement anormal des papilles de la peau a été également observé par M. Andral (1), qui a vu, en outre, les trois couches que Gaultier et M. Dutrochet disent exister entre le derme et l'épiderme, et qui jusqu'ici n'avaient été constatées que dans la peau des nègres et dans celle des animaux. Une femme avait eu anciennement un ulcère à la jambe droite : depuis treize ans cet ulcère s'était cicatrisé, mais le membre avait acquis un développement insolite, une grande dureté; la peau en était devenue rugueuse et d'une couleur brune foncée assez analogue à celle qui existe sur le bord cubital de la main des nègres : en quelques points cette couleur était noire. A la dissection, M. Andral a trouvé le tissu cellulaire sous-cutané et inter-musculaire remarquablement développé et induré, assez semblable au tissu cellulaire sous-muqueux, devenu squirrheux et de plus en plus dense à mesure qu'il approchait du derme. Celui-ci avait considérablement augmenté d'épaisseur et en plusieurs points ne pouvait être séparé du précédent; les deux ne semblaient être que des degrés douteux d'une même organisation; il n'était du reste ni injecté, ni modifié dans sa couleur. Au-dessus du derme était le corps *papillaire*, fort développé en plusieurs points, évidemment distinct du derme, et qui paraissait être à celui-ci ce que sont les villosités à la muqueuse intestinale. Enfin, au-dessus de ce corps papillaire et entre lui et l'*épiderme*, étaient trois couches bien distinctes : une plus interne, sous forme de ligne blanche peu épaisse, s'enfonçant dans les intervalles des bourgeons du corps pa-

(1) *Archives générales de médecine*, mars 1827.

pillaire, ne recevant aucun vaisseau, constituée par un tissu cellulo-fibreux, et étant vraiment ce qui est appelé la *couche albide profonde* par Gaultier, la *couche épidermique* par M. Dutrochet. Une seconde, déja plus extérieure, composée de filamens noirâtres très-déliés entrelacés en tous sens, constituant un réseau, et qui est véritablement l'analogue de la couche colorée des nègres; enfin, une troisième tout-à-fait subjacente à l'épiderme, qui en certains endroits n'était qu'une ligne blanche analogue à la couche épidermique des papilles, qui en d'autres était plus épaisse, plus dure, comme formée d'une série d'écailles superposées, et qui est certainement la *couche albide superficielle* de Gaultier, la *couche cornée* de M. Dutrochet. J'ai consigné dans l'obs. CCVI quelques faits analogues que m'a fourni l'examen des tégumens fortement hypertrophiés d'un homme atteint d'une obésité générale très-remarquable.

§. 913. L'état de l'estomac et des autres viscères qui peuvent être affectés dans cette maladie n'a pas été étudié avec soin. Des observations ultérieures démontreront si cet organe est quelquefois enflammé, comme tendent à l'établir les phénomènes morbides observés dans le commencement de cette singulière affection. En résumé, l'étude comparative des symptômes et celle des altérations reconnues après la mort semblent prouver que l'éléphantiasis des Arabes est une inflammation particulière dont le siége primitif est dans les vaisseaux et les ganglions lymphatiques extérieurs, et qui se propage rapidement au tissu cellulaire sous-cutané, souvent à la peau, quelquefois à d'autres organes voisins du siége du mal. Elle établit en outre que ces tissus finissent par subir diverses altérations consécutives aux inflammations chroniques, et par présenter une hypertrophie très-remarquable.

§. 914. Cette affection n'est ni contagieuse ni héréditaire; elle attaque tous les âges, les riches comme les pauvres, ceux qui font bonne chère et ceux qui se nourrissent d'alimens malsains. Il paraît prouvé que l'impression soudaine du froid, que la fraîcheur pénétrante des nuits, aidée parfois des courans d'air que l'on établit dans les maisons de l'Ile de Barbade, sont les causes les plus générales de cette maladie, qui est assez rare en Europe. On assure qu'elle devient endémique, si, comme dans la zône torride ou dans quelques points de l'Europe méridionale, ces causes agissent continuellement par le moyen de vents réguliers, et qu'elle peut devenir épidémique, si le mouvement des saisons ramène une certaine succession de circonstances propres à lui donner naissance, ainsi que Hillary dit l'avoir observé.

§. 915. *D.* L'éléphantiasis des Arabes présente réellement deux physionomies différentes. C'est d'abord, dans le plus grand nombre des cas, une phlegmasie aiguë des vaisseaux et des ganglions lymphatiques et du tissu cellulaire sous-cutané, avec des symptômes fébriles : c'est ensuite une affection chronique qui peut simuler un certain nombre de tumeurs, suivant le siége particulier qu'elle occupe. Dans la première période, l'éléphantiasis des Arabes a pu être confondu avec l'inflammation des vaisseaux et des ganglions lymphatiques symptomatique d'une autre phlegmasie, ou produite par l'absorption d'un virus; avec l'endurcissement du tissu cellulaire, avec les œdèmes (1) observés chez les *nouvelles accouchées*,

(1) Rayer, *art.* œdème. (*Dictionnaire de Médecine en* 18 *vol.*)

et plusieurs autres phlegmasies du tissu cellulaire sous-cutané de diverses régions du corps. L'histoire de l'art prouve également que les tumeurs volumineuses observées dans la seconde période de la maladie glandulaire des Barbades ont été, suivant les régions où elles se sont développées, prises pour des tumeurs variqueuses, pour l'éléphantiasis des Grecs, pour des pédarthrocaces, des hydrocèles, des sarcocèles, des hernies, ou des hydropisies enkystées; mais il serait difficile aujourd'hui à un homme instruit de commettre de semblables méprises. Dans un cas particulier, ce qu'il importe le plus, c'est de déterminer si la tuméfaction des parties affectées est produite par du tissu cellulaire induré, imprégné de sérosité et hypertrophié, ou par du tissu adipeux, ou par un développement anormal de la peau, des muscles, et des autres tissus qui entrent dans l'organisation des membres; si les vaisseaux et les ganglions lymphatiques sont fortement affectés, ou si l'engorgement est consécutif à un obstacle au cours du sang noir, déterminé par la dilatation, le rétrécissement ou l'oblitération d'une ou plusieurs grosses veines.

§. 916. *P.* Dans cette inflammation, la première période n'est jamais mortelle, à moins que l'estomac, l'intestin ou le cerveau ne deviennent le siége d'une lésion sympathique profonde, dont l'existence rend le pronostic plus grave. Ces lésions sympathiques sont moins à redouter lorsque l'éléphantiasis attaque un des membres abdominaux, que lorsque les parois de l'abdomen ou du thorax, le cou ou la face, sont le siége de cette affection. On ne les observe pas lorsque la maladie paraît être la suite d'une altération des veines.

§. 917. *T.* Le docteur Hendy rapporte des observations qui prouvent que, dans quelques cas rares, l'éléphantiasis des Arabes peut se terminer spontanément par la guérison, après un mois de durée. Hendy reconnaît l'utilité des saignées locales dans la première période de l'éléphantiasis. N'ayant point de sangsues dans l'île de Barbade, il conseille d'opérer une émission sanguine au moyen des scarifications. Quelques craintes que l'on ait suggérées contre l'emploi de la saignée, elle me paraît préférable à l'application des sangsues; elle calme à-la-fois les accidens locaux, les vomissemens et les autres phénomènes morbides sympathiques lorsqu'ils existent. Je l'ai employée largement, même dans la période chronique, et elle a toujours été suivie d'un soulagement au moins momentané. La partie affectée doit être placée dans une position horizontale, garantie des impressions extérieures, ou mieux encore enveloppée d'une flanelle imbibée de décoctions émollientes et narcotiques.

§. 918. Lorsque les accidens inflammatoires ont été calmés, un bandage *compressif* a paru constamment favoriser la résorption de l'humeur contenue dans les aréoles du tissu cellulaire; quelques topiques sédatifs, de légers répercussifs, tels que l'acétate de plomb liquide, sont utiles pour seconder les effets salutaires de la compression. Si le gonflement s'est développé sur l'un des membres abdominaux, le malade, soumis à ce traitement, gardera le lit pendant plusieurs semaines, afin que l'extrémité affectée soit toujours placée horizontalement. Le *massage*, aidé de la compression et des purgatifs, a réussi complètement chez un malade traité par Bayle et M. Alard. Un homme vigoureux venait chaque matin presser la jambe du malade en tous sens, et continuait cette manœuvre pendant trois-quarts d'heure ou une heure ; après quoi on appliquait un bandage roulé depuis les orteils jusqu'au genou. Mais quoique nous fussions arrivés par ces procédés, dit M. Alard, au résultat le plus désiré du malade, celui de rendre à la jambe son volume naturel et de faire disparaître toute difformité, nous eûmes recours à l'action des purgatifs drastiques et répétés, et le malade fut complètement guéri d'une infirmité qu'il avait portée douze années sans le moindre soulagement. S'il n'existe point de signe d'irritation intestinale, on profitera de cette circonstance pour administrer un ou plusieurs minoratifs. Lorsque la tuméfaction du membre ne disparaît pas complètement, ou lorsque le développement anormal observé dans la seconde période existe depuis plusieurs années, il reste peu de chances de guérison. Cependant, dans de semblables circonstances, M. Lisfranc a obtenu des succès vraiment remarquables de l'emploi habilement combiné des *scarifications*, de la *compression* et des saignées locales. Cette méthode est surtout applicable aux cas d'éléphantiasis des Arabes, constitués par une hypertrophie du tissu cellulaire sous-cutané infiltré. Elle échoue, comme toutes les autres méthodes de traitement, lorsque la tuméfaction des membres est le résultat d'un développement anormal du tissu adipeux. Toutefois, alors même qu'elles sont inefficaces, elles ont cependant encore l'avantage de mettre à même d'apprécier plus exactement l'état de la peau et du tissu cellulaire sous-cutané.

Les scarifications doivent être faites à une assez grande distance les unes des autres, afin que les cercles inflammatoires qui peuvent se développer autour d'elles ne se réunissent pas. Ordinairement l'inflammation produite par vingt ou trente scarifications d'un demi-pouce à un pouce, pratiquées sur un membre, est peu considérable; si elle acquérait quelque intensité, il faudrait la combattre par les saignées locales et générales, et par les applications émollientes et narcotiques fraîches. Avant de faire de nouvelles scarifications, il faut attendre que les premières soient cicatrisées.

§. 919. Des malades fatigués par le poids énorme des parties affectées ont réclamé l'amputation comme une dernière ressource contre un mal incurable. On assure que ceux d'entre eux qui ont survécu à cette opération ont été de nouveau atteints de l'éléphantiasis, qui s'est manifesté sur d'autres régions du corps, ou bien qu'ils n'ont pas tardé à succomber aux suites d'une ou plusieurs phlegmasies des viscères dont ils ont été frappés.

Plusieurs médecins ont recommandé l'application des vésicatoires et des cautères sur les parties affectées de l'éléphantiasis, espérant que l'issue d'une certaine quantité de sérosité et d'humeur purulente contribuerait à diminuer le volume des organes malades; les mouchetures ont été conseillées dans le même but; mais dans ce cas, comme dans l'œdème, les larges scarifications sont bien préférables.

§. 1000. On a beaucoup vanté les effets anti-spasmodiques de l'oxyde de zinc sublimé, à la dose de six à huit grains par jour. Hendy assure qu'il calme les vomissemens et les anxiétés qu'éprouvent les malades, lors des accès ou des exacerbations périodiques de l'inflammation. Plusieurs médecins de l'île de Barbade frappés de la fréquence des vomissemens pendant la durée de l'irritation locale, ont cru nécessaire de les favoriser et même de les provoquer. Le docteur Hendy s'est élevé sagement contre cette pratique, dont l'observation a démontré les inconvéniens. La douleur à l'épigastre, les nausées, les vomissemens ne sont, dans ce cas, que l'expression d'une violente irritation gastrique, et non le produit de la plénitude des humeurs ou de l'abondance des saburres.

Observations particulières.

§. 1061. Sous le nom générique *d'éléphantiasis des Arabes*, j'ai rassemblé, comme les auteurs qui m'ont précédé, plusieurs affections, non identiques, mais qui ont pour caractère commun d'être suivies d'une hypertrophie du tissu adipeux ou d'une induration du tissu cellulaire sous-cutané. Dans plusieurs observations publiées par M. Alard, et en particulier chez la femme Bastien, l'existence de l'inflammation des vaisseaux lymphatiques sous-cutanés me paraît incontestable; rien n'autorise à penser, au contraire, qu'elle ait eu lieu chez la malade de M. Bouillaud et chez une autre citée par M. Th. Chevalier. Il conviendra d'établir une distinction rigoureuse entre ces ordres de faits, lorsqu'ils auront été recueillis en plus grand nombre.

Obs. CCXII. *Éléphantiasis des Arabes à la cuisse droite; amputation; nouveau développement de la maladie au bras droit; saignées locales; mouchetures; vésicatoires; guérison.* (Observation communiquée par M. Lisfranc.) — Marie Provots, fille âgée de trente-un ans, ouvrière, entra à l'hôpital de la Pitié. Cette fille, affectée dès l'âge de sept ans de l'éléphantiasis des Arabes à la cuisse droite, subit l'amputation le 29 mars 1823. Sa santé fut assez bonne pendant cinq mois, après lesquels cette maladie se manifesta à la main, à l'avant-bras et à la moitié inférieure du bras droit. Lorsqu'on faisait exécuter à ce membre les mouvemens très-bornés et presque nuls dont il était susceptible, une crépitation bien distincte se faisait entendre dans les articulations du coude, du poignet et de la main. Au moyen d'applications alternatives de sangsues et de vésicatoires volans, aidées de la tisane de houblon et du vin antiscorbutique, on avait obtenu une guérison presque complète, lorsque, pour des affaires particulières, la malade voulut absolument quitter l'hôpital, malgré les douleurs qu'elle éprouvait encore au coude et au poignet. Le nombre des sangsues pour chaque application avait été de vingt à trente; celui des vésicatoires fut de quarante-sept; celui des sangsues monta à trois cent cinquante. Lorsque le membre était enflammé, on recourait aux cataplasmes émolliens, auxquels on ajoutait du laudanum, quand la douleur était trop vive.

En janvier 1825, les articulations du coude, du poignet et de la main, du côté droit, et surtout le trajet des vaisseaux lymphatiques devinrent brusquement douloureux; une corde noueuse et tendue, ressemblant à un chapelet de petits tubercules sous-cutanés, se développa dans la direction des douleurs; elle était surmontée à la peau d'une trace ou traînée rouge, de la largeur d'un ruban de fil; les douleurs s'étendirent en augmentant d'intensité jusqu'à l'aisselle, dont les ganglions lymphatiques s'engorgèrent; la rougeur érysipélateuse des tégumens qui recouvrent les lymphatiques du bras droit envahit bientôt tout le membre, excepté sa partie supérieure ; l'irritation se propageant au tissu cellulaire sous-cutané, fut suivie d'une tuméfaction considérable; le toucher et le simple contact des vêtemens étaient douloureux. Les articulations de l'avant-bras et de la main étaient roides et contractées; en même temps il se manifesta une soif inextinguible, un frisson très-intense et prolongé, une violente céphalalgie, de l'anxiété, une fièvre ardente avec délire. Il n'y eut point de vomissemens. Au frisson succéda une chaleur vive, que suivirent une sueur générale et abondante, surtout au membre malade, et une diminution des symptômes fébriles.

Les phénomènes généraux se calmèrent ainsi pour reparaître sous la forme d'accès, à des intervalles de quatre heures, ou pour mieux dire, la fièvre avait des exacerbations que précédaient une rougeur plus intense et des douleurs plus vives. Ces accès débutaient par des frissons quelquefois bornés aux parties affectées et par une soif ardente. Une chaleur violente, ensuite des sueurs extrêmement abondantes, tantôt générales, tantôt locales, leur succédaient. Très-souvent la douleur, le frisson et la sueur existaient simultanément, tout en se bornant au membre malade, dont la tuméfaction et la dureté augmentaient graduellement, tandis que la douleur et la chaleur diminuaient un peu, dans l'intervalle des accès. Les règles se supprimèrent, les céphalalgies redevinrent intenses, un lumbago se manifesta : une saignée générale fut pratiquée et la malade s'en trouva bien.

Lorsqu'elle entra à l'hôpital de la Pitié (31 mars 1825), tout le membre, à l'exception de la moitié supérieure du bras, était rouge, d'un volume quadruple, plein, uni, cylindrique, très-dur, ne cédant point à l'impression du doigt; la chaleur y était brûlante; la pression augmentait les douleurs, qui étaient continuelles, et surtout très-vives aux articulations roides et contractées du coude, du poignet et des os de la main. Les phénomènes généraux étaient dans toute leur intensité pendant les accès, dont les retours fréquens et irréguliers s'annonçaient par l'augmentation de la douleur et par des frissons ordinairement bornés au membre. La soif, la chaleur et une sueur abondante leur succédaient ou coïncidaient avec ces phénomènes, qui diminuaient considérablement dans l'intervalle des accès, à l'exception de la tuméfaction, de la dureté du membre et de la difficulté de ses mouvemens, que chaque exacerbation augmentait.

M. Lisfranc prescrivit d'abord le repos et la position horizontale du membre; si la douleur était trop vive, des cataplasmes émolliens, rendus plus calmans par des préparations opiacées, telles que le laudanum, le maintenaient dans une température douce et égale; la malade, mise au régime des maladies aiguës, usa de boissons mucilagineuses et acidulées. Les cinq premiers jours, on appliqua, en trois fois, soixante-cinq sangsues, qui ne produisirent aucun changement remarquable. Les autres moyens furent continués. La rougeur, le volume et la dureté du membre persistant, on appliqua sur les parties malades, tous les deux ou trois jours, un ou deux vésicatoires volans. S'ils déterminaient une inflammation trop forte, on employait de nouveau les cataplasmes et les bains tièdes. L'écoulement de la sérosité qu'ils occasionèrent étant extrêmement abondant, on fut obligé de panser la malade deux fois par jour. Au bout d'un mois, les vésicatoires avaient très-sensiblement diminué le volume du membre. On fit alors quarante ou cinquante mouchetures, qui fournirent peu de sang, mais une abondante quantité de sérosité, dont on favorisa l'issue par des bains tièdes locaux. Ce premier écoulement (d'après ce que nous a affirmé la malade) dura onze jours, pendant lesquels on réitéra deux fois les mouchetures; le volume et la dureté du membre diminuèrent d'une manière remarquable. On alterna ensuite les vésicatoires et les mouchetures, en recourant de temps à autre aux cataplasmes émolliens. Deux ou trois jours après les mouchetures, on appliquait un, deux et même trois vésicatoires.

Le 1er mai les douleurs étaient légères, le gonflement et la dureté moindres; on s'en tint aux mouchetures pratiquées, tous les cinq à six jours, et suivies immédiatement d'un bain tiède local; elles donnèrent toujours lieu à la sortie d'une quantité considérable de sérosité. Le 15 mai, la main était presque revenue à son état naturel; l'avant-bras, dont le volume avait beaucoup diminué, s'était aussi ramolli; les mouvemens des doigts et du poignet étaient assez libres; ceux du coude, au contraire, commençaient à peine à perdre de leur rigidité; le bras seul paraissait ne pas changer de volume; alors les mouchetures furent spécialement faites sur lui et sur la partie supérieure de l'avant-bras. Le membre continuait d'éprouver une amélioration graduelle, lorsque, le 11 juin, il survint une céphalalgie violente et de la rougeur à l'œil droit. (*Julep, pédiluves sinapisés*, *collyre émollient.*) On substitua l'eau de veau à de légers alimens que la malade prenait depuis quelque temps. Le 15 juin, ces accidens augmentèrent d'intensité (saignée); deux jours après, ils avaient entièrement disparu. On continua les mouchetures, que l'on pratiquait toujours en plus grand nombre, là où l'engorgement avait le plus de tendance à persister. C'était surtout le lendemain du jour où elles avaient été faites que la diminution du gonflement et de la dureté du membre était bien sensible. Enfin, il est revenu graduellement à son premier état. Depuis sa guérison, la malade a séjourné à l'hôpital plusieurs semaines, afin de la mieux consolider.

L'éléphantiasis des Arabes observé chez cette femme a la plus grande analogie avec l'endurcissement du tissu cellulaire chez les nouveau-nés.

Obs. CCXIII. *Éléphantiasis des Arabes affectant le membre abdominal droit; scarifications nombreuses et répétées; saignées locales; bandage compressif; diminution du volume du membre.* (Observation recueillie à la clinique de M. Lisfranc, par M. Martinet.) — Bonne (François), âgé de trente-un ans, entra à l'hôpital de la Pitié, le 10 octobre 1826. Ce malade avait constamment joui d'une bonne santé; sa famille était exempte de vices héréditaires. Doué d'un tempéramment très-ardent, il s'était livré avec excès au commerce des femmes, et avait contracté plusieurs blennorrhagies; les glandes inguinales superficielles s'étaient enflammées et tuméfiées à la suite de ces affections du canal de l'urèthre.

Il y a environ trois ans que cet homme s'aperçut que

le membre abdominal droit, aujourd'hui affecté d'éléphantiasis des Arabes, prenait un développement anormal. A cette époque le mal paraissait borné à la jambe, et fut combattu, sans succès, par des lotions aromatiques et un bandage compressif appliqué depuis le pied jusqu'au genou. La maladie fit des progrès. Dans le courant du mois de mai 1823, Bonne fit à cheval un voyage de deux jours, et, sept ou huit jours après, il éprouva des douleurs dans l'aine droite, de la céphalalgie, des vomissemens et une fièvre accompagnée d'exacerbations très-marquées le soir, et qui disparurent entièrement au bout de trois jours. A dater de cette époque, un véritable accès de fièvre, précédé d'un froid intense dans le membre affecté, se manifesta tous les huit jours, et se renouvela ainsi, à-peu-près pendant un mois et demi. La cuisse grossit peu-à-peu et acquit un volume considérable. La peau devint rouge et luisante, et des douleurs très-vives se firent sentir dans le membre affecté. Un médecin fit pratiquer des frictions avec la teinture de quinquina. Un bandage compressif et deux larges vésicatoires furent appliqués à la partie interne de la cuisse et de la jambe; les symptômes s'exaspérant, on eut recours à des lotions adoucissantes et à l'application d'un grand nombre de sangsues. Le mal s'apaisa, mais la résolution fut imparfaite. En août 1823, Bonne se rendit aux eaux d'Aix; il les prit à l'intérieur, en bains et en douches, sans en éprouver de soulagement. Il contracta une nouvelle blennorrhagie, qui disparut sans autres soins qu'un régime doux et régulier. Le 10 octobre 1826, le malade était dans l'état suivant : Tuméfaction considérable de la cuisse droite, dont la peau offrait à-peu-près sa couleur naturelle; la partie moyenne et postérieure de la cuisse avait triplé de volume, et simulait une espèce de sac rempli d'un liquide consistant; la peau était rembrunie et d'une dureté remarquable. La jambe était œdématiée, surtout à sa partie inférieure; en pressant fortement au pli de l'aine, on reconnaissait que les glandes inguinales profondes avaient acquis un développement anormal. Quelques jours après, M. Lisfranc pratiqua sur le membre malade quatre-vingts mouchetures qui suppurèrent pendant trois jours. Le quinzième jour de ce traitement la diminution de volume du membre était manifeste; on le mesura à diverses hauteurs, et le 11 octobre on pratiqua de nouveau quatre-vingts mouchetures. Le 16, ces mouchetures étaient toutes cicatrisées. La circonférence du membre avait déjà éprouvé plusieurs lignes de diminution, lorsqu'un érysipèle survint à la cuisse; la tuméfaction fut énorme; les douleurs avaient leur siége principalement en dedans et en dehors du membre. Quatre-vingts sangsues furent disséminées sur sa surface, que l'on couvrit ensuite de cataplasmes; le malade fut mis à la diète. Le 17, le volume et la rougeur du membre avaient diminué, mais la douleur persistait. (*Trente sangsues furent appliquées en dehors et en dedans de la cuisse.*) On continua les cataplasmes et la diète. Le 19, la cuisse était revenue au point où elle était avant l'invasion de l'érysipèle. Les jours suivans, le volume du membre diminua d'une manière progressive; toutefois cette diminution était plus marquée à la cuisse qu'à la jambe : elle était de plus de trois pouces à la partie supérieure de la cuisse; à peine d'un à la partie inférieure de la jambe. Du 26 au 30 novembre, état stationnaire du membre : quatre-vingt-six scarifications furent pratiquées sans beaucoup de douleur ; elles étaient profondes, saignèrent peu, et laissèrent écouler, pendant vingt-quatre heures, beaucoup de sérosité. Le lendemain, 1er. décembre, diminution de la partie supérieure de la cuisse. (*Cataplasmes émolliens autour du membre.*) Pendant le mois de décembre, le malade a subi de nouveau cent scarifications, qui ont intéressé la peau et le tissu cellulaire sous-cutané. La diminution du membre a été peu considérable, surtout à sa partie inférieure. On a ensuite exercé la compression jusqu'au 5 janvier 1827, époque à laquelle trente-sept scarifications d'un pouce de profondeur et de longueur ont été faites ; il s'est écoulé beaucoup de sang et de sérosité. (*Cataplasmes émolliens.*) Le 6, il y avait de l'inflammation autour des incisions. Le 9, le malade était dans le même état. Le 10, frisson depuis neuf heures du matin jusqu'à midi, suivi de chaleur violente jusqu'à minuit ; langue blanche et pâteuse ; constipation ; céphalalgie ; soif. Le 11, augmentation de l'inflammation auréolaire des incisions et du volume du membre ; accès fébrile, pouls petit et précipité ; brisement des membres ; faiblesse générale. (*Cataplasme ; diète.*) Le 12, augmentation d'un demi-pouce du volume de la cuisse ; mêmes symptômes généraux. (*Cent sangsues sur la partie enflammée.*) Le 13, augmentation du membre, chaleur plus grande, douleurs sus-orbitaires. (*Cataplasmes ; diète.*) Le 14, diminution d'un pouce et demi du volume de la cuisse ; point de céphalalgie, ni de douleurs à l'épigastre ; une forte compression est exercée sur le membre ; on nourrit un peu le malade. Les 16, 17 et 18, diminution très-considérable du membre; sorti le 26 décembre 1826. En résumé, à l'aide de ce traitement actif et rationnel, on n'a pu obtenir que huit pouces de diminution à la partie moyenne de la cuisse, cinq au-dessus du genou, quatre au-dessous, et deux au-dessus de l'articulation tibio-tarsienne.

Obs. CCXIV. *Eléphantiasis des Arabes affectant le membre abdominal droit; saignées locales; cataplasmes, scarifications et diminution du volume du membre; inflammation chronique des articulations fémoro-tibiales.* — Baptiste, Victor, âgé de cinquante-cinq ans, entra, le 16 février 1826, à l'hôpital de la Pitié, et fut placé au n°. 15 de la salle Saint-Paul. Quatre mois auparavant cet homme avait été successivement atteint d'un œdème aigu, puis d'un érysipèle au membre abdominal droit. A la suite de cette double inflammation, il resta un gonflement dur, douloureux et permanent du membre, contre lequel on employa, sans succès, les saignées locales et quelques purgatifs. Le 16 février, la cuisse droite était à-peu-près deux fois plus volumineuse que la gauche; quelques ganglions lymphatiques de l'aine droite avaient acquis le volume d'une noisette. La peau, à la partie interne et antérieure de la cuisse droite, présentait un grand nombre de petites élevures dans les points où s'implantent les poils. Ces élevures paraissaient être formées par un développement accidentel de l'extrémité de leur bulbe. Elles n'existaient pas sur la cuisse du côté opposé. Les veines superficielles de la cuisse droite paraissaient aussi plus développées que celles de la cuisse gauche; la jambe droite, mesurée au mollet, était environ d'un tiers plus volumineuse que la gauche. Depuis le coude-pied jusqu'au mollet, l'épiderme de la jambe droite était d'un brun noirâtre; il présentait, dans quelques endroits, une surface unie, douce et luisante; dans quelques autres il était rugueux. A la face externe de la jambe, les squames ressemblaient assez bien à des écailles de poisson; elles s'enlevaient par larges plaques, dont l'épaisseur était double ou triple de celle de l'épiderme sain. A la partie interne de la jambe, ces squames étaient un peu plus épaisses, moins larges et la plupart soulevées par leurs bords. A la partie supérieure de la jambe et sur la face dorsale du pied, ces squames devenaient plus adhérentes, moins distinctes et se confondaient avec l'épiderme environnant. Le tissu de la peau était plus dur et moins mobile que dans l'état sain; le tissu cellulaire sous-cutané était aussi plus dur que dans l'état naturel, et le doigt appliqué fortement à la surface du membre affecté n'y laissait point de traces de son impression. Ces parties étaient souvent le siége de douleurs assez vives : les mouvemens du membre, dans la progression, étaient lents et difficiles. Le membre abdominal gauche était sain, et les fonctions des principaux organes s'exécutaient librement. Le membre fut placé horizontalement, et dans l'espace de quinze jours trois saignées furent pratiquées à la veine saphène, et deux cent quarante sangsues furent appliquées à l'aîne, au jarret et à la partie externe de la jambe. On entoura ensuite le membre de cataplasmes émolliens. Après un mois et demi de ce traitement, il avait à-peu-près repris son volume primitif; mais dans la station il devenait le siége d'une nouvelle tuméfaction, qui se dissipait par le repos et la position horizontale. Plus tard, cet engorgement redevint permanent. M. Bailly reprit le service de l'hôpital (1). Cet habile praticien fit pratiquer sur la jambe droite une douzaine de scarifications d'une à deux lignes de profondeur, sur quatre à six pouces de longueur, d'où il s'écoula environ une livre de sang. Un vésicatoire fut ensuite appliqué et entretenu, sur la jambe, pendant huit jours. Les scarifications et le vésicatoire furent répétés plusieurs fois dans l'espace de deux mois. Le volume du membre diminua de nouveau, mais les mouvemens en étaient toujours difficiles. Le malade fit ensuite, pendant six semaines, sur le membre affecté, des frictions avec la pommade d'hydriodate de potasse, et prit quelques purgatifs dans les mois suivans. Vers la fin de décembre, la jambe et la cuisse étaient réduites à-peu-près à leurs dimensions naturelles; mais à cette époque, les genoux, qui avaient déjà été le siége de douleurs passagères, furent atteints d'une inflammation chronique accompagnée d'un gonflement douloureux plus marqué dans le genou droit. Pendant les mois de janvier, février et mars, cette inflammation fut combattue par des cataplasmes émolliens plus ou moins répétés, suivant que la douleur était plus ou moins vive. Le 15 avril, les douleurs augmentèrent d'intensité, surtout dans le genou droit. Il était très-tuméfié et offrait une fluctuation manifeste. (*Trente sangsues; deux vésicatoires.*) L'inflammation faisant des progrès, cent cinquante sangsues furent appliquées dans l'espace de dix jours, sans beaucoup de succès. Deux larges cautères placés l'un en dedans, l'autre en dehors du genou droit, procurèrent, au contraire, un soula-

(1) Je dois ces derniers détails à l'obligeance de M. Charpentier, élève interne de l'hôpital de la Pitié.

gement très-prompt et très-marqué. Le 25 juin 1827, le membre abdominal droit était souple, mais un peu plus volumineux que le gauche. Depuis lors, il augmente de volume, par la marche et surtout par la station, et ses mouvemens sont difficiles.

§. 1002. Dans les observations précédentes, le gonflement des membres était certainement le résultat d'une inflammation chronique du tissu cellulaire sous-cutané et inter-musculaire, plus ou moins analogue à celle qu'on observe dans le voisinage des anciens ulcères et des os enflammés. Je dois ajouter que les membres et d'autres régions du corps acquièrent quelquefois un développement anormal, une véritable *hypertrophie*, qui peut intéresser séparément ou à-la-fois la peau, le tissu adipeux, le tissu cellulaire, les muscles et les veines. Ces affections doivent être distinguées des altérations phlegmasiques, qu'on a désignées sous le nom d'*éléphantiasis des Arabes*, bien que dans ces hypertrophies complexes la peau présente quelquefois des altérations analogues à celles qu'on observe dans cette maladie. C'est d'après cette considération que je consigne ici les deux observations suivantes :

Obs. CCXV. *Hypertrophie du membre inférieur gauche; compression et position horizontale du membre maintenues à l'aide de l'appareil de Scultet.*—Hanquely, ancien militaire, âgé de trente ans, d'une petite taille et fortement musclé, affecté d'une hypertrophie du membre abdominal gauche, entra à l'hôpital de la Charité, le 2 août 1827. Il nous rapporta qu'étant en garnison à Cadix, il y a neuf mois environ, une tumeur s'était développée dans l'aine gauche, et que le chirurgien de l'hôpital l'avait d'abord prise pour un bubon; que cette tumeur avait été traitée par des cataplasmes émolliens, et qu'il était sorti guéri au bout de dix jours. Peu de temps après, les veines de la partie interne de la cuisse gauche avaient commencé à devenir variqueuses; le volume de la cuisse d'abord, puis celui de la jambe avoit augmenté par degrés. Aujourd'hui, 4 août 1827, la jambe gauche mesurée un pouce au-dessus de la malléole, a quatre lignes de circonférence de plus que la droite à la même hauteur; le mollet gauche, à sa partie moyenne, a quinze lignes de plus que le droit. La cuisse gauche, deux pouces et demi au-dessus de la rotule, présente un pouce de circonférence de plus que la cuisse droite; mesurée trois pouces au-dessous du grand trokanter, la cuisse malade a dix-huit lignes de circonférence plus que l'autre.

La couleur de la peau du membre hypertrophié est naturelle; seulement on remarque, vers sa partie inférieure, quelques pétéchies, qui ne changent pas de couleur par la pression. On voit, en outre, quelques arborisations veineuses près des malléoles. Lorsqu'on fait un pli à la peau de la cuisse hypertrophiée, cette membrane semble être plus épaisse que celle de la cuisse droite. Le tissu adipeux et les muscles même participent à cette hypertrophie. Les veines de la partie supérieure et interne de la cuisse gauche, très-développées et variqueuses, font, au-dessous de la peau, une saillie de la grosseur du petit doigt. Lors de la station, les veines du côté gauche du scrotum sont aussi très-dilatées. Les veines de la jambe gauche ne participent pas à cette altération. Le tissu cellulaire du membre n'est point infiltré;

la peau n'est point distendue comme dans l'œdème; cependant, après une marche prolongée, la jambe gauche devient pesante et s'engorge. Ce gonflement et cette dureté accidentels sont, en général, d'autant plus considérables, que la marche a été plus prolongée. Les ganglions inguinaux ne sont pas plus volumineux que dans l'état sain : rien n'annonce que les vaisseaux lymphatiques soient affectés. Le membre abdominal droit est sain, et toutes les fonctions de l'économie sont régulières.

Ce cas d'hypertrophie du tissu adipeux sous-cutané et des muscles, coïncidant avec une dilatation des veines de la cuisse, était trop différent des cas d'éléphantiasis contre lesquels les scarifications ont été employées avec succès, pour que je recourusse à de semblables moyens. La compression et la position horizontale du membre étaient, ici, spécialement indiquées. Sur la proposition de M. Regnault, élève distingué des hôpitaux, je la fis exercer à l'aide de l'appareil de Scultet, employé dans le traitement des fractures. Indépendamment de l'exactitude avec laquelle cet appareil permettait d'exercer la compression, il obligeait le malade à garder le lit ; mais l'inconstance d'Hanquely dérangea ce plan, et quelques jours après son admission, il sortit de l'hôpital.

Obs. CCXVI. *Développement anormal et général du tissu adipeux; hypertrophie de la peau, et sur plusieurs points développement de mamelons analogues à ceux qu'on a observés dans quelques cas d'éléphantiasis; congestions sanguines dans les méninges, dans le foie, les reins, l'estomac, l'intestin, etc.* —

Lemeunier (Jean Louis), âgé de trente-six ans, entra à l'hôpital de la Charité, le 25 juin 1827. Cet homme offrait un exemple très-remarquable d'obésité. Annoncée dès ses premières années, elle avait augmenté progressivement, et depuis trois ans elle avait pris un développement plus rapide. Deux mois avant son entrée à l'hôpital, Lemeunier s'était pesé, et le poids de son corps s'élevait à trois cent cinquante livres. Depuis son enfance, cet homme avait été remarqué comme un grand mangeur et un grand buveur, et depuis un an seulement il avait cessé de s'enivrer. Il mangeait quelquefois jusqu'à quatre livres de pain par jour, et se nourrissait, en outre, de légumes, de soupe et de viandes bouillies; il avait ordinairement l'haleine courte et de fréquentes palpitations. Sa femme ajoutait qu'il avait toujours été grand dormeur, et que lorsqu'il était cocher de fiacre, il sommeillait presque toujours sur son siége. Dans ces derniers temps, il passait la plus grande partie du jour à dormir, et ce n'était qu'avec peine qu'on pouvait l'arracher à cet assoupissement, toujours mêlé de rêves pénibles. Quelques jours avant qu'on le transportât à l'hôpital, Lemeunier était devenu plus assoupi, sa respiration avait paru plus gênée, les bourses et les jambes s'étaient infiltrées. Il ne put répondre à aucune des questions que je lui adressai. Il était étendu immobile sur le dos; la face était violacée; les lèvres, tuméfiées et d'une teinte violette presque noirâtre, étaient couvertes d'une salive écumeuse. Il pouvait difficilement entr'ouvrir la bouche; la langue était épaisse; les contractions du cœur étaient tumultueuses et irrégulières; la respiration était stertoreuse, et tout annonçait une fin prochaine, qui eut lieu dans la nuit. — *Autopsie du cadavre.* Le cuir chevelu, garni de cheveux nombreux et forts, avait environ le double de son épaisseur naturelle. La couche du tissu adipeux placée entre la peau et le péricrâne était plus développée que dans l'état normal. Les tégumens de la face étaient rouges et violacés; ils avaient éprouvé une véritable hypertrophie. La peau du cou, de la poitrine et des membres était aussi plus épaisse que dans l'état sain; mais sur aucun point cette hypertrophie n'était plus marquée que sur la région hypogastrique. A l'extérieur, la peau présentait des espèces de mamelons, allongés et irréguliers, un peu plus rouges que les autres parties de la peau des parois de l'abdomen. Sur ces points mamelonnés, la peau avait environ quatre lignes et demie d'épaisseur, dont quatre lignes environ étaient formées par le corion. L'épiderme n'était guère plus épais qu'il ne l'est sur la peau de l'homme sain, à cet âge et dans cette région. Au-dessous de l'épiderme, on distinguait très-facilement le corps papillaire, surtout sur les points où la peau était mamelonnée; les petits vaisseaux des papilles étaient injectés et disposés à-peu-près comme les dents d'un peigne dont les pointes auraient été dirigées du côté de l'épiderme. Je ne pus distinguer, entre ce dernier et le corps papillaire, rien qui ressemblât au pigment. J'ai déjà dit que le corion avait éprouvé une hypertrophie très-remarquable. Par sa face inférieure, il envoyait des prolongemens fibro-celluleux, très-apparens, qui se confondaient insensiblement avec le tissu cellulaire placé entre les vésicules adipeuses. Le tissu du derme était d'un blanc bleuâtre et non induré; ses aréoles étaient très-marquées et remplies de petits corps rougeâtres, celluleux et vasculaires. Le tissu cellulaire et le tissu adipeux sous-cutanés avaient acquis un développement excessif. Sous ce rapport, ce cas était tout-à-fait analogue à celui dont M. Dupuytren a publié une description remarquable par l'exactitude des détails anatomiques (1). Le tissu adipeux formait autour du tronc et des membres une couche, qui, sur l'hypogastre, n'avait pas moins de quatre pouces d'épaisseur. Les vésicules adipeuses, larges et distendues, étaient la plupart pleines d'une graisse jaunâtre et solide. Les vaisseaux qui traversaient le tissu cellulaire sous-cutané étaient évidemment plus volumineux que dans l'état sain. Toutefois, ce développement anormal était plus marqué dans les membres inférieurs que dans les supérieurs.

Le pénis était très-volumineux; le tissu cellulaire sous-cutané de cette partie était imprégné de sérosité, mais plus dur et plus résistant que dans les œdèmes ordinaires; il ne s'affaissait pas lorsque le fluide déposé dans ses aréoles était exprimé; le tissu cellulaire du scrotum présentait une disposition tout-à-fait semblable. Les testicules placés profondément dans le scrotum étaient sains; la cavité de la tunique vaginale contenait beaucoup de sérosité; les corps caverneux et les autres dépendances des organes de la génération étaient dans l'état naturel; le tissu cellulaire correspondant à la face interne du tibia était ferme et résistant, et d'autant plus dense, qu'on approchait davantage de cet os. Les gan-

(1) Dupuytren, *Observation sur une obésité suivie de maladie du cœur et de mort.* (Journ. méd. chir. pharm. de MM. Corvisart, Roux, etc., tom. XII, pag. 262.)

glions lymphatiques de l'aine droite étaient assez développés et rougeâtres ; ceux du côté opposé n'offraient aucune altération ; les veines crurales et iliaques et celles des membres supérieurs contenaient du sang liquide, et n'étaient ni plus ni moins développées que dans l'état normal ; l'aorte et ses principales divisions étaient dans l'état sain ; la dure-mère était saine ; la pie-mère était injectée ; le cerveau et le cervelet n'offraient aucune altération ; les poumons étaient crépitans et gorgés de sang à leur partie postérieure ; le larynx et la trachée étaient sains ; le péricarde et la plèvre n'offraient non plus aucune altération. Le cœur était volumineux ; il avait environ six pouces de largeur de sa base, sur sept pouces et demi, à compter de celle-ci jusqu'à sa pointe ; ses cavités étaient larges, et ses parois, dépouillées de la graisse sous-péricardienne, qui était très-abondante et enveloppait le cœur de toutes parts, étaient à-la-fois peu épaisses et peu résistantes. L'estomac, volumineux et distendu par du gaz, contenait quelques cerises à demi-digérées ; vers le bas fond de ce viscère, la membrane muqueuse était rouge et violacée, mais non enduite de mucus, ni ramollie ; elle était hypertrophiée, et présentait une épaisseur double de celle de l'état sain, vers la face supérieure de l'estomac. Comme phénomène pathologique, cette altération ne pouvait être mieux comparée qu'à celle de la peau. La membrane muqueuse de l'intestin grêle était d'un rouge violacé, dans presque toute son étendue ; on voyait deux petites ulcérations dans la portion de l'iléon voisine du cœcum. Le gros intestin n'offrait aucune altération ; ses appendices péritonéaux étaient abondamment pourvus de tissu adipeux.

Le foie, volumineux, violacé et gorgé de sang, avait éprouvé un commencement de putréfaction; il était crépitant sous le scalpel, et laissait dégager un gaz par la pression; la rate était violacée et assez résistante; les reins, entourés d'une très-grande quantité de graisse, étaient aussi violacés et gorgés de sang. La vessie, enveloppée d'une quantité considérable de tissu adipeux sous-péritonéal déposé dans le bassin, avait avec les parois de l'abdomen des rapports analogues à ceux qu'elle présente chez les enfans. En effet, la face antérieure de cet organe correspondait aux parties molles situées au-dessus du pubis, quoique sa cavité ne fût point distendue par de l'urine.

VOCABULAIRE.

AVERTISSEMENT.

Ce petit vocabulaire offrira un assemblage bizarre de mots français, de mots grecs, arabes, latins, anglais, suédois, etc., passés de ces diverses langues dans la nôtre, où ils sont devenus techniques. La plupart de ces dénominations ayant été employées dans les acceptions les plus variées par les auteurs qui, à diverses époques, ont écrit sur les maladies de la peau, l'utilité d'un vocabulaire spécial était généralement sentie. En me livrant à ce travail pénible et ingrat, j'ai mis à contribution nos meilleurs dictionnaires et les notes savantes dont Willan a orné son excellent ouvrage. Je me suis borné à indiquer l'étymologie et les principales acceptions de quelques dénominations; et pour la description des altérations qu'elles rappellent aujourd'hui, j'ai renvoyé à divers paragraphes de mon ouvrage. Enfin, j'ai consacré des articles plus détaillés à quelques autres dénominations employées pour désigner, en France ou à l'étranger, des maladies peu connues ou incomplètement décrites.

VOCABULAIRE.

A.

ABCÈS, s. m. *abscessio*, *abscessus* (*abscedere* s'écarter); collection de pus dans un tissu ou dans une cavité. — *Abcès cutanés* observés dans les tubercules ramollis du lupus.

ABRASION, s. m. *abrasio* (*ab-radere*; râcler), ulcération superficielle avec perte de substance. — L'*abrasion* de la peau des régions sacrée et fessière, chez les vieillards impotens, a été confondue avec la gangrène, qui frappe quelquefois la peau ecchymosée des mêmes régions.

ACARUS, s. m. (α. priv. καρὴ, tête); mot mal-à-propos traduit en français par *acare*, puisque nous avons le mot *mite* qui lui correspond. Les naturalistes ont donné le nom d'*acares* à un genre d'insectes aptères. On a décrit, sous le nom d'*acarus scabiei*, une espèce de ce genre, qu'on dit avoir été trouvée dans les vésicules de la gale.

ACHORES, s. m. pl. *achores*, αχωρες; petits ulcères de la tête, ainsi nommés à cause de leur peu d'étendue (de α priv. et de χωρος, lieu, place.) Le mot *achores* paraît avoir été employé par Hippocrate, et, d'après lui, par une foule d'auteurs, pour désigner une inflammation pustuleuse de la peau, aujourd'hui connue en France sous le nom de *teigne muqueuse*, et en Angleterre, sous celui de *porrigo larvalis*. L'*achor* et le *favus*, dit Galien, sont *des ulcérations particulières du cuir chevelu.* L'*achor* décharge, par de très-petits pores, un ichor épais; mais le cérion ou *favus* montre de plus larges perforations, et décharge une matière semblable pour la couleur et la consistance au miel du mont Hymète (Galen., *De med. facil. parab.* —*De tumor. pæternatur.*) Les Arabes décrivent les *achores* et les *favi* sous les noms d'*alsahapha*, d'*alsahafati* et d'*alsahara*, et copient principalement Galien. (Serapion, *tract.* 1, *cap.* 3. — Alsaharavius, *pract. tr.* cap. 9, 11.) Le docteur Underwood a improprement rapporté aux *achores* des anciens les papules du strophulus.

ACHROI (ἄχροι) signifie dans Hippocrate, hommes pâles et *décolorés.*

ACNÈ, s. f. (ἀκμὴ), Cassius (*natur. et medi. quæst.*, etc. probl. 33) fait dériver le mot *acné* de ἀκμὴ, ἀκμαι, *vigores*, parce que, dit-il, l'éruption à laquelle on a donné ce nom a lieu le plus ordinairement dans l'âge adulte, et que souvent elle semble s'allier à une sorte de vigueur. Employé anciennement par Aëtius, et dans ces derniers temps par Sauvages, pour désigner une variété de la couperose, ce terme a été adopté comme dénomination générique par Willan et Bateman, dans leur classification. L'acnè des pathologistes anglais correspond à la couperose (*Dartre pustuleuse couperose*, Alibert), au genre *gutta rosa* de Darwin; aux *vari* des anciens (Celse). Cette maladie a été désignée sous le nom de *ionthos* par quelques auteurs grecs. Le genre *acnè* de Willan comprend quatre espèces : — 1°. Acnè *simplex* : pustules de couperose disséminées sur la face, la peau n'étant pas enflammée dans leurs intervalles. — 2°. Acnè *rosacea*; pustules de couperose avec teinte érythémateuse de la peau. — 3°. Acnè *punctata*, pustules de couperose mélangées de tannes. — 4°. Acnè *indurata*, pustules de couperose, à base large et indurée, se transformant en tubercules.

La dénomination de *couperose* étant généralement consacrée en France, je l'ai employée de préférence. Le mot *acnè* pourrait être appliqué à une inflammation pustuleuse analogue à la couperose et à la mentagre, et qui, le plus ordinairement, se développe sur les régions sternale et dorsale du tronc. *V.* COUPEROSE.

ACOSMIE, s. f., *acosmia* (*α*. priv. *κόσμος*, *ordre*); employé par quelques auteurs dans le même sens que CALVITIE et ALOPÉCIE.

ACROCHORDON, s. m. *ἀκροχορδών*, *achrocordum*, de *ἄκρος*, extrémité, et de *χορδή*, *fides*, corde. On a spécialement désigné, sous ce nom, des verrues pédiculées, qui surviennent aux paupières, et qu'on a ainsi dénommées, suivant Aétius, parce que leur extrémité ressemble à une corde à boyau qu'on aurait coupée. Celse appelle *acrochordum*, *ἀκροχορδών*, des espèces de verrues à surface inégale, minces, étroites vers leur insertion à la peau, et s'élargissant vers leur extrémité. Il nomme *myrmecias*, *μυρμηκίας*, des excroissances noirâtres à large base, dont le traitement est douloureux; *acrothymion*, *ἀκροθυμίον*, des végétations verruqueuses qui dépassent le niveau de la peau et qui sont inégales à leur sommet. *Voyez* VERRUES.

ACROTHYMION, s. m. *acrothymion*, *ἀκροθυμιον* (*ἄκρος*, extrême, *θυμιον*, verrue), petites tumeurs verruqueuses, dures, sillonnées, rugueuses à leur sommet, se développant sur plusieurs points du corps; mais plus particulièrement sur les mains et les pieds, et sur quelques points des membranes muqueuses. Celse remarque que lorsque l'*acrothymion* se développe sur les organes de la génération, ces végétations sont plus graves, en ce qu'elles s'excorient fréquemment et laissent échapper une certaine quantité de sang. Paul d'Ægine et Aétius ont également parlé de ces petites tumeurs. *V.* VERRUES.

ACUMINÉ, ÉE, adj. *acuminatus* (*ἀκή*, pointe); *acumen*, sommet, par lequel on indique la forme de quelques altérations phlegmasiques. Ainsi les *vésicules* de la gale et les *pustules* de la couperose sont *acuminées*.

ADIAPHORÈSE, s. f. *adiaphorésie*, défaut de perspiration cutanée.

ADIAPNEUSTIE, s. f. (*α* priv. *διαπνέομαι*, je transpire) suppression de la transpiration cutanée.

AGRIUS, adj. (ἄγριος de ἀγριαινω, j'irrite); cette dénomination sert aujourd'hui à qualifier une variété très-remarquable du lichen, décrite très-exactement par Willan, et qui paraît avoir été entrevue par les anciens; en effet, Galien distingue le lichen *simplex* du lichen *ferus*, ἁπλοῦς και ἄγριος (Isagog., *cap.* 13); mais il ne les décrit pas. On pense que la même altération a été indiquée par Celse, sous le nom de *papula fera*. *V.* Lichen.

ALAVIRATI. Nom arabe du pityriasis.

ALBARAS. Dénomination arabe, appliquée spécialement par quelques auteurs à la lèpre vulgaire. Il est probable, cependant, que les Arabes ont moins voulu désigner la couleur blanche de la peau par *albaras*, que la forme squameuse de la maladie, puisque Avicenne donne souvent le nom d'*albaras noir* à une autre variété de la lèpre.

ALBINOS, s. m. et f. (*albus*, blanc.) Ce mot espagnol, mais d'origine portugaise, dérivé de *albino*, blanc, désigne dans notre langue des individus que l'on a aussi nommés *blafards*, *chacrelats*, *etc.*, dont la peau décolorée présente partout une teinte d'un blanc mat, et chez lesquels l'iris et la pupille ont une teinte rouge. *V.* Leucœthiopie; Lèpre blanche.

ALBOSE. *V.* Épynyctide.

ALGUADA. Expression arabe employée dans le même sens que le mot *albaras*, et dont l'acception n'est pas mieux déterminée.

ALHASBA. Nom arabe de la rougeole. Alsaharavius regarde la teinte livide de cet exanthème comme un signe mortel : « Signum *alhasbæ* mortalis, et pravæ est livido coloris, et viriditas, vel color violaceus (*Alsaharav.*, pract. II, 31; et *Avicenna*, tom. II, pag. 74.)

ALKOUBA. Dénomination par laquelle les Arabes paraissent avoir indiqué les altérations de la peau, que quelques pathologistes ont désignées sous les noms de *dartre sèche* et de *dartre humide*. (*Serapion*, tr. V, cap. 2.) *V.* Dartre.

ALICES. Nom latin donné par Campolongo (*De variolis*, c. 32) aux petites taches rouges qui précèdent les pustules varioliques.

ALOPÉCIE, s. f., ἀλώπεκια, *alopecia*; mue du poil; chute des cheveux (d'ἀλώπηξ, renard), parce que cet animal est, dit-on, souvent affecté, dans la vieillesse, d'une espèce de gale, qui détermine la chute des poils, désignée par quelques auteurs sous le nom de *defluvium capillorum*.

ALOPÉCIQUE, adj., nom donné à quelques maladies de la peau qui sont accompagnées de la chute des cheveux : *lèpre alopécique*, *etc.*

ALPHOIDE. *V.* Alphus.

ALPHUS ou ALPHOS, s. m., de ἀλφός, blanc. Les auteurs grecs désignent par ce nom une espèce de lèpre. L'alphos forme une des trois maladies auxquelles Celse a donné le nom de *vitiligo*. Willan et Bateman pensent que l'*alphos* correspond à la maladie qu'ils ont décrite sous le nom de *lèpre alphoïde*. *V.* Lèpre.

ALRABA. Quelques auteurs pensent que cette dénomination arabe correspond à celle de *croûte laiteuse*.

AMIANTACÉ, ÉE, adj., *amiantaceus*, qui a l'aspect de l'amianthe. *V.* Teigne *amiantacée.*

AMPOULE, s. f., *ampulla*, littéralement une *bulle*, une bouteille ou une vessie. Ce mot a été employé comme synonyme de *cloche*, de *bulle* ou de *phlyctène*, pour désigner de petites tumeurs formées par un fluide séreux ou séro-purulent, épanché entre le derme et l'épiderme. On s'en sert aujourd'hui exclusivement pour désigner les *bulles* produites par le frottement ou la pression, §. iii.

ANÆSTHÉSIE. *V.* Anesthésie.

ANAPHALANTIASIS (ἀναφαλαντίασις.) Mot employé par les médecins grecs, pour désigner la chute des poils des sourcils; ils appelaient φαλακρότης, la chute des cheveux.

ANARRHEGNYME (ἀνάῤῥηγνυμος.) Dans la collection hippocratique, on désigne sous ce nom les ulcères qui se reproduisent par la rupture de leur cicatrice. (*Coac. prœnot.*)

ANDRUM, s. m. L'andrum, ou *hydrocèle endémique de Malabar*, paraît être une variété de l'éléphantiasis des Arabes. Il commence, dit Kæmpfer (*Amœnit. exotic.*, pag. 557, fax. 3, obs. xiij), par un érysipèle au scrotum. Cet érysipèle se reproduit, tous les mois, à la nouvelle lune; il laisse après lui une tuméfaction causée par l'épanchement d'une matière séreuse, dont la quantité augmente de jour en jour, au point qu'il faut lui donner issue par des ponctions ou des scarifications. Cette liqueur est ténue, limpide, quelquefois très-visqueuse, toujours roussâtre, et diffère, d'ailleurs, dans ses qualités, suivant les tempéramens. L'andrum attaque les Indigènes et les Européens; il suffit d'un séjour de quelques années pour y être exposé. Cette maladie est incurable pour les habitans, sans être dangereuse, ni même très-incommode. Toutefois, il arrive assez souvent que le testicule s'affecte et devient squirrheux. Si l'on change de climat, la tumeur diminue insensiblement, et finit par disparaître petit-à-petit, à moins qu'elle ne soit compliquée de sarcocèle.

Les habitans attribuent cette maladie à la qualité malsaine des eaux. Ils prétendent qu'ils pourraient prévenir cette affection en filtrant à travers le sable l'eau qu'ils destinent à leur usage. On emploie ce moyen à Mangate, ville située plus au nord, dans les montagnes, et l'on croit, sans beaucoup de fondement, qu'il réussit quelquefois à Cochin. Kæmpfer pense, avec plus de raison, qu'elle pourrait être l'effet d'un vent très-vif et très-pénétrant qui souffle des montagnes, et devient très-sensible pendant la nuit. Ce vent s'insinue dans les maisons par une multitude de petites ouvertures qu'on y pratique pour renouveler l'air et tenir lieu de fenêtres. Il y frappe la peau dont les pores sont distendus par les chaleurs excessives du climat, et son impression est d'autant plus fâcheuse qu'elle a lieu pendant le sommeil.

ANHAPHIE, s. f., *tactus imminutus*, *tactus abolitus* (α priv., ἁφή, tact); diminution ou privation absolue du tact.

ANESTHÉSIE, s. f., *anæsthesia* (de α priv. et de αἴσθησις, sensibilité.) Diminution ou abolition de la sensibilité.

ANIDROSE, s. f., *anidrosis*, ἀνίδρωσις (α priv., ἰδρόω, je sue); diminution ou cessation de l'excrétion de la sueur.

ANSERINE, adj.; *anserinus*, qui a rapport à l'oie. — Peau *anserine* des fébricitans, pendant le frisson. La peau de la partie postérieure des bras est quelquefois *ansérine* chez des personnes en bonne santé.

ANTHRACINE. *V.* CANCER.

ANTHRACODE, adj.; *anthracodes* (ἄνθραξ), charbon, noir comme du charbon; accompagné d'anthrax; *fièvre anthracode.*

ANTHRACOSE, s. m., *anthracosis*, ἀνθράκωσις (ἄνθραξ, charbon); charbon qui attaque les paupières et le globe de l'œil.

ANTHRAX, s. m. (ἄνθραξ); mot grec, rendu en latin par *carbunculus, anthracia, carbo,* et par lequel on a désigné deux maladies très-différentes: l'une connue aujourd'hui, en France, exclusivement sous le nom d'*anthrax*, a beaucoup de caractères communs avec les furoncles, §. 373; l'autre, vulgairement *anthrax malin*, appartient aux inflammations gangréneuses, et je l'ai décrite sous le nom de *pustule maligne*, §. 527.

ANTI-CANCÉREUX, adj. et s. m. (ἀντὶ, contre, *cancer*, cancer), propre à combattre le cancer.

ANTI-DARTREUX. *V.* ANTI-HERPÉTIQUE.

ANTI-HERPÉTIQUE, adj. et s. m., *anti-herpeticus*(ἀντὶ, contre ἕρπης, dartre.) Remède contre les dartres.

ANTI-PSORIQUE, adj. et s. m. (ἀντὶ, contre, ψώρα, gale); remède contre la gale.

ANTI-SYPHILITIQUE, adj. et s. m., *anti-syphiliticus* (ἀντὶ, contre, *syphilis*, vérole.) Remède contre les maladies vénériennes.

ANTI-VÉROLIQUE. *V.* ANTI-SYPHILITIQUE.

APOPLEXIE CUTANÉE. M. Coutanceau a rapporté, sous ce nom, une observation dans laquelle il est question d'un adulte, dont la peau était *uniformément* colorée en rouge. Cette injection sanguine apparut simultanément sur toutes les parties du corps; elle était accompagnée d'une extrême douleur. L'ouverture du cadavre démontra une injection très-considérable des vaisseaux sous-cutanés. (*Mém. de la Soc. méd. d'émulation*, t. I, p. 114). Cette maladie était probablement une scarlatine ou un érythème général.

APORRHÉE, s. f., *aporrhœa*, ἀπόῤῥοια (ἀποῤῥέω, je coule); chute des cheveux.

APOSYRME, s. m., *aposyrma*, ἀπόσυρμα, de ἀπόσυρειν racler; ulcération superficielle de la peau.

ARCTURE, s. m. (*arctura*, *arctare*, serrer). Nom proposé par Linné pour désigner les effets produits par l'*ongle rentré dans les chairs.*

AREA. Mot latin usité dans une foule d'acceptions (aire d'une grange, place publique, cour, cimetière, etc.) En pathologie, il a été employé par Celse pour désigner un genre de maladie qui se compose de deux espèces assez mal décrites, *alopécie*, *ophiasis*, caractérisées par la dessiccation de l'épiderme et la chute des poils. (*lib.* vj, *sect.* v.)

ARÉOLE, s. f. *areola*, diminutif d'*area*, aire; aréole du mamelon, et, suivant M. Chaussier, *auréole*, espèce de tache, diversement colorée, qui entoure le mamelon. *Auréole* se dit aussi du disque coloré qui entoure les pustules et les vésicules très-enflammées.

ARIDITÉ, s. f., *ariditas*, ξηρασια; aridité ou sécheresse de la peau.

ASPÉRITÉ, s. f., *aspredo*, *aspritudo*. Celse paraît indiquer l'urticaire sous le nom d'*aspritudo cutis*. Les traducteurs de Galien désignent au contraire sous le nom d'*aspredo*, τάχνμη, une élevure qui naît entre les paupières.

ATRICES, s. f. pl., *atrices*, petites tumeurs qui se développent et disparaissent alternativement aux environs de l'anus. — Condylômes suivant quelques commentateurs.

AURÉOLE, s. f., *aureola*, de *aura*, lumière; mot que M. Chaussier substitue à celui d'*aréole* quand ce dernier désigne un cercle coloré, comme celui qui entoure les pustules de la variole, de l'ecthyma, de la vaccine, etc.

B.

BACCHIE, s. f., *bacchia* (Bacchus, dieu du vin), taches rouges plus ou moins considérables, et le plus souvent surmontées de pustules de couperose, et que l'on observe sur la figure des personnes qui boivent trop de vin.

BARAS. Mot arabe. Avicenne désigne sous le nom de baras *noir*, l'état rugueux et squameux de la peau qu'on observe dans quelques éléphantiasis des Arabes. Les foalas se servent, sur les côtes de l'Afrique, du mot *baras*, dans une acception différente, pour désigner la raucidité de la voix et les ulcérations du pharynx et des fosses nasales. (Winterbottom : *Account of the natives Africans in Sierra Leone*. vol. II, ch. 4.)

BARBE, s. f., *barba*, πωγῶν, γένειον; poils qui recouvrent le menton, une partie des joues, et la lèvre supérieure de l'homme lorsqu'il a atteint l'âge de la puberté.

BASILIDION, s. m., βασιλίδιον. Galien décrit, sous ce nom, un cérat qu'on employait beaucoup, autrefois, contre la gale.

BESSANEM, s. m. Mot dont Avicenne s'est servi pour désigner la rougeur de la peau des membres ou de la face, causée par le froid.

BLACTIÆ, s. f. pl., employé par Mésué pour désigner la rougeole : « Cum vides *blactias* coloris fusci et sunt universaliter per totum corpus et amplæ ; et murmurat, et pigrescit, æger, etc..... malum, »

BLAFARD, adj., *pallidus*, *pallidulus*, qui est d'un blanc terne, qui a perdu ses couleurs naturelles. Se dit plus particulièrement du teint et de la couleur des chairs ; *teint blafard*.

BLEUE (maladie). *V*. CYANOSE.

BOA, *boa*, βοα, nom donné par Pline à des papules rouges ou à des pustules ichoreuses de la peau. (*Hist. nat.*, *lib.* 24, *cap.* 9.)

Les espagnols ont aussi donné ce nom au *mal français*.

BOTHOR. Fallopia dit que ce mot a une triple acception dans les ouvrages des médecins arabes ; qu'il est employé indistinctement pour désigner toute espèce de tumeur, et dans un sens plus restreint, pour indiquer une tumeur avec solution de continuité, et plus strictement encore pour désigner de très-petites tumeurs. (*De tumor. præternat*, c. 2, t. I, p. 619). Suivant M. Alibert, le *bothor* de Rhazès correspondrait à la lèpre *blanche* ; et suivant d'autres, le *bothor* des enfans ne serait autre chose que le strophulus. En résumé, le mot *bothor* a été appliqué à des descriptions incomplètes et susceptibles d'une foule d'interprétations.

BOURBILLON, s. m., *ventriculus furunculi*, de βόρβορος, boue, limon ; corps filamenteux, blanchâtre et tenace, formé par le tissu cellulaire gangréné au centre de la tumeur inflammatoire, appelée *furoncle*.

BOURGEONS, s. m. pl. Employé par Sauvages pour désigner les pustules et les tubercules de la couperose, développés vers l'époque de la puberté. Sauvages paraît même avoir étendu cette dénomination à quelques éruptions papuleuses. *V*. Couperose.

BOUTON. Expression vulgaire qu'on applique indistinctement, et à tort, aux papules, aux pustules, aux tubercules, et à plusieurs autres formes phlegmasiques de la peau. Comme il est indispensable d'introduire dans la pathologie un langage précis et rigoureux, le mot *bouton* doit être abandonné puisqu'il n'exprime point une idée claire et déterminée. *V*. Papule, Pustule, Tubercule, etc.

BOUTON D'ALEP. M. Bo a désigné, sous ce nom, une maladie de la peau qui affecte spécialement les habitans d'Alep et de quelques autres villes de la Syrie. « On distingue, dit-il, ce bouton en mâle et femelle ; la différence entre ces deux boutons est que l'un se trouve toujours seul, et l'autre, au nombre de quatre et plus. Les enfans sont principalement sujets à cette maladie, dont le siége est au visage, surtout du côté gauche. Le bouton dure environ un an, dont six mois à suppurer et autant à dessécher. Si l'on fait tomber la croûte de force, elle s'épaissit bientôt et creuse davantage; sa grandeur ordinaire est de six à sept lignes. Lorsqu'il y a plusieurs boutons, il s'en rencontre souvent sur les articulations ; alors ils ont une plus grande étendue et deviennent très-douloureux ; les étrangers sont plus sujets à ces derniers que les nationaux. Les seuls remèdes qu'on ait employés avec succès, sont le suc de prunellier, connu sous le nom de suc d'*acacia d'Allemagne*, ainsi que la pulpe de canne ; mais le plus souvent on n'applique sur la plaie que des fécules de limonier. (*Mém. de la Soc. roy. de Méd.*) La description de M. Bo est trop vague et trop incomplète pour donner une idée de l'altération qu'il a voulu signaler, et qui n'est probablement qu'une maladie de la peau, connue et mieux décrite en France sous un autre nom.

BOUTONS VARIOLIFORMES. M. Andral a indiqué, sous ce nom, des pustules qu'il a observées à la peau pendant le cours et à la suite des fièvres graves, et qui ne sont probablement qu'une variété de l'ecthyma.

BRULURE, s. f., *ustio*, *ambustio*, *combustio*, *adustio*, lésion produite par l'action du calorique concentré, sur la peau. §. 548.

BUBE, s. f. (βȣϐών.) Mot employé par le vulgaire pour désigner indistinctement toutes les élevures de la peau.

BUGANTIA. *V.* ENGELURE.

BULBE, s. m. et f. *bulbus*; *bulbe des poils*, corps globuleux, implanté dans l'épaisseur du derme, et d'où sortent les poils. *V.* FOLLICULE.

BULLE, s. f., *bulla* (φλύω, bouillonner.) Petites tumeurs formées par une humeur séreuse ou séro-purulente épanchée entre le derme et l'épiderme, §. 96.

BULLEUX, SE, adj. Quelques auteurs ont désigné le pemphigus sous les noms de maladie *bulleuse*, de fièvre *bulleuse*. — Inflammations *bulleuses*, §. 96.

BUTIGA. Dénomination employée par quelques auteurs, dans le même sens que *couperose*.

C.

CACOÈTHE, adj., *cacoethes* (κακὸς, mauvais, ἦθος, caractère), de mauvais caractère; ulcère *cacoèthe*.

CACONYCHIE, s. f., *caconychia* (κακὸς, mauvais, ὄνυξ, ongles), déformation des ongles.

CALLEUX, adj., *callosus* (*callus*, cal, dureté), qui est dur ou rempli de duretés. — Ulcère *calleux*, ulcère dont les bords sont épais et durs.

CALLOSITÉ. s. f., *callositas*, dureté. Epaississement et endurcissement de l'épiderme.—Induration qu'on observe autour des plaies anciennes ou des vieux ulcères, et des trajets fistuleux. *V.* TYLOSIS.

CALOTTE, s. f., *pileolus*, emplâtre aglutinatif dont on recouvre toute la tête d'un teigneux après l'avoir rasée, et qu'on enlève ensuite avec violence, afin d'arracher les bulbes des cheveux.

CALUS, s. m., *callus*, *callum*, dérivé de *calx*, talon. On appelle ainsi des épaississemens circonscrits de l'épiderme des pieds et des mains, et qui sont produits par des pressions et des frottemens répétés.

CALVITIE, s. f. *calvities*, *calvitium*, de *calva* (crâne); chauveté. Absence des cheveux, surtout sur les parties supérieures et postérieures de la tête. — *Calvitie des paupières*, absence des cils ou des poils qui bordent les paupières.

CANCER, *cancer*, καρκίνωμα. Dégénérescence des tissus organiques en une matière appelée encéphaloïde ou cérébriforme, dont la production est assez souvent accompagnée de douleurs lancinantes. — *Cancer de la peau*. §. 456.

CANCÉREUX, adj. *cancrosus*, qui a rapport au cancer: *ulcère cancéreux*.

CANCROIDE, adj. et s. f. (*cancer*, cancer, εἶδος, forme), qui revêt la forme cancéreuse. Nom assigné par M. Alibert à une variété de cancer qu'il a aussi désignée sous le nom de *kéloïde*. *V.* Kéloïde.

CANITIE, s. f., *canities*, de *canus*, blanc. Blancheur des poils et surtout des cheveux.

CARACARACAL, s. m. On a désigné, sous ce nom, une espèce de teigne ou d'inflammation du cuir chevelu, observée chez les Américains, et qui n'a été décrite que d'une manière fort incomplète. (Sprengel, *Hist. de la Méd.*)

CARATE. On a décrit, sous ce nom, une maladie de la peau, qu'on dit être particulière au royaume de la Nouvelle-Grenade. Elle se montre surtout dans le royaume de Santa-Fé et dans les vallées chaudes qui l'environnent. M. Bonpland l'a vue commencer sur les bords de la rivière de la Magdeleine, à Monpox, et il a continué de l'observer jusqu'à l'entrée du Pérou. On dit qu'elle attaque principalement les mulâtres, et qu'elle n'a aucune influence sur la santé générale. Elle n'est que désagréable à la vue. La *carate* se manifeste dans le voisinage des articulations et surtout de celles du bras avec le thorax. Elle forme des taches inégalement rondes, de couleur marbrée; la peau ne présente ni dureté, ni élévation. Cette maladie gagne quelquefois les épaules, les bras, la poitrine, et dans cet état, les malades sont d'un aspect affreux. Tel est le résumé des observations faites sur la *carate*, et elles sont trop peu nombreuses pour établir les caractères distinctifs de cette affection.

CARCINOMATEUX, adj., *carcinodes*. Qui participe de la nature du carcinome.

CARCINOME, s. m., *carcinoma*, καρκίνωμα, de καρκίνος, cancre, crabe. Mot autrefois employé comme synonyme de cancer. Peu usité.

CARNOSITÉ, s. f. (*carnositas*, de *caro*, chair.) — *Carnosité vénérienne;* suivant Cullerier, c'est une tumeur cutanée cellulaire et membraneuse, qui reconnaît pour cause le virus syphilitique. *V.* Tubercule.

CAROLI. Nom donné aux pustules vénériennes qui se développent sur le pénis (*Marc. Cuman*, obs. 20. apud. J.-H. Welsch.)

CATULOTIQUE, adj., *catuloticus* (κατουλοω, je cicatrise); cicatrisant ou qui tend à la cicatrisation.—Remède propre à faire disparaître les cicatrices.

CELIS. Mot grec (κηλὶς) *macula*, tache. Employé dans le même sens que *spilus*.

CENCHRIAS. Mot grec κεγχρίας, *miliaris*, miliaire.—Herpès *cenchrias*, herpès *miliaire*. *V.* Herpès.

CÉRION. Mot grec, κηρίον (ruche à miel), par analogie les médecins grecs donnèrent le nom de *cérion* à des ulcères de la surface desquels il découlait par une foule d'ouvertures, une matière semblable à du miel (Gal. *defin. medic.*) Les traducteurs latins ont rendu le mot *cérion* par *favus*. Celse admet deux espèces de *cérion;* ses descriptions sont inexactes et incomplètes. *V.* Favus, Teigne.

CEROPISSE, s. f., *ceropissus* (χερὸς, cire, πίσσα, poix); emplâtre épilatoire que l'on composait avec de la poix et de la cire.

CHAITOSE, s. f., *chaitosis* χαίτη, poil long et dur): se dit des cheveux ou des poils épars et durs comme des crins de cheval.

CHANCRE, s. m., *ulcus cancrosus;* nom vulgaire des ulcères vénériens. §. 570.

CHANCREUX, adj. *cancrosus,* qui tient de la nature du chancre: *ulcère chancreux*, *bouton chancreux.*

CHAPELET, s. m. Nom par lequel on a quelquefois désigné les pustules, les plaques et les tubercules syphilitiques développés sur le front.

CHARBON, s. m., *carbunculus.* *V.* ANTHRAX.

CHAUVE, adj., *calvus,* qui a peu ou point de cheveux.

CHAUVETÉ. *V.* CALVITIE.

CHEILOCACE. *V.* LABRI-SULCIUM.

CHEVELU, adj., *capillatus;* le *cuir,* ou plutôt le *derme* chevelu, est cette partie de la peau sur laquelle sont implantés les cheveux.

CHEVELURE, s. f., *capillitium, cæsaries, coma,* κόμη; assemblage des cheveux qui couvrent la tête.

CHEVEU, s. m., *capillus;* θρίξ; production pileuse particulière à la partie de la peau qui recouvre le crâne, dans l'espèce humaine.

CHICKEN-POX (*vérole de poulet*), s. m., par lequel les Anglais désignent une variété de la varicelle. §. 220. *V.* VARICELLE.

CHIQUE, s. f., *pulex penetrans.* §. 882. On la nomme aussi *tunga.*

CHIRONIEN, adj., *chironius* χειρώνειος, épithète donnée à quelques ulcères rebelles, soit pour faire allusion à leur mauvais caractère (du grec χείρων, mauvais, malin), soit parce que l'on supposait que le centaure Chiron était le premier parvenu à les guérir. (*Celse,* lib. v, sect. 28, §. 5.)

CHLOASMA, dérivé de χλοάζω, *vireo, viridus sum.* Dénomination employée par Joseph Franck pour désigner l'altération du pigment, vulgairement connue, en France, sous le nom de *taches* ou d'*éphélides hépatiques.* Cette dernière dénomination est tellement vicieuse que j'ai préféré me servir de celle proposée par J. Franck, bien qu'elle ne donne pas une idée exacte de la teinte morbide de la peau.

CHLOCHE. *V.* AMPOULE.

CHLOROSE, s. f., *chlorosis* (χλωρός, vert ou de couleur verdâtre), état de langueur général, avec décoloration de la peau. §. 635. On désigne vulgairement cet état sous le nom de *pâles couleurs.*

CHORION, *chorion*, χόριον, χώριον, de χώρειν, contenir. *V.* DERME.

CHOU-FLEUR, s. m. Végétation syphilitique présentant un pédicule plus ou moins étroit, surmonté de plusieurs lobes. §. 570.

CICATRICE, s. f., *cicatrix,* de κικύειν, avoir de la force, ou de *cæcare,* empêcher de voir. §. 757.

CICATRICULE, s. f.; *cicatricula*, diminutif de cicatrice.

CIL, s. m., *cilium*, ταρσός (*celare,* cacher); nom donné aux poils qui garnissent les bords libres des paupières.

CINGULUM. Nom latin du *zona.*

CINZILLA. Nom donné par Paracelse à une maladie de la peau, qu'il regarde comme une variété de l'*herpès exedens,* et qui, d'après la description de cet auteur, paraît n'être autre chose que le zona. (Paracelse *de ulcerib. et apost.*, c. 33.)

CLAVEAU, s. m., *clavus*. Inflammation pustuleuse de la peau, qui se développe chez les brebis, et qui paraît être l'analogue de la variole de l'homme.

CLAVELÉE, s. f. *V.* CLAVEAU.

CLAVUS, s. m., *clavus*, clou; tumeur dure et calleuse qui survient aux pieds, au niveau des articulations des orteils, et qui est plus connue sous le nom vulgaire d'*oignon*.

CLOU, s. m. *V.* FURONCLE.

CNESME, s. m., *cnesmos*, mot grec κνησμός (dérivé de κνᾶειν, fricare), qu'on a rendu en latin par *pruritus*, *scalptus*, *prurigo*. *V.* PRURIGO.

CNIDOSIS, mot grec κνίδωσις, de κνίδη, ortie; employé par Hippocrate pour désigner une démangeaison piquante et cuisante.

CNIPOTES, mot grec κνιπότης, prurit avec sécheresse à la peau (Hippocrate.)

CNYMA, mot grec κνῦμα, léger prurit. (Hippocrate.)

COCCYX. *V.* ECTRIMME.

COHÉRENT, E, adj. Se dit des pustules confluentes de la variole, lorsqu'elles sont confondues et réunies par leurs bords correspondans. — (*Pustules cohérentes.*)

COLIQUE DU JAPON, s. f. Les Japonnais la nomment aussi *senki*; elle est si commune parmi eux, qu'il est rare que sur dix adultes, il s'en trouve un qui ne l'aît pas éprouvée. Elle attaque les étrangers après un court séjour. Le nom du *senki* ne lui vient pas des douleurs qu'elle cause dans le ventre, mais du spasme qu'elle produit dans l'aine. Les muscles abdominaux en souffrent beaucoup; elle cause un sentiment de suffocation par la tension qu'elle fait éprouver depuis la région du pubis jusqu'aux fausses côtes, et à l'appendice sternal (cartilage xiphoïde); enfin elle a quelquefois des suites funestes. Lorsqu'elle s'est dissipée on voit paraître des tumeurs çà et là sur le corps. Chez les hommes elle produit un engorgement prodigieux des bourses; chez les femmes elle forme aux grandes lèvres un amas considérable d'une sorte de gros tubercules. Ces tumeurs du scrotum et du vagin sont endémiques au Japon, et peuvent avoir lieu sans être le produit de la colique. Suivant M. Alard, elle constitue une variété de l'*éléphantiasis des Arabes*.

COMBUSTION SPONTANÉE, §. 560.

CONDYLOME, s. m., *condyloma*, κονδύλωμα; petite tumeur molle, indolente, formée en grande partie par la peau hypertrophiée, et qui se développe le plus ordinairement à la marge de l'anus, aux parties génitales externes, etc. §. 570.

CONFLUENT, E, adj., *confluens*, de *cum*, avec, ensemble, et de *fluere*, couler; qui coule ensemble. — Variole *confluente*; c'est celle dont les pustules sont si abondantes qu'elles se touchent et se confondent (par opposition à la variole *discrète*).

CONGÉLATION, s. f. Les anciens nommaient *congélations* toutes les maladies produites par le froid.

CONGESTION, s. f., *congestio*, du verbe *congerere*, amasser, accumuler. — Congestion *sanguine à la peau*, §. 581.

CONOIDE, adj., *conoïdeus*, conoïdes, de κῶνος, cône, et de εἶδος, forme; qui a la forme d'un cône; vésicules *conoïdes* de la gale; pustules *conoïdes* de la couperose.

CONTAGIEUX, SE, adj., *contagiosus*; *cum*, avec, et de *tangere*, toucher, qui se communique par le contact, ou qui transmet la contagion (ainsi la gale, la variole, la rougeole, etc., sont contagieuses.) — Pus *contagieux*.

CONTAGION, s. f., *contagio*, *contages*, *contagium* (même étymologie); transmission d'une maladie d'un individu à un autre, par contact médiat ou immédiat.

COR, s. m., *clavus*, *gemursa;* durillon épidermique qui se développe le plus souvent aux orteils, §. 750.

CORNE, s. f., *cornu*, κέρας; cornes *de la peau*, §. 741.

CORNÉ, ÉE, adj., *corneus*, qui participe de la nature de la corne ou qui en a l'apparence: ichthyose *cornée;* appendices *cornés*.

COULEUR, s. f., *color*, χρῶμα. *Pâles couleurs* ou chlorose.

COUPEROSE, ou GOUTTE ROSE, s. f., *gutta rosa;* inflammation de la peau, caractérisée par des pustules peu étendues, séparées les unes des autres, environnées d'une auréole rosée, plus ou moins dures à leur base, répandues sur le nez, les joues, etc., §. 280. Le mot *couperose*, adopté par les pathologistes français, a été introduit par les écrivains de la base latinité, *cuperosa*. *V*. Rosa.

COUPEROSÉ, adj.; qui est affecté de couperose.

COWPOX, s. m. Mot anglais composé de deux autres: *cow*, vache, et *pox*, variole; petite-vérole des vaches. Nom donné, en Angleterre, aux pustules *vaccinales* qui apparaissent sur les trayons des vaches. Le développement du cowpox est attribué à l'humidité du sol dans lequel vivent les vaches, et plus souvent encore à une espèce d'inoculation de la matière qui suinte des jambes des chevaux atteints des *eaux aux jambes;* matière que les individus qui trayent les vaches, après avoir pansé les chevaux atteints de cette affection, leur communiquent par le contact de la sérosité âcre restée dans leurs mains. L'éruption qui en résulte a, comme toutes les maladies éruptives, des périodes distinctes; mais elle ne présente aucun danger. La matière contenue dans les pustules parvenues à leur maturité se répand sur les doigts des filles chargées du soin de traire les vaches, leur communique la même affection, et les préserve ainsi de la petite-vérole. Cette propriété anti-variolique du virus recueilli sur le pis de la vache était connue, et la vaccination était pratiquée dans l'Inde dès la plus haute antiquité, comme le prouve le *Sancteya grantham*, ouvrage shanscrit, attribué à d'Hauvantori. C'est M. Rabaut-Pommier, ministre protestant à Montpellier, qui conçut, le premier en Europe, l'idée de cette méthode préservative; idée qu'il communiqua, en 1781, au docteur anglais Pew: celui-ci en parla à son tour au docteur Jenner, auquel, en 1789, on attribua la découverte de la vaccine.

COWRAP. Les docteurs Hillary et Dancer assurent que les Brésiliens et les Caraïbes, dans l'île de Bordes, désignent, sous le nom de *cowrap*, une variété de l'impétigo. D'après Bontius, cette dénomination aurait la même acception à Java et aux îles voisines.

COURONNE DE VÉNUS ; synonyme de CHAPELET.

CRAPAUD, s. m. Nom par lequel quelques chirurgiens désignaient, autrefois, certaines tumeurs de la face.

CRASSE, s. f., enduit malpropre à la surface de la peau. Quelques auteurs ont désigné, sous ce nom, le pityriasis et l'enduit folliculeux du cuir chevelu.

CRÊTE, s. f., *crista*. On donne ce nom à la *caroncule charnue* qui s'élève sur la tête du coq : par analogie, on a appelé *crêtes de coq*, *crêtes vénériennes*, des excroissances aplaties tenant à la peau par un de leurs bords, §. 570.

CREVASSE. *V.* GERÇURES.

CRINON, s. m., *crino*, genre d'entozoaires dont les caractères sont les suivans : corps allongé, cylindrique, grêle, atténué vers les extrémités, mais moins vers la tête que vers la queue ; tête munie de deux tubercules. Ces animaux, observés chez les chevaux et les chiens, n'ont point été rencontrés chez l'homme, §. 862.

CRISTALLINE, s. f., *cristallina* (de *crystallinus*, qui a l'apparence du cristal.) On a désigné sous ce nom des vésicules disposées en groupes et environnées d'un cercle rouge, qui surviennent au gland et au prépuce chez l'homme, aux grandes et aux petites lèvres chez la femme. (*V.* Herpès *præputialis*, §. 174.) Sous le nom de *cristalline*, Guillaumet a compris tous les symptômes de la syphilis. D'autres ont spécialement employé cette dénomination pour désigner des symptômes primitifs de la syphilis, observés à la marge de l'anus.

CRITHE, s. m., de κρίθη, orge. *V.* ORGEOLET.

CROUTE, s. f., *crusta*. Nom par lequel on désigne l'humeur desséchée et solidifiée des vésicules, des bulles, des pustules ou des ulcères de la peau : ex. croûtes *vaccinales*, *varioleuses*, *faveuses*, *etc.*, §. 214. — CROUTE LAITEUSE, *crusta lactea*. Nom vague et superflu, employé par quelques auteurs pour désigner la teigne muqueuse (porrigo *larvalis*) et les eczéma qui se développent à la face des enfans à la mamelle.

CRUSTACÉ, ÉE, adj., *crustaceus*, couvert de croûtes ; M. Alibert a donné le nom de *crustacées* à quelques-unes des maladies *de la peau du tronc et des membres*, dans lesquelles il se forme des croûtes. *V.* DARTRE CRUSTACÉE.

CUIR, s. m., *corium*, qu'on fait venir de *caro*, chair ; se dit de la peau de certains animaux, tels que le cheval, le bœuf, etc., surtout lorsqu'elle est tannée. On a aussi quelquefois donné ce nom à la partie la plus épaisse de la peau de l'homme. On désigne sous le nom de *cuir chevelu* la portion des tégumens qui couvre le crâne.

CUIVREUX, adj., qui est de couleur de cuivre. Cette teinte s'observe dans quelques syphilides

CUTANÉ, adj., *cutaneus*, de *cutis*, peau; qui appartient à la peau; inflammations *cutanées*.

CUTICULE, s. f., *cuticula*, diminutif de *cutis*, peau. *V.* ÉPIDERME.

CUTITE, s. f. Nom générique par lequel quelques modernes ont proposé de désigner collectivement toutes les inflammations de la peau.

CYANOPATHIE, s. f. de *κύανος*, bleu et de *πάθος*, maladie. *V.* CYANOSE.

CYANOSE, s. f., de *κύανος*, bleu, et de *νόσος*, maladie (*morbus cæruleus*, maladie bleue, ictère bleu), §. 139.

D.

DAL-FIL. D'après M. Mason Good, ce nom est employé par les Arabes pour désigner l'*éléphantiasis des Arabes*. Dal-fil signifie littéralement *maladie de l'éléphant*. Les Arabes désignent encore aujourd'hui sous le nom de *dal-fil* le *gonflement de la jambe*, connu sous le nom de *jambe des barbades*; ils se servent quelquefois seulement du mot *fil*, qui est l'équivalent d'*eléphas*.

DARTRE, s. f. Terme générique et mal défini, employé par les pathologistes français, pour désigner quelques phlegmasies aiguës et plusieurs inflammations chroniques de la peau. D'anciens auteurs ont quelquefois écrit *dertre* ou *darte*. Ménage pense que le mot *dartre* dérive d'*ἕρπω*, *penetro serpendo*: du pluriel *διέρπετα*, on a fait *dierpeta*, *derpeta*, *derpta*, *derta*, *derte*, *dartre*. D'autres lexicographes préfèrent faire dériver le mot *dartre* de *δάρσις*, *excoriatio*, ou de *δαρτός*, *excoriatus*, de *δέρω*, *excorio*; les dartres produisant des excoriations ou causant des démangeaisons qui sollicitent à se gratter, jusqu'à enlever la peau. Hippocrate et les auteurs grecs employèrent le mot *herpès* (*ἑρπῆς*), pour indiquer vaguement quelques maladies de la peau incomplètement décrites, et qu'ils ne distinguaient pas suffisamment de quelques autres (*lichen*, *lèpre*, *ecthyma*, *eczéma*). Galien se servit du mot *herpès* dans un sens moins indéterminé, pour désigner les ulcérations superficielles de la peau. (Hippocrate l'avait appliqué à des inflammations dont le siége n'était pas toujours dans cette membrane.) Galien établit trois divisions (*herpès miliaris*, *herpès exedens*, *herpès phagedenicus vel phlyctænodes*), qui ont été long-temps conservées. Paul d'Œgine décrivit sous le nom de *formica* les maladies dont Galien avait parlé en traitant de l'*herpès*: mais il n'admit que deux espèces (*formica miliaris*, *formica corrosiva*). Cette dernière nomenclature fut adoptée plus tard par Rhazès et Avicenne. Celse s'est éloigné de cette classification primitive, comme on peut s'en convaincre en lisant attentivement les articles *impetigo*, *papulæ*, *pustulæ*, *scabies*, *ignis sacer*, *porrigo*, *sycosis*. On y trouve l'indication des principaux symptômes des phlegmasies de la peau appelées *herpès*, *lichen*, *eczéma*, *lèpre*, *etc.*, par les Grecs, et désignées plus tard par les pathologistes français, sous la dénomination générique de *dartres*.

Ces différences dans les expressions employées par les premiers observateurs, pour dénommer des altérations mal définies, se retrouvent dans les ouvrages des nosologistes et des médecins français modernes qui ont écrit sur les maladies de la peau. Sauvages admet neuf espèces de dartres (*herpès simplex, H. serpigo, H. miliaris, H. esthiomenos, H. syphiliticus, H. pericolis, H. collaris, H. pustulosus, H. zoster.*) Dans cette classification, les dénominations d'*herpès miliaris* et d'*herpès serpigo* ne sont plus employées dans leur sens primitif. Sauvages a fait de la *couperose*, regardée par quelques pathologistes comme une variété de *dartres*, un genre distinct de l'*herpès*. Lorry, auteur d'un traité estimé sur les maladies de la peau, séparant également la *couperose* de l'*herpès*, a reproduit les distinctions établies par Galien. Dernièrement M. Alibert a admis sept espèces de *dartres* (*Dartre furfuracée, D. squameuse, D. crustacée, D. rongeante, D. pustuleuse, D. phlycténoïde, D. érythémoïde*), auxquelles il a rattaché vingt-une variétés, dont plusieurs correspondent aux espèces déjà décrites par Roussel. J'ai préféré adopter la nomenclature de Willan, qui a rejeté le mot *dartre*, ou plutôt celui qui lui correspond en anglais. (*V.* TETTER.) L'utilité de ce changement dans la nomenclature des maladies de la peau opéré par Willan, ayant été contestée ou mal appréciée par quelques pathologistes, je signalerai, dans cet article, les vices radicaux dont la nomenclature française était entachée, et qui s'opposaient formellement à ce que je l'adoptasse. Je prendrai pour base de cet examen la nomenclature et les descriptions de M. Alibert. Il définit ainsi les *dartres* : « Ces » exanthèmes chroniques sont en » général formés par des boutons » pustuleux ou vésiculeux, envi- » ronnés d'une auréole rouge, » réunis en corymbe ou par grou- » pes, qui enflamment la peau » et provoquent un sentiment de » prurit, de tension ou d'ustion. » Bientôt ces boutons se rompent » naturellement ou artificielle- » ment, et laissent échapper une » matière ichoreuse ou purulente, » laquelle se convertit en écailles » ou en croûtes; souvent ce sont » des cicatrices indélébiles qui suc- » cèdent à l'altération profonde » du tissu dermoïde. Enfin, la peau » est âpre et présente presque tou- » jours une sorte de tuméfaction » au toucher. Les dartres ne sont » point, du reste, accompagnées » de fièvre, comme les autres exan- » thèmes dépurateurs; et dans les » parties voisines de leur éruption, » la peau conserve sa couleur na- » turelle. »

Je démontrerai plus loin que M. Alibert a rangé des maladies aiguës et même des maladies fébriles (*Dartre phlycténoïde en zone. — Dartre phlycténoïde confluente*) au nombre des dartres; que les dartres ne débutent pas toujours par des vésicules ou des pustules (*Lichen, lupus* ou *D. rongeante. D. érythémateuse*); qu'on observe des vésicules et des pustules dans quelques autres maladies. Je préfère remarquer de suite que M. Alibert n'indique pas les signes qui distinguent les *dartres* des *teignes*, dont il n'assigne nulle part le caractère générique. J'ai commencé, dit-il, mon travail, par la description des *maladies du cuir chevelu*, généralement indiquées sous le nom de *teignes*. Or, la plupart des maladies du tronc et des membres, qu'il désigne sous le nom de *dartres*, pouvant se montrer sur le cuir chevelu, M. Alibert a été inévitablement conduit à faire deux maladies d'une même affection, suivant la région du corps sur laquelle elle s'était déclarée. C'est ainsi qu'il a décrit sous le nom de *teigne amiantacée* un psoriasis invétéré du cuir chevelu (*D. squameuse lichénoïde*), et sous celui de *teigne furfuracée* d'anciens *eczéma*. (*V.* TEIGNES.) Non-seulement les *dartres* ont été mal définies et incomplètement séparées des *teignes*, mais les traits qui les distinguent des *lèpres* sont encore plus indéterminés. (*V.* LÈPRE); M. Alibert n'en cite aucun; et il laisse ignorer entièrement les motifs qui l'ont déterminé à ne pas inscrire au nombre des dartres la *pellagre* et la *psoride croûteuse?*

Quoi qu'il en soit, M. Alibert admet sept espèces de dartres, formées la plupart par un rapprochement peu naturel entre des lésions élémentaires variées, dont les diverses périodes sont réparties dans différens groupes.

Ire ESPÈCE. — *Dartre furfuracée.* « Dartre se manifestant sur » une ou plusieurs parties des té» gumens par de légères exfolia» tions de l'épiderme, qui ressem» blent aux mollécules de la fa» rine ou aux écailles du son; ces » petites écailles tantôt sont très» adhérentes à la peau, tantôt » s'en détachent avec une extrême » facilité. Elle comprend deux va» riétés.

1re Variété. — *Dartre furfuracée volante.* « Les pathologistes lui » ont donné ce nom parce qu'elle » est remarquable par son carac» tère ambulant, qui fait qu'elle » se manifeste sur plusieurs par» ties du corps. Il faut observer » en outre que la matière farineuse » ou les squammules qui la cons» tituent s'enlèvent quelquefois de » la peau avec une telle facilité » qu'elles se répandent en grande » quantité dans les lits où cou» chent les personnes qui en sont » affectées. C'est la dartre qui se » déclare quelquefois sur le vi» sage de ceux dont on a fait la » barbe avec un rasoir mal net» toyé; les individus qui ont les » cheveux blonds ou roux, qui » ont la peau blanche et sans éner» gie, y sont plus enclins que les » autres.»

2e Variété. — *Dartre furfuracée arrondie.* « Cette variété atta» que ordinairement des sujets » forts et robustes, chez lesquels » prédominent le tempérament bi» lieux et sanguin. Elle forme sur » la peau des plaques circulaires » ou arrondies, dont les bords » sont plus rudes et plus élevés » que le milieu; souvent même, » à mesure que ces plaques s'a» grandissent, leur centre devient » parfaitement sain et reprend sa » couleur naturelle. »

Il est évident que les symptômes assignés par M. Alibert à la *dartre furfuracée volante*, peuvent être consécutifs au développement du lichen, de l'érythème, de quelques eczéma chroniques, et même du pityriasis; et que la dartre furfuracée volante ne constitue pas une lésion distincte : cet état furfuracé de la peau étant souvent observé dans ces diverses affections. La *dartre furfuracée arrondie* n'est autre chose que la lèpre, §. 485, qui, à cause de l'*épaisseur* et de la *largeur* des écailles, n'aurait pas dû être placée dans les inflammations furfuracées, mais bien plutôt dans les *dartres squameuses*. En résumé, l'un des élémens de ce groupe (*la dartre furfuracée volante*) n'existe pas comme individualité morbide ; l'autre aurait dû être rapproché des inflammations squameuses, des psoriasis. (*Dartres squameuses lichénoïdes.*)

IIe Espèce. — *Dartre squameuse.* — « Dartre se manifestant » sur une ou plusieurs parties des » tégumens, par des exfoliations » de l'épiderme, qui constituent » des écailles plus larges que dans » l'espèce précédente. Ces exfo» liations ou lames s'enlèvent ai» sément de la peau, quand on » les saisit avec les ongles des » doigts, souvent même elles tom» bent spontanément à mesure » qu'elles se dessèchent. »

1re Variété. — *Dartre squameuse humide.* « Dans cette va» riété, qui n'est malheureuse» ment que trop fréquente, la » peau exhale presque continuel» lement une humeur ichoreuse » qui ressemble à des gouttes de » rosée. Cette humeur est quel» quefois si abondante qu'elle » imbibe tous les linges qu'on ap» plique sur le corps. Elle se ma» nifeste le plus communément » aux oreilles, au nez, à la bou» che, aux parties génitales des » deux sexes ; mais souvent elle » occupe l'universalité du système » dermoïde ; et dans ce cas, les » malades endurent des souffran» ces inexprimables. »

2e Variété. — *Dartre squameuse orbiculaire.* « Celle-ci est » le plus souvent sèche, et pré» sente quelquefois l'aspect de » plusieurs ovales concentriques. » Elle forme des écailles sèches, » qui tombent et se renouvellent » successivement. Elle se place » ordinairement sur le milieu et » le tissu graisseux des joues. Elle » est beaucoup plus vive et plus » enflammée dans certaines cons» titutions atmosphériques que » dans d'autres. »

3e Variété. — *Dartre squameuse centrifuge.* « Cette variété » de la dartre squameuse est vrai» ment singulière dans ces phé» nomènes. On aperçoit dans le » creux des deux mains des cercles, » ou points orbiculaires, lesquels » résultent du dessèchement de » l'épiderme, qui blanchit. Ces » cercles, plus ou moins nom» breux, vont, en s'agrandissant, » du centre à la circonférence jus» qu'à ce que la main se trouve » totalement dépouillée ; alors l'é» piderme se reproduit, et l'af» fection dartreuse disparaît en» tièrement. »

4e. Variété. — *Dartre squameuse lichénoïde.* « Cette dartre » est formée par des écailles du» res, coriaces, blanchâtres, exac» tement analogues à des lichens » par leur couleur et leur consis» tance. »

Toutes les maladies qui composent ce groupe ne se manifestent pas par une exfoliation de l'épiderme, comme l'assure M. Alibert, dans sa définition générique. Dans la plupart des observations de dartre *squameuse humide* qu'il a rapportées, l'inflammation a certainement commencé par des vésicules ; l'état squameux ne s'est déclaré que beaucoup plus tard. La description de la *Dartre squameuse humide* correspond à celles de l'eczéma chronique, §. 194, et du lichen agrius, §. 410. L'expression symptomatique de cette dartre a été empruntée à une inflammation vésiculeuse (eczéma), et à une inflammation papuleuse (lichen), c'est-à-dire à deux maladies différentes, dont les premières périodes ont été à peine entrevues.

La *dartre squameuse orbiculaire*, la *dartre squameuse centrifuge* (psoriasis palmaire, §. 497), et la *dartre squameuse lichénoïde* (psoriasis invétéré, §. 496, 4°), sont des variétés du psoriasis qu'il eût fallu rapprocher de la lèpre, après en avoir étudié les autres formes.

IIIe Espèce. — *Dartre crustacée.* « Dartre se manifestant sur » une ou plusieurs parties des » tégumens, par des croûtes jau- » nes grises, blanchâtres ou ver- » dâtres, qui affectent différentes » formes. Ces croûtes tombent et » sont remplacées par d'autres, » ou restent plus ou moins long- » temps adhérentes au système » dermoïde. »

1re Variété. — *Dartre crustacée flavescente.* « Cette dartre est » le résultat d'un suintement » croûteux, dont la couleur jaune » présente l'aspect du miel lors- » qu'il est desséché, ou des sucs » gommeux de certains arbres. » Sa marche a quelque analogie » avec celle de l'érysipèle. Le tis- » su cellulaire est un peu gonflé. » Le plus souvent elle se mani- » feste sur le milieu de l'une ou des » deux joues ; mais je l'ai aussi » observée sur d'autres parties du » corps. Cette variété est une des » plus fréquentes. »

2e Variété. — *Dartre crustacée stalactiforme.* « Elle est ainsi » désignée parce que la croûte » qui la forme pend communé- » ment au lieu qu'elle occupe, à » la manière des stalactites ou des » sucs lapidifiques qu'on observe » dans les grottes souterraines. » Elle attaque toujours les ailes » du nez. »

3e Variété. — *Dartre crustacée en forme de mousse.* « On est » véritablement frappé de sa res- » semblance avec les petites mous- » ses qui croissent communément » sur les toits. Les croûtes, d'un » gris verdâtre, entourées d'une » aréole rouge, enchâssent pour » ainsi dire la peau, laquelle est » toujours tuméfiée. Delà vient » qu'elles s'enlèvent très-difficile- » ment. J'ai vu cette variété de » dartre se développer sur les » mains, sur la partie de la cuisse » qui est voisine du genou, sur le » visage. Le bouton large qui » forme cette dartre se dépouille » quelquefois de sa couche croû- » teuse. Alors on voit dessous une » sorte de bourgeon charnu, proé- » minent, granulé ; c'est sur ces » petits grains que se concrète la » matière ichoreuse, etc. »

Ce n'est pas par des *croûtes*, mais bien par des *pustules* que se manifestent ces inflammations de la peau. La qualification de *crustacées* qui leur est imposée ne peut les caractériser ; car le développement de plusieurs autres affections, celui des teignes, par exemple, est constamment accompagné de croûtes, et l'épithète de *crustacées* ne peut leur rester étrangère, si on croit devoir l'appliquer aux inflammations de la peau, qui produisent des croûtes plus ou moins considérables.

La *dartre crustacée flavescente* correspond à l'impétigo *figurata* §. 298. La *dartre crustacée stalactiforme* est une variété de l'impétigo qui se développe à l'entrée des narines. La *dartre crustacée en forme de mousse* paraît avoir été composée de quelques observations incomplètes faites sur de larges pustules d'ecthyma, et des tubercules du lupus ulcéré dont le sommet était couvert de croûtes.

En résumé, en analysant la description de la *dartre crustacée*, on y retrouve un tableau incomplet de l'*impétigo* (l'impétigo *sparsa*, §. 299, est à peine indiqué), et quelques symptômes empruntés à d'autres maladies.

IVe. Espèce. — *Dartre rongeante*. « Dartre se manifestant » sur une ou plusieurs parties des » tégumens par des boutons pustuleux ou ulcères rongeans. Ces » boutons ou ulcères, qui fournissent un pus ichoreux et fétide, ne se bornent point à attaquer la peau ; ils attaquent et » corrodent les muscles, les cartilages, et quelquefois même » s'étendent jusqu'aux os.

1re. Variété. — *Dartre rongeante idiopathique*. « Je nomme » ainsi celle qui survient sans aucune cause apparente, et qui » tient à une dépravation particulière des humeurs qu'il est » impossible de déterminer. On » voit souvent se manifester une » semblable dégénération sur des » individus dont l'aspect est le plus » sain. On croirait alors que l'affection herpétique est concentrée dans un seul point de l'économie animale.

2e. Variété. — *Dartre rongeante scrophuleuse*. « C'est malheureusement la variété que l'on » rencontre le plus communément, non-seulement chez les » pauvres, mais encore dans les » autres classes de la société. Presque toujours la dartre rongeante doit son existence à la » diathèse écrouelleuse.

3e. Variété. — *Dartre rongeante vénérienne*. « Son histoire » est liée à celle des exanthèmes » vénériens. »

La dartre rongeante ou lupus, §. 445, ne se manifeste pas par des pustules, comme l'indique M. Alibert, mais bien par des tubercules. Les ulcères vénériens rongeans ne peuvent être détachés des autres syphilides, §. 509.

V^e. Espèce. — *Dartre pustuleuse*. « Dartre se manifestant » sur une ou plusieurs parties des » tégumens, par des pustules plus » ou moins volumineuses, plus ou » moins rapprochées. La matière » contenue dans ces pustules se » dessèche et forme des écailles » et des croûtes légères, qui tombent et sont communément » remplacées par des taches ou » maculatures rougeâtres. »

1re. Variété. — *Dartre pustuleuse mentagre*. « Cette variété a reçu » sa dénomination du siége qu'elle » occupe le plus ordinairement. » En effet, elle attaque presque » toujours le menton. Elle est » surtout très-opiniâtre chez » l'homme, à cause des poils de » la barbe constamment coupés » par le rasoir. »

2e. Variété. — *Dartre pustuleuse couperose*. « Celle-ci occupe

» principalement le nez, le haut » des joues, les pommettes et sur» tout le front. Les ivrognes y sont » très-sujets, ainsi que ceux qui » boivent avec excès et habituelle» ment des liqueurs spiritueuses. »

3e Variété. — *Dartre pustuleuse miliaire.* « Cette variété se » compose de petits grains blan» châtres et luisans, absolument » semblables à des grains de mil» let. Elle attaque souvent le front » des jeunes filles qui approchent » de la puberté. »

On ne trouve pas, dans ce groupe, toutes les maladies qui, d'après sa définition, auraient le droit d'y figurer, telles que l'impétigo, l'ecthyma, et plusieurs autres, qui s'annoncent par des *pustules*. D'un autre côté, la *dartre pustuleuse miliaire*, à en juger d'après la gravure publiée par M. Alibert, et surtout d'après la description qu'il en a donnée, paraît être un véritable *lichen* du front ; c'est-à-dire une affection papuleuse. J'ai décrit la *dartre pustuleuse couperose* et la *dartre pustuleuse mentagre* sous les noms de couperose, §. 280, et de mentagre, §. 289.

VIe. Espèce. — *Dartre phlycténoïde.* « Dartre se manifestant par » des phlyctènes de formes et de » grandeurs variées. Ces phlyctè» nes ou vésicules, produites par » le soulèvement de l'épiderme, » et remplies d'une sérosité icho» reuse, laissent après leur dessic» cation, des écailles rougeâtres, » analogues à celles qui suivent la » terminaison de l'érysipèle. »

1re. Variété. — *Dartre phlycténoïde confluente.* « Dans cette va» riété, les vésicules sont répan» dues en si grand nombre sur » toute la surface du corps, qu'el» les se touchent et se confon» dent. Ces vésicules sont néan» moins séparées par des échan» crures, qui permettent très » bien de juger leur forme et leur » volume. J'ai observé deux cas » de ce genre à l'hôpital Saint» Louis, dont l'issue a été funeste. » L'autopsie démontra que des » vésicules très-multipliées s'é» taient pareillement établies dans » l'intérieur de la bouche, de l'es» tomac, et du conduit intesti» nal. »

2e. Variété. — *Dartre phlycténoïde en zône.* « Elle se déclare » par des vésicules pisiformes, très » prurigineuses, qui se réunissent » en corymbe et s'étendent en ma» nière de ceinture depuis le dos » jusqu'à la ligne blanche. »

Ce groupe est incomplet : il eût fallu y faire entrer le rupia ; d'ailleurs la *dartre phlycténoïde confluente*, ayant déjà été décrite sous le nom de pemphigus, §. 116, et de pompholix, et la *dartre phlycténoïde en zone* sous celui de zona, §. 137, pourquoi créer deux nouvelles dénominations, dont une est au moins inutile, car il est rare que le *pemphigus* soit véritablement *confluent*. J'ajouterai qu'il n'est pas exact de dire que le pemphigus et le zôna laissent à leur suite des écailles ; l'épiderme des vésicules et des bulles se desséchant sous la forme de véritables *croutes*. Quant aux phlyctènes que M. Alibert dit avoir observées dans l'estomac, je ferai seulement remarquer que la membrane muqueuse de ce viscère est dépourvue d'épithélium.

VIIe. Espèce. — *Dartre érythémoïde.* « Elle se manifeste sur une » ou plusieurs parties des tégu-

» mens, par des élevures rouges » et enflammées. Ces élevures, » produites par le gonflement du » tissu cutané, se terminent à la » longue par de légères exfolia- » tions analogues à celle de l'éry- » thème. »

Sous cette dénomination, M. Alibert a compris quelques variétés de l'érythème chronique, §. 80, et l'urticaire, §. 69. Sa description m'a paru moins exacte que celle de Bateman.

En résumé, M. Alibert n'a point assigné les caractères physiologiques et anatomiques qui distinguent les *dartres* des *teignes*, des *lèpres* et des *psoriases*. L'analyse des diverses espèces qu'il a admises, montre qu'il a souvent dissocié des altérations qui auraient dû être rapprochées, et qu'il a regardé à tort, comme identiques ou comme des lésions primitives, des états squameux et croûteux de la peau, consécutifs à des altérations variées. *V.* Teigne, Lèpre, etc.

Je crois devoir faire, ici, une courte mention de quelques autres dénominations employées par des auteurs qui ont écrit sur les maladies de la peau.

Dartre encroûtée. Expression employée par Sauvages comme synonyme de *dartre crustacée.*

Dartre en collier. Dénomination employée par Sauvages pour désigner les érythèmes chroniques qui se développent quelquefois au col, à la suite d'une irritation mécanique.

Dartre en jarretière. Nom de la sixième espèce de dartre admise par Sauvages, et par lequel il a spécialement désigné la desquamation observée sur la peau que compriment les jarretières.

Dartre de l'Inde. Sauvages indique, sous ce nom, une inflammation de la peau, observée par Bontius dans l'Inde.

Dartre farineuse. Sauvages a indiqué assez clairement le lichen, sous cette dénomination. « Componitur ex papulis rubris, parùm proeminentibus, pruriginosis, non excoriatis, nec crustaceis. (*Nosol. méth.*, in-4°., tom. 1, p. 132.)

Dartres laiteuses. Nom donné par le vulgaire, aux eczéma, aux impétigo, et même à toutes les inflammations chroniques de la peau, qui se déclarent communément chez les femmes après la suppression des lochies, à la suite des couches laborieuses, ou de la cessation brusque de l'allaitement.

Dartres locales (*local tetters*, de quelques pathologistes anglais). Ils ont désigné, sous ce nom, des inflammations vésiculeuses et pustuleuses, analogues à l'eczéma et à l'impétigo, produites par des topiques irritans appliqués sur la peau. *V.* Gale des épiciers.

Dartre lépreuse. Galien parle d'un mélange imaginé par Mégès de Sidon, pour guérir les *dartres lépreuses*, dont il n'indique pas les caractères (*Decomp. sec. loc.*, lib. v.)

Dartre miliaire. Sous ce nom, Sauvages donne une description peu exacte de l'eczéma *impétiginodes.*

Dartre noire. Sauvages indique, sous ce nom, d'après Rayger, une maladie de la peau, qui paraît devoir être rattachée aux ecchymoses spontanées. « Cognoscitur ex maculis subrotundis, » nigris, planis, glabris nec pru- » rientibus, nec dolorificis, per to-

» tum corpus dispersis; hæ maculæ intrà noctem accedunt. » In duabus puellis has observavit » Raygerus, atque eas pro scorbuticis habuit, quas spiritu co» chleariæ in syrupo fumariæ » prescripto, intusque sumendo » facilè fugavit. » (*Nos. meth.*, t. II, pag. 592.)

Dartre phagédénique. Dénomination employée dans un sens indéterminé, par quelques auteurs, et comme synonyme de *dartre rongeante*. *V*. PHAGÉDÉNIQUE.

Dartre sèche. On a indistinctement désigné, sous ce nom, les lichens chroniques, la lèpre, le psoriasis et le pityriasis.

Dartre simple. Dénomination indiquée par Sauvages comme synonyme de *dartre farineuse*.

Dartres syphilitiques. Nom par lequel on a désigné les syphilides, et d'autres inflammations de la peau, dont on avait obtenu la guérison à l'aide des préparations mercurielles.

Dartres vives. On a spécialement désigné, sous ce nom, les eczéma aigus, excoriés et fluens, les eczéma *impétiginodes*, et quelques autres inflammations aiguës de la peau. *V*. FORMICA, HERPÈS, SERPIGO.

DARTREUX, EUSE, adj., qui est de la nature des dartres. On a donné le nom d'*humeur dartreuse*, de *venin dartreux*, de *virus dartreux*, à des fluides morbifiques dont l'existence n'est point démontrée. Quelques pathologistes admettent des *métastases*, des *diathèses*, et une *cachexie* dartreuses. *V*. DARTRES.

DASYMMA, s. m., δάσυμμα. Nom par lequel les anciens désignaient une variété du *trachoma*, qu'ils supposaient produite par une diathèse dartreuse. (Sauvages.)

DASYTES, δασύτης; *hirsuties*, accroissement extraordinaire des poils. — Apparition de poils sur des parties qui en sont habituellement dépourvues.

DÉCOLLEMENT, s. m., *deglutinatio*, état d'un organe qui se trouve séparé accidentellement d'un autre. — Décollement de la *peau* dans les *abcès*, les *ulcères*, etc.

DÉCOLORATION, s. f., *decoloratio*, diminution, perte de la couleur naturelle. La peau est *décolorée* à la suite des hémorrhagies, dans la chlorose, la leucopathie, etc.

DÉMANGEAISON, s. f., *pruritus*; expression vulgaire à laquelle les médecins ont substitué celle de *prurit*.

DÉPILATIF. *V*. DÉPILATOIRE.

DÉPILATION, s. f., *depilatio*, action de dépiler, c'est-à-dire d'arracher ou de faire tomber les poils ou les cheveux, par l'application des dépilatoires.

DÉPILATOIRE, s. m. On désigne, sous ce nom, des substances plus ou moins âcres et caustiques, qui, appliquées sur la peau, en font tomber les poils.

DERMATITE, s. f., *dermatitis*, (δέρμα, peau); terme générique par lequel on a proposé de désigner collectivement toutes les inflammations de la peau.

DERME, s. m., δέρμα, *derma*, peau; nom que l'on donne à la partie la plus profonde et la plus solide de la peau. *V*. PEAU.

DERMOGRAPHIE, s. f. *dermographia*, δέρμα, peau, γράφω, je décris; description de la peau.

DERMOIDE (système). Bichat a désigné le derme par cette expression, qui, d'après son étymologie, semblerait devoir signifier *semblable* à la peau, quoiqu'on dût alors dire *dermatoïde*, et qu'il a fait dériver de *derme*, en ne regardant sans doute *oïde*, dans ce cas, que comme une désinence simple, et non comme renfermant le mot ressemblant.

DERMOLOGIE, s. f., *dermologia*, δέρμα, peau, λόγος, discours; traité sur la peau.

DERMOTAGRE, s. f., de δέρμα, derme, et de ἄγρα, capture; expression que l'on a proposée de substituer au mot *Pellagre*.

DERMOTOMIE, s. f., *dermotomia* (δέρμα, peau, τέμνω, je coupe); dissection de la peau.

DESQUAMATION, s. f., *desquamatio*, de *desquamare*, écailler; exfoliation de l'épiderme qui se détache de la surface de la peau, sous la forme d'écailles ou de lamelles.

DÉSUDATION, *desudatio*, de *desudare*, suer abondamment, *evocatio sudoris*; production spontanée ou provoquée de sueurs abondantes et continues. C'est dans ce sens littéral que les anciens auteurs ont employé le mot *désudation*. Par exemple, quelques-uns d'entre eux disent avoir observé qu'une *désudation* trop considérable entraîne la perte des malades. D'un autre côté, plusieurs modernes ont indiqué ou décrit sous le nom de *désudation* une légère altération de la peau, précédée ou accompagnée de sueurs abondantes, et dont les caractères seront exposés à l'article *sudamina*. Enfin, quelques auteurs ont employé comme synonymes les mots *désudation* et *éphidrose*.

DIABROSE, s. f., *diabrosis* (διά, à travers, βρώσκω, je ronge; synonyme d'*érosion* ou de *corrosion*.

DIAPÉDÈSE, s. f., διαπήδησις, de la proposition διά, par, au travers, et de πηδάω, je jaillis. Mot employé pour désigner une maladie très-rare, connue sous le nom de *sueurs de sang*. §. 594.

DIAPHORESE, s. f., *diaphoresis*, διαφόρησις, de διαφορέω, je répands; transpiration plus forte que la transpiration naturelle, et moins considérable que la sueur.

DIAPHORÉTIQUE, adj. et s., *diaphoreticus*, qui excite la *diaphorèse*. Les *diaphorétiques* sont des sudorifiques peu énergiques, tels que la bourrache, la bardane, etc. On a aussi donné le nom de *diaphorétique* à la *suette*.

DIFFUS, E, adj., *diffusus*, très-étalé, très-étendu; ex. *psoriasis diffusa*. §. 496.

DISCRET, E, adj., *discretus*, distinct, séparé; se dit de la variole, dont les pustules sont distinctes et séparées les unes des autres, par opposition à la variole confluente. *V*. Confluent.

DISTICHIASE, s. f., *distichiasis*, διστιχία ou διστιχίασις, de δίς, deux fois et de στίχη; rang; développement sur le bord libre des paupières d'une double rangée de cils, dont une est dirigée contre le globe de l'œil.

DJUSAM. *V*. Juzam.

DOTHIEN, s. m., δοθιήν, *furunculus*. *V*. Furoncle, §. 373.

DRAGONNEAU (*Gordius* Linn.) Annélide abranche, ayant le

corps en forme de fil ; de légers plis transverses en marquent seuls les articulations, et l'on n'y voit ni pieds, ni branchies, ni tubercules. Cependant à l'intérieur on y distingue encore un système nerveux à cordons noueux. Les dragonneaux habitent dans les eaux douces, dans la vase, les terres inondées, qu'ils percent en tous sens. (G. Cuvier.) Les espèces n'en sont pas encore bien distinguées. La plus connue (*Gordius aquaticus*) est longue de plusieurs pouces, presque déliée comme un crin, brune, à extrémités noirâtres; elle a été confondue par quelques auteurs avec le filaire de Médine. *V.* Filaire. §. 896.

DURILLON, s. m., *callus*; petite tumeur formée par l'épaississement de l'épiderme. §. 753.

DYSCHROIE, s. f., *dischroia*, (δὺς, mauvais, χρόα, couleur); altération de la couleur de la peau.

DYSHAPHIE, s. f., *dyshaphia*, (δὺς, mauvais, ἁφή, tact); lésion du tact.

DYSHYDRIE, s. f., *dyshidria*, (δὺς, mauvais, ἱδρώς, sueur); altération de la sueur.

DYSODIE, s. f., *dysodia* (δὺς, ὄζω, je sens); odeur fétide qui s'exhale de diverses parties du corps des animaux. J'ai dû me borner à décrire la *dysodie cutanée*. §. 688.

E.

EAUX AUX JAMBES (vétérin.); *grease* des Anglais; inflammation pustuleuse qui attaque spécialement les paturons des pieds de derrière du cheval, et ainsi appelée à cause de l'écoulement très-abondant qui est un de ses principaux caractères. En consultant les ouvrages des vétérinaires qui ont écrit sur les *eaux aux jambes*, il m'a paru qu'ils avaient désigné confusément sous ce nom plusieurs inflammations de la peau. D'après Jenner, Loy et Sacco, etc., l'humeur sécrétée par l'une de ces espèces de *grease* appliquée sur le pis de la vache ou sur la peau de l'homme, peut y déterminer le développement de pustules vaccinales bien caractérisées. §. 260.

ÉBULLITION, s. f., *ebullitio*. D'après son sens étymologique, ce mot devrait être uniquement employé pour désigner le développement ou l'apparition des *bulles* à la surface de la peau enflammée; phénomène qu'on observe quelquefois dans l'érysipèle, et toujours dans le pemphigus. Employé jusqu'à ce jour dans les acceptions les plus variées, le mot *ébullition* n'offre plus aujourd'hui qu'un sens vague et indéterminé. Quelques pathologistes français donnent ce nom, ou celui d'*ébullition de sang*, à une éruption réellement *vésiculeuse* (eczéma); d'autres appellent *ébullitions* des phlegmasies exanthémateuses de la peau. *V.* Roséole, Urticaire.

ÉCAILLE, s. f. Mot emprunté de l'allemand *schale*, en latin *squama*; nom donné, par métaphore, à des lamelles épidermiques, qui, par leur forme et leur aspect, se rapprochent plus ou moins des écailles de poisson. La forme des écailles épidermiques, leurs dimensions en largeur et en épaisseur, leur couleur variable, leur opacité et leur semi-transparence, leur inégale densité, leur composition chimique, l'étendue de leur adhérence au corps réticulaire de la peau, leur mode de production, leur chute, leur reproduction plus ou moins rapide, etc., sont autant de circonstances qui, étudiées avec soin, ont fourni plusieurs caractères importans pour la distinction des différentes espèces de maladies cutanées. *V.* ICHTHYOSE, LÈPRE, PITYRIASIS, PSORIASIS, etc.

ÉCAILLEUX, adj., *squamosus*, qui a de l'analogie avec une écaille de poisson. Plenck, Willan et Bateman ont appelé *maladies écailleuses*, un groupe d'altérations de la peau, principalement caractérisées par la production et la chute d'écailles épidermiques. *V.* SQUAMEUX.

ECCHYMOSE, s. f., ἐκχύμωσις, *ecchymosis*; extravasation de sang dans le tissu des organes, et en particulier sous la peau ou dans son épaisseur, §. 95. (Mot dérivé de ἐκ, hors, χυμὸς, suc, humeur, ou ἐκ, hors et χόω ou χέω, je répands.

ÉCHAUBOULURES, s. f. pl., ou *échaubouillures*; nom vulgaire par lequel on désigne assez généralement de très-petites vésicules qui se développent sur la peau pendant les chaleurs de l'été; c'est la variété de l'*eczéma* appelée par Willan *eczéma solare*; elle a été quelquefois confondue avec la gale par des observateurs superficiels. (*V.* ECZÉMA.) Le mot *échauboulures* a été employé par Sauvages et plusieurs autres auteurs, dans d'autres acceptions, et en particulier comme synonyme d'*ébullition*, d'*hydroa*, de *sudamina*.

ÉCHARDE, s. f. On appelle ainsi de petits corps pointus, accidentellement introduits dans l'épaisseur de la peau.

ÉCHINOPHTHALMIE, s. f., *echinophthalmia*; d'ἐχῖνος, hérisson, d'ὀφθαλμία, ophthalmie; inflammation des paupières, dans laquelle les cils sont saillans et comme hérissés.

ÉCORCHURE, s. f., *intertrigo*, παράτριμμα; dénudation de la peau; synonyme d'*excoriation*.

ECTHLIMME, s. m. (θλίϐω, je comprime); ulcération superficielle de la peau, produite par une forte compression.

ECTHYMA, s. m., dérivé de ἐκθυμιάω, *exhalo*, *evaporo*, ou de ἐκθύειν, rompre avec fureur; fut employé par les médecins grecs dans le même sens qu'*enormia*. Hippocrate paraît se servir du mot ἐκθύματα (*Epid.*, *lib.* 3) pour désigner une phlegmasie pustuleuse des tégumens. Les traducteurs latins ont rendu cette expression par *pustulæ*. D'après cette acception primitive, Willan a imposé le nom d'*ecthyma* à une inflammation de la peau, principalement caractérisée par l'apparition sur une ou plusieurs régions du corps, de larges pustules, ou pustules *phlyzaciées*. A l'exemple de Bateman et de Young, nous l'avons employé dans la même acception, §. 269. J. P. Frank, Chiarurgi et Joseph Frank paraissent avoir décrit l'ecthyma sous le nom de *psydracia*.

ECTILLOTIQUE, adj. et s. m., *depilatorius*, ἐκτιλλωτικος (ἐκ de, τίλλω, j'arrache); dépilatoire.

ECTRIMME, s. f., ἐκτρίμμα; ulcération de la peau dans les parties du corps en contact avec le lit. Cette dénomination est préférable à celle de *coccyx*, donnée par quelques auteurs à cette inflammation gangréneuse de la peau.

ECZÉMA, s. m., dérivé du grec ἐκζέω, *effervesco*; expression que nous avons adoptée d'après Willan et Bateman pour désigner une maladie de la peau non contagieuse, principalement caractérisée à son début par de petites vésicules très-rapprochées les unes des autres, et dont la base est peu ou point enflammée, §. 191.

— Eczéma *mercuriel*, variété remarquable de l'eczéma, produite par l'action du mercure, §. 197.

EFFLORESCENCE, s. f., *efflorescentia*. Sauvage a imposé ce nom (*efflorescentia*) au deuxième ordre de la première classe de sa nosologie.) *V*. ÉLEVURES. Quelques auteurs l'ont employé comme synonyme d'*élevures* et d'*ébullition*, ou pour désigner une desquamation farineuse ou furfuracée.

ÉGRATIGNURE, s. f., *summæ cutis laceratio*. Déchirure légère et superficielle des tegumens, faite avec les ongles.

ÉLÉPHANTIASIS, s. m.; mot dérivé du grec ἐλέφας, éléphant: expression employée par les médecins grecs pour désigner une maladie de la peau, principalement caractérisée par la formation, dans diverses parties du corps, de tubercules durs et proéminens, par la chute des poils, et la diminution de la sensibilité des tégumens. Plus tard, les Arabes ont décrit sous le nom d'*éléphantiasis* une inflammation des vaisseaux et des ganglions lymphatiques, et du tissu cellulaire sous-cutané, annoncée par la douleur, la rougeur et la tuméfaction des vaisseaux absorbans et des ganglions, et caractérisée ensuite par un gonflement dur, difforme et permanent, dont les dimensions deviennent de plus en plus considérables. Nous avons décrit la première de ces maladies sous le nom d'*éléphantiasis des Grecs*, §. 468, et la seconde sous celui d'*éléphantiasis des Arabes*, §, 905, sans nous dissimuler les inconvéniens attachés à de semblables dénominations.

— *Éléphantiasis tuberculeux*, nom plus convenable donné à l'éléphantiasis des Grecs. Arétée désigna cette maladie sous le nom d'*éléphantiasis*, parce qu'il crut trouver quelque ressemblance entre les tégumens des individus qui en étaient affectés, et la peau rude et âpre de l'éléphant. Aétius interprète différemment cette dénomination. Suivant lui, elle était destinée à rappeler l'énormité des désordres organiques et leur longue durée. La plupart des individus qui en avaient été atteints s'étant fait remarquer par une disposition excessive au libertinage, ces deux auteurs rapportent que l'on assigna également à cette maladie le nom de *satyriasis* ou de *satyriasmos*; ils ajoutent que l'état de relâchement et la disposition des rides de la peau du front lui donnant quelque ressemblance avec le front mobile et proéminent du lion, quelques auteurs lui avaient imposé le nom de *léontiasis*. Les médecins arabes attribuent une autre origine à cette dénomination. La face, dit Haly-Abbas, est appelée *Léontine*, parce que le blanc des yeux des malades devient livide, et que ces organes ont une forme arrondie. Enfin suivant Avicenne, cette expression fait allusion à l'aspect hideux et terrible de la face, semblable à celle du lion. Je termine ces détails étymologiques, en faisant remarquer que le *Juzam* décrit par les anciens auteurs arabes me paraît être la même maladie que l'éléphantiasis des Grecs, qui est encore aujourd'hui désigné, dans la Perse et dans l'Arabie, par une expression à-peu-près semblable.

—*Éléphantiasis des Arabes*. Cette maladie n'a été bien étudiée que dans le siècle dernier. Longtemps avant, elle avait été indiquée par Rhazès, qui l'avait observée en Afrique et en Asie; mais la courte description tracée par cet auteur, défigurée par les interprètes, était restée dans l'oubli. Depuis le commencement jusqu'à la fin du dix-huitième siècle, Town, Hillary et Hendy en ont successivement présenté un tableau plus exact sous le nom de *maladie glandulaire des Barbades*. Plus récemment encore, M. Alard, par de précieuses et savantes recherches, a jeté un nouveau jour sur l'histoire de cette maladie.

L'éléphantiasis des Arabes a été désigné très-diversement, suivant les lieux où il a été observé, et suivant les opinions particulières des auteurs qui en ont donné des descriptions plus ou moins exactes. Il est démontré pour nous que les maladies appelées *andrum* (*hydrocèle*) et *pérical* (pied fébricitant) par les naturels de la côte du Malabar et de l'île de Ceylan, et désignées par Kæmpfer sous le nom d'*hydrocèle* et de *pédarthrocacé*; que le *senky* ou *colique du Japon* produisant des tumeurs aux grandes lèvres, à la marge de l'anus et au scrotum; que les *herniés charnues* observées sur les habitans du Caire, par Prosper Alpin; que le *sarcocèle d'Égypte* décrit par Larrey; que la *fièvre érisypélateuse* de Sennert et d'Hoffmann; que la maladie *glandulaire des Barbades* de Hendy; que le *dal-fil* (maladie de l'éléphant) des Arabes modernes; sont absolument de la même nature que l'éléphantiasis de Rhazès. J'ajouterai que toutes ces dénominations sont plus ou moins inexactes, et que plusieurs même donnent une idée tout-à-fait fausse de la maladie qu'elles sont destinées à rappeler. J'ai employé la dénomination *d'éléphantiasis des Arabes* comme la plus ancienne et la plus généralement adoptée.

ÉLÉPHANTIASIQUE, adj.

ÉLÉPHANTIQUE, *elephanticus*, qui est affecté d'éléphantiasis.

ÉLÉPHANTOPE, *éléphantopus* (ἐλέφας, éléphant, ποῦς, pied) se dit de l'éléphantiasis qui attaque les extrémités inférieures.

ÉLEVURES, s. f.; expression vulgaire que plusieurs pathologistes ont appliquée indistinctement aux pustules, aux papules, aux vésicules et aux tubercules qu'on observe dans les maladies de la peau. Les élevures (*efflorescentiæ*) forment le second ordre de la première classe de la nosologie de Sauvages : elles comprennent trois genres: les dartres, l'épinyctide, le psydracia, et l'hydroa. Je cite cette particularité, moins pour faire sentir les défauts trop évidens d'un pareil groupe, que pour démontrer que le mot *élevure* a été employé dans diverses acceptions. Pour moi, je m'en suis servi comme d'une expression générale pour dénommer toutes les éminences à la surface de la peau, que leurs petites dimensions ne permettaient pas de désigner sous le nom de tumeurs. Suivant leur structure, les élevures sont des pustules, des vésicules, des papules, etc. *V.* Tumeurs.

ÉLODE, adj., *elodes*, ἐλώδης. Les anciens désignaient par ce mot, dérivé d'ἕλος, marais, lieu humide, une fièvre continue très-grave qui, dès le début, était accompagnée de sueurs continues.

EMPIGO, s. m. Nom que les Portugais donnent à une espèce d'éléphantiasis, que l'on observe au Brésil.

ENGELURE, s. f., dérivé de *gelu*, gelée, §. 561; *pernio* (dérivé de πτερνα, *perna*, talon) *bugantia*, Mercatus; *erythema pernio* (Sauvages), *erythema à frigore* (Cullen).

ENTREFESSON, s. m., mot par lequel le vulgaire désigne l'érythème des fesses, déterminé par le frottement continuel de ces parties pendant une longue marche. *V.* Intertrigo.

ENVIES, s. f., nom vulgaire par lequel on désigne les altérations congéniales et persistantes, observées dans la structure et la couleur de la peau. Plenck en a fait mention sous le nom de *maculæ maternæ*. Sauvages, Lorry, et quelques autres pathologistes appellent indistinctement *nævus*, *nævus maternus*, *nævus ab imaginatione maternâ pendens*, ces mêmes maladies des tégumens. En adoptant comme terme générique le mot *nævus*, Bateman l'a débarrassé, avec raison, de ces adjectifs. Seul, il indique un des caractères extérieurs de ces altérations de la peau du fœtus, puisqu'il signifie littéralement une *tache congéniale*, un changement de couleur à la peau; accolé au mot *maternus*, il n'exprimerait plus qu'une hypothèse ; rien ne prouve en effet que ces taches soient produites par l'imagination de la mère ou par des envies qu'elle aurait éprouvées pendant sa grossesse. Ces considérations ont fixé mon choix sur la dénomination employée par Bateman. *V.* Nævus.

ÉPHÉLIDE, s. f. *éphélis*, dérivé de ἐπὶ, sur, et de ἥλιος, soleil, Les Grecs donnèrent d'abord le nom d'ἐφήλις aux taches produites sur les tégumens par les rayons solaires. Hippocrate employa cette expression dans ce sens ; mais il l'appliqua aussi aux maculatures qu'il avait observées à la face, chez les femmes, pendant la grossesse. Cette première extension du mot *éphélide* a été suivie de beaucoup d'autres ; et successivement on s'est servi de ce mot pour désigner plusieurs altérations de la peau, qui n'ont entre elles que des rapports assez éloignés. Pour ne citer que deux nosologistes, Sauvages et M. Alibert ont placé des *taches scorbutiques* parmi les nombreuses variétés dont se compose leur genre *éphélides*. Plater avait antérieurement donné le nom d'*éphélides* aux vésicules de la gale. Le mot *éphélide*, en vieillissant, étant donc devenu à-peu-près synonyme de *tache* ou de *maculature*, quelques nosologistes ont cherché à différencier entre eux les changemens de couleur à la peau, par un adjectif qui rappelât un de leurs principaux attributs. Ces dénominations composées sont elles-mêmes le plus ordinairement vicieuses : l'une (*éphélide solaire*) est un pléonasme; l'autre (*éphélide hépatique*) présente une image tout-à-fait inexacte. Une nouvelle source de confusion dans le langage des pathologistes est née d'une autre circonstance. Plusieurs mots (*chloasma, lentigo, lenticula, macula, vitiligo*) ont été employés par d'autres pathologistes pour désigner les *éphélides* en général, ou seulement quelques-unes de leurs variétés. Ces expressions elles-mêmes ont reçu diverses acceptions; de sorte que tel mot est tantôt pris comme substantif pour caractériser un genre, et tantôt comme adjectif pour désigner une variété (*Ephelis lentigo*, Sauvages. — *Lentigo ephelis*, Jos. Frank). Il est facile de prévoir que les auteurs qui, à diverses époques, ont donné le nom d'éphélides à un groupe de maladies de la peau, uniquement fondé sur les changemens de couleur qu'elle éprouve, ont dû être inévitablement conduits à renfermer dans un même cadre des altérations qu'il est impossible de considérer comme des variétés d'un même état morbide; et la qualification d'*espèce* ou de variété appliquée à chacune de ces maladies par tel ou tel pathologiste ne prouve pas plus leur degré d'affinité que le terme générique employé pour les désigner collectivement n'indique leur véritable caractère.

Pour nous, à l'exemple de Lorry, de P. et de Jos. Frank, nous avons employé le mot *éphélide* dans son acception littérale, bien indiquée par L. Blancard et Castelli. §. 643.

— *Éphélide hépatique* (Alibert); vitiligo hepatica (Sauvages); macula hepatica (Sennert); kelis fulvescens (Swediaur); *taches hépatiques*; c'est le *chloasma*, §. 648.

— *Éphélide lentiforme* (Alib.); *ephelis lentigo*, *lenticula*, vulgairement *taches de rousseur*; c'est le *lentigo*, §. 646.

— *Éphélide lentiforme ignéale* (Alib.); ephelis ab igne (Sauvages); ephelis spuria (J. P. Frank); variété de la brûlure, caractérisée par des taches qui se développent principalement sur la partie interne des jambes et des cuisses des femmes qui ont l'habitude, durant le froid de l'hiver, de placer sous leurs pieds des vases de terre qui contiennent de la braise ou du charbon ardent. *V.* Brulure.

— *Éphélide lentiforme solaire* (Alibert); ephelis à sole (Sauvages); maculæ solares (Plenck); nigredo à sole (Sennert); lentigo æstiva sive ephelis (Jos. Frank); ephelis vel à sole macula (Jos. Frank); ephelis (Lorry); vulgairement le *hâle*: c'est l'*éphélide* telle que nous l'avons décrite, §. 643.

— *Éphélide scorbutique* (Alibert) : *ephelis scorbutica* (Sauvages); taches rouges ou brunes, d'une grande étendue, produites par le flux du sang dans la peau, ou sa fusion dans le tissu cellulaire sous-cutané. Ces taches s'observent dans le *scorbut* et dans le *pourpre hémorrhagique*. *V.* ces mots.

EPHIDROSE, ἐφίδρωσις. Dans le recueil connu sous le nom d'*œuvres d'Hippocrate*, ce mot est employé dans deux acceptions différentes; le plus ordinairement pour désigner une sueur légère et non critique, *sudati uncula inutilis et malæ notæ*; et quelquefois (*coac. pror.*), dans un sens opposé, pour indiquer une sueur critique et salutaire. Suivant L. Blancard, le mot *ephidrosis*, dérivé de ἐπὶ, sur, et de ἱδρώς, sueur, fut employé par les médecins grecs pour exprimer l'apparition de la sueur, *proventus sudoris*, sur les parties supérieures du corps, ou sur toute sa surface. Th. Willis se sert à-peu-près indistinctement des mots *ephidrosis, sudor* et *sudatio*. Dans la Nosologie de Sauvages, l'*éphidrose* (*sudor morbosus*, *sudatio morbosa*) est le vingtième ordre de la neuvième classe, *seri fluxus*. Cet auteur a composé le groupe *éphidrose* de vingt espèces de sueurs morbides : *Ephidrose spontanée*, *Éph. scorbutique*, *Éph. fébrile*, *Éph. diaphorétique*, *Éph. hectique*, *Éph. des exanthèmes*, *Éph. fébrile intermittente*, *Éph. d'un des côtés du corps*, *éph. lactée*, *Éph. oléagineuse*, *Éph. vineuse*, *Éph. noire*, *Éph. jaune*, *Éph. urineuse*, *Éph. sanguinolente*, *Éph. bleue*, *Éph. saburrale*, *Éph. acide*, *Éph. saline*. M. Lasteyras, dans une dissertation inaugurale, soutenue en 1813, à l'école de Paris, appelle éphidrose « l'exhalation habituelle» ment versée sur toute la surface » du corps, qui a reçu le nom » de transpiration, ou de sueur, » suivant qu'elle se fait dans cer» tains temps ou dans des propor» tions plus ou moins grandes. » Enfin, M. Villeneuve pense que le mot éphidrose signifie, dans les anciens auteurs, *sueur abondante*, et qu'il conviendrait de ne s'en servir ultérieurement que pour désigner la sueur qui ne tiendrait à *aucune affection*, et qui serait assez considérable pour constituer un état morbide essentiel. Le mot éphidrose doit être désormais inutile, puisqu'il n'offre point de sens rigoureux et bien déterminé dans les ouvrages des anciens, et que les pathologistes modernes et les lexicographes l'ont diversement interprété. *V.* SUEURS MORBIDES.

ÉPIAN. *V.* PIAN.

ÉPIDERME, s. m., *épidermis*, *cuticula*, du grec ἐπιδέρμις; partie la plus superficielle de la *peau*.

ÉPIDERMIQUE et ÉPIDERMOIDE, adj., qui appartient à l'épiderme. La seconde de ces expressions, employée seulement par Bichat, est inexacte dans ce sens, et signifierait plutôt, d'après son étymologie, *qui ressemble à l'épiderme*.

ÉPILATOIRE, adj. *V.* DÉPILATOIRE.

ÉPINYCTIDE, s. f., ἐπὶ, dans, et de νύξ, génitif νυκτὸς, nuit, en latin *epinyctis*, *pustula serotina*, *pustula nocturna*; nom donné par les médecins grecs et latins à une maladie de la peau, sur l'existence et le caractère de laquelle il reste beaucoup d'incertitude. Au moins est-il constant que depuis la renaissance des lettres on n'a pas publié d'observations particulières exactes sur l'épinyctide. Tous les auteurs qui en ont parlé dans leurs ouvrages, se sont bornés à copier plus ou moins fidèlement, ou à commenter les descriptions des anciens. D'un autre côté, il est probable que les premiers observateurs, qui n'avaient qu'une connaissance superficielle et tout-à-fait incomplète des maladies de la peau, ont appelé *epinyctis* quelque phlegmasie cutanée, aujourd'hui mieux connue sous une autre dénomination; il se pourrait aussi qu'ils aient imposé ce nom à un groupe de phénomènes morbides, formé d'élémens hétérogènes et présentés comme une maladie distincte. Ajouterai-je que par vénération pour les grecs et les latins, quelques érudits ont préféré supposer que l'épinyctide était une maladie devenue très-rare, ou qu'on n'observait point dans nos climats. Quoi qu'il en soit, l'épinyctide, d'après les auteurs grecs et latins qui en ont parlé, est caractérisée par une ou plusieurs petites pustules qui se développent le plus ordinairement sur les jambes, mais qui peuvent avoir leur siége sur d'autres régions du corps. Les pustules s'élèvent sur la peau pendant la nuit. Elles sont blanches, rougeâtres, livides ou noirâtres, de la grosseur d'un pois ou d'une fève, et entourées d'une auréole enflammée. Les douleurs, à-peu-près nulles pendant le jour, s'aggravent le soir à tel point, que les malades éprouvent souvent la nuit des souffrances intolérables; elles cessent le matin, et s'exaspèrent de nouveau à la fin de la journée. C'est à cette circonstance qu'est dû le nom d'épinyctide, suivant Ætius, Celse et Paul d'Ægine; mais Galien fait dériver cette dénomination de l'époque de l'invasion de la maladie, qui, selon lui, a lieu le soir. Sennert et plusieurs auteurs ont adopté ces deux étymologies. Après un court laps de temps, les pustules se rompent et laissent à découvert une surface ulcérée, d'où s'écoule une humeur muqueuse et sanguinolente. Dans le traitement de l'épinyctide, qu'il regarde comme *pessima pustula*, Celse recommande aux malades un léger exercice, de manger peu, et de s'abstenir de l'usage des alimens âcres et des irritans. Les bains généraux, les onctions oléo-vineuses, les cataplasmes émolliens sur les pustules, si elles sont nombreuses, sont également conseillés par cet auteur, qui veut qu'on panse les ulcérations de l'épinyctide avec un épithème composé de litharge et de fenugrec, de feuilles de roses et de suc de chicorée.

Il est évident que cette esquisse symptomatique, qui renferme tout ce que les anciens ont publié sur les caractères de l'épinyctide, est vague, incomplète, et laisse à désirer des détails indispensables sur le mode de développement, sur la forme, la marche, la durée des pustules; sur l'état de la peau qui les entoure; sur l'aspect et l'étendue des ulcérations observées dans la dernière période, etc.; et comme il est démontré pour l'auteur de cet article, que les médecins grecs et latins ont donné des descriptions peu fidèles des maladies pustuleuses (*impetigo*, *porrigo*, etc.), et qu'ils ont souvent employé indistinctement les expressions *pustule*, *exanthème*, *papule*, etc., il croit pouvoir affirmer qu'il est impossible aujourd'hui de rapporter sûrement à aucune maladie connue l'épinyctide, dont l'existence, comme lésion spéciale, peut être contestée.

Lorry a traité assez longuement de l'épinyctide; mais il avoue qu'il ne l'a jamais observée. Toutefois il pense avoir rencontré dans sa pratique, des affections pustuleuses analogues à celles indiquées par Celse. Il ne leur donne point de nom particulier, et il en rapporte l'histoire trop succinctement pour qu'il soit possible de s'en faire une idée exacte. Turner ne paraît pas avoir été plus heureux, et s'est borné à présenter un extrait de la description des anciens. L'épinyctis est la huitième espèce du second ordre (*élevures*) de la première classe (*vices*) de la Nosologie de Sauvages, qui en admet deux variétés, *epinyctis vulgaris*, et *epinyctis pruriginosa*. Il assigne à la première, pour caractères, les symptômes indiqués par Celse; et à la seconde, la plupart des phénomènes morbides qu'on observe dans l'urticaire. J. Frank, Bateman et M. Alibert n'ont point fait mention de l'épinyctide. En résumé, cette expression doit être bannie des nosographies, et ne se trouver désormais que dans les vocabulaires ou dans les ouvrages qui traiteront de l'histoire de l'art.

EPITHÉLIUM, s. m., *epithelium, epithelis* (ἐπὶ, sur, θηλή, mamelon); nom donné par Ruysch à l'épiderme des mamelons, des lèvres, etc., et employé aujourd'hui pour désigner la couche épidermique qu'on observe sur quelques membranes muqueuses.

ÉPULOTIQUE, adj., *epuloticus* (ἐπὶ, sur, οὐλή, cicatrice); cicatrisant.

ÉRECTILE, adj., *erectilis* (d'*erigere*, relever) *tissu erectile*, normal ou accidentel.—Tumeurs *érectiles*, §. 709. *V.* TÉLANGIECTASIE.

ÉROSION, s. f., *erosio, rasura*, du verbe latin *erodere*, ronger, manger en rongeant.—Érosion de *la peau* dans le lupus, dans le cancer, etc.

ÉRUPTIF, adj., *eruptivus*; qui est accompagné d'une éruption; maladie, fièvres *éruptives*.

ÉRUPTION, adj., *eruptio*, *erumpere*, rompre; expression principalement usitée pour désigner la formation et l'époque de l'apparition des *exanthèmes*, des *vésicules*, des *pustules*, des *papules*, etc. dans les nombreuses inflammations de la peau, qui se montrent sous l'une de ces formes. Le mot *éruption* a reçu beaucoup d'autres acceptions. Puzos décrit la miliaire des nouvelles accouchées sous le nom d'*éruption laiteuse*; Sauvages, dans sa Nosologie, rend le mot *psydracia* par celui d'*éruption*. Plusieurs auteurs employent le mot *éruption* comme synonyme de phlegmasie cutanée; c'est ainsi qu'on a écrit et qu'on dit vulgairement, *être atteint d'une éruption*; *l'éruption parcourt régulièrement ses périodes; l'éruption est sortie ou est rentrée*, etc.; enfin quelques médecins français appellent *éruptions anomales, fugaces*, toutes celles dont ils ignorent le nom et le véritable caractère. Admettre et décrire avec Lorry des éruptions critiques et non critiques, printannières et automnales, conduirait à morceler l'histoire des phlegmasies de la peau; exposer, à l'exemple de quelques autres, des généralités sur les causes, les symptômes, le diagnostic, le pronostic et le traitement des *éruptions*, ce serait rattacher à une mauvaise dénomination un premier aperçu de la plupart des maladies de la peau.

Par analogie, on a donné le nom d'*éruption* au développement des pustules et des vésicules sur les membranes muqueuses enflammées, pourvues d'épithélium.

— *Éruption* est souvent employé pour indiquer le *développement* d'une inflammation quelconque à la surface du corps.

— *Éruption anomale rosace. V.* Roséole.

ÉRYSIPÉLATEUX, adj., *erysipelatosus*, qui tient de l'érysipèle.

ÉRYSIPÈLE, s. m., *érysipelas: febris erysipelatodes*. Le mot *érysipèle*, suivant quelques-uns, a été formé du verbe ἐρύω, j'attire, et de πέλας, proche, cette phlegmasie s'étendant facilement sur les parties environnantes; d'autres, avec plus de raison, le font dériver de ἐρυθρός, rouge, expression qui rappelle un des principaux phénomènes morbides de l'érysipèle, et de πέλος, peau, *rougeur de la peau*, §. 86. Hippocrate a pu donner le nom d'*érysipèle*, à des inflammations de la vessie et de l'utérus; mais ces phlegmasies et celles des principaux organes de l'économie ayant reçu depuis des noms particuliers, si l'on ne veut pas tout confondre, il est impossible d'admettre et de décrire avec Cullen et J. P. Frank, des *érysipèles du cerveau, du poumon*, etc. L'érysipèle a été nommé par quelques pathologistes, *vrai*, *légitime*, *bilieux*, ou *érysipèle proprement dit*, lorsqu'il parcourait régulièrement ses périodes; *faux* ou *bâtard*, lorsqu'il était compliqué de phlegmon ou d'œdème; enfin, suivant que l'inflammation des tégumens était plus ou moins grave, qu'elle survenait dans le cours d'une autre maladie, qu'elle était produite par une cause externe, que la résistance de la peau ou du tissu cellulaire sous-cutané approchait plus ou moins de celle du squirrhe, l'érysipèle a été qualifié par plusieurs auteurs de *benin* ou de *malin*, de *secondaire*. *accidentel*, *squirrheux*, etc. Ces dénominations rappellent des distinctions trop peu importantes pour être conservées. En attribuant l'érysipèle à la présence de *la bile*, à des *sabures* dans les *voies digestives*, ou à une *acrimonie* des *humeurs*, à un *principe érysipélateux*, les modernes ne me paraissent pas plus heureux dans leurs théories que Galien qui pensait que l'érysipèle était une fluxion humorale produite par une bile jaune fortement échauffée; que Van-Helmont qui l'attribuait à un apostème tout de feu dans lequel brûlait un esprit vital, etc. Dans l'érysipèle, le cœur, les organes digestifs, le cerveau et ses membranes peuvent devenir le siége de lésions plus ou moins graves. Or, c'est pour avoir méconnu ces affections sympathiques et groupé abstractivement les symptômes qu'elles produisent, que J. P. Frank, M. Pinel, et plusieurs modernes ont été conduits à admettre des érysipèles compliqués avec des *fièvres essentielles*, *inflammatoire bilieuse*, *adynamique* ou *putride*, *ataxique* ou *nerveuse*, etc.

Quelques auteurs ont décrit le *zona* comme variété de l'érysipèle, et l'*érythème* comme le premier degré de l'inflammation érysipélateuse. *V*. Zona, Érythème.

ÉRYTHÉMATEUX, ÉRYTHÉMATIQUE, adj., qui a rapport à l'érythème.

ÉRYTHÈME, s. m., *erythema*, ἐρύθημα, du verbe ἐρυθαίνω, je rougis : tous les auteurs n'ont pas attaché le même sens au mot *érythème*; ἐρύθημα signifie simplement *rougeur* morbide dans Hippocrate : il est synonyme d'*érysipèle idiopathique* dans Sauvages; d'après Cullen il désigne une légère inflammation de la peau, sans fièvre concomitante ou secondaire; suivant Callisen, c'est le plus faible degré de l'érysipèle : enfin l'*érythème mercuriel* des docteurs Mullin et Spens est une variété de l'eczéma.

— *Erythema nævus* (J. Frank); c'est le *nævus flammeus*, de Sauvages; *morphea flammea*; — taches de feu. —

Erythema gutta rosa (J. Frank), *bacchia*; *vari*; erythème qu'on observe dans la couperose.

Erythema pernio (J. Frank), premier degré des engelures.

— *Erythema intertrigo* (J. Frank) : excoriations du col, des plis des aines, des fesses, des cuisses, etc.

— *Erythema Œdematodes* (J. Frank); érythème produit par la distension de la peau, chez les hydropiques.

Les divisions de Willan sont plus exactes. Je les ai la plupart adoptées, §. 76.

ESOCHE, s. f., ἐσωχή; tumeur cachée dans l'anus, selon Vogel.

ESCARRE. *V*. Eschare.

ESCHARE, s. f., *eschara*, ἐσχάρα, portion plus ou moins considérable de parties molles exhalant une odeur particulière, et frappée de mort.

ESSERA, s. m., *sora*, *sare*: *echra* (Serapion), nom donné par les médecins arabes à une maladie qui est évidemment une variété de l'urticaire. L'*essera* est principalement caractérisé par des taches exanthématiques sensiblement élevées au-dessus du niveau de la peau, d'une couleur rouge peu animée, presque blanches à leur centre, et accompagnées de démangeaisons insupportables (Sauvages). Castelli a méconnu le véritable caractère de l'essera; mais il n'a point échappé à Blancard. Sauvages et Plenck ont exposé exactement les principaux symptômes de cette maladie; mais ils l'ont séparée sans motif de l'urticaire. Enfin c'est sans fondement que cette affection a été rapportée à l'épinyctide par Forestus, à l'hydroa par Lorry, et qu'Alberti en a décrit une prétendue variété sous le nom d'*essera scorbutique*.

ESTHIOMÈNE, du grec ἐσθιόμενος, qui ronge, qui dévore : ex. ἕρπης ἐσθιόμενος, *herpes exedens*. V. Dartre rongeante.

ÉTIOLEMENT, s. m., décoloration de la peau, produite par le défaut d'action de la lumière sur le corps.

EXANTHÉMATEUX, EXANTHÉMATIQUE, adj., *exanthematicus*, qui est de la nature de l'exanthème, qui a rapport à l'exanthème. Nous avons désigné, sous le nom de *phlegmasies exanthémateuses*, un groupe d'inflammations de la peau caractérisées par l'injection sanguine de la peau. On a dit aussi *affection exanthématique*, *fièvre exanthématique*, pour désigner le mouvement fébrile qui accompagne un exanthème.

EXANTHÉMATOLOGIE (de ἐξάνθημα, exanthème, et de λόγος, discours). Traité des exanthèmes.

EXANTHÈME, s. m., *exanthema*, ἐξάνθημα, dérivé de ἐξανθέω, *effloresco*, *erumpo*. Cette expression n'a point de sens précis et déterminé dans les œuvres d'Hippocrate; elle est tour-à-tour employée pour désigner le lichen, la lèpre, le leucé; elle est appliquée indistinctement à des vésicules miliaires, à des taches cutanées, proéminentes et enflammées; à des affections de la peau analogues à la brûlure, aux morsures de puces ou de punaises, etc.; à des ulcérations superficielles, et même à des ulcères. La même confusion se fait remarquer dans les auteurs qui ont écrit, depuis les médecins grecs jusqu'à Willan. La variole, l'eczéma, la rougeole, la scarlatine, les pétéchies, le pourpre, les taches hépatiques, le lentigo, la peste, ont aussi reçu le nom d'*exanthème*; on a même admis des dysenteries, des phrénésies, des péripneumonies, des fièvres synoques *exanthématiques*! Je n'accumulerai pas ici les citations pour démontrer les divergences des opinions des auteurs sur le *mot* ou sur le *groupe* exanthème; je rappellerai seulement que Sauvages indique sous le nom de *maladies éruptives chaudes*, la plupart des exanthèmes des autres pathologistes, et que le groupe *maladies exanthématiques*, mentionné dans son *synopsis classium ætiologicarum*, est formé d'espèces hypothétiques d'une hématurie *exanthématique*, d'une *hémoptysie varioleuse*; d'une synoque *varioleuse*, etc.; qu'un des ordres de la nosologie de Cullen intitulé *exanthème*, comprend la petite vérole, la rougeole, la scarlatine, la variole, la miliaire, l'urticaire, le pemphigus, les aphthes, l'érysipèle et la peste; que Lorry n'a point formé de groupe *exanthemata*, et qu'il a appliqué indistinctement cette qualification à la plupart des maladies de la peau; que Pleuck n'admet que deux *exanthèmes*, et que ce sont deux maladies vésiculeuses; que P. Frank a divisé les exanthèmes en deux sous-ordres; les uns *nus* (érysipèle, scarlatine, urticaire, pétéchies), et les autres *scabreux* (millet, variole, rougeole, pemphigus, aphthes); que le docteur Petit en a fait quatre classes, dans lesquelles sont reportés la petite vérole, la rougeole, la scarlatine, la varicelle, la peste, l'érysipèle par cause interne, le zona, le pemphigus, la miliaire essentielle, les pétéchies et l'exanthème du typhus; enfin que Willan, et d'après lui Bateman, rejetant, avec raison, les diverses acceptions qu'avait eues successivement le mot *exanthème*, mais ayant égard à son sens figuré, l'ont appliqué à un groupe de maladies auxquelles ils ont assigné les caractères suivans: « taches rouges, diversement figurées, répandues irrégulièrement sur la surface du corps, laissant entre elles des intervalles où la peau présente sa couleur naturelle, et se terminent par l'exfoliation de l'épiderme. » Dans ma classification, j'ai dû retrancher le *pourpre* du nombre des exanthèmes.

— *Exanthème mercuriel* (Joseph Frank). C'est l'ECZÉMA MERCURIEL, §. 197, ou HYDRARGYRIE.

EXCORIATION, s. f., *excoriatio*, de *ex*, hors, et de *corium*, cuir, peau; écorchure ou plaie superficielle de la peau.

EXCROISSANCE, s. f., *excrescentia*, du verbe *excrescere*, croître au dehors; petites tumeurs développées au-dessus de la peau et proéminentes à sa surface.

— Excroissances *syphilitiques*. *V*. SYPHILIDE.

— Excroissances *verruqueuses végétantes*, §. 570. *V*. VERRUES, §. 725.

EXELCOSE, *exelcosis*, ἐξέλκωσις, (ἕλκος, ulcère); exulcération.

EXFOLIATION, s. f., *exfoliatio*, de la préposition *ex*, de, par, et de *folium*, feuille. Séparation de l'épiderme sous forme de lames ou de lamelles.

EXSUDATION. *V*. EXUDATION.

EXUDATION, s, f., *exsudatio*, de *ex*, hors, et de *sudor*, sueur. Suintement d'une humeur normale ou accidentelle, sous la forme de gouttelettes. Exudations *sanguine*, *séreuse*, *puriforme*, etc., à la surface de la peau.

EXULCÉRATION, *exulceratio*, *helcosis*, ulcération légère et très-superficielle.

F.

FALCADINA. On a désigné, sous ce nom, une prétendue variété de la syphilis, qui, dit-on, a été introduite, en 1786, au village de Falcado, dans la province de Bellune, limitrophe du Tyrol, par une mendiante infectée d'*une gale vénérienne*, d'ulcères et de porreaux à la vulve. On a assigné à la *falcadina* les caractères suivans. « Éruption scabieuse de nature syphilitique très-intense, qui attaque les adultes et les enfans; ulcères dans la gorge et les fosses nasales; destruction du nez; ulcères serpigineux qui labourent la peau dans plusieurs directions. Guérison à l'aide d'un traitement mercuriel. » La falcadina ne constitue point une variété de la syphilide; c'est plutôt une description incomplète de cette maladie.

FARCIN, s. m. (vétérin.) Maladie qui se manifeste, chez le cheval, par de petites tumeurs plus ou moins nombreuses, souvent pédiculées, situées ordinairement sous la peau, à laquelle elles sont adhérentes.

FAVEUX, SE, adj., *favosus*. On désigne par cette épithète les affections cutanées qui ont pour caractères le développement des pustules appelées *favi*; teigne *faveuse*.

FAVUS, s. m. Mot par lequel les latins désignaient la cellule, le rayon, le gâteau où les abeilles déposent le miel. Une analogie apparente entre certaines pustules et les cellules de ces insectes, leur a fait donner le nom de *favi* ou de *pustules faveuses*. Ces pustules forment le principal caractère d'une espèce de *teigne*. D'après Aétius, Alexandre de Tralles, Paul d'Ægine et Oribase, les médecins grecs regardaient comme deux variétés d'une même espèce de pustules, l'*ἀχὼρ* et le *κήριον* (*favus* des latins). Ils assignèrent à ce dernier des dimensions plus considérables. Galien donne le nom de *κήριον* ou de *favus* aux ulcères dont la surface, criblée d'un grand nombre de trous, laisse suinter une matière semblable à du miel. Celse emploie le mot *favus*, dans une autre acception, et comme synonyme de *miliaris*.

FENTE, s. f., *fissure*. La peau distendue dans l'œdème et l'anasarque présente quelquefois de véritables fentes par où s'échappe la sérosité.

FEU, s. m., *ignis*, *πῦρ*. Ce mot, qui exprime, soit le calorique, soit un corps en combustion, a été employé métaphysiquement pour désigner plusieurs inflammations cutanées.

— *Feu persique*. *V*. ZONA.

— *Feu sacré* (ignis sacer). Celse a publié, sous ce nom, deux descriptions, qui ne peuvent être rattachées, aujourd'hui, à aucune maladie de la peau. Une foule de commentateurs se sont évertués à interpréter ce passage de Celse, qui me paraît tout-à-fait inintelligible. « On doit aussi mettre au rang des ulcères le *feu sacré*, qui est de deux espèces : la première est d'une couleur tirant sur le rouge, ou mêlée de blanc et de rouge; la peau est raboteuse, parce qu'elle est couverte de pustules très-rapprochées, fort petites et d'une égale dimension entre elles. Ces pustules sont presque toujours remplies de pus, et souvent accompagnées de rougeur et de chaleur; le mal s'étend quelquefois d'un autre côté, tandis que celui qui a d'abord été attaqué se guérit; quelquefois les pustules venant à se rompre ne forment qu'un ulcère, d'où découle une humeur qui tient le milieu entre le pus et la sanie. Cette maladie attaque principalement la poitrine, les côtés ou les parties saillantes du corps, et surtout la plante des pieds. Le feu sacré de la seconde espèce se borne à la superficie de la peau qu'il ulcère; il s'étend beaucoup sans creuser; il est un peu livide, mais inégalement; il se guérit dans son centre, tandis qu'il s'étend par ses extrémités; souvent même ce qui paraissait guéri s'ulcère de nouveau. Les tégumens qui sont dans le voisinage, et qui sont menacés d'être attaqués de ce mal, sont gonflés et durs; leur couleur est d'un rouge tirant sur le noir. Cette seconde espèce attaque presque toujours les personnes avancées en âge ou cacochymes, et se manifeste principalement sur les jambes. Le feu sacré est le moins dangereux de tous les ulcères rongeans; mais aussi il est presque le plus difficile à guérir. La fièvre, quand elle survient, ne durât-elle qu'un jour, est un remède naturel pour ce mal, en emportant l'humeur nuisible qui l'occasionait. Il y a, d'ailleurs, d'autant moins de dangers, que le pus est plus épais et plus blanc. Il est difficile de faire des ouvertures à la peau, au-dessous des ulcères, pour laisser échapper une plus grande quantité de pus et évacuer celui qui se forme, dans l'endroit affecté. S'il s'élève une petite fièvre, il faut faire abstinence, garder le lit et prendre des lavemens. Dans les deux espèces du feu sacré, il faut éviter les alimens doux et glutineux, et ceux qui sont salés et âcres ; mais choisir ceux qui tiennent le milieu entre les uns et les autres, comme le pain qui n'a pas fermenté, le poisson, le chevreau, les oiseaux et presque toutes les espèces de gibier, excepté le sanglier, etc. » (*Celse*, lib. v, sect. xxviij, §. 4.)

— On a donné depuis le nom de *feu sacré*, de *mal des ardens* à des inflammations gangréneuses, qui paraissent avoir régné, en France, d'une manière épidémique, dans les dixième, onzième et douzième siècles, et jusqu'au commencement du quinzième ; mais dont le véritable caractère ne peut être établi sur les descriptions informes et incomplètes qui en rappellent l'existence et les ravages. (Consultez : Mézerai, *Abrégé chronologique de l'Histoire de France*, et surtout le *Mémoire* de Jussieu, Paulet, Saillant et Tessier, inséré parmi ceux de l'*Académie royale de Médecine*.)

— *Feu de Saint-Antoine.* On a donné ce nom au charbon et à une affection contagieuse mal décrite, et qui fit de grands ravages en France vers le seizième siècle. Le feu de Saint-Antoine était, selon les uns, un érysipèle gangréneux, et, selon les autres, une fièvre scarlatine de mauvais caractère.

— *Feu de dents* (*tooth rash* des Anglais). Nom vulgaire donné au strophulus *confertus*.

— *Feu volage* ou *sauvage*, *ignis volaticus*, *ignis sylvaticus*, *maculæ volaticæ*, correspond au strophulus *confertus* dans Sauvages : mais Astruc et Lorry ont décrit, sous ce nom, une variété de la teigne muqueuse développée autour des lèvres.

FIC, *ficus*, §. 570. Cette dénomination, peu usitée aujourd'hui, nous a été transmise par les anciens auteurs, qui ont cru trouver, à l'espèce de tumeur qu'elle désigne, la forme, le volume et la consistance d'une figue. Pour les modernes, le *fic* n'est autre chose qu'un condylôme qui reconnaît le plus souvent, pour cause, l'existence du virus vénérien.

FIÈVRE, s. f., *febris*, de *fervor*, chaleur. On désigne vulgairement, sous ce nom, toute accélération du pouls, accompagnée de l'augmentation de la chaleur animale.

— *Fièvre blanche*, *febris alba*; chlorose avec fièvre hectique.

— *Fièvre bulleuse*, *febris bullosa*. *V*. Pemphigus aigu.

— *Fièvre élode*, *V*. Élode.

— *Fièvres éruptives*. Nom sous lequel on a désigné collectivement la rougeole, la scarlatine, la variole, la varicelle, la miliaire, etc., sans avoir égard à la forme de l'inflammation.

— *Fièvre érysipélateuse*, *V*. Érysipèle.

— *Fièvre miliaire*. *V*. Miliaire.

— *Fièvre morbilleuse*. *V*. Rougeole.

— *Fièvre scarlatine. V.* Scarlatine.

— *Fièvre ortiée. V.* Urticaire.

— *Fièvre pétéchiale*, fièvre accompagnée de pétéchies. Nom sous lequel on a quelquefois décrit le *typhus*.

— *Fièvre pourprée.* Sous ce nom, Hoffmann paraît avoir désigné la miliaire.

— *Fièvre pulicaire.* Synonyme de fièvre pétéchiale.

— *Fièvre rouge. V.* Scarlatine.

— *Fièvre vésiatoire.* Nom par lequel Macbride désigne le pemphigus.

FILAIRE, s. f., *filaria.* Genre d'entozoaire dont j'ai indiqué les principaux caractères, §. 886.

FISSURE. *V.* Gerçure.

FOLLICULE, s. m., *folliculus*, diminutif de *follis*, sac, petit sac. Les follicules sont de petits corps creux, arrondis ou lenticulaires, situés dans l'épaisseur de la peau et des membranes muqueuses, et versant continuellement à leur surface des fluides de diverses natures. J'ai décrit, §. 689, les principales altérations des follicules cutanés.

FONGOSITÉ, s. f., *fungositas*, *caro luxurians*, de *fungus*, champignon. On donne le nom de *fongosité* aux végétations en forme de champignons, qui se développent quelquefois à la surface des plaies, des ulcères, ou de la peau diversement altérée.

FONGUS. *V.* Fungus.

FORMICA, s. f., *fourmi*; mot latin quelquefois employé pour désigner une espèce de verrue (μύρμηκια) dont l'excision était suivie d'une sensation semblable à celle que déterminent les fourmis. (*Forest*, lib. 23, obs. 9.) Cette espèce de verrue correspond à celle que Sauvages a indiquée sous le nom de *verruca gregalis*.

—*Formica* est synonyme d'*herpès miliaris* dans quelques auteurs. (Ingrassias.)

— *Formica ambulatoria.* Celse indique, sous ce nom, une inflammation de la peau que Sauvages croît correspondre à la *dartre crustacée*.

FORMIX, s. m., synonyme de *noli me tangere*, d'*herpès esthiomenos*, de *lupus*. (Walter. *Sylv. med.*, p. 654.)

FORMICATION, s. f., *formicatio* (*formica*, fourmi); douleur que l'on a comparée à celle qui serait causée par des fourmis logées dans une partie du corps.

FOURMILLEMENT. *V.* Formication.

FRAMBOESIA, s. m. Nom donné à une maladie de la peau qu'on dit être caractérisée par des tumeurs semblables, par leur forme, à des *framboises*, à des mûres ou à des champignons. On a admis deux variétés de framboesia : l'une particulière à la Guinée, et qui porte le nom d'*yaws*; l'autre qui règne en Amérique, où elle est connue sous le nom de *pian* ou *épian*. *V.* Pian, Yaws.

FUGACE, adj., *fugax, acis*, de *fuga*, fuite. Se dit de quelques phénomènes, ou de quelques altérations momentanées ou passagères de la peau.

FUMIGATION, s. f., *fumigatio*, de *fumus*, fumée; *suffitus*, *suffimentum*, θυμίαμα. Réduction d'une substance en vapeur, que l'on dirige sur une partie ou sur la totalité du corps.

FUMIGATOIRE, adj., *fumi-*

gatorius; qui sert aux fumigations : *appareils fumigatoires.*

FUNGUS, s. m., *fungus* (champignon); nom donné aux tumeurs qui présentent la forme d'un champignon.

— Fungus *hématode. V.* HÉMATODE.

FURFURACÉ, ÉE; *furfuraceus*, de *furfur*, son; qui ressemble à du son. La peau devient *furfuracée* à la suite de plusieurs inflammations de cette membrane. *V.* DARTRE, TEIGNE.

FURIE, s. f., *furia*, Linnæus. On rapporte qu'en Finlande, en Bothnie, et dans quelques autres provinces septentrionales de la Suède, les habitans sont affectés d'une maladie qui se fixe à la main, au visage, ou sur d'autres parties du corps, habituellement découvertes. Linnæus en fut attaqué dans un de ses voyages, et le docteur Erwast, pasteur à Kienis, lui assura que ce mal était produit par un ver jeté par le vent sur l'homme ou sur les animaux, et qui pénétrait dans les chairs. Il lui fit voir ce prétendu ver desséché, ayant à peine un centimètre de long. C'est cet individu que Linnæus a décrit sous le nom de *furie infernale*, à laquelle il a assigné les caractères suivans : « corps linéaire, filiforme, égal, garni de chaque côté d'une rangée de fils piquans et dirigés en arrière. » M. Bosc a entendu dire à des naturalistes suédois, qu'il était généralement reconnu, parmi les savans de ce pays, que Linnæus s'était trompé; que la furie infernale était un être imaginaire; que la maladie dont Linnæus avait été frappé était un phlegmon, et que l'objet qu'on lui présenta était la larve desséchée d'un insecte. Le respect que les Suédois ont pour la mémoire de Linnæus, les a empêchés de contester une opinion émise par leur illustre compatriote; mais ils ont publié que les recherches faites par plusieurs naturalistes, dans l'intention de retrouver ce ver, avaient été infructueuses. On doit donc avoir plus que du doute sur son existence.

FURONCLE, s. m. (froncle, clou), *furunculus* (suivant quelques-uns de *furiare*, mettre en fureur); δοθίνη, des Grecs, *abscessus nucleatus; abscessus sanguineus.* Inflammation particulière du tissu cellulaire sous-cutané et inter-aréolaire du derme, §. 373.

FURONCULEUX, SE, qui tient du furoncle; *ex :* inflammations *furonculeuses.*

G.

GALE, s. f., mot dérivé, selon quelques auteurs, de *callus*, dureté; selon d'autres, de *galla;* production accidentelle qu'on remarque sur l'écorce de certains arbres, et qui doit son origine au travail de quelques insectes. Mais comment faire venir le mot *gale* de *callus*, puisque cette maladie ne produit jamais, quelle que soit sa durée, de callosités à la peau? D'un autre côté, tout porte à croire que le mot *gale* remonte à une époque antérieure à celle où on a pu attribuer cette maladie à un insecte. On a dit que les Grecs avaient connu cette affection et l'avaient décrite sous le nom de *psora:* mais il est évident, au contraire, que ce mot a été employé par eux pour désigner d'une manière générale les maladies *squameuses* de la peau, et qu'ils ne l'ont jamais appliqué à des éruptions pustuleuses ou vésiculeuses, susceptibles de se transmettre par contagion. *V.* PSORIASIS. D'un autre côté, si la gale est désignée aujourd'hui dans les ouvrages latins sous le nom de *scabies*, cette expression ne paraît pas avoir été primitivement employée dans cette acception. La description donnée par Celse, sous le nom de *scabies*, s'applique peut-être au lichen et non à la gale, dont elle ne rappelle aucun des caractères : « Scabies » verò est asperitudo rubicundior » ex quâ pustulæ oriuntur, quædam humidiores, quædam sicciores. Exit ex quibusdam sanies, fitque ex his continuata » exulceratio pruriens, serpitque » in quibusdam citò. Atque in » aliis quidam ex toto desinit, in » alliis verò certo tempore anni » revertitur. Quò asperior est, » quoque prurit magis, eò difficiliùs tollitur; itaque eam quæ talis » est ἄγριαν, id est feram, Græci » appellant, etc. » — Il n'est pas question, dans ce passage obscur, du caractère essentiel de la gale, et qui n'aurait pu être méconnu, de la *contagion :* en outre la gale ne se termine pas spontanément; elle ne revient point à certaines époques de l'année, etc.

— *Gale canine.* *V.* GALE MILIAIRE.

— *Gale critique*, nom improprement donné au lichen *simplex*, à l'urticaire, à l'eczéma, survenus à la fin de quelque maladie interne.

— *Gale des chats.* *V.* GALE. (vétérin.)

— *Gale des chevaux.* *V.* GALE. (vétérin.)

— *Gale des chiens.* *V.* GALE. (vétérin.)

— *Gale des épiciers*, nom donné à toutes les inflammations produites par le maniement du sucre, chez les ouvriers qui le travaillent. *V.* GALE DES MAÇONS.

— *Gale de l'œil*, nom sous lequel Rhazès a désigné le trachoma.

— *Gale des maçons.* On a ainsi désigné toutes les inflammations de la peau, produites par l'action stimulante de la chaux. La *gale des maçons*, comme la *gale des épiciers*, peut être une inflammation pustuleuse chez quelques individus, et vésiculeuse chez d'autres ; mais aucune d'elles n'est contagieuse, comme leur dénomination tendrait à le faire supposer. Parmi ces inflammations, les unes doivent être rattachées à l'eczéma, et les autres à l'impétigo.

— *Gale de la vessie.* Ætius a indiqué, sous ce nom, une espèce d'ulcération de cet organe.

— *Gale cachectique.* Nom donné par Willan à la gale développée chez les individus faibles et cachectiques.

— *Gale humide.* On a ainsi désigné, tantôt la *gale*, par opposition au lichen (*gale sèche*), tantôt des cas de gale caractérisés par une éruption très-abondante.

— *Gale lymphatique, gale aqueuse.* Dénomination inutile et superflue employée par Willan pour désigner les cas de gale dont les vésicules sont bien caractérisées.

— *Gale miliaire.* On a désigné,

sous ce nom, des cas de gale caractérisés par de petites vésicules éparses et peu enflammées.

— *Gale papuliforme* ou terrible. Dénomination récemment employée par Willan pour désigner les vésicules peu enflammées de la gale.

—*Gale prussienne*. P. Harmand de Montgarny a désigné, sous ce nom impropre, une inflammation de la peau qu'il n'a pas suffisamment caractérisée. (*Hist. méd. pat. du flux dysentérique appelé Courrée*, in-8°, Verdun, 1793.)

— *Gale purulente*, vulgairement *Gale vérolique*; gale dont les vésicules primitivement bien caractérisées se sont transformées en larges pustules, soit par l'effet d'un traitement irritant ou par l'excès de l'inflammation. On la désigne quelquefois encore sous le nom de *grosse gale*.

— *Gale rentrée*. Nom par lequel le vulgaire désigne indistinctement toutes les maladies développées chez des individus antérieurement infectés et guéris de la gale.

— *Gale sèche*. *V*. Lichen.

— *Gale spontanée*. Hoffmann et Huncker ont indiqué sous ce nom des cas de lichen ou d'eczéma, produits par les sucs acides de certains végétaux, et par l'emploi des eaux minérales acidulées.

— *Gale vénérienne*. Nom impropre par lequel quelques auteurs paraissent avoir désigné la syphilide *psydraciée*.

GALE (méd. vétérin.). Les vétérinaires ont donné le nom de *gale* à des inflammations de la peau, observées sur quelques animaux, et regardées comme les analogues de la gale de l'homme. La plupart de ces maladies sont fort inexactement décrites, et plusieurs d'entr'elles ne paraissent être que de véritables eczéma. Je les indique ici, d'après M. Hurtrel d'Arboval, comme devant être l'objet de nouvelles recherches.

Gale du bœuf. Mêmes caractères que celle du cheval.

Gale du chat. Elle se montre d'abord autour des oreilles, s'étend sur le nez et le reste de la tête, et gagne même les pattes avec lesquelles l'animal se gratte.

Gale du cheval, ou *roux-vieux*. Elle siège, dit-on, dans les bulbes des crins, situées dans les plis formés par la peau qui recouvre la partie supérieure du ligament cervical. Les pustules sont très-profondes; plusieurs d'entre elles s'ouvrent quelquefois par leurs parties latérales les unes dans les autres, et établissent alors un foyer très-grand qui peut même occuper un pli entier.

—*Gale du chien*. Chez cet animal, les vésicules psoriques occupent le dos, la croupe et quelquefois les oreilles, dont la peau devient épaisse, rouge et ridée aux endroits malades. Aux oreilles de ces animaux la gale se présente sous la forme d'excoriations appelées chancres. Elle est alors très-opiniâtre. Indépendamment de cette gale qui porte le nom de *roux-vieux*, le chien en éprouve une autre appelée *gale rouge*, caractérisée par une éruption miliaire de petits boutons rougeâtres qui viennent indistinctement sur toutes les parties du corps et que l'on aperçoit sur les parties dénuées de poils, par la couleur rosé qu'ils donnent à la peau. L'éruption apparaît d'abord au plat des cuisses et des avant-bras; elle gagne ensuite le dessous du ventre. — En quoi cette maladie diffère-t-elle de l'eczéma et du lichen?

— *Gale du cochon.* Les vésicules de la gale, chez cet animal, ont été souvent observées aux aisselles et à la face interne des cuisses.

—*Gale des moutons.* Dans cette maladie on voit sortir des mèches de laine des endroits galeux, et si on ouvre la toison à ces places, on y trouve la peau rude, tuméfiée et couverte de petites pustules dont le pincement avec les doigts excite l'animal à se défendre. La laine est moins abondante et altérée; elle est sèche, cassante, sans élasticité, et très-disposée à être attaquée des vers, après avoir été dépouillée. Les bêtes frappent du pied, mordent leur toison, et se frottent contre les arbres, les murailles, etc. Par quels caractères cette maladie diffère-t-elle de l'impétigo et de la teigne granulée, et quels sont ceux qui autorisent à la rapprocher de la gale de l'homme?

— *Gale du singe.* Chabert dit avoir vu la queue d'un singe attaquée par la gale, et cette maladie dévorer cette partie jusqu'au tronçon; il en résulta des ulcères et des hémorrhagies mortelles. — Cette maladie n'a assurément aucune analogie avec la gale de l'homme.

GALEUX, SE, *scabiosus;* qui a la gale. On a improprement donné le nom de *pustules galeuses* à la syphilide psydraciée.

GASTRO-DERMITE, s. f., *gastro-dermitis*, inflammation de l'estomac et de la peau. Nom proposé récemment pour désigner quelques exanthèmes accompagnés d'inflammation de l'estomac. *V.* ROUGEOLE, SCARLATINE, etc.

GERÇURE, s. f., *rima, fissura*, fente ou crevasse de la peau ou des membranes muqueuses voisines avec lesquelles elle se continue, §. 513.

GLABRE, adj., *glaber* (de *glubo*, peler); qui n'a ni poils ni duvet.

GOURME, s. f. (*mot gaulois*, gormes, *pus*); écoulement puriforme par les nasaux des jeunes poulains. — Par analogie, nom donné par le vulgaire aux inflammations vésiculeuses et pustuleuses développées à la face et sur le cuir chevelu des enfans. — *V.* ECZÉMA, IMPÉTIGO, TEIGNE MUQUEUSE.

GOWN, (*robe*); *red gown* (robe rouge); dénomination employée par quelques pathologistes anglais pour désigner le strophulus *intertinctus*.

GRANULÉ, ÉE, adj. qui offre des granulations. V. TEIGNE GRANULÉE.

GRANULEUX, SE; *V.* GRANULÉ.

GRAPPE, s. f. (en allemand, *traube*, raisin) *racemus;* les vétérinaires appellent *grappes* des excroissances qui surviennent dans le paturon ou autour du boulet du cheval, de l'âne et du mulet. — Dans certaines inflammations de la peau, les tubercules sont quelquefois disposés *en grappes.*

GRATTELLE; ce nom paraît avoir été quelquefois employé comme synonyme d'eczéma, ou de lichen *simplex.*

GUM, s. m. (anglais, *gen-*

cine) employé par les anglais pour désigner le *strophulus*, probablement parce qu'on l'observe souvent à la suite de l'irritation des gencives, pendant le travail de la dentition.

— *Rank red gum. V.* STROPHULUS INTERTINCTUS.

— *Red gum. V.* STROPHULUS INTERTINCTUS.

— *White gum. V.* STROPHULUS ALBIDUS.

H.

HALE, s. m. Quelques étymologistes ont fait dériver ce mot de ἥλιος (ἅλιος dans le dialecte dorique), qui signifie soleil. Mais le mot *hâle* appartient au langage populaire et M. El. Johanneau pense que ce mot dérive du celtique et vient du dialecte breton *heaul* (*haul*, *houl*) soleil, d'où *heaulia*, exposer quelque chose au soleil, le *hâler*.

HELCOS, s. m., ἕλκος, synonyme d'*ulcère*.

HÉLODE, adj., *helodes*, *V.* ÉLODE.

HÉMACÉLINOSE, s. f., (d'αἷμα, sang, de κηλὶς, tache, et de νόσος, maladie). Expression créée par M. Pierquin, et adoptée par nous pour désigner le *pourpre* et la *maladie tachetée* de Wherloff. §. 611.

HÉMATODE, adj., αἱματώδης, sanguin, sanguinolent. — Fungus *hæmatode*, dénomination vicieuse composée d'un mot latin et d'un mot grec, par laquelle les chirurgiens anglais ont désigné quelques tumeurs cancéreuses, largement pourvues de tissu vasculaire accidentel, ou érectile, §. 710.

HÉMATONCIE, s. f., dénomination que M. Alibert a substituée à celle de *fungus hæmatode*.

HEMATOSPILIE, s. f., (d'αἷμα, sang, σπίλος, tache), dénomination employée par M. Alibert pour désigner l'HÉMACÉLINOSE, §. 611.

HÉMORRHAGIE, ou HÉMORRAGIE, s. f., αἱμοῤῥαγια (d'αἷμα, sang, et de ῥήγνυμι, je romps). Les hémorragies cutanées ont été définies et décrites, §. 594 et suivans.

HÉMORRHÉE, s. f., *hæmorrhæa*, du grec αἷμα, sang, et ῥέω, je coule; nom par lequel on a quelquefois désigné les hémorragies passives.

— *Hémorrhée pétéchiale.* Expression par laquelle Adams, Bateman et quelques autres pathologistes ont désigné l'*hémacélinose*.

HERPÈS, s. m., mot grec (ἕρπης), dérivé de ἕρπειν, ramper. Deux phrases d'Hippocrate (prorrh. II, 54, 66), et quelques passages obscurs de Galien (*Lib. de tumor. præter naturam.* — *Comment.* in aph. lv, sect. 6), indiquent que le premier désignait, sous le nom d'ἥρπητες, des *ulcères de la peau*, moins dangereux que les autres ulcères rongeurs; et que le second admettait trois espèces d'ἕρπης; ἕρπ. κεγχρίας (miliaire), φλυκταινώδης (phlycténoïde), et ἐσθιόμενος (rongeant); mais on chercherait en vain dans leurs ouvrages, une description symptomatique propre à faire connaître le sens précis et rigoureux de ces expressions nosologiques. Oribase, Aétius et Paul d'Ægine, copistes serviles des médecins grecs qui les avaient précédés, firent mention de l'*herpès* sans le mieux définir. Cette dénomination et les divisions admises par Galien, omises ou rejetées par Celse, Pline le jeune et Cœlius Aurélianus, furent reproduites par les traducteurs des Grecs, qui les latinisèrent. Elles ont même été conservées, jusque dans ces derniers temps, par la plupart des nosologistes, qui les ont imposées à des lésions et à des groupes de symptômes très-variés.

Toutes les versions françaisées du mot *herpès*, seul ou accompagné d'une ou de plusieurs épithètes, ont été indiquées au mot *Dartre*. Willan, et d'après lui, Bateman et M. Samuel Plumbe ont appliqué exclusivement le mot *herpès* à un groupe bien distinct de phlegmasies vésiculeuses de la peau, que j'ai cru devoir adopter. §. 153. *V*. Dartres.

HERPÉTIQUE, adj., *herpeticus*, qui est affecté de dartres, qui a rapport aux dartres. C'est ainsi qu'on dit, *affection herpétique*, *vice herpétique*.

HIDROA ou HYDROA, s. m., de ὕδωρ, eau, ou de ἱδρώς, sueur; nom indistinctement appliqué, par les médecins grecs, aux papules, aux vésicules, et même aux pustules qu'ils voyaient quelquefois se développer sur la peau *en sueur*, surtout pendant les chaleurs de l'été. Cette saison ayant reçu des anciens la bile pour apanage, quelques-uns d'entre eux crurent devoir faire mention de cette circonstance, dans la définition qu'ils donnèrent de l'*hydroa*. Cette opinion, reproduite dans les ouvrages de leurs nombreux copistes, se trouve dans le lexique de Castelli. « Hydroa sunt pustularum genus *ex biliosis* et salinibus humoribus cutem lancinantibus obortarum præsertim *æstatis tempore*, ex sudoribus provenientium et vexantium. »

Traduit en latin par les mots *sudamina*, *papulæ*, *pustulæ sudorales vel sudorosæ*; latinisé par quelques pathologistes; puis adopté comme dénomination nosologique par P. Frank, M. Pinel, etc.; le mot *hydroa* doit être aujourd'hui rejeté de la nomenclature des maladies de la peau, déjà trop obscurcie par une foule de dénominations inutiles. *V*. Sudamina.

HISPIDITÉ, s. f., *hispiditas*, état d'une partie couverte de poils. En pathologie, ce mot est synonyme de *distichiasis* et d'*asphalangosis*.

HIVES. *V*. Varicelle.

HORN-POX. *V*. Varicelle.

HYDRARGYRIE, s. f., *hydrargyria*, ὑδράργυρος, mercure. M. Alley, et d'après lui, plusieurs médecins anglais ont décrit, sous ce nom, une variété de l'eczéma produite par l'emploi du mercure, et spécialement par l'usage des frictions mercurielles. §. 197.

HYÉROPYRE, s. m., *hyéropyrus* ἱέρος, sacré, πῦρ, feu. Mot employé comme synonyme de *feu sacré*, ou d'*érysipèle*.

HYPERHYDROSE, s. f., *hyperhydrosis* (ὑπὲρ, au-delà, ἱδρως, sueur); se dit de l'écoulement trop abondant de la sueur.

HYPERSARCOSE, s. f., *hypersarcosis* (ὑπέρ, au-dessus, σάρξ, chair); accroissement trop considérable des bourgeons vasculaires des plaies et des ulcères.

HYPERTROPHIE, s. f., *hypertrophia*; ὑπέρ, au-delà, τροφή, nourriture); excès de nourriture, développement anormal d'un tissu ou d'un organe. J'ai rapporté un bel exemple d'*hypertrophie* de la peau. Obs. 216.

I.

IATRALEPTIQUE, s. f., *iatraleptice* (d'ἰατρική, médecine, et d'ἀλείφω, j'oins, je frotte); méthode de traiter les maladies par les frictions, les fomentations, les linimens, enfin par toute espèce d'applications extérieures.

ICHOR, s. m. Mot grec (ἰχώρ), pus ou sérosité purulente mélangée de sang. Inusité.

ICHOREUX, SE, adj., *ichorosus*; épithète que l'on a donnée aux fluides qui présentent le caractère de l'*ichor*.

ICHTHYOSE, s. f., *ichthyosis*, d'ἰχθύς, poisson; affection de la peau, ainsi dénommée à cause de l'analogie qu'on avait cru remarquer entre la disposition de l'épiderme des individus affectés d'ichthyose et les écailles des poissons. *V*. Ponc-Épic.

— *Ichthyose pellagre*. Dénomination que M. Alibert a substituée à celle de *pellagre*.

ICTÈRE, s. m., ou ICTÉRICIE, s. f., *icterus*, *ictericia*, maladie caractérisée par la couleur jaune et *bilieuse* de la peau. Nom dérivé d'ἰκτὶς, espèce de belette dont les yeux sont jaunes, ou d'ἴκτερος (nom grec du loriot dont le plumage est d'un vert tirant sur le jaune); ou bien enfin d'ἰκτὶς, ἰατινδὸς, espèce de mouches dont les yeux sont jaunes. Ce changement de couleur de la peau a reçu aussi les noms d'*aurigo*, de *fellis suffusio*, de *morbus regius*, de *morbus arquatus*, etc. — Le nom d'*aurigo* employé par Plaute vient évidemment de la teinte jaune de la peau qui approche de celle de l'or. La dénomination de *fellis suffusio* rappelle le dépôt de la matière colorante de la bile dans le tissu de la peau. La dénomination de *morbus arcuatus* (Columelle), *vel arquatus* (Celse), a peut-être son origine dans une sorte de ressemblance entre la teinte de la peau des ictériques et le vert-orangé de l'arc-en-ciel, qui a aussi reçu le nom d'*arquatus*. Enfin, on a aussi désigné l'ictère sous le nom de *morbus regius*.

ICTÉRIQUE, adj. et s. *ictericus*, qui a rapport à l'ictère.

ICTÉRODE, adj. *icterodes*, ἰκτερώδης, nom donné par quelques auteurs à la *fièvre jaune*.

IGNIS SACER. *V*. Feu sacré.

ILLITION, s. f., *illitio*, *inunctio* (*illinire*), oindre; synonyme d'*onction*.

ILLUTATION, s. f., *illutatio* (*in*, sur, *lutum*, boue); action d'enduire de boue une partie ou la totalité du corps.

IMPÉTIGO, s. m. Mot latin (*impetigo*) francisé, dérivé, suivant Sérénus, d'*impetus*, effort, violence, et par lequel on a voulu faire entendre que les maladies primitivement indiquées sous le nom d'*impetigo*, étaient l'effet d'une fluxion violente vers la surface du corps. On désigne aujourd'hui sous ce nom une des inflammations pustuleuses de la peau, §. 296. Celse (*de med.*, l. 5, c. 28, §. 17), celui des auteurs latins qui fait le plus autorité, a décrit quatre espèces d'*impetigo*. La première espèce paraît être une maladie pustuleuse qui correspond à l'impétigo, dans la classification de Willan. La deuxième espèce, décrite par Celse, a quelque analogie avec la lèpre et le psoriasis des Grecs; la troisième et la quatrième se rattachent au psoriasis invétéré, ou à l'état écailleux de la peau dans l'éléphantiasis. S'il est difficile de reconnaître les maladies que Celse désigne sous le nom d'*impetigo*, on ignore encore plus le sens précis que Pline attachait à la même expression qu'il employe comme synonyme de lichen (λειχὴν), dénomination qui ne se trouve pas dans Celse, et dont les Grecs paraissent s'être servis spécialement pour désigner les affections papuleuses de la peau. Plus tard, le mot *impetigo*, dont le sens était déjà si peu déterminé, est devenu aussi vague que le mot *dartre*. Sauvages, sous le nom d'*impetigines*, a rassemblé des maladies qui ont, dit-il, pour caractères d'avoir leur siége à la peau, d'être chroniques, le plus souvent contagieuses ou virulentes; la syphilis, le scorbut, l'éléphantiasis, la lèpre, la gale et la teigne. P. Frank a décrit sous le même nom: 1°. les taches qui comprennent les *éphélides*, le *chloasma*, l'*ecchymose*, l'*erythème*, le *vitiligo* et l'*alopécie*; 2°. les maladies *impétigineuses rongeantes*, auxquelles sont rapportés le *porrigo*, les *dartres*, l'*hydroa*, la *gale*, le *psydracia*, la *teigne* et la *lèpre*. Les caractères de ces maladies, dit-il, consistent dans des taches, des aspérités, des pustules, des écailles épidermiques, des fissures, des croûtes, enfin des ulcérations spontanées de la peau, et diverses excroissances, qui coexistent rarement avec la fièvre, à moins que celle-ci ne soit secondaire. Jos. Frank désigne collectivement, sous le nom d'*impetigines*, toutes les maladies chroniques de la peau, et sous celui d'*exanthemata*, les maladies aiguës de cette membrane. Suivant Plenck, l'impétigo est une maladie dans laquelle un grand nombre de taches rouges, dures, sèches, âpres, prurigineuses, nées sur la face et sur le col, se propagent sur les autres parties du corps, et se rompent sous la forme d'une poussière furfuracée ou de légères écailles. Chiarugi emploie le mot *impetigo* dans le même sens que Plenck, et le définit: une éruption de très-petites papules non suppurantes, rassemblées sous forme de taches rudes, peu élevées, prurigineuses, qui se couvrent d'écailles minces, furfuracées, et qui, après s'être détachées, sont promptement remplacées; il y rapporte la dartre en jarretière, la dartre volante de Sauvages, etc.

Le mot *impetigo*, depuis son

origine, n'ayant été appliqué qu'à des maladies cutanées mal définies, à des affections papuleuses, pustuleuses, squameuses, etc.; il ne restait plus d'autre parti à prendre, dans ces derniers temps, qu'à l'abandonner ou à lui assigner enfin un sens précis et rigoureux, dans une bonne classification. Cette dernière alternative a été préférée par Willan, qui a désigné, sous ce nom, une maladie pustuleuse, caractérisée par le développement sur le tronc, les membres et la face, de *très-petites pustules*, non contagieuses, dont l'humeur se transforme en *croûtes* par la dessiccation. Willan a décrit cinq espèces d'*impetigo*. L'impétigo *figurata* et *sparsa*, que nous avons admis dans notre classification; l'impétigo *erysipelatodes*, qui n'est autre chose que l'eczéma impétigineux du même auteur; l'impétigo *scabida*, qu'il faut rattacher à l'impétigo *figurata*, dont il n'est qu'une variété, et l'impétigo *rodens*, affection cancéreuse, dont les bords se couvrent quelquefois de pustules psydraciées, que nous avons dû rattacher au cancer. En résumé, l'impetigo ne se montre que sous deux formes principales : les petites pustules qui le caractérisent sont rassemblées en groupes, agglomérées (impétig. *figurata*), ou éparses à la surface des membres, du tronc ou de la face (impétigo *sparsa*).

INDURATION, s. f., *induratio*, état d'un tissu organique devenu plus dur et plus résistant, avec ou sans altération de sa structure.

— L'*induration de la peau* a été souvent observée à la suite du lichen *agrius*, de l'eczéma confluent et chronique, et surtout du psoriasis *inveterata*.

INOCULATION, s. f. (*inoculatio; d'inoculare*, greffer.) Introduction dans l'économie du principe matériel de quelque maladie contagieuse.

INSOLATION, s. f., *insolatio*, *apricatio*. Exposition du corps à l'action des rayons solaires.

INTER-CUTANÉ. *V.* Sous-cutané.

INTERTRIGO, s. f. Érythème de la peau, causé par le frottement de deux parties l'une contre l'autre, §. 77. Sous le nom d'*intertrigo*, Lorry a décrit le prurigo *pudendi*, et M. Sims a parlé de l'intertrigo, sous le nom de prurigo externe.

IONTHOS, s. m. (ἴονθος.) Mot par lequel quelques auteurs grecs paraissent avoir indiqué une variété de la couperose (acnè *punctata*), et dérivé suivant les uns de ὄνθος, fumier, parce que cette maladie altère et salit la physionomie; et suivant d'autres, d'ἄνθος (fleur), parce qu'elle se montre spécialement chez les adolescens. *V.* Acné, couperose, Vari.

IRIS, s. m., *iris*, du grec ἶρις, *arc-en-ciel*. — Herpès *iris*, variété de l'herpès pourvue d'une auréole formée de plusieurs cercles concentriques.

J.

JAMBE DES BARBADES. Nom par lequel on a désigné l'éléphantiasis des Arabes affectant l'un des membres abdominaux. *V.* Éléphantiasis.

JAUNISSE, s. f. *V.* Ictère.

JUZAM. *V.* Éléphantiasis.

K.

KAKERLAGISME, s. m. Nom dont se servit, en 1821, M. Mansfeldt, lorsqu'il donna la description de l'albinos qu'il vit à Brunswick. Les Hollandais ont donné le nom de *kakuerlagues* aux albinos, parce qu'ils ressemblent à l'insecte appelé *kakerlagues* (*bletta orientalis*) sous le rapport de leur aversion pour la lumière; mais ils n'exhalent pas d'odeur fétide comme cet insecte destructeur.

KAKERLAKS. Hommes nocturnes ou albinos.

KÉLOIDE ou CHÉLOIDE, s. f., du grec χελύς, tortue, ou de χηλὴ, pince d'écrevisse, signe du cancer; maladie des tégumens à laquelle M. Alibert avait d'abord imposé le nom de *cancroïde*. Suivant cet auteur, la kéloïde paraît sous la forme d'une excroissance, dont le relief est peu considérable. Sa forme est ronde, ovalaire, oblongue ou cylindracée; sa couleur est d'un rose pâle avec des linéamens blanchâtres; son aspect est lisse, luisant, et l'on peut assez bien le comparer à la cicatrice peu ancienne d'une brûlure dans laquelle la peau a été profondément intéressée. Les bords de cette tumeur aplatie sont arrondis et donnent naissance à des prolongemens dont le nombre, l'étendue et la direction varient. C'est à ces pédicules que la kéloïde doit son nom. Le siége le plus ordinaire de cette tumeur est à la partie antérieure de la poitrine, entre les seins, sur les épaules, à la partie inférieure de la région cervicale, à la face postérieure des avant-bras, à la partie externe des cuisses; elle est accompagnée d'une augmentation sensible de la chaleur dans la partie affectée, de démangeaisons et de picotemens insupportables; parfois de douleurs vives et pongitives qui se propagent dans les parties voisines, et qui se manifestent surtout pendant la nuit, dans les temps orageux et humides, et lors de l'apparition des règles. On voit rarement plusieurs kéloïdes sur le même individu, et les femmes en présentent plus souvent que les hommes. Ces tumeurs, formées par un tissu serré, blanchâtre, fibreux et noir, sont très-lentes dans leurs progrès, et ne dégénèrent en véritable cancer que par l'usage des topiques irritans: jamais elles ne disparaissent d'elles-mêmes. Après leur extirpation, elles repullulent, comme le cancer, dans les parties voisines de celles qui en étaient le siége. L'usage des narcotiques sous la forme d'emplâtre, de cataplasme ou d'épithème est, dit-on, le moyen le plus convenable pour combattre les symptômes de cette maladie : les lotions froides, les applications de compresses imbibées d'eau de Goulard ou d'eau chargée de tannin, paraissent aussi avoir produit du soulagement, tandis que les caustiques, etc. n'ont le plus souvent fait que favoriser le développement de la kéloïde.

Tel est le résumé des observations de M. Alibert, qui a négligé de faire connaître les caractères qui séparent la kéloïde des tumeurs sanguines cutanées, du cancer et des tubercules de la syphilide et du lupus. Tant que cette lacune ne sera pas remplie, l'existence de la kéloïde, comme affection distincte, pourra être contestée.

KÉRATIASE, s. f. *keratiasis* (κέρας, corne.) Excroissance cornée, qui se développe sur les tempes et sur le front.

KÉRION. *V.* Cérion.

KOUBA. Le kouba malin et progressif d'Avicenne ne paraît être autre chose qu'une variété de l'impétigo *figurata*.

L.

LABRI-SULCIUM d'*Irlande*, ou CHEILOCACE. On dit qu'il règne, en Irlande et même en Angleterre, parmi les enfans de quatre ou cinq ans, une maladie particulière caractérisée par une *tuméfaction des lèvres*, qui deviennent dures, et qui, en s'éloignant des dents et des gencives, donnent au visage une physionomie toute différente de celle qui lui est naturelle. Par fois elles sont divisées en deux parties par une espèce de crevasse ou de sillon profond d'où il découle une humeur sanieuse qui se transforme en croûte. La lèvre supérieure offre quelquefois, seule, ce développement anormal; et lorsqu'elles sont toutes deux affectées, celle-ci l'est beaucoup plus que l'inférieure. Les Anglais nomment cette maladie *cheilocace*, *labri-sulcium* ou *mouth's canker* (chancre de la bouche). Elle est ordinairement accompagnée d'ulcères dans la bouche, sur le palais, sur la langue et les gencives. On assure que le traitement le plus convenable est de purger le malade à plusieurs reprises avec le séné et le mercure doux, de faire boire de l'infusion de fumeterre, de patience et de chicorée, d'appliquer les sangsues aux lèvres et aux tempes, et même de le faire saigner s'il est fort et robuste. On humecte les lèvres avec une décoction de chèvre-feuille, de myrthe, de roses et de sauge, ou avec une solution d'oxide de zinc; ensuite on l'enduit avec un liniment d'acétate de plomb, d'eau de plantain et d'huile rosat; on applique des vésicatoires au bras, si le mal est opiniâtre, et l'on prescrit les tisanes de salsepareille, de quinquina, de fumeterre, de chardon-bénit et de raisin sec, sans autre boisson. Mercuriali et Bonet (*Sepulcr. anat.*, lib. 1, sect. 21, obs. 17) parlent aussi de cette maladie, sur le caractère de laquelle il reste encore beaucoup d'incertitudes. J'ai plusieurs fois observé cette *tuméfaction dure et indolente* des lèvres chez des enfans scrophuleux ; mais je l'ai vue aussi coïncider avec des ulcérations, des gerçures et des plaques syphilitiques situées à la partie interne des joues. Il est probable que sous le nom de chéilocace on aura confondu toutes ces affections. (Boot, arn.), *Observ. medic. de affectibus omissis.* Londres, 1649, in-12.)

LADRE, adj. (λαιδρὸς ; difforme, honteux.) Synonyme de *lépreux.*

LADRERIE, s. f. Un des noms de l'éléphantiasis des Arabes. — Hôpital où l'on recevait les lépreux. *V.* Léproseries.—Maladie des porcs causée par une hydatide.

LENTIGO, s. m. Mot latin francisé, par lequel on désigne aujourd'hui une modification du pigment, vulgairement connue sous le nom de *taches de rousseurs*, §. 646. Sous le nom de *lentigo*, J. Frank a compris toutes les taches de la peau dont la forme se rapproche plus ou moins de celle des lentilles.

— Lentigo *nævus. V.* Nævus pigmentaire. §. 671.

—Lentigo *leprosa. V.* Lèpre.

—Lentigo *ephelis. V.* Éphélide.

—Lentigo *ab igne*, variété de la brûlure observée sur la peau des jambes et des cuisses des femmes qui se servent de chaufferettes.

LENTILLES. *V.* Lentigo.

LÉONTIASIS, s. m., mot grec λεοντίασις, par lequel Aëtius et Aretée désignent quelquefois l'éléphantiasis tuberculeux de la face. Ils employent aussi, dans le même sens, le terme de λεόντιον. Ces noms ont été donnés à l'éléphantiasis, disent-ils, parce que l'état de relâchement et les rides profondes de la peau du front impriment à cette partie du visage une expression analogue à celle du front proéminent et mobile du lion. Les écrivains Arabes assignent une autre origine à cette dénomination. La face, dit Haly-Abbas, a été appelée *léontiasis*, parce que le blanc des yeux devient livide dans l'éléphantiasis ; et que ces organes prennent en même temps une forme arrondie. Suivant Avicenne, on a voulu indiquer, par le mot *leontiasis*, que la face devenait hideuse et hérissée comme celle du lion. Quoi qu'il en soit de ces diverses interprétations, P. Foreest a employé dans le même sens la dénomination de *lèpre léonine*, et M. Alibert celle de lèpre léontine. Enfin M. A. Cleyer a donné dans ses *Actes des curieux de la nature*, une gravure représentant la figure d'un homme atteint de léontiasis ou de l'éléphantiasis tuberculeux de la face. (*Misc. nat. cur. dec. 2, ann. 2*, 1683, pag. 7.)

En résumé, le mot *leontiasis* rappelle un rapprochement forcé que rien ne justifie ; il est d'ailleurs tout-à-fait superflu, puisque la dénomination d'*éléphantiasis des Grecs* est plus généralement adoptée ; c'est assez dire qu'il ne doit plus figurer désormais qu'au nombre des termes inusités qui surchargent nos vocabulaires.

LÈPRE, s. f. ; λεπρα, dérivé de λεπὸς, ou de λεπὶς, *squama*, écaille. L'histoire des diverses acceptions du mot *lèpre* est assez embrouillée. Il n'offre point de sens déterminé dans la collection hippocratique. « La lèpre, dit Hippocrate (λέπρα), dérive de la pituite (*De affect.*, Van der Linden, tom. II, pag. 182); les lèpres (λεπραὶ); les leucé et les lichens ne se terminent point en abcès (*Prorrh.* ed. Van der Lind., tom. II, pag. 521, 522); le fils de Théophorbe, dans Larysse, avait une lèpre dans la vessie (λεπρὰ τὴν κυστιν.) (Épid., lib. V. — *Van der Lind.*, tom. I, pag. 774.) » Dans les ouvrages attribués à Galien, le mot *lèpre* ne se trouve employé que dans l'*isagoge* et dans les livres *de dynamidiis*, *de medecinis expertis*, regardés comme apocryphes par plusieurs savans interprètes. Il offre, au reste, dans l'*isagoge* un sens moins vague que dans la collection hippocratique. « *Lepra est cutis mutatio in habitum qui præter naturam fit, cum asperitate et pruritibus, doloribusque, nonnumquam et squamis decidentibus interim secùs; plures hæc etiam corporis depascitur.* (*Isagoge*, pag. 94.) La définition de Paul d'Ægine est plus précise et plus exacte : λέπρα, *per profunditatem corporum cutem despascitur*, orbiculatiori modo, *et squamas piscium squamis similes dimittit.* Il ajoute même le caractère qui la sépare du psoriasis. » ψώρα (*psoriasis*, Willan) *autem magis in superficie hæret et variè figurata est.* (lib. IV, cap. 2, *De leprâ et psorâ.*) D'autres médecins grecs, tels qu'Aétius et Actuarius, ont également désigné sous le nom de *lèpre* une affection squameuse de la peau, qui se manifestait sous la forme de plaques circulaires, et produisait des écailles semblables à celles des poissons. (Actuarius, *de meth. med.*, lib. II, cap. 2. — Aétius, *tetrabibl.* IV, sermo I, cap. 134.) Ils désignaient, au contraire, sous le nom d'ἐλεφαντίασις, une autre maladie de la peau, principalement caractérisée par des tubercules qui se développent sur la face et les oreilles. (*V.* ÉLÉPHANTIASIS.) Comme on voit, chacune de ces dénominations représentait un état morbide très-distinct. Mais les médecins arabes ayant appliqué à la lèpre et à l'éléphantiasis d'autres noms tirés de leur langue nationale (Voyez *Avicenne*, lib. IV, fen. 3, tract. 3. — *Alsaharavius*, tract. 31. — *Haly-Abbas*, theorice, lib. VIII, cap. 15, pract. cap. 14. — *Avenzoar*, lib. II), il est arrivé, d'une part, que le mot Juzam ou Judam, par lequel les Arabes ont indiqué l'éléphantiasis des Grecs, a été rendu par le mot *lepra*, dans les traductions latines des ouvrages des Arabes; et de l'autre, que le mot barbare *morphea*, et les dénominations latines *impetigo* et *scabies* ont été employées dans les mêmes traductions, comme synonymes du mot par lequel les Arabes désignaient la lèpre des Grecs. Il est nécessairement résulté de cette erreur des traducteurs une étrange confusion dans l'application des mots *éléphantiasis* et *lèpre*. Facilement propagée par des études superficielles, cette méprise se retrouve aujourd'hui dans plusieurs ouvrages estimés, et je puis ajouter, comme une preuve incontestable de cette assertion, que Schilling a placé une mauvaise gravure représentant l'éléphantiasis tuberculeux de la face, sur le frontispice d'un des ouvrages les plus savans qui aient été publiés sur la lèpre. (S. G. Schillingii, *de Leprâ commentationes. — Recens. et Sud. D^r. Hahn.*).

Les traductions latines des ouvrages des médecins grecs ont aussi malheureusement contribué à rendre le sens du mot *lèpre* obscur et indéterminé; car si quelques interprètes ont latinisé le mot λέπρα; d'autres l'ont rendu par les mots *impetigo*, *vitiligo*, *scabies*, déjà employés dans des acceptions différentes. Cette sorte d'anarchie dans l'application des mots techniques, rendue plus complète par de fausses synonymies, était devenue, pour ainsi dire, inextricable dans ces derniers temps où l'on était arrivé au point de donner le nom de *lèpre* à toutes les maladies de la peau caractérisées par des formes hideuses ou dégoûtantes. Cullen, dans la définition de la lèpre, avait renfermé le psoriasis et l'impétigo; P. Frank et M. Alibert ont compris sous ce nom la lèpre, l'éléphantiasis des Grecs et l'éléphantiasis des Arabes. De ce défaut d'exactitude dans le langage sont nées des descriptions générales, fausses ou inintelligibles, et une foule de dénominations au moins singulières; les unes offrant des pléonasmes qu'il eût été facile d'éviter (*lèpre squameuse*), tandis que d'autres semblent supposer, ce qui est inexact, qu'une affection squameuse de la peau peut tour-à-tour être caractérisée par des écailles, par des croûtes (lèpre *crustacée*, Alib.), et par des tubercules (lèpre *tuberculeuse*, Alib.).

Willan et Bateman, en rendant au mot *lèpre* sa première acception, en donnant de bonnes figures et une description très-exacte de l'affection de la peau qu'il avait primitivement désignée, et qu'il rappellera facilement désormais, en isolant la lèpre de deux maladies dont elle n'aurait jamais dû être rapprochée (éléphantiasis des Grecs, éléphantiasis des Arabes), ont rendu un service à la science, aujourd'hui généralement apprécié. Si la description qu'ils ont tracée de la lèpre, si le tableau que nous en avons nous-mêmes présenté, §. 485, n'offrent que quelques ressemblances difficiles à saisir avec la description qui en a été publiée en France, dans un *Précis sur les maladies de la peau*, c'est que l'auteur de cet ouvrage a confusément rassemblé dans un même groupe symptomatique les principaux caractères de trois ou quatre maladies distinctes: de l'éléphantiasis des Grecs, de l'éléphantiasis des Arabes et de quelques formes de l'impétigo.

S'il fallait en croire quelques pathologistes, la lèpre se composerait d'une foule de variétés désignées dans différentes langues sous les noms de *agrion*, *albaras*, *alguada*, *alphos*, *barras*, *bohat*, *bothor*, *cheres*, *cowrap*, *leucé*, *mal de la rosa*, *mélas*, *seeth*, *zaraah*, *vitiligo*, *albicantes vitiligines*, *etc.*; on compterait des lèpres *blanches*, *noires* et *tyriennes*; des lèpres *crustacées vulgaires*, *scorbutique*, *syphilitique*, *mal mort*; des lèpres *tuberculeuse*, *léontine* et *éléphan-*

tines : une lèpre *alopécique*, *etc.* : outre cela, il y aurait une lèpre *du Nord*, une lèpre d'*Occident*, une lèpre d'*Orient*, une lèpre des *juifs*, etc. ; mais parmi les descriptions symptomatiques qu'on a rattachées à ces diverses dénominations, les unes sont fausses, c'est-à-dire nées du rapprochement de faits dissemblables ; les autres expriment confusément les principaux caractères, soit de la lèpre, soit de l'éléphantiasis des Grecs, soit de l'éléphantiasis des Arabes ; un assez grand nombre enfin sont inexactes et inintelligibles. Sous ce dernier rapport, j'en appelle aux ouvrages où ces descriptions sont consignées ; le lecteur est prié de les consulter. Je terminerai ce paragraphe par quelques observations sur la lèpre des juifs ; quelques articles de ce vocabulaire suppléeront à ce que j'aurai à dire sur les autres espèces. (*V.* Alphos, Leucé, Mélas, Vitiligo, etc.)

Le mot hébreu *zaarah*, qu'on a traduit en latin et en français par les mots *lepra*, lèpre, n'a pas de radical dans la langue hébraïque ; il signifie d'après Abénesra : *plagam aliquam in corpore, quâ debilitantur vires corporis ;* d'autres, et en particulier Syrus, Latinus Vetus et Chaldæus, ont rendu la même expression hébraïque, par les mots latins *vespæ* (guêpes) et *crabrones* (frélons) ; tandis que son véritable sens est, suivant d'autres, *angustia malorum.* Fort embarrassé de choisir entre ces diverses versions, je ne déduirai qu'une seule conséquence de ces remarques préliminaires, c'est que le mot hébreu qu'on a traduit par le mot *lepra*, offre un sens indéterminé qui varie suivant les interprêtes. Nous verrons bientôt que le caractère de la maladie que les juifs désignent sous le nom de *zaarah*, et qu'on a ensuite appelée la *lèpre des juifs*, est aussi très-obscur.

Lisez attentivement les traductions latines ou françaises du lévitique, chap. XIII et XIV ; du livre des nombres, chap. X ; et du livre des Rois, chap. X, et après les avoir long-temps méditées, dites si votre esprit a retenu autre chose, sous le point de vue médical, si ce n'est que Dieu frappa son peuple d'un fléau ; qu'il y avait des *plaies plus enfoncées que la peau de la chair* (beaucoup d'ulcères sont dans ce cas) ; *que le poil de la plaie devenait blanc* (que faut-il entendre *par le poil de la plaie ?*) que la lèpre boutonnait dans la peau ; *qu'il y avait des lépreux aussi blancs que la neige qui souffraient horriblement ; que les lévites seuls savaient guérir de cette maladie ;* qu'ils isolaient ceux qui en étaient atteints ; que *Géhazi, attaché au service d'Elisha, atteint de la lèpre, n'en partait pas moins avec le roi ;* que les lévites purifiaient les corps des lépreux et faisaient des sacrifices expiatoires pour lesquels ils choisissaient des oiseaux, des agneaux et de l'huile, etc ; qu'il y avait une *espèce de lèpre qui s'attachait aux maisons et aux habits ;* que lorsqu'on *voyait* une plaie dans une maison, il fallait en prévenir le sacrificateur, *surtout si elle repoussait* après avoir été râclée de la surface de la pierre, etc. ; (s'agit-il ici du phénomène de la contagion, ou de quelque phénomène physique que présentent les parois des maisons sales et mal tenues ?)

Que conclure de ces passages des livres sacrés, si ce n'est qu'ils ne se prêtent à aucune interprétation médicale qu'une saine critique puisse avouer? et lorsqu'on voit plusieurs savans tels qu'Ouseel, Gaspard de los Reies, Wedel, Wethof, Rusmeyer, etc., s'évertuer à classer et à subdiviser cette prétendue lèpre qui comptait deux espèces distinctes suivant Mead, et jusqu'à quatre d'après Lorry; lorsque d'autres, tels qu'un auteur anonyme dans les essais d'Edimbourg, et le docteur Hillary, avancent que la lèpre des juifs n'est autre chose que le frambœsia de l'Afrique, caractérisé, disent-ils, comme la maladie des juifs, par *l'état de la peau qui ressemble à de la chair crue* et par la *blancheur des poils;* lorsque d'autres, enfin, aiment mieux supposer avec Bateman que la lèpre des juifs correspond au *leucé* des Grecs, au *baras* des Arabes, à la troisième espèce de *vitiligo* de Celse (comme si l'existence et les caractères du *leucé*, du *baras* et du *vitiligo* étaient dégagés de toute incertitude et de toute obscurité), cette divergence d'opinion ne prouve-t-elle pas qu'on ne peut suppléer par des interprétations et des hypothèses plus ou moins vraisemblables, aux détails indispensables dont les descriptions des maladies doivent être accompagnées avant de devenir la matière d'une discussion, et sans lesquels leur véritable caractère reste indéterminé. *V.* ALPHOS, LEUCÈ, MÉLAS, SIWEN, RADESYGE, etc.

LÉPREUX, adj., *leprosus*, qui est atteint de la lèpre, qui a rapport à la lèpre : un *lépreux*, une affection *lépreuse*.

On désignait autrefois, indistinctement sous le nom de *lépreux*, les individus attaqués de l'éléphantiasis des Grecs, de l'éléphantiasis des Arabes, de la lèpre ou de toute autre maladie chronique de la peau; aussi Lactance les nomme-t-il indifféremment *leprosi*, *elephantiaci*. On les a encore appelées *malandrosi*, par suite d'une prétendue ressemblance qu'on avait cru trouver entre les affections lépreuses et les javarts des chevaux (Malandria). Après les croisades on les désignait quelquefois encore sous le nom de *pauperes christi*, *de morbi Beati Lazari languentes*.

Les lépreux, ou plutôt les individus attaqués des diverses maladies que nous avons indiquées plus haut, ont été tour-à-tour des objets d'horreur, de pitié et de vénération. Ils ont été soumis à des mesures sanitaires dont l'utilité peut être d'autant plus difficilement appréciée aujourd'hui, que les maladies dont elles devaient prévenir la propagation, ont été elles-mêmes plus inexactement décrites. Tout le monde connaît le texte de la loi mosaïque. (Lévitique, ch. XIII.) On sait aussi que Rhataris, roi des Lombards, rendit en 630 une loi contre les lépreux; qu'au huitième siècle, Saint-Ottomar et Saint-Nicolas fondèrent des léproseries, la première en Allemagne et la deuxième en France; qu'à la même époque on établit de semblables hôpitaux en Italie; enfin que Pepin en 757, et Charlemagne en 789, réglèrent par leurs capitulaires les mariages des lépreux (Delamarre, *Traité de police*, tom. II, p. 527), et qu'ils devinrent aussi l'objet d'une disposition particulière en Angleterre. (*Decret. gregor.*, lib. IV, tit. 8.) Depuis lors, on s'est assez généralement attaché à séquestrer les lépreux de la société ; mesure qui ne saurait être justifiée, si elle ne s'appliquait réellement qu'à des individus atteints de la lèpre ou de l'éléphantiasis des Grecs, maladies qui ne sont pas contagieuses. On a même été dans quelques pays, et à de certaines époques, jusqu'à frapper les lépreux de mort civile : et pour que l'analogie fût plus complète, en les transférant dans les léproseries, on imitait les cérémonies extérieures des pompes funèbres. (V. *l'Histoire de Bretagne qui précède le Dictionnaire de Bretagne* d'Ogée.) D'un autre côté l'historien Joseph nous apprend que chez certains peuples les lépreux, loin d'être exclus de la société, étaient au contraire l'objet d'une vénération toute particulière, et qu'on les revêtait des premières autorités civiles et militaires (*Antiq. judaïc.*, tit. II), ce qu'ignoraient probablement ceux qui depuis les ont condamnés à la réclusion.

LÉPROSERIE, s. f. Pendant le long espace de temps qui s'est écoulé entre le neuvième et le seizième siècle, on comptait dans chaque pays de l'Europe un grand nombre d'hospices, qui passent généralement pour avoir été exclusivement destinés au traitement des lépreux. Toutefois, le nombre de ces *léproseries*, qu'on appelait aussi *misellaria*, *mezelleries*, *ladreries*, *maladreries*, *lazaretti*, parce que les lépreux s'appelaient *miselli* ou *lazari*, *mezeaux* (mesel au singulier), a été singulièrement exagéré par quelques auteurs, par suite d'une fausse interprétation d'un passage de Math. Pâris. On a fait dire à cet historien, qu'au treizième siècle il y avait dix-neuf mille lazarets dans la chrétienté, tandis qu'il dit seulement que les chevaliers hospitaliers étaient en possession d'autant de manoirs et de seigneuries : « *Habent hospitalarii novemdecim maneriorum in christianitate*) (Hist. angl. *ad annum* 1244. Ducange, *Gloss.* art. *lazaret.* Mézeray, *Histoire de France.*) Les chevaliers de Saint-Lazare, institués pour avoir soin des lépreux, avaient les lazarets sous leur dépendance. Ils amassèrent d'immenses richesses ; mais ils nous ont laissé peu d'ouvrages scientifiques ; aussi règne-t-il aujourd'hui la plus grande incertitude sur le caractère des maladies qui furent admises dans les léproseries lors de leur création. Les uns ont soutenu que la prétendue lèpre d'alors n'était autre chose que la syphilis, dont l'apparition, en France, a coïncidé avec l'établissement de ces léproseries ; d'autres, que c'était une maladie particulière inconnue aujourd'hui ; un plus grand nombre ont pensé qu'on donnait alors le nom de lèpre à l'éléphantiasis des Grecs, etc. Je ne puis qu'indiquer ces diverses opinions dont l'examen exigerait de trop longs détails. Je ferai remarquer toutefois que plusieurs rapports qui nous ont été transmis par des médecins *attachés à des léproseries*, plusieurs siècles après leur première organisation, établissent que l'*éléphantiasis* des Grecs était la maladie que l'on désignait à cette époque le plus ordinairement sous le nom de *lèpre*, et que les léproseries étaient alors spécialement destinées à son traitement; néanmoins les individus atteints de la *lèpre des Grecs* étaient également admis dans ces établissemens. Il paraît même que le sens du mot *lèpre* était devenu si vague et si indéterminé, qu'on recevait dans les lazarets, comme affectés de cette maladie, tous les individus atteints d'ulcères ou de maladies chroniques de la peau. Aussi Grégoire Horst qui était à Ulm, un des inspecteurs de ces lazarets, vers la fin du seizième siècle, fait-il remarquer qu'on ne se bornait pas à admettre dans ces léproseries les individus atteints de l'éléphantiasis des Grecs, mais qu'on y recevait une foule de malades chez lesquels on n'observait ni les tubercules de la face, ni l'épaississement des lèvres, ni l'applatissement du nez, ni l'état hideux des oreilles et des yeux, qui sont particuliers à l'éléphantiasis. Horst ajoute qu'on y admettait des individus affectés de *gale sèche*, *d'éruptions pustuleuses, de gourmes* et d'un état de *desquamation* semblable au psora des Grecs; qu'on y recevait même ceux qui n'éprouvaient qu'une vive démangeaison à la peau, ou qui présentaient des ulcères ou une desquamation à la surface du corps; enfin qu'on admettait les pauvres dans ces léproseries, et qu'elles leur servaient d'asile. C'est pour cela, continue Horst, que dans ce lazaret comme dans beaucoup d'autres, il y a très-peu de malades affectés du véritable éléphantiasis, tandis qu'on y voit un assez grand nombre d'individus atteints du psora invétéré ou de la lèpre des Grecs (*Obs. med.*, lib. VII; *obs.* XVIII, *epist.* J. H. Hofenero). P. Foreest qui, à cette époque, remplissait les mêmes fonctions à Alcmaer et à Delft, nous apprend aussi que les individus que l'on rassemblait dans les léproseries, soit comme mendians, soit comme lépreux, n'étaient point réellement atteints de la lèpre, mais de la gale ou de toute autre affection de la peau. Sur dix individus, dit P. Foreest (*Obs. chir.*, lib. IV, *obs.* VII, *sch.*), on n'en trouvait pas un qui fût affecté de la lèpre ou de l'éléphantiasis des Grecs. Riedlin fait la même observation relativement à l'hôpital de Vienne, destiné à recevoir les lépreux ou les malades atteints d'éléphantiasis. *Sicuti verò non nisi rarissimè inveniuntur quibus leprosi nomen meritò et reverâ attribui posset, utiquidem leprosi a plerisque auctoribus describuntur; sed plerumque hisce domibus illi includuntur, qui scabie siccâ fœdâ, et diù jam instante, laborant* (D. V. Riedlin, *lineæ med.*, vol. III, ann. 1797.)

Tout porte donc à croire que les léproseries, loin d'avoir été exclusivement consacrées au traitement de la lèpre, comme leur nom semble l'indiquer, furent d'abord spécialement destinées à recevoir les individus affectés de l'éléphantiasis des Grecs ou de la syphilis; qu'on y rassembla ensuite indistinctement tous les malades atteints de phlegmasie chronique de la peau; enfin qu'elles servirent d'asile aux pauvres et aux mendians. L'existence d'un grand nombre de léproseries, pendant le laps de temps qui s'est écoulé entre le neuvième et le seizième siècle, ne prouve donc pas rigoureusement que la lèpre et l'éléphantiasis des Grecs fussent alors beaucoup plus fréquens, en Europe, qu'ils ne le sont aujourd'hui, car si ces établissemens ont disparu, ils ont été remplacés par de nombreux hôpitaux, où les individus atteints de maladies de la peau sont reçus, et par des dépôts de mendicité pour les vagabonds et les mendians.

LEPTOTRICHIE, s. f., *leptotrichia* (λεπτὶς, mince, θρὸξ, cheveu); finesse excessive des cheveux.

LEUCÆTHIOPIE, s. f., *leucæthiopia* (λευκὸς, blanc, αἰθίοψ, nègre); état des nègres atteints d'albinisme.

LEUCÉ, mot grec λεύκη (de λευκὸς, blanc), dont le sens n'a jamais été rigoureusement déterminé. Peut-on, en effet, inférer de deux passages obscurs d'Hippocrate (*Prorr.*, pag. 424, 25 et 28, H. — *Coac. prænot.*, pag. 440, 19, ed. Foës.), dans lequel il est dit, *que le leucé n'est point inné, et que les leucé* (λεῦκαι) *doivent être comptés au nombre des maladies les plus dangereuses et les plus difficiles à guérir*; que ce célèbre médecin désignait sous ce nom une maladie distincte, une forme de la lèpre, par exemple? Paul d'Ægine donne-t-il une idée plus nette du leucé dans le passage suivant : λεύκη *cutis quædam mutatio est ad albidius quæ ex viscosâ, glutinosâque pituitâ contrahitur?* L'auteur du livre de *Isagoge* attribué à Galien, est-il beaucoup plus clair : « *Leuce corporis in album colorem mutatio est præter naturam* (Galen, *Isagog.*, 96, H.) *Leuce habet quiddam simile vitiligini albæ, sed magis colore terram albissimam refert. A leprâ variat, quod lenior hic cutis minusque aspera, quàm in illâ sit.* (Isag., p. 114, H.) » Enfin la description de Celse est-elle dégagée de toute incertitude ou de toute équivoque? « *Leuce habet quiddam simile alpho, sed magis albida est, et altiùs descendit, in eâque albi pili sunt et lanugini similes. Omnia hæc serpunt sed in aliis celeriùs in aliis tardiùs Alphos et melas in quibusdam, variis temporibus et oriuntur et desinunt. Leuce quem occupavit, non facilè dimittit. Priora curationem non difficillimam recipiunt; ultimum vix unquam sanescit*; etc. (*A. Corn. Celsi*, lib. 5, sect. 38.) » Cependant ce passage de Celse a été reproduit sous diverses formes par la plupart des pathologistes, et chacun d'eux a parlé dans les mêmes termes du leucé, de l'alphos et du mélas, comme s'il avait observé ces trois prétendues maladies.

Contester aujourd'hui l'existence du *leucé* comme lésion distincte; avancer que le défaut d'observations particulières à l'appui des descriptions générales du leucé, transmises par les anciens ou par les auteurs qui les ont servilement copiées, les rend fort équivoques et fort obscures; soutenir qu'en supposant même qu'elles dussent être rattachées à une variété de la lèpre, elles seraient trop vagues et trop concises pour être conservées et reproduites, cela paraîtra peut-être à quelque érudit l'œuvre d'un esprit à courte vue et incapable de saisir les distinctions obscures dont les ouvrages des anciens fourmillent; mais en revanche, il y a peut-être quelque ridicule à affecter de comprendre des descriptions énigmatiques ou tout-à-fait inintelligibles.

En résumé, le mot *leucé* doit être rayé de la nomenclature des maladies de la peau, déjà obscurcie par une foule de dénominations vagues et superflues.

LEUCOPATHIE, s. f., *leucopathia* (λευκὸς, blanc, πάθος, affection); décoloration de la peau, produite par l'absence du pigment, §. 626.

LEVAIN, s. m., *fermentum;* dans le langage des anciens humoristes, ce mot indique une mauvaise disposition des humeurs.

LICHEN, s. m., *lichen*, λειχὴν. Cette dénomination a reçu successivement plusieurs acceptions. Sa signification primitive n'est point indiquée d'une manière positive dans les écrits d'Hippocrate, qui rapproche les uns des autres les *lichens*, les *leucé*, les *psora*, etc., sans spécifier leurs formes caractéristiques. Hippocrate dit *que le vinaigre versé, par un soleil chaud*, sur les lichens, les adoucit, comme les lèpres, les alphos, etc. (*de humid. lium*, ed Van der Linden, t. 1, pag. 604.) Au printemps, dit-il, on observe les lèpres, les lichens, les alphos. (*Aph.*, lib. 3, aph. 20, t. 1, p. 80.) Les lichens, les lèpres, les leucé, etc., se déclarent, chez les jeunes gens ou chez les enfans, en peu d'heures ou d'une manière lente et graduée (*Prædict.*, lib. 2, §. 49, t. 1, p. 521.) Je dois rapporter à ce sujet un commentaire de Gorter (*Med. Hipp.*) sur l'aph. 20 du liv. 3. « In hoc loco, Hippocr. per *lei*»*chenas* intelligit talem cutis fœ»tiditatem, in qua summa cutis »*pustulis siccis*, admodum pru»rientibus exasperatur, sed quia »humor totus ferè volatilis est, »non relinquit squamas ut lepra, »neque furfures ut psora, sed »*siccam* et asperam pustulosam »cutem. » Remarquez que le mot *pustula* n'indique ordinairement ici qu'une *élevure* à la peau, et par conséquent que des *pustules sèches* ne sont autre chose que des *papules*. Le mot grec *lichen* a été latinisé par quelques auteurs; d'autres traducteurs l'ont rendu par *impetigo*, ce qui a été la source d'une foule d'erreurs; car, comme l'ont remarqué Foës, de Gorter, et d'autres habiles commentateurs, l'*impetigo*, décrit par l'auteur latin, le plus propre à faire autorité, par Celse, est une maladie pustuleuse très-différente du lichen, tandis que la *papula* décrite par cet auteur paraît se rapporter plus exactement au lichen d'Hippocrate. Chiarugi a confondu plus tard le lichen avec l'impetigo. Sauvages paraît indiquer, sous le nom de *lichen*, le *porrigo larvalis*. Enfin, Willan a heureusement appliqué le mot *lichen* à une inflammation papuleuse et très-distincte de la peau. C'est dans ce sens que Bateman, M. Samuel Plumbe, l'ont employé, et que je m'en suis servi, §. 409.

LIPAROTRICHIE, s. f., *liparotrichia* (λιπαρὸς, graisse, θρὶξ, cheveu); cheveux gras.

LIPODERME, adj., *leipodermis* (λείπω, je manque, δέρμα, peau); se dit des personnes dont une partie du corps est dépourvue de peau, et en particulier de celles qui sont privées de prépuce.

LIVIDE, adj., *lividus*, πελιδνός; se dit d'une couleur qui tient le milieu entre le noir et le rouge.

LIVIDITÉ, s. f., *livor*; couleur bleuâtre de la peau.

LOUP. *V.* Lupus.

LOUPE, s. f., *lupia*; nom générique par lequel on désigne toute tumeur sous-cutanée indolente, circonscrite et sans changement de couleur à la peau. *V.* Tumeurs folliculeuses.

LUPUS, s. m. Mot latin par lequel les anciens chirurgiens désignaient les ulcères malins et rongeans, par comparaison de leurs effets avec ceux de la morsure d'un loup. Willan et Bateman ont appliqué cette dénomination à une maladie qui est plus généralement connue, en France, sous le nom de *dartre rongeante*. J'ai employé la dénomination de *lupus* dans le même sens que les pathologistes anglais, ne voulant pas reproduire le mot *dartre*, par divers motifs que j'ai fait connaître. *V.* Dartres.

M.

MACULATURE, s. f., *maculatio*; tache de la peau.

MADISTÉRION, s. m., μαδιστήριον, *volsella*, *vulsella*; instrument propre à rendre la peau unie et à arracher les poils qui en naissent.

MAL, s. m., *malum*, *morbus*; douleur, maladie, infirmité, tout ce qui cause de la souffrance ou gêne l'exercice régulier des fonctions.

MAL DES ARDENS. Nom que l'on a donné à des maladies graves, qui, d'après Mézerai, ont causé beaucoup de ravages, en France, en 994 et en 1373, etc. « Deux grands fléaux, la famine et le mal des ardens, qui le plus souvent *tourmentait en l'aine*, tourmentèrent la France, l'Italie et l'Angleterre, cette année 1373. » En ces années-là, le feu sacré, que l'on nommait le *mal des ardens*, et qui avait déjà autrefois fait de grands ravages, se ralluma et tourmenta cruellement la France, particulièrement durant deux siècles. Il prenait tout-à-coup et brûlait les entrailles, ou quelques autres parties du corps, qui tombaient par pièces. Bienheureux ceux qui en étaient quittes pour un bras ou pour une jambe. Ce fléau fut cause qu'il se fit de grandes donations aux saints de qui on croyait avoir ressenti le secours dans ces horribles douleurs, comme aussi de fréquentes fondations d'hôpitaux pour ceux qui en étaient atteints.

Cette plaie de l'an 994 emporta, dans l'Aquitaine, l'Angoumois, le Périgord et le Limousin, plus de 40,000 personnes en peu de jours; mais elle causa au moins un bien, que les grands qui troublaient ces provinces par leurs guerres particulières, redoutant l'ire de Dieu, firent un serment solennel de garder justice à leurs sujets, et formèrent, pour cet effet, une sainte ligue, qui donna l'exemple dans les autres provinces d'en faire autant. (Mézerai, *Abrégé chronologique de l'histoire de France*.)

La chaleur extrême causée par

l'activité de la fièvre dont ces malades étaient atteints fit donner à cette affection les noms de *feu sacré*, de *feu de Saint-Antoine*, de *feu persique*. On a désigné aussi sous le nom de *mal des ardens* l'érysipèle gangréneux, la peste, le charbon, et autres affections graves.

MAL DES ASTURIES. *V.* MAL DE LA ROSA.

MAL DE CAYENNE. C'est le nom qu'on donne à l'éléphantiasis des Grecs, dans la plupart des colonies françaises de l'Amérique. *V.* ÉLÉPHANTIASIS.

MAL DE CHICOT, *mal de la baie de Saint-Paul*, *mal anglais*, *mal des éboulemens*, etc. On donne ce nom, en plusieurs endroits du Canada, à une maladie qui s'y est développée depuis une soixantaine d'années seulement, et qui a été décrite par le docteur Bowman. Cette maladie s'annonce, dit-il, par de petites pustules aux lèvres, à la langue et dans l'intérieur de la bouche. Ces pustules, qui ressemblent assez bien, dans le principe, à de petits aphthes, font des progrès rapides, et l'on a vu des enfans à qui elles avaient détruit presque toute la langue. L'humeur blanchâtre et puriforme qu'elles renferment communique la même affection à ceux qui en sont touchés. Des douleurs ostéocopes nocturnes tourmentent les malades; mais elles se calment ordinairement lorsqu'il survient des ulcères à la peau ou dans l'intérieur de la bouche; fréquemment on rencontre des bubons cervicaux, axillaires et inguinaux; à une époque plus avancée, le corps se couvre de dartres prurigineuses, qui disparaissent bientôt après; des exostoses, des caries se manifestent aux os du nez, du palais, du crâne, du bassin, des cuisses, des bras et des mains; toutes les fonctions s'altèrent profondément; les sens se perdent, et le malade périt, en proie aux souffrances les plus aiguës. On voit cependant des individus assez robustes pour résister plusieurs années et traîner pendant longtemps la vie la plus misérable; quelquefois des membres entiers tombent. Cette affreuse maladie n'épargne personne; mais elle paraît sévir de préférence sur les enfans. C'est surtout par l'acte vénérien qu'elle se communique ou se transmet. Les décoctions de racines de patience, de bardane, de salsepareille, sont les remèdes qu'on emploie ordinairement pour en arrêter les progrès. On s'est particulièrement bien trouvé de la bière de sapinette ou de la décoction des branches et de l'écorce du pin de Canada (*Pinus Canadensis*). Les habitans du Canada, et entre autres ceux de la baie de Saint-Paul, où ce mal est très-répandu, prétendent que ce sont les Anglais qui le leur ont apporté. La particularité la plus digne de remarque qu'il présente, c'est d'attaquer rarement les parties de la génération, et de pouvoir être contracté sans aucune cohabitation avec les personnes qui en sont infectées, et même sans attouchement immédiat.

Swédiaur fait observer que tout imparfaite qu'elle est, la description du docteur Bowman rappelle celle que les auteurs du quinzième siècle ont donnée de la syphilis, alors appelée *morbus gallicus*. (Swédiaur, *Traité com-*

plet sur les sympt., etc. des maladies syphilitiques, 8°. 1817.)

MAL DE CRIMÉE, ou *Lèpre des Cosaques*. Pallas et Gautier ont décrit, sous ce nom, une maladie très-répandue aujourd'hui parmi les habitans de la Crimée. Elle a été, dit-on, apportée dans cette contrée par les troupes russes qui ont fait la guerre en Perse. Suivant ces auteurs, le *mal de Crimée* s'établit principalement à la face et aux extrémités supérieures ; cependant les membres inférieurs ne sont pas à l'abri de ses atteintes. La peau devient rouge, bleuâtre ou brunâtre ; puis elle paraît rude, dure et calleuse, et se couvre de larges taches qui finissent par se convertir en ulcères, à la surface desquels il se forme une croûte épaisse. Ces ulcères s'étendent en tous sens et détruisent les parties molles jusqu'aux os, attaquant de préférence les doigts, dont ils font tomber successivement toutes les phalanges. La paume des mains, la plante des pieds, le dessous des aisselles et le creux des jarrets, sont les seules parties qu'ils épargnent ordinairement.

Cette affection peut rester plusieurs mois sans prendre d'accroissement notable, pourvu que le malade observe un régime très régulier. On a vu des individus en être atteints dès leur enfance et la conserver jusqu'à un âge très-avancé ; quelques taches augmentent à peine d'une ligne par année ; cependant dans le plus grand nombre des cas, au bout de cinq ou six ans, la maladie a acquis toute sa force : l'intérieur du nez, la bouche, la trachée-artère et le pharynx, sont parsemés d'ulcérations, et il est rare que la mort tarde plus de deux ans à terminer les souffrances du malade. (Martius, Henri de), *De leprâ tauricâ specimen medico-practicum* ; in-8°. Lipsiæ 1806.)

Cette esquisse de la lèpre de *Crimée* est trop incomplète pour en établir l'existence, comme individualité morbide. Quels sont les caractères qui la distinguent de l'éléphantiasis des Grecs et de la syphilide?

MAL DE FIUME. *V.* MALADIE DE FIUME.

MAL FRANÇAIS. *Morbus gallicus*, nom donné par les habitans du royaume de Naples à la maladie vénérienne, que les Français employés à la conquête de ce pays désignèrent sous le nom de *Mal de Naples*. *V.* SYPHILIS.

MAL MORT, *mal morto*, *malum mortuum* ; dénomination appliquée à quelques descriptions incomplètes, qui paraissent devoir être rattachées à la syphilide : *Quædam infirmitas nascitur circà tibias et brachia, quæ mal morto appellatur. Sunt enim ulcera livida et sicca modicæ saniei generativa. Quandoque fiunt de purâ melancholiâ naturali ; quandoque e melancholiâ cum admissione phlegmatis salsi. Si illud, cognoscitur per nigras pustulas, sinè pruritu : si hoc, livescit locus cum pruritu et mordicationibus.* (Théodoric ; *Chirurg.*, lib. III, c. 49.)—*Malum mortuum est squalida scabies maligna et corrupta in brachiis, coxis et tibiis, faciens pustulas crustosas cum saniositate subtus ad instar lupini.... Sumitur per viam contagionis.... In signis, curis et causis plurimùm confert cum morbo gallico....*

Quæ uni conferunt, alteri conferre videntur.... Pustulæ sunt aliquantulum extrà cutim elevatæ cum colore mori semimaturi.... Scarificatione profundâ usque ad os, parùm aut nihil patiens sentire videtur. (Jean de Vigo, *Tract. in arte chirurg.*, etc. cap. v. 3.)

Ces deux passages et quelques autres plus obscurs encore, consignés dans les ouvrages de Gordon, de Gadesden, de Paracelse, etc., n'autorisent pas certainement à regarder le *mal mort* comme une lésion de la peau, distincte de celles que nous avons décrites; en effet, on retrouve, ce me semble, dans le tableau du *mal mort*, les principaux symptômes de la syphilide.

MAL DE NAPLES. *Morbus Neapolitanus*; nom donné à la maladie vénérienne par les Français employés à la conquête du royaume de Naples, sous Charles VIII, en 1494, parce qu'ils supposaient que cette affection leur avait été communiquée par les habitans de ce pays. *V.* MAL FRANÇAIS, SYPHILIS.

MAL DE LA ROSE, ou MAL DES ASTURIES. Thierry a donné la description suivante de la *rosa*:

Cette maladie se déclare ordinairement à l'équinoxe du printemps. Elle s'annonce sur différentes parties du corps par une simple rougeur, avec aspérité de la peau. Elle dégénère ensuite en croûtes scabieuses, noirâtres, entrecoupées de crevasses profondes qui pénètrent souvent jusqu'au vif. Elles se dessèchent en été, tombent, et laissent à leur place des stygmates rougeâtres, luisants, très-lisses, dégarnis de poils, plus enfoncés que la peau environnante, et semblables aux cicatrices de brûlures. C'est vraisemblablement cette forme de stygmates qui a fait donner le nom de *rosa* à cette maladie. Ces cicatrices subsistent toute la vie. Au printemps elles se couvrent de nouvelles croûtes, qui deviennent d'année en année plus horribles; elles occupent ordinairement les faces dorsales des pieds et des mains. Parfois une autre croûte, jaune ou cuivrée, occupe la partie antérieure et inférieure du cou, et s'étend le long des clavicules et à l'extrémité supérieure du sternum, formant une bande large de deux doigts, qui descend souvent jusqu'à la moitié de la poitrine; disposition qui représente assez bien le collier de quelque ordre de chevalerie.

A ces symptômes se joignent un tremblement perpétuel de la tête et de toute la partie supérieure du tronc, une ardeur douloureuse à la bouche, des vésicules aux lèvres, la saleté de la langue, une faiblesse extrême de l'estomac et de tout le corps, avec un sentiment de pesanteur général. La nuit, chaleur brûlante, insomnie; tristesse, mélancolie, gémissemens. La plupart des malades jouissent de toute l'étendue de leurs facultés intellectuelles. Quelques-uns ont cependant un peu de délire, de la stupidité, et perdent pendant quelque temps le goût et surtout le toucher. Cet état peut être suivi d'érysipèles, d'ulcères, d'une fièvre erratique et de l'éléphantiasis à un léger degré.

Le mal de la rose se termine ordinairement par l'hydropisie, le marasme et la manie. Il est surtout commun dans la province d'Oviédo, où le ciel est toujours nébuleux et le terrain stérile. (Thierry, *Observations de physique et de médecine faites en différens lieux de l'Espagne*, in-8°. Paris, 1791.)

Casal, qui a exercé pendant trente ans dans les Asturies, prétend que la *rosa* est très-rebelle. Le docteur Thierry guérit une femme au bout de deux mois de traitement avec l'éthiops minéral, l'antimoine cru, le safran de mars et quelques balsamiques.

En résumé, les documens recueillis jusqu'à ce jour sur le mal de la rosa sont trop incomplets pour émettre une opinion définitive sur son caractère et son traitement.

MAL SAINT-ANTOINE. Surnom qu'on donne au mal des ardens, parce qu'on invoquait ce saint pour obtenir la guérison du mal qui en porte le nom.

MAL SAINT-FIACRE. Ambroise Paré dit que les gens du peuple désignent sous ce nom des espèces de verrues qui viennent au col de la matrice.

MAL SAINT-LAZARE. On désigne, sous ce nom, une maladie dans laquelle le corps est couvert d'ulcères, et qu'on croit avoir été celle du Lazare de l'évangile, ce qui lui a valu son nom. Cette affection, dont la nature n'est pas bien connue, puisque les uns la regardent comme une variété de la lèpre, les autres comme une forme de l'éléphantiasis, a, dit-on, été observée chez les pauvres qui vivent d'alimens malsains, qui sont mal vêtus, mal logés, et entassés dans des endroits mal aérés.

MAL SAINTE-MARIE. Sorte de lèpre, suivant Ambroise Paré. *V.* LÈPRE et LÉPREUX.

MAL SAINT-MEIN. Sous ce nom Brieude a décrit dans les Mémoires de la Société de Médecine de Paris, années 1782 et 1783, pag. 311, une maladie de peau non suffisamment caractérisée, et qu'il dit être endémique en Auvergne.

MALACODERME. adj. (μαλακὸς, mou, δέρμα, peau); qui a la peau molle.

MALADIE. s. f. *morbus;* terme par lequel on désigne toute lésion d'un ou de plusieurs organes.

MALADIE GLANDULAIRE DES BARBADES. Variété de l'éléphantiasis, observée dans cette île, une des Antilles. *V.* ÉLÉPHANTIASIS DES ARABES.

MALADIE BLEUE. Elle est ainsi appelée de la couleur bleue que contracte la peau. *V.* CYANOSE.

MALADIES EXANTHÉMATIQUES. *V.* EXANTHÈME.

MALADIE DE FIUME OU DE SCHERLIEVO. On assure que la maladie désignée sous ce nom est une variété de la syphilis, qui s'est montrée pour la première fois, en 1800, dans les districts de Scherlievo, de Grommico, de Fiume, etc., et qui a été observée et décrite par MM. Cambieri, Bagneris, Boué et Vial. On a attribué l'origine de cette affection à quatre matelots qui l'auraient apportée de la Turquie; d'autres croient au contraire qu'elle a été importée, en 1790, de Kukulianova par un paysan nommé Kumzut. Peu de temps après son retour, ses père et mère en furent atteints, et la propagèrent ensuite dans

Scherlievo, etc. Ce qui est démontré, c'est que ce fut en 1800 que les accidens graves et nombreux de ce mal excitèrent la sollicitude du gouvernement de Fiume, qui envoya à Scherlievo les docteurs Massich et Fentler, qui, après l'examen le plus attentif de tous les symptômes de la maladie, la regardèrent comme vénérienne. Elle se propagea avec tant de rapidité, en 1801, dans les provinces de Boucary, de Fiume, de Viccodol et de Fuccini, que sur une population de quatorze à quinze mille individus, on en comptait plus de quatre mille cinq cents atteints du Scherlievo. MM. Percy et Laurent assurent qu'une commission de médecins nommée au mois de septembre 1801, trouva plus de treize mille personnes affectées de cette maladie, sur une population de trente-huit mille. Cette commission hongroise, présidée par le professeur Sthali, s'établit à Fiume, où elle fit ouvrir un hôpital. Elle adopta un traitement mercuriel qui réussit complètement. Après deux ans de séjour, la commission croyant le mal éteint, repartit pour la Hongrie. Mais bientôt après, il reparut; et en 1808 et 1809, il sévit surtout dans le village de Scherlievo, où il paraissait entretenu par la malpropreté des habitans des classes du peuple, dont les cabanes humides sont partagées par les animaux domestiques.

Les personnes qui ont observé cette maladie, assurent qu'elle débute ordinairement par des lassitudes dans les membres et par des douleurs ostéocopes, qui augmentent pendant la nuit, et par une légère phlogose de la bouche et de la gorge. Le malade est d'abord enroué pendant plusieurs jours; la déglutition est difficile; la face est animée; le voile du palais, la luette, les amygdales, et quelquefois le larynx et le pharynx sont enflammés; bientôt après des pustules naissent sur la partie enflammée, s'ouvrent et laissent échapper un ichor, qui ronge les parties voisines; il en résulte de petites ulcérations qui se réunissent et constituent un ulcère plus ou moins grand, mais constamment de forme ronde, de couleur cendrée et dont les bords durs, élevés et d'un rouge obscur, offrent l'aspect vénérien. Ces ulcérations se développent quelquefois avec rapidité et envahissent la luette, les amygdales, le voile du palais et la surface interne des joues et des lèvres; la carie s'empare des os du nez et fournit un pus d'une fétidité insupportable. La voix diminue de plus en plus et finit par se perdre entièrement. Plus rarement des exostoses, apparues dès le début, diminuent et disparaissent ensuite avec les douleurs qui les accompagnaient, aussitôt qu'une éruption pustuleuse s'est manifestée sur la peau. Le docteur Lambini rapporte cependant quatre observations qui prouvent que les douleurs ostéocopes sont devenues plus fortes, malgré le traitement, et ont persisté pendant le cours de la maladie.

Lorsque le Scherlievo débute par une éruption pustuleuse, celle-ci s'annonce par une démangeaison insupportable, qui ressemble d'abord au prurit de la gale, mais qui en diffère ensuite, en ce qu'elle diminue à mesure que l'éruption se termine. Les pustules sont d'une couleur cuivreuse, d'une forme ronde; elles ont plus ou moins d'étendue, et occupent le plus souvent le front et le cuir chevelu; mais elles se montrent aussi à la surface interne des cuisses, des jambes et des bras, autour de l'anus et aux parties génitales. Elles laissent quelquefois transsuder une humeur âcre, qui enflamme la peau et la corrode; d'autres fois, cette humeur se dessèche et forme des croûtes. C'est le plus souvent dans cet état que la maladie reste stationnaire. Après la chute des croûtes la peau conserve des taches cendrées ou d'une teinte cuivreuse qui disparaissent difficilement.

On a vu le Scherlievo débuter par des taches plus ou moins larges, de couleur cuivreuse, au centre desquelles on remarquait un ramollissement de la peau, qui s'ulcérait, laissait transsuder une humeur, qui, en se desséchant, formait des croûtes semblables à celles qui recouvrent les pustules. Ces taches sont généralement entourées d'une auréole d'une teinte cuivreuse, et donnent au malade l'aspect le plus hideux. On cite comme un fait digne de remarque que les parties génitales des femmes sont bien plus souvent le siége de la maladie que celles des hommes. Le docteur Cambiéri n'a trouvé parmi le grand nombre de malades soumis à son observation qu'un seul cas de blennorrhagie, qui s'était manifesté après la dessiccation des pustules de la peau, et qui disparut aussitôt qu'on eut rappelé l'éruption cutanée. On assure qu'il existe entre le mal de Scherlievo et la syphilis de nos climats cette différence remarquable, que les symptômes de cette première maladie négligés, au lieu d'augmenter d'intensité, restent stationnaires pendant plusieurs années, et finissent même par disparaître sans traitement et sans régime. M. le docteur Boué a vu des paysans refuser de se soumettre au traitement qu'on leur avait prescrit, se livrer à tous les excès, et se trouver enfin guéris de leurs ulcères à la gorge par le seul emploi journalier d'un gargarisme d'eau-de-vie étendue d'eau.

La transmission du mal de Scherlievo est rarement la suite du coït; mais elle s'opère par le simple contact immédiat; les vêtemens, les ustensiles de table, tels que les verres, les cuillers, les fourchettes, les serviettes, etc., et l'air même chargé des émanations des personnes infectées, suffisent, dit-on, pour en communiquer le germe. On a vu des enfans apporter la maladie en naissant, ou des nourrices la leur donner par l'allaitement. Elle ne s'est presque jamais manifestée par des bubons aux aines, ni par l'engorgement des autres ganglions.

Lorsque cette maladie se montre sous forme de pustules, de taches ou d'ulcères à la bouche, elle cède facilement aux remèdes anti-vénériens. Le pronostic est plus fâcheux lorsque les malades ont été affaiblis par des traitemens ou des maladies antérieures; lorsque les ulcères ont atteint les os et les ont cariés, ou lorsque les malades, plongés dans la débauche, se plaisent dans la crapule et négligent les soins de propreté. Le traitement de la maladie de Scherlievo ne diffère en rien de celui de la syphilide, §. 576. On assure que le deuto-chlorure de mercure, donné dans le sirop de Cuisinier, a toujours été le moyen le plus prompt et le plus efficace; et que lorsque la carie avait envahi les os, il était très-avantageux de terminer le traitement par dix à douze frictions mercurielles. L'opium associé au mercure employé contre les douleurs ostéocopes, les faisait disparaître sans retour. Le proto-chlorure de mercure, incorporé dans le cérat, appliqué sur les pustules ulcérées, et la liqueur de Van-Swiéten employée en gargarisme contre les ulcérations de la bouche en hâtaient constamment la guérison.

MM. Percy et Laurent ont proposé, pour détruire entièrement la maladie de Scherlievo, d'y établir un lazaret, et de sanifier par les procédés chimiques les habitations et les vêtemens de la classe pauvre. (Percy et Laurent, *Dict. des scienc. medical.*, art. *Maladie de Fiume.*) Mais si, comme tout l'autorise à le penser, le Scherlievo n'est autre chose que la syphilide décrite sous un autre nom, ce conseil doit être modifié. Il est indispensable de rassembler de nouveaux documens sur le Scherlievo, avant d'émettre une opinion définitive sur sa nature.

MALADIE PÉDICULAIRE. *V.* Phthiriase.

MALADIE TACHETÉE DE WHERLOF. *V.* Hémacélinose.

MALADIE VÉNÉRIENNE. *V.* Syphilis.

MALADRERIE, s. f., *nosocomium leprosum;* hôpital de lépreux. *V.* Léproserie.

MAMANPIAN ou MÈRE DES PIANS; ulcère par lequel on assure que débute le pian. *V.* Pian.

MAMELON, s. m., *mamilla;* tubercule conique placé au milieu de la mamelle. Par analogie on a désigné sous le nom de *mamelon* ou de *tumeurs mamelonnées*, celles dont la forme avait plus ou moins de ressemblance avec un mamelon.

MÉLADERMIE, s. f. (de μέλας, noir, et de δέρμα, peau): coloration noire de la peau, §. 663.

MÉLANCHLORE, adj., *melanchlorus*, μελάνχλωρος (μέλας, noir, χλώρος, jaune); qui est atteint d'ictère noir.

MÉLANCHLOROSE, s. f., *melanchlorosis* (μέλας, noir, χλώρος, jaune); ictère noir.

MÉLANÉ, adj., noir ou formé de mélanose; cancer *mélané.*

MÉLANOSE, s. f., *melanosis* (μέλας, noir); matière noire qu'on a trouvée déposée accidentellement dans plusieurs organes, et en particulier dans la peau, §. 663.

MÉLAS-ICTÈRE, s. m., *melasicterus* (μέλας, noir, ἴκτερος, jaunisse); ictère noir.

MÉLASME, s. m., *melasma* (μέλας, noir); taches noires (ecchymoses) que l'on observe plus particulièrement sur les membres abdominaux des vieillards. Suivant M. Mason Good, le *melasma* de Linnæus et de Plenck n'est autre chose que l'ecthyma *luridum.*

MENTAGRE, s. f., *mentagra*, de *mentum*, menton, et d'*ἄγα*, prise, capture. Dénomination appliquée d'abord à la plupart des inflammations chroniques observées sur le menton, et employée aujourd'hui dans un sens plus restreint et mieux déterminé, §. 289. Pline indique, sous le nom de *mentagre*, une maladie particulière de la face, qui, sous beaucoup de rapports, diffère de l'altération que j'ai décrite.

« Sensit et facies hominum novos omnique ævo priore incognitos, non Italiæ modò, verum etiam universæ prope Europæ, morbos : tunc quoque nec tota Italia, nec per Illyricum, Galliasve, aut Hispanias, magnopere vagatos, aut alibi, quàm Romæ circàque, sine dolore quidem illos ac sine pernicie vitæ, sed tantâ fœditate, ut quæcumque mors præferenda esset. Gravissimam ex his lichenas appellavêre græco nomine, latinè, quoniam à mento ferè oriebatur, joculari primum lascivia (ut est procax natura multorum in alienis miseris), mox et usurpato vocabulo mentagram, occupantem in multis totos utique vultus, oculis tantum immunibus, descendentem vero et in colla, pectusque ac manus fœdo cutis furfure. Non fuerat hæc lues apud majores patresque nostros. Et primum Tiberii Claudii Cæsaris principatu medio irrepsit in Italiam, quodam Persino equite romano, quæstorio scriba, cum in Asiâ apparuisset, inde contagionem ejus apportante. Nec sensère id malum feminæ, aut servitia, plebesque humiles, aut media, sed proceres, veloci transitu, osculi maxime, fœdiore multorum, qui perpeti medicinam toleraverant, cicatrice, quàm morbo. Causticis namque curabatur, ni usque in ossa corpus exustum esset, rebellante tædio. Advenerunt que ex Ægypto genetrice talium vitiorum medici, hanc solam operam adferentes, magna sua præda. » (*Hist. nat.*. lib. 27, cap. 1.)

MILIAIRE, adj., et s. f., *miliaris;* inflammation ainsi dénommée à cause de la ressemblance qu'on a cru trouver entre les vésicules qui la caractérisent et les grains de millet, §. 203.

MITE, s. f. (*μίδας*); ver du fromage. *V*. Acare.

MOLES. *V*. Nævus.

MOLLUSCUM, s. m. Mot latin récemment introduit par Bateman pour désigner une maladie tuberculeuse de la peau, §. 718. Cette dénomination a été appliquée à ces tubercules à cause de l'analogie apparente qu'ils présentent avec les proéminences unciformes qui se développent sur l'écorce de l'érable, désignées sous le nom de *molluscum* par Pline le naturaliste.

MORBILLEUX, SE, adj., *morbillosus* (*morbilli*, rougeole), qui dépend de la rougeole ; *fièvre morbilleuse*.

MORPHÉE, s. f., *morphea*. Ce mot, employé pour la première fois dans la traduction d'Ali-Abbas, par Henri Étienne, faite au douzième siècle, dérive, suivant les uns, de *μορφή*, forme, et suivant d'autres, de *μορφός*, noir.

L'histoire de la morphée est fort embrouillée. Dans les passages obscurs et trop concis des auteurs du moyen âge qui en ont fait mention, les uns ont vu une description incomplète de la *lèpre*, et d'autres de simples décolorations de la peau. Je ne discuterai point ces opinions, qui ne reposent que sur des conjectures.

MORPION, s. m., *pediculus pubis*. §. 876.

MULATRE, adj., de *mulus*, mulet; nom des individus de l'espèce humaine nés d'un blanc et d'une noire, ou d'un noir et d'une blanche.

MULES, s. f. pl., *mulæ*; nom vulgaire des engelures développées aux talons.

MULTIFORME, adj. Se dit de quelques inflammations cutanées, susceptibles de présenter plusieurs formes élémentaires; §. 545.

MYCOSE, s. f., *mycosis* (μύκος, champignon); excroissance fongueuse.

MYRMÉCIE, s. f., *myrmecia*. *V*. Achrochordon.

N.

NÆVUS, s. m. Mot latin dérivé de γίγνομαι, naître, et par lequel on désigne les taches *congéniales* de la peau, §. 670. *V*. Envie.

NÈGRE, s. m.; homme de race noire.

NÈGRE-BLANC. *V*. Albinos.

NÉGRESSE, s. f.; femme de race éthiopienne.

NÉVUS. *V*. NÆVUS.

NOLI ME TANGERE, *ne me touchez pas*. Dénomination latine qui a été indistinctement appliquée au lupus et au cancer de la peau, par des auteurs qui avaient cru observer que les topiques accéléraient la marche de ces ulcères.

O.

OGNON, OIGNON, s. m., *tuber verrucosum*; endurcissement de la peau, et surtout de l'épiderme, qui survient le plus ordinairement au-dessus de l'articulation métatarso-phalangienne du premier orteil.

OMBILIQUÉ, ÉE, adj., qui a la forme d'un ombilic : les pustules de la variole et de la vaccine sont *ombiliquées*.

ONGLE, s. m., *unguis*, ὄνυξ, lame dure, cornée et demi transparente, qui garnit l'extrémité de la face dorsale de chaque doigt et de chaque orteil.

ONGLÉE, s. f. *digitorum stupor a gelu*; sensation très-vive de froid au bout des doigts.

ONGLADE, s. f. Astruc, et plusieurs autres pathologistes, ont désigné, sous ce nom, des inflammations chroniques de la matrice des ongles, indépendantes de violences externes, et qu'ils regardent comme un symptôme de la syphilis, §. 779.

« Demùm ungues, qui extremæ » cutis appendices sunt, inæquales, crassi, rugosi, scabri fiunt et » obortis ad radices reduviis, pa» naritio, inflammatione, ulcere

» sponte decidunt, unde l'*onglade.* » (Astruc.)

ONYCHOGRYPTOSE, s. f., *onychogryptores* (ὄνυξ, ongle, γρύπτω, je courbe; courbure anormale des ongles.

ONYCHOPHTHORIE. s. f. *onychophthoria* (ὄνυξ, ongle, φθορή, destruction): altération des ongles.

ONYCHOPHYME. s. f. *onychophyma* (ὄνυξ, ongle, φῦμα, tumeur); tuméfaction des ongles.

ONYCHOPTOSE. s. f. (ὄνυξ, ongle, πτῶσις, chute); chute des ongles.

ONYXIS. s. f. (ὄνυξ, ongle); nom par lequel j'ai désigné collectivement toutes les inflammations de la matrice de l'ongle. §. 767.

OPHIASIS. s. f. *ophiasis*, ὀφίασις, dérivé de ὄφις, serpent, et de ὅσος, semblable. Inusité. *V.* Aréa, Alopécie.

ORGEOLET. s. m. *hordeolum*, furoncle des paupières; ainsi dénommé à cause de sa forme, qui est assez analogue à celle d'un grain d'orge. §. 367.

ORTIÉ. adj, *urticatus*. Fièvre *ortiée*. *V.* Urticaire.

P.

PANNUS. s. m. Mot latin qui signifie *drap*, et employé par quelques pathologistes pour désigner des taches de la peau de diverses natures.

PAPILLAIRE. adj. *papillaris*, (*papilla*, papille), qui est formé de papilles; corps papillaire, éminences *papillaires* de la peau.

PAPILLE. s. f. *papilla*, θηλή, mamelon. Petites éminences, semblables à des mamelons, et qui s'élèvent à la surface des tégumens externes ou internes.

PAPULE. s. f. *papula*. On désigne aujourd'hui sous le nom de *papules*, de petites élevures, peu proéminentes au-dessus du niveau de la peau, pleines, plus ou moins enflammées et se terminant ordinairement par une desquamation, lorsqu'elles ne sont pas étêtées, §. 592. Mais le sens de ce mot a été long-temps indéterminé. Marcellus et Scribonius Largus l'emploient pour désigner les pustules herpétiques, les ichores et les *vari*. Pline comprend sous ce nom les boutons, les pustules miliaires et les pétéchies. Manard, Fernel, Sennert, Lorry, etc., l'appliquent aux boutons (*Wheals* des Anglais), aux tubercules superficiels et aux pustules. Dans l'ouvrage de Plenck, ce mot est pris dans une acception beaucoup moins vague: *Papulæ sunt tumores exigui, sed duri, qui vel resolvuntur, vel in apice quid humidi ejiciunt et dein desquamantur.* Toutefois, cet auteur rapporte aux papules diverses affections qui ne correspondent point à cette définition (*herpès, grutum, cutis anserina, tuberculum, phlygethon, lepra, elephantiasis*). Les définitions de Sauvages et de Linnæus sont plus précises: *Papula*, phyma parvulum, desquammari solitum (Sauvages.) — *Papula* est tuberculum, faritum, coloratum, inflammatum, vix supurandum (Linnæus). Enfin Willan et Bateman ont les premiers fixé le sens du mot *papule*, d'une manière rigoureuse, et je m'en suis servi dans la même acception. §. 392.

PAPULEUX, EUSE. Qui a rapport aux papules : inflammations *papuleuses*.

PARATRIMME, s. m. *Paratrimma* (παρατρίϐω, j'use en frottant); ulcération du sacrum ou de la rainure des fesses.

PEAU, s. f., *pellis*, *cutis*, *corium* (δέρμα), membrane douce, épaisse, résistante, extensible, composée de plusieurs couches superposées, garnie de diverses appendices : la peau enveloppe et protége le corps, et est en outre l'organe du toucher.

PEAU DE POULE. *V.* Anserine.

PÉDICULAIRE, adj., *pedicularis* (*pediculus*, pou); maladie *pédiculaire*. *V.* Pediculi, Phthiriase.

PELADE, s. f., *pilarella*, *defluvium capillorum*, nom qu'on a donné à la chute des poils, accompagnée de celle de l'épiderme. — *Pélade* est quelquefois synonyme d'alopécie syphilitique.

PÉLAGIE, s. f., *pelagia* (*pellis*) peau ; synonyme de *pellagre*.

PELCOME. *V.* Pelcose.

PÉLCOSE, s. f., *pelcosis* (πελίοω, je rends livide); *ecchymose*, *lividité*; maladie hémorrhagique de Werlhof.

PELLAGRE, s. f., *dermatagre* (Titius); *érysipèle périodique nerveux chronique* (Titius); *Mal de misère* (Vaccari); *scorbut des Alpes* (Odoardi), etc. On a désigné, sous ce nom, une maladie qu'on dit être particulière au royaume Lombardo-Venitien, et dont je vais ici retracer les principaux caractères, d'après les auteurs italiens qui l'ont observée.

Au début, des tiraillemens plus ou moins douloureux, accompagnés de tension, d'un sentiment de chaleur brûlante et d'un prurit incommode, se font sentir le plus souvent sur le dos des mains et des pieds, où l'on voit paraître *une tache de forme presque ronde*, suivant Odoardi, qui occupe une étendue plus ou moins considérable. Les mêmes phénomènes s'observent aussi au col, à la partie supérieure de la poitrine, le long des jambes, quelquefois au bout du nez, sur les lèvres et au front (Strambio), sous les bras et les jarrets, *en un mot sur toutes les parties exposées, sans vêtemens, à l'action du soleil.* La tache ne tarde pas à prendre un aspect véritablement érysipélateux : la peau change de couleur, devient d'un rouge rosé et luisant, puis acquiert une teinte légèrement livide ; souvent il se forme de *larges phlyctènes* contenant une sérosité roussâtre. Au bout d'un certain laps de temps, l'épiderme se détache et tombe sous la forme de petites écailles, minces, blanches et furfuracées. Chez plusieurs individus, cette desquamation a lieu sans qu'il survienne ni rougeur, ni chaleur à la peau ; lorsqu'elle est terminée, la peau reprend sa teinte naturelle, mais elle reste plus sèche et légèrement luisante.

La pellagre, produite par l'insolation, débute au mois de mars ou d'avril, et disparaît en août et en septembre; l'année suivante elle peut se reproduire à la même époque, et cesse après avoir suivi la même marche. Cependant chaque année le mal s'aggrave; l'altération de la peau devient plus profonde, les forces s'épuisent; il survient des pesanteurs d'estomac, des cardialgies funestes, des vomissemens, des coliques, de violentes céphalalgies: les malades éprouvent des vertiges qui les exposent à des chutes fréquentes; leur regard est sombre et mélancolique; la bouche devient douloureuse, tendue et brûlante; le palais se fendille, les gencives se gonflent, deviennent fongueuses et saignantes; la langue est aride, fendue et noirâtre, etc. Au résumé, la pellagre peut se compliquer d'inflammations gastro-intestinales, pulmonaires, vaginales; parfois même de folie, de tétanos, etc.

Il paraît aussi qu'un des symptômes le plus fréquemment observé chez les pellagreux est un sentiment d'ardeur qui occupe toute la tête et l'épine du dos, d'où il se propage dans le reste du corps, pour se fixer principalement à la plante des pieds. Ce sentiment incommode de chaleur brûlante est parfois porté au point de ravir le sommeil au malade; le contact des rayons du soleil l'exaspère jusqu'à le rendre insupportable.

La pellagre n'attaque que les campagnards qui travaillent à la culture de la terre; les femmes y sont plus sujettes que les hommes. L'apparition de cette affection à l'époque du printemps, sa disparition en automne et sa manifestation sur les parties du corps exposées à l'action de l'air, sont autant de circonstances qui fortifient l'opinion de ceux qui pensent que cette maladie est produite par l'action du soleil sur les tégumens. Il est démontré en outre que cette maladie n'est pas contagieuse, et que dans son traitement il faut avoir égard aux altérations des organes intérieurs qui coïncident souvent avec l'affection de la peau.

Tout en reconnaissant que les descriptions et les opinions divergentes des auteurs qui ont écrit sur la pellagre masquent le véritable caractère de cette maladie, j'ai cru entrevoir que l'altération de la peau, ainsi dénommée, n'était autre chose qu'un *érythème chronique*, suivi d'une desquamation plus ou moins considérable, parfois surmonté de bulles accidentelles, et presque toujours compliqué de quelque affection des viscères.

Il est encore mieux démontré pour moi, que le nom de *pellagreux* a été donné, avec peu de discernement, à tous les individus qui ont présenté des érythèmes chroniques, quelle que fût d'ailleurs la maladie intérieure qui accompagnât cet exanthème; et que si l'histoire symptomatique de la pellagre est si embrouillée, c'est que pour faire le tableau de cette affection on a emprunté des symptômes à toutes les maladies qu'on avait vues précéder, accompagner ou suivre le développement de l'inflammation de la peau. V. *Fanzago : Fr. Memoria sopra la pellagra del territorio Padovano*; in-8°, Padova 1789. —Holland (Henri), *On the Pella gra, etc.* Medico-chirurgical transactions, t. VIII, p. 317, in-8°. London 1817.

PELLICULE, s. f., *pellicula* (*pellis*, peau); membrane extrêmement mince.

PEMPHIGODE, adj. *pemphigodes* πέμφιξ, bulle, vessie, εἶδος, apparence; fièvre *Pemphigode*. *V.* PEMPHIGUS.

PEMPHIGUS, s. m. de πέμφιξ, bulle. De longues recherches historiques sur le pemphigus seraient déplacées dans un article de vocabulaire : il me suffira de rappeler qu'Hippocrate parle d'une *fièvre pemphigode* dans un passage obscur, rendu presque inintelligible par les longs commentaires de Galien : « *Aliæ* (febres) *pemphigodes aspectu terribiles*, (Hipp., *de Morb. vulg.*, dis. VII, sect. 1, *ed Foës*); » et dans un autre qui paraît mieux s'appliquer au pemphigus : « *Ichores quidem cute sub nascebantur qui intrò concepti calescebant, pruritumque concitabant. Deinde phlyctænides, ambustis pustulis similes, assurgebant, quibus sub cutem uri videbantur.* (Hipp., t. IX, p. 118; ed. Chartier. ») Toutefois les bulles du pemphigus sont plus clairement indiquées dans Aétius; « *Papulæ quibusdam exoriuntur, similes his quæ a fervidâ aquâ ambusti emergunt, non tamen multum dolorem inducentes. Quibus ruptis flavi humoris copia paulatim effluit ad biduum, aliquandò ad triduum durans.* (Tetrab. IV, seven. 11, cap. 63, p. 807; 1542, in-fol.) Les traducteurs de Rhazès parlent aussi, sous le titre d'*ignis sacer*, d'un exanthème caractérisé par des *ampoules semblables à celles produites par la brûlure*. D'autres auteurs ont également fait mention de *phlyctènes*, et probablement du pemphigus; mais les premières observations détaillées sur cette maladie paraissent avoir été publiées par Forest (Obs. *de phlyctænis in facie infantis cujusdam apparentibus*) et par Charles Lepois (Obs. 149, *Hydatides*) Depuis lors, une foule d'histoires particulières plus ou moins exactes, de pemphigus simple ou compliqué, ont été publiées par Delius, Dickson, Jalabert, Blagden, Hébréart, etc.; elles ont été rassemblées dans l'excellente monographie de M. Gilibert, ou insérées dans les dissertations de Bobba, d'Eckhout, de Bunel, de Robert, etc., ou dans divers recueils périodiques.

Si le pemphigus a été indiqué ou décrit sous différentes dénominations (*phlyctènes, bulle, fièvre ou maladie bulleuse, hydatide, etc.*), celle de pemphigus a été appliquée à des affections très-différentes. (Savary, *Recherches historiques sur le pemphigus*); en outre, le plus célèbre des nosologistes, Sauvages, a créé une foule d'espèces de pemphigus, d'après les considérations les plus futiles, c'est-à-dire d'après les localités, où le pemphigus avait été observé. (Pemphigus *indicus*, P. *castrensis*, P. *helveticus*, P. *brasiliensis*.) D'un autre côté, plusieurs pathologistes, et tout récemment J. Frank, ont décrit le pemphigus aigu sous le nom de *bullæ*, et le pemphigus chronique sous celui de *pemphigus*, dans deux chapitres séparés, comme deux maladies distinctes. Cette divergence d'opinions, sur la valeur et le sens du mot *pemphigus*, a été, pour ainsi dire, renforcée par la différence des nomenclatures de M. Alibert et de Bateman. Après avoir facilement prouvé qu'il n'existait pas de maladie qui présentât les caractères assignés par Cullen au pemphigus : « *Typhus contagiosa; primo, secundo, vel tertio morbi die, in variis partibus vesiculæ, avellanæ magnitudine, per plures dies manentes, tandem achorem tenuem fundentes.* » (Nosol., méth. gen., 54.) Bateman s'étayant de ce que le mot *pemphigus* avait été ainsi mal appliqué, ou plutôt de ce que le pemphigus avait été mal défini par Cullen, l'a rayé de sa nomenclature, puis il l'a décrit d'une manière incomplète sous le nom de *pompholix*. D'un autre côté, M. Alibert paraît avoir décrit le pemphigus, ou au moins le pemphigus chronique, sous le nom de *dartre phlycténoïde confluente.* Quelques auteurs ont donc pris une peine bien inutile en cherchant les caractères différentiels du pemphigus, du pompholix et de la dartre phlycténoïde ; toutefois c'est une erreur que la confusion de la nomenclature et le peu d'exactitude de quelques descriptions rend bien excusable.

PÉRICAL. *V.* ÉLÉPHANTIASIS.

PÉRYNYCTIDES. *V.* ÉPYNICTIDE.

PÉTÉCHIAL, adj., *petechialis.* Qui ressemble aux pétechies ou qui est caractérisé par leur développement ; *fièvre, éruptions pétéchiales.*

PÉTÉCHIES, s. f. plur., *petechiæ, peticulæ* : petites taches semblables à des morsures de puces, et produites par du sang déposé dans le tissu de la peau ou des membranes muqueuses.

— *Pétéchies sans fièvre. V.* HÉMACÉLINOSE.

— *Pétéchies fébriles. V.* TYPHUS PÉTÉCHIAL.

PETITE VÉROLE, s. f. *V.* VARIOLE.

PHAGÉDÉNIQUE, adj., *phagedænicus.* (φαγεδαίνα, faim dévorante.) Ulcère *phagédénique* ou *rongeant.*

PHALACROSE, s. f., *phalacrosis*, φαλάκρωσις, chute des cheveux. *V.* CALVITIE.

PHÉNICISME, s. m., *phœnicismus* ; nom donné par Ploucquet à la rougeole.

PHLYCTÈNES, s. f. pl., *phlyctænæ* (φλύκταιναι, de φλύζω, je bous.) On lit dans plusieurs passages de la collection hippocratique, que des *phlyctènes* apparurent à la surface du corps de quelques malades ; mais ce simple énoncé n'est pas propre à fixer le sens de cette expression. Toutefois il paraît que les médecins grecs employaient les mots φλύκταιναι, φλυκταινίδες, pour désigner des petites tumeurs séreuses, transparentes, *semblables à celles que produit la brûlure* ; (Épid., lib. II.) Or, comme les petites tumeurs observées dans la brûlure sont le plus ordinairement des *bulles* et plus rarement des *vésicules*, il est probable que les médecins grecs appliquaient indistinctement le nom de *phlyctènes* à ces deux formes phlegmasiques et plus particulièrement à la première. Depuis cette époque, quelques pathologistes ont employé le mot *phlyctène* dans le même sens que le mot *bulle* ; d'autres ont désigné les *bulles* sous les noms de *larges* phlyctènes, de phlyctènes *volumineuses* ; et les vésicules sous celui de *petites* phlyctènes. Quelques traducteurs des Grecs ont latinisé le mot grec *φλύκταιναι*, *phlyctænæ;* d'autres l'ont rendu par le mot *bulle*, d'autres enfin l'ont mal interprété, en se servant du mot *pustule*, et ont faussé des descriptions que leur laconisme rendait déjà fort obscures. *V.* Bulle, Vésicule.

PHLYCTÉNOIDE, adj., *phlyctænoïdes;* qui ressemble à une phlyctène, ou qui est caractérisé par des phlyctènes, c'est-à-dire par des *vésicules* ou par des *bulles*. Ainsi, l'herpès *phlycténoïde* de Bateman est une inflammation *vésiculeuse*; le zona, ou la dartre *phlycténoïde en zone* de M. Alibert, est caractérisé par des vésicules et par des bulles : l'érysipèle *phlycténoïde*, la brûlure *phlycténoïde*, le pemphigus ou *dartre phlycténoïde confluente* de M. Alibert sont des inflammations bulleuses.

PHLYZACIUM, au pluriel *phlyzacia ; φλυζάκιον*, dérivé de *φλύζω*, fermenter, bouillonner. Ce mot a été conservé dans la nomenclature de Willan et Bateman pour désigner une espèce particulière de *pustules*; Hippocrâte s'est servi du mot *φλυζάκιον*, (*Coac. præn.*, lib. 1, 120), sans le définir. Les *phlysacia*, d'après Galien, seraient la même chose que les *bulles* et les *phlyctènes*. Ils sont considérés par l'auteur de *Coaques* comme un signe mortel dans le cours de certaines fièvres. Celse employe ce mot dans une acception différente : *φλυζάκιον*, « Paulò durior pustula est, subalbida, acuta, ex quâ ipsâ quod exprimitur humidum est. Ex pustulis verò » nonnumquàm ulcuscula sunt » aut aridiora, aut humidiora : » et modò tantùm cum prurigine, » modò etiam cum inflammatione » aut dolore; exitque aut pus, » aut sanies, aut utrumque : maxi» mèque, id evenit in ætate pue» rili, rarò in medio corpore, » sæpe in eminentibus partibus ; » (*lib.* v, *sect.* 28, §. 15.) Willan et Bateman ont donné le nom de *phlyzacia* à des pustules très-larges élevées sur une base dure, circulaire, d'un rouge animé, remplacées par une croûte épaisse, dure, de couleur foncée. Les *phlyzacia* ou pustules *phlyzaciées*, forment le caractère de l'éruption pustuleuse que Willan et Bateman ont décrite les premiers, sous le nom d'ecthyma. *V.* Pustule, Ecthyma.

PHYMA. s. m. *φῦμα*, de *φύομαι*, je nais : « Ab his quæ ex terrâ progerminant græci homines *phymata* vocaverunt, hoc est tubercula, eos præter naturam tumores, qui prorsùs sine causâ extrinsecâ proveniunt ; sed potissimùm eos hoc nomine vocant qui extrà corporis superficiem exuberant (Galen., *lib.* vi. Hipp., *de morb. vulg.*, *Comment.* i.) » Aussi donnent-ils le nom de *phyma* à des tumeurs de la nature la plus opposée ; aux tubercules pulmonaires crus et solides (*φύματα σκληρά*), ou en suppuration (*φύματα ἐν πνεύμονι*), aux tumeurs scrophuleuses qui se développent chez les enfans, aux aines et sous les aisselles (*χοιράδεα φύματα*), aux inflammations des glandes lorsqu'elles tendent vers la suppuration, aux abcès superficiels ou profonds, au furoncle, et enfin à *toutes les autres tumeurs indépendantes de causes externes.*

Les nosologistes modernes ont restreint le sens de cette dénomination ; mais ils l'ont appliquée à des groupes composés d'élémens non moins hétérogènes que ceux qu'elle avait primitivement représentés. L'ordre *phymata*, de Sauvages, comprend l'érysipèle, l'œdème, l'emphysème, le squirrhe, le phlegmon, le bubon, la parotide, l'anthrax, le carcinome, le panaris et le phymosis. Le genre *phyma* de Willan est composé de deux descriptions à peu-près inintelligibles, transmises par les anciens (épinyctide, terminthe), du furoncle et du charbon. J'ajouterai que si le mot *phyma* a été appliqué à une foule de maladies différentes, par Hippocrate, Galien, Paul d'Ægine ; que si, devenue dénomination générique, il a été imposé par Sauvages et par Willan à des groupes de tumeurs très-dissemblables, il paraît avoir été placé dans Celse, à la tête d'une description incomplète et inexacte du phlegmon. « *φῦμα*, Verò nominatur tuberculum furunculo simile, sed *rotundius et planius sæpè etiam majus.* Nam furunculus ovi dimidii magnitudinem rarò explet, numquàm excedit; *phyma autem latiùs patere consuevit*; sed inflammatio dolorque sub eo minores sunt. *Ubi divisum est, pus eodem momento apparet; ventriculus qui in furunculo, non invenitur; verùm omnis corrupta caro in pus vertitur.* Id autem in pueris et sæpiùs nascitur et faciliùs tollitur; in juvenibus rariùs oritur, et difficiliùs curatur. Ubi ætas induravit, ne nascitur quidem. Quibus verò medicamentis discuteretur, suprà propositum est. » (Celsus, *De re medicâ*, lib. 5, sect. 28.)

PHTHIRIASE, s. f., *phthiriasis*, *φθειρίασις*, de *φθεὶρ*, pou ; nom par lequel on a désigné l'existence d'une grande quantité de poux sur une région ou sur toute la surface du corps, §. 864.

PIAN, s. m. Mot caraïbe consacré par un long usage, pour désigner une maladie de la peau, observée sous la zône torride et indigène en Afrique, d'où elle paraît avoir été transportée aux Indes occidentales et en Amérique.

Il est à-peu-près impossible de se faire une juste idée de cette maladie, d'après les descriptions si différentes des médecins qui en ont parlé. L'auteur anonyme, qui le premier a décrit cette maladie (*Edinburg. med. essays*, vol. 5, part. 2, art. 76), assure que le pian se montre par de petites *taches*, qui ne dépassent pas le niveau de la peau, et qui prennent bientôt le caractère de *papules*. Hillary décrit cette altération comme étant d'abord *papuleuse*, et se transformant ensuite en *pustules* proéminentes, ne contenant ni pus ni matière purulente (*on the diseases of barbadoes*, pag. 339) ; et Winterbottom assure, au contraire, que le pian débute par de véritables *pustules remplies d'une matière opaque et blanchâtre*, avant leur rupture. Enfin, M. James Thomson prétend que cette maladie, primitivement *papuleuse*, devient ensuite *pustuleuse*, puis *tuberculeuse* ; il a même fait figurer ces différens états ; mais ses dessins ne paraissent pas avoir été soigneusement exécutés. J'ai cru devoir faire ces observations critiques avant de reproduire la description symptomatique du pian, consignée dans la plupart de nos auteurs. A mon sens, cette description est vague ; elle ne peut être rigoureusement regardée comme l'expression fidèle d'une altération distincte des maladies de la peau observées en Europe.

Quoi qu'il en soit, on assure que le pian se développe ordinairement parmi les nègres mal nourris, dont la peau est continuellement irritée par un soleil brûlant, par la piqûre des insectes, et par la rancidité des graisses dont ils ont coutume d'enduire la surface de leur corps. On dit que cette maladie est contagieuse, qu'elle se transmet par le rapprochement des sexes, par l'allaitement, ou par l'application de la matière provenant des pustules ou des ulcères cutanés, sur une portion excoriée de la peau. Cette affection, qui se manifeste quelquefois sans être précédée de symptômes généraux, est souvent annoncée par une fièvre légère, un état de langueur, de faiblesse et des douleurs dans les articulations. Quelques jours après, on aperçoit sur la peau des taches semblables à des piqûres de puces. A ces taches succèdent, suivant quelques auteurs, des éminences qui, par leur aspect, simulent des framboises ou des mûres, d'où est venu le nom de *frambœsia*, assigné à cette maladie par d'autres écrivains. Quelques observateurs prétendent que les élevures par lesquelles s'annonce le frambœsia, sont d'abord plus petites que la tête d'une épingle, qu'elles s'élargissent progressivement et se transforment en pustules, qui ne tardent pas elles-mêmes à se couvrir de croûtes, au-dessous desquelles se forment des tubercules fongueux, dont les dimensions varient entre celles d'une framboise ou d'une grosse mûre. Ces éminences sont plus larges et plus nombreuses sur la face, les aines, les aisselles, à la marge de l'anus, et aux grandes lèvres, que sur les autres parties du corps. De nouvelles éruptions ont lieu dès que la première commence à se dessécher ; et à la suite de ces éruptions successives, le nombre des pustules *pianiques* devient quelquefois considérable. Si l'on en croit les auteurs qui ont étudié cette maladie, il existe toujours une pustule plus large, plus élevée que toutes les autres, plus difficile à guérir, et que l'on désigne sous le nom de *mère-pian* ou de *mama-pian*. On assure enfin que l'affection de la peau est quelquefois accompagnée de douleurs nocturnes, de gonflement des os, d'ulcères dans le pharynx, etc. Cette maladie est ordinairement traitée par des médecins connus sous le nom de *médecins-pianistes*. Les préparations mercurielles, les sudorifiques, les purgatifs et les bains, sont, de tous les remèdes, ceux dont l'utilité paraît le mieux constatée.

Je termine cette courte notice sur le pian, en rappelant qu'il a été regardé par quelques auteurs comme une modification de la syphilis, et par d'autres comme une maladie particulière de la peau. Tant que les lésions élémentaires qui constituent le pian n'auront pas été mieux décrites et étudiées par des auteurs forts de connaissances exactes sur les maladies de la peau observées en Europe, il sera impossible de choisir entre ces deux opinions. Thomson (James) *Observations and experiments on the nature of the morbid poison called Yaws, with coloured engravings of the eruptions.* (Edinburg medic. and surg. Journal, july 1819.) — Hume (John) *A description of the African distemper called the Yaws*, etc. V. Medical essays and. observ. by a society in Edinburg. vol. 5.)

PICOTE, s. f.; nom populaire de la variole. *V.* VARIOLE.

PIGMENT, s. m. Nom par lequel on désigne aujourd'hui la matière colorante de la peau.

PILAIRE, adj., *pilaris*; système *pilaire* ou pileux; maladies *pilaires* ou des poils.

PILARELLE, s. f.; affection de la peau, indiquée par Astruc comme un des symptômes de la syphilis. « Finditur in volis manuum plantisque pedum scissuris seu rhagadibus duris, callosis, prurientibus, ichore tenui manentibus et hinc suffossa cuticula soluto nexu mutuo a subjecta cute laciniatim secedit, instar exuviæ, unde *pillarelle*. » (Astruc, *de morb. vener.*, p. 332.)

PILEUX, adj., *pilosus*, qui a rapport aux poils. — système *pileux*, ensemble de tous les poils du corps.

PINTA. M. Clellan rapporte qu'une maladie de la peau, connue sous le nom de *pinta*, ou taches bleues, est apparue dans le voisinage du volcan de Jorullo, dans la partie du nord de la province de Valladolid (Mexique). Bientôt après, cette maladie s'est propagée graduellement au midi, jusqu'à la ville de Mascala, sur la route de Mexico à Aixpuelio. Elle a spécialement attaqué les gens du peuple, dont la peau est d'une couleur foncée. Cette maladie débute par de légers frissons et des nausées, suivies d'une fièvre légère: ces symptômes ne durent que quelques jours, et lorsqu'ils diminuent, on aperçoit sur le visage, la poitrine et les membres, des plaques décolorées, pâles et jaunâtres, qui se transforment graduellement en blanc, et dans un état plus avancé, en une teinte noire, tout-à-fait analogue à celle de la peau des nègres. Les tégumens sont en outre rudes et écailleux, légèrement enflammés, et s'ulcèrent facilement. La transpiration de ces personnes est fétide, mais leur santé générale n'est pas affectée. M. Clellan assure qu'il y a dans la ville de Mexico un régiment de personnes dont la peau a subi ce singulier changement de couleur, et qu'on appelle le régiment de *pinta*. Suivant cet auteur, cette maladie est contagieuse, et il assure que des personnes nées et élevées dans les districts où elle n'est connue que de nom, en ont été affectées après avoir vécu quelques années dans le pays où elle règne, et que des nourrices l'ont communiquée à leurs nourrissons. Des personnes appartenant à des classes élevées ont néanmoins habité pendant toute leur vie dans le pays de *Pinto*, et employé chez eux, comme domestiques, des individus qui en étaient atteints, sans la contracter; mais ils ne paraissent s'en être préservés qu'à l'aide d'une excessive propreté, de l'usage fréquent des bains, des ablutions, etc. Quoique les malades se répandent dans tous les environs de Mexico pour la vente de leurs marchandises, cette affection n'est connue que de nom sur la côte de l'océan Pacifique et dans les contrées adjacentes séparées par les montagnes de la *Tierra caliente*. Les médecins du pays regardent le pinta comme une maladie spécifique et incurable. (*An account of the pinta, or blue stain, a singular cutaneous disease prevailing in Mexico, by Samuel M. Clellan*, (the Edinb. journal of medical Scienc., 1826, n°. 4.)

Le *pinta* doit-il être rapproché des modifications du pigment observées en Europe, du chloasma ou bien de la mélanose générale ou nigritie?

PIQUEROLE, s. f. Expression vulgaire, employée dans quelques-unes de nos provinces pour désigner la variole ou la scarlatine.

PITYRIASIS, s. m. Nom par lequel on désigne aujourd'hui l'une des inflammations furfuracées de la peau, §. 505. Les médecins grecs ont plutôt indiqué que décrit le pityriasis. Alexandre de Tralles et Paul d'Ægine disent que le pityriasis consiste en des *exfoliations légères et furfuracées de l'épiderme, sans ulcération*. (V. Alexandre de Tralles, lib. 1, cap. 4. — Paul d'Ægine, lib. 3, cap. 3.) Ils désignent sous le nom de πιτυρωδεις, *furfurosi*, les personnes chez lesquelles *assiduè furfures in capite gignuntur*. (Galen., comment. 3, in lib. 6, épid.) Quelques traducteurs des médecins grecs ont latinisé le mot *pityriasis*; d'autres l'ont rendu par *porrigo*, et ont commis une faute grave, qu'ils eussent pu éviter en traduisant *pityriasis* par *furfures capitis*, *farrea nubes*, comme l'avait fait Quintus Sérénus. En effet, Celse ayant compris sous le nom de *porrigo* les maladies généralement connues aujourd'hui sous le nom de *teignes*, le mot *porrigo* présente dès-lors deux acceptions très-différentes. Les uns, tels que Lorry et Joseph Frank, l'ont employé pour désigner le pityriasis des Grecs. « *Desquamatio epidermis, nullo prævio, aut præsenti, vitio originem debens, relictâ abnormi pellis subjacentis conditione, porrigo dicitur.* (J. Frank.) » D'autres, tels que Willan, Bateman, Samuel Plumbe, etc., s'en sont servis depuis Celse, pour désigner les maladies plus généralement connues en France sous le nom de *teignes*. *V.* Porrigo.

J'ajouterai que l'*alvarati* d'Avicenne semble correspondre au pityriasis des Grecs. « *Est modus excorticationis levis accidentis capiti propter corruptionem in complexione propriè cum impressione in superficie cutis.* » Enfin, M. Alibert a donné une bonne figure du pityriasis, sous le nom de *dartre furfuracée volante*. Willan a décrit, sous le nom de pityriasis *versicolor* (maculæ hepaticæ), et de pityriasis *nigra*, deux altérations du pigment de la peau, bien différentes du pityriasis. Joseph Frank a compris, dans la description du *porrigo*, le pityriasis, les psoriasis *palmaria, scrotalis, diffusa*, etc., de Willan; d'autres ont décrit sous les noms de *pityriasis* ou de *porrigo*, la desquamation furfuracée consécutive au lichen de la face. Avec des matériaux et des vues aussi dissemblables, on n'a pu faire que des descriptions générales peu exactes, qui n'offrent entre elles qu'une analogie fort équivoque. *V.* Psoriasis, Porrigo, Éphélides, etc.

PLIQUE, s. f., *plica*, *plicatio*, *plicatura*, *trichoma*, πλεκτάνη, feutrage des poils avec inflammation de leur bulbe, §. 808.

POIL, s. m. *pilus*, θρὶξ, corps corné, filiforme.

POIREAU, s. m., *porrus* ou *porrum*; nom populaire de quelques végétations, §. 570.

POLIOSE, s. f., *poliosis* (πολιόω, je rends gris.) *V.* CANITIE.

POLYHIDRIE, s. f., *polyhidria* (πολὺς, beaucoup, ἱδρώς, sueur); sueur excessive.

POMPHOLIX, s. m. Foës observe (*Œconom. Hipp. ad voc.* πομφοὶ) que les grecs désignaient, sous ce nom, les taches proéminentes produites par la piqûre des orties; et sous celui de πομφολύγες, les bulles d'air qui apparaissent sur l'eau. Au nombre des acceptions variées de ce mot et de ses dérivés, Galien en indique une autre (πομφοὶ *eminentiæ cutis tumidæ, simulque humore redundantes, et rubicundæ*), adoptée par Willan, qui s'est cru autorisé à décrire, sous le nom de *pompholix*, une éruption de bulles sur la peau, sans fièvre et sans inflammation circonvoisine; double circonstance qui, suivant lui, distingue le pompholix du pemphigus. Cependant il est de toute évidence que le pompholix de Willan correspond au pemphigus *sine pyrexia* de Sauvages, et au pemphigus apyrétique de Plenck.

Willan, et d'après lui Bateman, admettent trois variétés de pompholix : 1°. Pompholix *benignus*, éruption successive, sur diverses régions de la peau, de bulles transparentes, du volume d'un pois ou d'une aveline, dont la guérison est ordinairement assez rapide; 2°. pompholix *diutinus*, éruption de semblables bulles, apparaissant successivement sur toute la surface du corps, et quelquefois même dans l'intérieur de la bouche, souvent précédée de désordres fonctionnels des organes digestifs, et suivie d'excoriations douloureuses, d'une guérison longue et difficile; 3°. Pompholix *solitarius*, large bulle solitaire, contenant plusieurs onces de sérosité, et quelquefois suivie d'une ou de plusieurs bulles semblables.

J'ai dû décrire les trois variétés du pompholix dans un autre article, afin de ne pas faire, avec Willan, inutilement deux maladies du pemphigus. *V.* PEMPHIGUS.

PORCELAINE, s. f., mot indiqué dans la plupart des vocabulaires comme synonyme du mot *essera*, employé lui-même par les médecins arabes pour désigner une maladie plus connue en France sous le nom d'*urticaire*. J'ai fait d'inutiles recherches pour découvrir quelques observations cliniques sur la porcelaine. Je n'ai trouvé, sous cette dénomination, que des définitions inexactes ou des descriptions incomplètes de l'urticaire ou du lichen *urticatus*.

Sauvages a publié deux descriptions de la porcelaine; l'une dans la première classe de sa *nosologie*, et l'autre dans la troisième. Plusieurs des caractères qu'il assigne à cette maladie se retrouvent dans la définition qu'il a donnée de la *fièvre ortiée*. En résumé, la porcelaine (*psydracia*), la porcelaine (*essera*), et la *fièvre ortiée* de Sauvages, doivent, ce me semble, être rattachées à l'urticaire. Je transcris ici textuellement la double définition que ce célèbre nosologiste a donnée de la porcelaine.

1°. La *porcelaine de Montpellier* (psydracia porcellana) est caractérisée par de larges efflorescences rouges, discrètes, d'un pouce au plus de diamètre, se montrant tout-à-coup sur la poitrine, sur les bras et d'autres parties du corps, et disparaissant momentanèment pour se reproduire ensuite. Cette maladie, rarement accompagnée de fièvre, atteint les deux sexes et tous les âges, et plus spécialement les adultes d'un tempérament bilieux. Elle se termine par résolution, dans l'espace de peu de jours, à l'aide d'un régime doux et réfrigérant, et parfois de la saignée. Elle n'est jamais suivie d'excoriation, de suppuration, ou de quelque autre évacuation. (*Nosol. méth.*, t. 1, p. 135.)

Porcelaine (essera), inflammation ordinairement apyrétique, caractérisée par plusieurs taches rouges, d'un pouce de diamètre, discrètes, qui se montrent tout-à-coup sur diverses parties du corps, pour disparaître au bout d'un ou deux jours, et se montrer ensuite. (*Nosol. méth.*, t. 1, p. 454.)

Avant la publication de la *Nosologie* de Sauvages, plusieurs auteurs avaient déjà parlé, d'une manière vague, d'une maladie, sous le nom de *porcelaine*. « Medicos, ibi (Parisiis) à non longo » tempore observare novum aliquod morbillorum genus, quod » porcellaneas, *rougeole de porcelaine*, vocârunt, nullo modo periculosos. » (*Comm. litter.* 1731, pag. 212.) Dans ces derniers temps, il a été également fait mention d'une maladie sous ce nom. « Il s'est présenté à Paris » quelques éruptions de pustules » blanches, que l'on appelle *porcelaines*. Cette maladie, endé» mique dans quelques départe» mens, n'est pas commune ici. » Elle mérite de grandes atten» tions; la facilité et la prompti» tude avec laquelle l'humeur qui » se produit est refoulée sur les en» trailles et y cause des ravages » aussi dangereux que rapides, » doit rendre les médecins sévères » sur le régime, sur la tempéra» ture de l'air et la nature des » secours. La disparition de ces » pustules, suivie de gêne dans » la respiration, de chaleur brû» lante dans les viscères, et au» tres symptômes, a nécessité » l'application des vésicatoires; » chez deux malades, cette appli» cation, faite à temps, a eu le » plus heureux succès. » (*Journal général de Médecine*, t. 1, p. 145.)

Pour compléter l'histoire de ce mot, j'ajouterai qu'on l'a souvent employé comme synonyme d'*essera* (Blancaerd, Chomel, etc.), et d'urticaire (Joseph Frank), et que quelques autres nosographes ont assigné pour caractères à la porcelaine, des lésions élémentaires très-différentes; des pustules écailleuses (Lavoisien) ou des ampoules (Murat). En résumé, le mot *porcelaine* ne rappelle aujourd'hui que des passages obscurs, des définitions inexactes ou des descriptions incomplètes de l'urticaire. *V.* Essera, Urticaire.

PORREAU. *V.* Poireau.

PORRIGINEUX, adj., *porriginosus*, qui est de nature furfuracée ; qui a rapport au porrigo. *V.* PORRIGO. M. Alibert a désigné par cette épithète une variété de la teigne.

PORRIGO, s. f. Mot latin employé par les anciens pour désigner une affection particulière du cuir chevelu, caractérisée par une desquamation furfuracée plus ou moins considérable. C'est la même maladie que les Grecs avaient désignée sous la dénomination de πιτυρίασις. Celse, qui a décrit le porrigo avec sa concision ordinaire, paraît l'avoir confondu avec d'autres inflammations, puisqu'il dit que tantôt il existe sans ulcération, tantôt avec ulcération. Le porrigo proprement dit, ou pityriasis, n'est qu'une irritation légère des couches les plus superficielles du derme ; irritation qui est la cause immédiate de la desquamation épidermique. Lorsque les squames succèdent à des pustules, la maladie est d'une nature différente et appartient à un autre ordre. *V.* TEIGNE, PITYRIASIS.

POURPRE, s. m., *purpura*. Nom sous lequel Willan et Bateman ont décrit l'hémacélinose, §. 611. La dénomination de *purpura* avait déjà été employée, dans cette acception, par Rivière, Diemerbroeck, Sauvages, etc. ; mais elle offre tant d'autres significations, que j'ai préféré ne pas m'en servir. En effet, sous le nom de *purpura*, on a indiqué tour-à-tour la scarlatine, la miliaire, le strophulus, le lichen, et les pétéchies du typhus. Quoi qu'il en soit, Willan et Bateman ont admis cinq variétés de *purpura* (purpura *simplex*, purp. *hæmorrhagica*, purp. *urticans*, purp. *senilis*, purp. *contagiosa*), dont j'ai indiqué les caractères en traitant de l'hémacélinose et des pétéchies.

PRURIGINEUX, adj., *pruriginosus*, qui est accompagné de prurit, qui a rapport au prurit. Affections *prurigineuses*, *douleurs prurigineuses*.

PRURIGO, s. m. Nom latin francisé, par lequel on désigne une inflammation chronique des tégumens, caractérisée par des papules de la couleur de la peau. §. 421.

En général, les anciens désignent d'un manière vague les altérations de la peau, et ne les décrivent pas. Est-ce du *prurigo senilis* qu'Hippocrate a voulu parler, lorsqu'il a énuméré au nombre des maladies des vieillards le *prurit de tout le corps* (ξύσμοι τοῦ σώματος ὅλου, sect. iij, aph. 31.) Était-il affecté du prurigo le malade dont il est fait mention dans le cinquième livre des *Epidémies*, *et qui était atteint d'un prurit de toute la surface du corps?* (ἀνθρώπος ξύσμοι εἴχετο πᾶν τὸ σῶμα.) Combien les médecins grecs admettaient-ils de maladies prurigineuses? Voilà autant de questions insolubles pour ceux qui ne trouvent dans la collection hippocratique que ce qui est réellement. La définition que Dieterich a donnée du *Cnesmos*, d'après Galien (κνησμὸς pruritus, *dolorifica voluptas in cute excitata ab acri salso ichore tenui, sine exulceratione*), est au moins aussi obscure. Pline paraît avoir indiqué le premier la nécessité d'établir une distinction entre le prurigo et la gale : cette opinion a été partagée par Ingrassias, Sennert et Mercuriali, qui l'a plus clairement exprimée : « Oportet antè » alia adnotare, quod omnes illi » affectus, quibus jungitur pru- » ritus, differentes sunt *ab hoc* » *pruritu*; quia in illis vel tumor, » vel exulceratio, vel excoriatio » aliqua apparet, in pruritu *nihil* » *horum*. Videntur carnes parùm » mutatæ, asperiores quidem ali- » quo pacto, sed sine tumore in- » signi, exulceratione aut exco- » riatione. Prætereà in aliis affec- » tibus qui junctum habent pru- » ritum, à cute semper emanat » aliqua sanies : in pruritu nihil » emanat, nisi, ut ait Avicenna, » quædam corpora furfuracea, » atque neque hæc emanent nisi » cutis unguibus dilanietur. » (Mercurialis, *de morb. cutis*, lib. II, cap. III.) Hafenreffer proposa ensuite la division du prurigo en *général* et en *local* : « Pruritus (Græcis κνησμός) est » tristis sensatio, desiderium » scalpendi excitans, sine cutis » asperitate, vel exulceratione. » Occupat autem quandoque uni- » versum corpus, quandoque cer- » tam aliquam partem. » (Hafenreffer, *de cutis affectibus*, lib. I, cap. XIV.) Toutefois, il faut se hâter de reconnaître que le véritable caractère du prurigo, c'est-à-dire l'existence des *papules prurigineuses de la même couleur que la peau*, n'a été formellement indiqué que postérieurement, et par Willan. *V.* Prurit.

PRURIT, s. m., *pruritus*, synonyme de *démangeaison*; sensation particulière difficile à définir, et qui a son siége dans la peau et les membranes muqueuses. Le prurit a lieu dans un grand nombre de maladies cutanées. Il est accompagné d'une sorte de volupté dans la gale ; il il est âcre et brûlant dans le prurigo, le lichen, l'eczéma, etc.

Le mot *pruritus* a été aussi employé dans le sens que nous attachons aujourd'hui au mot *prurigo*; témoins, les passages suivans d'Avicenne et de Sennert. Scabies differt a *pruritu* in hoc, quod cum pruritu non sunt bothor (*pustulæ*), sicut in scabie. (*Avicenne*, lib. IV, sect. VII, tract. III, cap. VI.) — « Atsi *pru-* » *ritus* cum aliis affectibus pluri- » bus conjungitur, ut scabie, im- » petigine, lepra et similibus, » eorumque ablatione et ipse tol- » latur ; aliquandò tamen *solus* » homines vexat et adeò molestiùs » est ut etiam medici auxilium » implorari cogat. » (Sennert, *Pract. Med.*, lib. V.)

PSORA, s. m., ψώρα (ψαίρω, je frotte), mot grec employé dans plusieurs acceptions ; synonyme de *gale*, dans quelques auteurs. V. Gale, Psoriasis.

PSORIASIS, s. m. Sous le titre de *psora*, les médecins grecs ont indiqué deux maladies différentes. Celle qu'ils désignent sous le nom de ψώρα ἑλκώδες, ou de *psora ulcère*, paraît correspondre à une inflammation pustuleuse, décrite par Willan sous le nom d'*impétigo*: l'autre, qu'ils appellent simplement *psora*, psora *rugueux*, psora *lépreux* (ψώρα τραχοτερα, λεπρώδες, τολώμενη), était probablement la maladie squameuse que j'ai décrite sous le nom de *psoriasis*. §. 495. C'est dans ce sens que Galien se sert du mot *psoriasis*, pour désigner l'état *squameux des paupières et du scrotum* (*de oculo*, cap. VII, def. med.) : et c'est aussi d'après cette considération que Willan s'est cru autorisé à réunir, sous le nom de *psoriasis*, toutes les inflammations squameuses non contagieuses, différentes de la lèpre et du pityriasis. Le mot *psora* ne se trouve point dans Celse; mais cet auteur a indiqué assez clairement l'existence du *psora lépreux* des Grecs, ou du psoriasis, dans la définition de sa deuxième espèce d'impétigo : « Alterum genus pejus » est, simile papulæ fere, *sed as» perius rubicundiusque figuras va» rias habet; squamulæ ex summâ » cute decidunt*, etc. » (Celsus, lib. V, sect. XXVIII, §. 17.) Je regarde également comme probable l'opinion émise par Willan, que les médecins Arabes ont indiqué le psoriasis sous le nom d'*usagro*, que les traducteurs ont rendu par *serpigo* ou par *impetigo*. « Serpedo est asperitas quæ in » superficie accidit cutis et ad » nigridinem declinat, aliquando » ab ruborem. Petiginis autem » chronicæ et diuturnæ in qua » non excoriatur cutis signa sunt » quod in profundo est membri, » et squamulæ ab eâ tolluntur » rotundæ quales piscium vide» mus squamas. » (Theor., lib. VIII, cap. 16.) Le psoriasis a été ensuite plutôt mentionné que décrit par Mercuriali, Hafenreffer, Plater, etc., sous les noms de *psora* et de *scabies sicca*, et par Hoffmann sous ceux de *scabies ferina* et de *psora leprosa*; par Ménard, Fernel, Sennert, Willis, etc., sous celui d'*impetigo*. Le passage suivant de Sennert paraît spécialement applicable au psoriasis *diffusa* : « Co» gnoscitur morbus quod cutis » dura, sicca, aspera, et quasi » squamosa redditur : adest pru» ritus, et malum indies latiùs » serpit et ob exiguo initio sese » latè diffundit. » (Sennert, *Med. pract.*, §. 1, 30 de impetigine.) Quelques pathologistes anglais avaient fait mention du psoriasis sous le nom de *scaly tetter* (dartre écailleuse); Willan, le premier, en a donné une description complète et fort exacte. Bateman et M. Gomez l'ont fidèlement reproduite, dans deux ouvrages estimés. Les observations postérieures de M. Plumbe ont eu pour objet d'établir l'identité de nature du psoriasis et de la lèpre; et celles, plus récentes, de M. Duffin, tendent plus particulièrement à faire ressortir le caractère inflammatoire de ces deux maladies. Sous le nom de *dartre sèche*, quelques pathologistes français avaient vaguement indiqué le psoriasis : M. Alibert en a décrit le degré le plus élevé (psoriasis *inveterata*), sous le nom de *dartre squameuse lichénoïde*, et a rapporté quelques observations de psoriasis *guttata* et *diffusa*, sous le titre de *dartre furfuracée*.

PSORIDES, s. f. pl., dénomination créée par M. Alibert, pour désigner un groupe d'affections cutanées dont le caractère général est, dit-il, de provoquer un prurit plus ou moins énergique. Ce genre comprend trois espèces :

» 1°. *Psoride pustuleuse*. Erup» tion contagieuse, s'étendant sur » une ou plusieurs parties du » corps, le plus souvent dans les » interstices des doigts, ou à la » face interne des poignets, au pli » des coudes et des genoux, sous

» les aisselles, aux parties latérales du ventre, le long des » cuisses, etc., sous forme de » petits boutons ou nœuds. Elle » comprend deux espèces : — » *Psoride pustuleuse purulente* ou » vulgaire (*gale humide*) : elle est » plus particulièrement désignée » sous cette dernière dénomination, parce que les boutons » qu'elle détermine renferment » une matière qui tend de plus » en plus à devenir purulente. » Cette variété attaque principalement les personnes grasses, » douées d'un tempérament lymphatique et sanguin. — *Psoride* » *pustuleuse séreuse* ou *canine*. On » la nomme *gale canine* à cause » de sa ressemblance avec l'éruption qui attaque si souvent nos » chiens domestiques, et que ces » animaux peuvent communiquer » à l'homme. Dans le bouton qui » distingue cette variété de gale, » il n'y a guère qu'une matière » séreuse et très-limpide. Elle attaque de préférence les individus maigres, d'un tempérament » mélancolique ou bilieux, doués » d'une fibre sèche.

» 2°. *Psoride papuleuse*. Elle » comprend deux variétés : — » *Psoride papuleuse formicante*. Affection prurigineuse de la peau » qui provoque la sensation la plus » terrible et absolument analogue » à celle que déterminerait la » présence d'une multitude de » fourmis attachées à la périphérie des tégumens. Cette sensation est tellement vive, que les » malades ne cessent de se gratter, » pour apaiser les tourmens qu'ils » endurent. — *Psoride papuleuse pédiculaire*. Le symptôme spécial » de cette psoride, est de produire sur la peau une quantité » plus ou moins abondante de » poux, qui s'y développent d'une » manière pour ainsi dire spontanée.

3°. *Psoride crustacée*, éruption pustuleuse et croûteuse, » qui se manifeste d'ordinaire à » la partie externe des cuisses, » des bras, des avant-bras, souvent même dans les interstices » des doigts, et que le vulgaire » prend quelquefois pour la gale. » Cette éruption, qui est presque » toujours le résultat de la malpropreté et du genre de vie, n'a » aucun effet contagieux. On peut » en faire deux variétés. — La » *psoride crustacée chronique*. Elle » est sans fièvre ; c'est elle qui » attaque les indigens, les prisonniers, ceux qui vivent dans » les rues malsaines, qui manquent de linge et de tous les » moyens de salubrité. — La *psoride crustacée aiguë*. Elle se déclare au renouvellement de chaque saison ou par l'effet de » quelques intempéries atmosphériques ; elle attaque principalement les enfans et les individus » doués d'une constitution lymphatique. Souvent elle est accompagnée de quelques mouvemens fébriles. »

D'après la définition que M. Alibert a donnée des *psorides*, on pourrait ranger au nombre de ces maladies la plupart des inflammations de la peau, car presque toutes *provoquent un prurit plus ou moins énergique*. L'urticaire, le lichen, l'eczéma, le psoriasis, etc., sont au moins dans ce cas. Le phénomène du *prurit* est trop général dans les inflammations de la peau, pour en faire le caractère d'un genre. D'ailleurs, M. Alibert avait signalé ce symptôme, comme étant un caractère des *dartres*. Les espèces de psorides sont incomplètement décrites. La gale est indiquée sous le nom de psoride *pustuleuse*; dénomination nouvelle, dont il était au moins inutile de surcharger la nomenclature; car la gale est caractérisée par des *vésicules* et non par des *pustules*; ces dernières, lorsqu'elles existent, sont toujours le produit d'une inflammation accidentelle. Quant à la psoride *pustuleuse, séreuse*, c'est encore la gale, à laquelle il ne fallait pas imposer une dénomination aussi singulièrement inexacte.

Des deux variétés désignées sous le nom de psoride *papuleuse*, l'une (psoride papuleuse *pédiculaire*) n'est point caractérisée par des papules, mais par des poux; c'est le phthiriasis, qui peut exister avec ou sans papules. L'autre (psoride papuleuse *formicante*) est le prurigo, auquel il eût fallu ajouter le lichen.

Enfin les principaux symptômes de la psoride *crustacée* paraissent avoir été empruntés à l'impétigo.

En résumé, le groupe *psorides* se compose d'une inflammation *vésiculeuse* (la gale), d'une inflammation *pustuleuse* (impétigo), d'une inflammation *papuleuse* (prurigo), et de la maladie pédiculaire. Les vices d'un tel groupe sont évidens; il rompt les liens naturels qui existent entre les formes phlegmasiques élémentaires, en rapprochant les unes des autres les lésions les plus disparates.

PSORIFORME, adj., *psoriformis*, qui ressemble à la gale,

PSORIQUE, adj., de ψωρα, gale, qui a rapport à la gale, qui est de nature de la gale; affection, éruption *psorique*. Se dit encore des remèdes employés contre la gale; *antipsorique* est plus usité.

PSYDRACIÉ. *V.* PSYDRACIUM.

PSYDRACIUM, au pluriel *psydracia*, formé des deux mots grecs ψύχρα ὑδράκια, qui signifient *gouttes froides* ou *refroidies*. Alexandre de Tralles, Paul d'Ægine et quelques autres écrivains grecs parlent des *psydracia* comme d'éruptions qui ont leur siége spécial à la tête: mais suivant Galien et d'autres auteurs, elles se manifestent sur d'autres parties du corps. Willan et Bateman ont adopté cette dénomination pour désigner une espèce particulière de pustules, observées dans l'impétigo. Suivant ces auteurs, les *psydracia* sont de petites pustules irrégulièrement circonscrites, ne formant qu'une légère élévation et se terminant par une croûte lamelleuse ou proéminante. *V.* PUSTULE, IMPÉTIGO. Frank paraît avoir décrit l'ecthyma sous le nom de PSYDRACIA.

PTILOSE, *ptilosis*, πτίλωσις, chute des cils, résultant de l'inflammation chronique du bord libre des paupières.

PUCE, s. f., *pulex irritans*, insecte aptère, parasite. §. 880.

PUCE MALIGNE. *V.* PUSTULE MALIGNE.

PUDENDAGRE, s. f., *pudendagra*. Mot hybride, composé de *pudendum*, parties génitales, et de ἄγρα, capture; qui attaque les parties génitales. Dénomination employée par quelques auteurs comme synonyme de syphilis.—Sauvages donne le nom de *pudendagre* à une névralgie des parties génitales.

PULICAIRE, adj., *pulicaris* (*pulex*, puce). Nom donné aux maladies dans lesquelles on observe sur la peau de petites taches semblables à des morsures de puces.

PUSTULE, s. f., *pustula*. Quoiqu'il semble évident que l'origine de ce mot ait été déduite du pus contenu dans l'éruption (quasi *pus tulit*), cependant Celse l'applique à toute espèce d'élevure à la surface de la peau, et à celles « quæ ex ur- » ticâ vel ex sudore nascuntur, » et il semble le regarder comme synonyme du mot grec ἐξάνθημα, lequel était, dans le fait, le terme générique de toute *éruption*. (Celsus, *de med.*, lib. v, cap. 28, §. 15.) Les Grecs paraissent avoir compris à-la-fois les pustules et les vésicules sous le nom de φλύκταιναι, que leurs traducteurs ont rendu par le mot *pustule*, employé depuis généralement dans cette double acception. Quelques écrivains plus exacts ont cependant appliqué le mot *pustule* d'une manière plus correcte aux éruptions *suppurantes* : « Pustularum nimirum » conditio exigit, ut in apice » *suppurentur* vel in *pus* abeant. » (Arnemann, *Commentar. de aphthis*, Gott., 1787, §. 2. — Linnæus. *Gen. morb.*, *class.* xj, *ord.* iv.—Sagar., *class.* j, *ord.* 2.) Willan, Bateman et la plupart des pathologistes anglais modernes l'ont employé dans ce sens, et en ont donné une bonne définition, que je crois avoir rendue plus exacte, §. 5.

PUSTULE MALIGNE, inflammation gangréneuse de la peau, §. 527.

PUSTULES VÉNÉRIENNES. Dénomination vague et indéterminée, par laquelle on a désigné toutes les formes de la syphilis, et quelques inflammations de la peau que l'on supposait être de nature vénérienne.

— *Pustules vénériennes miliaires.* Nom sous lequel on a quelquefois indiqué la syphilide papuleuse.

— *Pustules vénériennes orties.* La syphilis ne se montre jamais sous cette apparence ; on a probablement donné ce nom à des cas d'urticaire observés chez des vérolés.

— *Pustules vénériennes galeuses.* Dénomination bizarre appliquée à une description inexacte de la syphilide psydraciée.

— *Pustules vénériennes vésiculaires.* Dénomination ridicule par laquelle on a désigné une forme rare de la syphilide, annoncée pas de larges vésicules.

— *Pustules vénériennes lenticulaires.* On a indiqué, sous ce nom, la syphilide tuberculeuse.

— *Pustules vénériennes plates.* On a décrit, sous ce nom, la syphilide *en plaques*.

— *Pustules vénériennes squameuses.* Ce nom paraît avoir été donné à des plaques de psoriasis ou de lèpre, et non syphilitiques.

On a admis en outre des pustules *lymphatiques*, *croûteuses*, *chancreuses*, *dartreuses*, etc. ; mais ces dénominations et les descriptions qui s'y rattachent sont inexactes.

PUSTULEUX, *pustulosus*, qui a la forme des pustules, ou qui est caractérisé par des pustules : érysipèle *pustuleux*, nom impropre du zona ; inflammations *pustuleuses*, §. 210.

R.

RACHE, s. f. Terme vague par lequel on a anciennement désigné toutes les inflammations de la face et du cuir chevelu observées chez les enfans. V. TEIGNES, ECZÉMA DE LA FACE, etc.

RACHOSIS, s. m. ῥακώσις. On a ainsi désigné le relâchement de la peau du scrotum. Il est des individus chez lesquels la peau du scrotum est tellement flasque, que les testicules sont, à chaque instant, exposés à être froissés, surtout chez ceux qui sont dans l'habitude de monter à cheval. Cet état réclame l'emploi des lotions et des bains frais, et l'usage d'un suspensoir. On a renoncé, avec raison, aux opérations chirurgicales anciennement conseillées. James rapporte, d'après Paul d'Ægine (lib. VI, cap. LXVII), que Léonidas coupait la partie inférieure du scrotum, en la fixant sur une planche ou un morceau de cuir, et qu'il réunissait la peau par une suture. Antillus, après avoir fait trois ou quatre points de suture, enlevait avec un scalpel ou avec des ciseaux toute la peau excédente, et rapprochait ensuite les bords de la plaie.

RADESYGE, s. m. Mot norwégien, qui signifie *maladie de mauvais caractère*, et par lequel les médecins du nord de l'Europe ont désigné une maladie de la peau regardée comme une variété de la syphilis par quelques auteurs, comme une espèce de lèpre ou d'éléphantiasis par quelques autres, et sur le véritable caractère de laquelle il reste encore beaucoup d'incertitudes.

On rapporte que le Radesyge se déclare dans les temps froids et nébuleux, par un sentiment de pesanteur dans tout le corps, des lassitudes dans les membres, et des démangeaisons à la peau. Les malades fuient toute espèce d'occupations ; ils éprouvent de la roideur dans les jointures, avec une céphalalgie frontale, accompagnée de tension et de dyspnée. La face présente une couleur pâle, plombée, livide, suivie d'une rougeur pléthorique. Un coryza humide ou sec rend le passage de l'air difficile dans les fosses nasales. Le nez rougit et se gonfle ; la voix devient rauque ; la luette s'allonge ; il survient des douleurs vagues dans les membres ; elles se calment vers le matin, à la faveur d'une sueur abondante, visqueuse et un peu fétide. Quelques mois, ou plusieurs années plus tard, il se forme à la surface des tégumens une éruption sèche, blanchâtre, farineuse, ou furfuracée, dont les écailles tombent, puis se renouvellent plus épaisses, et rendent la peau inégale, dure et raboteuse. Chez d'autres, on voit se développer une large éruption humide, qui excite un prurit fatigant. Il est des malades qui présentent d'abord sur la face, puis sur tout le corps, une foule de petites taches de diverses couleurs, de la dimension des morsures de puces, un peu plus élevées sur leurs bords, disparaissant quelquefois, puis revenant, surtout par l'influence d'une température humide. Ces taches sont le plus souvent insensibles, et l'on peut les piquer avec une aiguille, sans exciter la moindre douleur. Lorsqu'elles s'ulcèrent, elles répandent une humeur visqueuse, se recouvrent bientôt de croûtes et d'écailles, ou laissent échapper une sérosité dont le contact enflamme et ulcère les parties voisines. Ces éruptions sont accompagnées ou suivies de tubercules violacés ou plombés, qui se développent sur diverses régions de la face, et ensuite sur le reste du corps. Peu-à-peu la peau du front s'épaissit et se ride; les paupières se tuméfient; les joues se gonflent et prennent une couleur rouge-foncée; les lèvres, tuméfiées et retirées, donnent à la bouche une largeur démesurée; la conque des oreilles se roule et se replie; les yeux sont environnés d'un cercle rouge; le regard est oblique et menaçant; en un mot, la face est tellement hideuse, qu'elle inspire l'horreur et l'effroi. Les tubercules une fois formés, présentent à leur sommet des croûtes ou des ulcérations. En examinant l'arrière-bouche, on distingue sur la luette, les amygdales et le voile du palais des taches qui dégénèrent en ulcères sordides. Les ulcérations des tubercules ont des bords calleux, durs, tuméfiés, inégaux et rendent une humeur rougeâtre et fétide, qui se dessèche sous la forme de croûtes rougeâtres ou brunes. Souvent aussi la peau située entre les ulcères est parcourue par des sillons ou des crevasses, et se dépouille de ses poils. Les violentes douleurs des membres s'apaisent et quelquefois même cessent entièrement, aussitôt que la peau s'affecte. Parvenu à ce degré, le mal continue de faire des progrès. Les ulcères, après avoir rongé les tégumens et les parties molles, étendent leurs ravages jusqu'aux os; le pus est très-abondant et d'une fétidité insupportable. Des lambeaux de chairs fongueuses se détachent du fond de ces ulcères; la carie s'empare de la voûte palatine, du vomer et des os du nez; la voix change et s'affaiblit, la parole s'exerce avec la plus grande difficulté; les cheveux, les sourcils et tous les poils tombent, ainsi que les phalanges des doigts. En même temps, les malades ont, dit-on, un appétit dévorant, quelquefois une faim canine et une soif inextinguible. On assure que ces phénomènes présagent une mort prochaine; elle arrive lorsque les forces ont été totalement épuisées par des sueurs nocturnes et une diarrhée colliquative. (Holst. Fred, *morbus quem* radesyge *vocant quinam sit, quânamque ratione a Scandinaviâ tollendus*, 1827, 8°.—Struve. (Lud. aug.) *Ueber die aussatzartige Krankheit holstens allgemein daselbest die marschkrankheit genann*, 1820. in-8°.)

On retrouve dans cette description du radesyge, une foule de symptômes communs à plusieurs maladies de la peau, et dont aucun ne me paraît caractéristique. Pour établir que le radesyge était une maladie particulière, il aurait fallu démontrer que les squames observées dans cette maladie différaient de celles qu'on rencontre dans la syphilide en plaques, dans le psoriasis et dans la lèpre; il eût été indispensable de signaler les caractères qui distinguaient les tubercules et les ulcères du radesyge de ceux de l'éléphantiasis des Grecs, et de la syphilide; enfin on eût dû surtout rapporter un certain nombre d'observations particulières, afin qu'il ne fût pas permis de supposer que la *Description générale* du radesyge avait été faite en empruntant quelques symptômes à des maladies de la peau qui n'ont de commun que leur gravité; erreur déjà commise pour la *lèpre*, et que les médecins qui ont étudié le radesyge n'ont peut-être pas su éviter.

RHAGADE, s. f., *ῥαγάς*, rupture; ulcère linéaire de la peau, §. 570.

RHINOSE, s. f., *rhinosis*, (*ῥινός*, peau), *ῥικνός*, rugueux); plissement ou rides de la peau, résultant d'un état de consomption du corps.

RINGWORM, s. m. Mot anglais dérivé de *ring*, anneau, et de *worm*, ver; littéralement *ver en forme d'anneau*. Quelques pathologistes anglais ont donné le nom de *ringworm of the scalp*, à la teigne annulaire (*porrigo scutulata*; d'autres ont désigné l'herpès *circinnatus*, sous le nom de *ringworm*, qui a été en outre appliqué à l'impetigo *figurata*. *V.* Teigne, Lèpre.

ROGNE, s. f., de l'italien *rogna*, gale. Employé quelquefois par le vulgaire comme synonyme de *teigne*.

ROSÉOLE, s. f. Nom d'une des inflammations exanthémateuses de la peau, §. 47. Il paraît qu'on a autrefois désigné, sous les noms de *rossalia, rossania*, la rougeole et d'autres exanthèmes. Fuller, dans son Exanthématologie, parle d'une sorte d'*éruption* (*rose-rash*), tout-à-fait bénigne et qui imprime à la peau une teinte d'un brun cramoisi. Willan a fixé le sens du mot *roséole*, en l'appliquant à une inflammation exanthémateuse distincte de la rougeole et de la scarlatine. Désoteux et Valentin avaient indiqué cette inflammation sous le nom d'*éruption anomale rosace*. J. Frank l'a décrite sous le nom de *rubeola*, et l'a bien distinguée de la rougeole (*morbilli*).

ROUGE, adj., *ruber*. On appelle fièvre *rouge*, la scarlatine.

ROUGEOLE, s. f., *rubeola*, de *ruber*, rouge. C'est l'une des inflammations exanthémateuses de la peau, §. 32. Mannard, Fernel, Sennert, etc., ont prétendu, à tort, que les Grecs avaient décrit la rougeole sous les noms d'*exanthemata*, d'*ecthymata*, d'*eczemata*. Rhazès l'a le premier clairement indiquée; elle a d'abord été désignée par ses traducteurs sous les noms de *blactiæ*, de *rubeolæ*. Plusieurs observateurs l'ont signalée sous la dénomination italienne de *morbilli* (petite peste; d'*el morbo*, peste). Dans quelques provinces de la France on désigne cet exanthème sous le nom de *piquerole*, surtout lorsqu'il est compliqué de vésicules ou de papules.

— *Rougeole adynamique*. Nom donné aux cas de rougeole compliquée de lésions graves des viscères.

— *Rougeole bénigne*. C'est la rougeole vulgaire, §. 53.

— *Rougeole boutonnée*. Rougeole compliquée de vésicules ou de papules.

— *Rougeole fausse*. Nom sous lequel M. Gardien a indiqué la roséole.

— *Rougeole inflammatoire*. Sous ce nom, Duboscq de la Roberdière a décrit des cas de rougeole compliqués d'inflammation de la pituitaire et du pharynx.

— *Rougeole maligne, rougeole putride-maligne*. Rougeole compliquée de lésions plus ou moins graves des viscères.

ROUGEURS, s. f. pl.; terme familier et employé par le vulgaire pour désigner les inflammations légères de la peau.

ROUSSEUR. *V.* TACHES DE ROUSSEUR.

RUPIA, s. m., dérivé de *ῥύπος*, *sordes*; employé, pour la première fois, par les pathologistes anglais pour désigner une inflammation bulleuse de la peau, §. 130.

RUSMA, s. m. Dépilatoire oriental, principalement composé d'une partie de réalgar, sur cinq à huit de chaux.

S.

SAIRE. *V.* ESSÉRA.

SAPHIR, s. m. Dénomination employée par Ambroise Paré pour désigner les pustules et les tubercules de la couperose. Inusité.

SATYRIASIS. *V.* ÉLÉPHANTIASIS.

SARCOPTE. *V.* ACARE.

SCABIEUX. *V.* GALEUX.

SCABIES. *V.* GALE, TEIGNE.

SCARLATINE, s. f. On désigne, sous ce nom, l'une des inflammations exanthémateuses de la peau, à cause de la teinte *écarlate* que présente cette membrane, §. 56. Cette maladie a été quelquefois décrite sous les noms de *morbilli confluentes, morbilli ignei, febris scarlatina*; — *fièvre rouge, fièvre pourprée, angine maligne*, etc. On a multiplié à tort les espèces de cette maladie :

— *Scarlatine gastrique*; scarlatine compliquée de gastro-entérite.

— *Scarlatine inflammatoire*, ou avec angine et inflammation de la peau très-intenses.

— *Scarlatine pustuleuse*; scarlatine compliquée de pustules accidentelles.

— *Scarlatine simple*; l'espèce décrite par J. Frank, sous ce nom, correspond à celle que nous avons admise.

— *Scarlatine typhode*; scarlatine compliquée de gastro-entérite, d'affections cérébrales et pulmonaires.

— *Scarlatine ortiée*; nom donné par quelques auteurs à l'*urticaria febrilis*, §. 71.

SCHERLIEVO. *V.* MAL DE FIUME.

SCROPHULES, ou SCROFULES, du latin *scropha*, truie; dénomination générique par laquelle quelques auteurs ont désigné collectivement des inflammations chroniques de la peau, qui coïncident presque toujours avec des engorgemens des ganglions lymphatiques, des caries des os spongieux, etc. M. Alibert en a admis deux espèces auxquelles il a rattaché plusieurs variétés (*scrophule vulgaire; scrophule endémique*).

1°. La scrophule vulgaire comprend cinq variétés :

— *La scrophule vulgaire glanduleuse* de M. Alibert est une inflammation chronique des ganglions et des vaisseaux lymphatiques, dont la description n'entre pas dans le plan de cet ouvrage.

— *La scrophule vulgaire articulaire* (Alibert) comprend aussi des maladies tout-à-fait étrangères à la peau, des tumeurs blanches, des caries, des cas de luxation spontanée du fémur, etc.

— *La scrophule vulgaire cutanée* est une variété du lupus, §. 445.

— *La scrophule vulgaire celluleuse.* Sous ce nom, M. Alibert décrit des tumeurs adipeuses sous-cutanées et des végétations.

— *La scrophule vulgaire vasculaire.* Sous ce nom M. Alibert a décrit les tubercules du lupus, §. 445.

— La scrophule endémique comprend trois variétés :

— *La scrophule endémique rhumatismale.* Nom imposé par M. Alibert aux cas de scrophule compliqués de rhumatisme.

— *La scrophule endémique rachitique.* Elle est caractérisée par la déviation de la colonne vertébrale, le gonflement de ses apophyses, la tuméfaction des surfaces articulaires, etc. C'est une maladie des os dont il était au moins inutile de surcharger le catalogue déjà si nombreux des maladies de la peau.

— *La scrophule endémique crétinique* n'est point une maladie de la peau, ainsi qu'on pourra s'en convaincre en consultant les auteurs qui ont écrit sur le crétinisme.

SHINACH. Maladie observée sur les vaches d'Irlande, et qui n'est probablement que le cowpox. *V.* Cowpox.

SIBBENS ou SIWIN, s. m. Gilchrist a décrit, sous ce nom, une maladie qui était très-répandue dans les montagnes de l'Écosse, particulièrement dans les provinces d'Aishire et de Galloway. Suivant lui, le sibbens débute le plus souvent par des ulcères rongeans à la gorge et dans l'intérieur de la bouche, qui rendent la déglutition difficile, causent de l'enrouement ou entraînent la perte de la voix. Ces ulcères finissent par gagner le palais, les amygdales, la luette, et jusqu'aux os propres du nez. Dans d'autres circonstances, cette maladie débute par des pustules prurigineuses qui simulent la gale; mais bientôt la peau qui en est le siége s'épaissit, s'élève et prend une couleur cuivreuse. Enfin, cette maladie est caractérisée par des excroissances molles et fongueuses du volume et de la grosseur d'une framboise, qui se manifestent sur diverses parties de la surface du corps. Le système osseux est rarement affecté, quoiqu'il ne soit pas sans exemple, suivant Bell, que les os des bras et des jambes, et même ceux du crâne, soient attaqués. Les engorgemens des glandes lymphatiques sont extrêmement rares. On remarque quelquefois des ulcérations sur les parties génitales, mais jamais dès le début. La maladie se communique rarement par le coït; elle se transmet plus souvent par l'allaitement et l'usage commun des mêmes ustensiles. Dans certains districts où elle frappait autrefois les trois quarts de la population, on est parvenu à la bannir presqu'entièrement par la seule influence de la propreté, et par des améliorations dans le régime des habitans; de sorte qu'elle est rare aujourd'hui en Écosse.

Le silence des modernes sur cette affection fait supposer qu'on rayera plus tard le sibbens de nos nosologies. Il est facile de reconnaître dans son expression symptomatique plusieurs phénomènes de la syphilis. Cependant le sibbens a été trop peu observé pour émettre une opinion définitive sur sa nature.

SORDIDE, adj., *sordidus* (*sordere*, être sale); se dit des ulcères dont la surface est grisâtre et paraît sale.

SPANOPOGON, s. m. (σπανὸς, rose, πωγῶν, barbe); celui dont la barbe est rare.

SPEDALSKHED; nom norwégien du *radesyge*.

SPILOME, s. m., *spiloma* (σπιλόω, je tache); tache de naissance.

SPILUS. *V.* Spilome.

SQUAME. *V.* Écaille.

SQUAMEUX, adj. *V.* Écailleux.

STROPHULUS, s. m. Dénomination créée par Willan pour désigner une inflammation papuleuse de la peau, §. 399.

STYGMATE, s. m., *stygma* (στίζω, je pique); mot employé dans plusieurs acceptions, et en particulier pour désigner des *taches* ou des *cicatrices* à la peau.

SUDAMINA, s. m. pl. Mot latin par lequel on désigne de petites vésicules, du volume de la tête d'une épingle, *tout-à-fait incolores*, et dont l'apparition sur la peau a été observée dans plusieurs maladies graves, dans les péritonites et les entérites chroniques, dans les gastro-entérites compliquées d'engouement du poumon ou d'affections cérébrales. La peau sur laquelle ces vésicules apparaissent, conserve sa couleur naturelle; les vésicules elles-mêmes sont tout-à-fait incolores. On les observe le plus ordinairement sur le ventre, au pli des cuisses, vers les aisselles, à la nuque, etc., et elles peuvent se montrer à-la-fois ou simultanément sur plusieurs de ces régions. Les vésicules des *sudamina* diffèrent de celles de l'eczéma, en ce qu'elles ne sont point accompagnées de rougeur et de prurit. Je n'ose affirmer même qu'elles soient de nature inflammatoire. La sérosité qu'elles contiennent semble être déposée sous la forme de gouttelettes, entre l'épiderme et le derme, comme la sueur à la surface de la peau. La durée des vésicules des *sudamina* varie entre cinq à huit jours. L'humeur qu'elles contiennent est tellement aqueuse qu'elle ne se transforme jamais en croûtes. Cette légère altération de la peau ne mériterait aucune considération, si son apparition n'avait ordinairement lieu dans les maladies graves.

SUDATOIRE, adj., *sudatorius* (*sudor*, sueur); fièvre *sudatoire*. *V.* Suette.

SUETTE, s. f., *sudor angli-*

cus, *morbus sudatorius*. On a désigné, sous ce nom, une maladie très-grave, caractérisée principalement par des sueurs très-copieuses, et qui se déclara, en 1486, en Angleterre, et y fit de grands ravages, à quatre reprises différentes, vers le milieu du seizième siècle. (Johannis Caii Britanni, *de ephemera Britanniâ liber unus summâ curâ recognitus*. Londini, 1621, in-8°. p. 9.) J'ai essayé dans un autre ouvrage (*Histoire de l'épidémie de suette miliaire qui a régné, en* 1821, *dans le département de l'Oise*, etc., 8°., Paris) de déterminer s'il existe quelque analogie entre cette affection et la suette des *Picards*.

SUETTE-MILIAIRE, s. f., *miliaris sudataria*: *suette des picards*; inflammation vésiculeuse et contagieuse de la peau, toujours accompagnée de sueurs très-abondantes, §. 203.

SUEUR, s. f., *sudor*, ἰδρὸς, sueur; humeur de la transpiration cutanée, rassemblée en gouttelettes à la surface de la peau.

— *Sueur anglaise*. *V*. Suette.

SUGGILLATION, s. f. *sugillatio*, de *sugere*, sucer; légère ecchymose produite par la succion. On a appelé à tort *sugillation*, les vergetures, les taches rouges ou livides qui surviennent à la peau dans le scorbut, la rougeole et les inflammations graves des viscères.

SYCOSIS, s. f., *sycosis*, de σῦκον, figue. Les grecs paraissent avoir généralement employé les termes σύκα, ὄγκοι. συκώδης, pour désigner des *excroissances des paupières*. Toutefois, Paul d'Ægine décrit le sycosis *de la face*, comme une éruption de tubercules rouges, durs, douloureux et susceptibles de s'ulcérer; et Aëtius parle du sycosis *du menton* comme différant de l'acnè par la nature de l'humeur qu'il laisse écouler, et par sa tendance à s'ulcérer. Celse donne une description plus détaillée du sycosis, mais qui pour cela n'en est pas moins obscure.

« Est etiam ulcus, quod a fici similitudine σύκωσις a græcis no» minatur; caro excrescit; et id » quidem generale est. Sub eo verò » duæ species sunt: alterum ul» cus durum et rotundum est, al» terum humidum et inæquale. » Ex duro exiguum quiddam et » glutinosum exit; ex humido » plus, et mali odoris. Fit verò » utrumque in his partibus quæ » pilis conteguntur; sed id qui» dem quod callosum et rotun» dum est, maximè in barbâ; id » verò quod humidum, præcipuè » est in capillo, etc. » (*Celsus*, de med., lib. 6, sect. 3.) Bateman a pris ce passage de Celse pour point de départ de sa description du sycosis, qu'il définit: « Une éruption de tubercules enflammés, lisses, qui se manifestent, chez les adultes, sur le cuir chevelu et la partie de la face recouverte de poils. Ces tubercules, en se confondant, forment des plaques irrégulières sur ces parties.

— Sycosis *menti*. Bateman décrit, sous ce nom, la mentagre, à laquelle il assigne à tort des tubercules comme lésion élémentaire.

— Sycosis *capillitii*. Bateman indique, sous ce nom, une variété de la couperose ou de la mentagre développée sur le front, les tempes, et la partie de la région occipitale, voisine de la nuque.

En résumé, le mot *sycosis* correspond à notre mot *mentagre*, qui est plus usité, §. 289.

SYPHILIDE, s. f., dérivé de σιφλός, honteux; inflammation cutanée, à formes variées, produite par le virus syphilitique, §. 569.

SYPHILITIQUE, adj., *syphiliticus*, relatif à la syphilis: ulcère *syphilitique*.

T.

TACHE, s. f., *macula;* altération partielle de la couleur de la peau.

— *Taches de naissance. V.* NÆVUS.

— *Taches de rousseur. V.* LENTIGO.

TACHETÉ, adj., *maculatus*, qui est marqué d'un plus ou moins grand nombre de taches. —*Maladie tachetée* de Werlhoff. *V.* POURPRE HÉMORRHAGIQUE, HÉMACÉLINOSE.

TANNE, s. f., *pustula in cute nigricans*, sorte d'élevure folliculeuse, §. 693.

TAUPE, s. f., *talpa*. Nom par lequel on a indistinctement désigné toutes les tumeurs molles développées sous le cuir chevelu.

TÉGUMENT, s. m.; *tegumentum*, *tegumen*, de *tegere*, couvrir; membrane extérieure qui recouvre le corps de l'homme et des animaux.

TEIGNE, s. f., *tinea*. Mot par lequel les traducteurs des auteurs arabes ont rendu les mots *al tin*, *al thin* ou *althim*, employés pour désigner diverses éruptions du cuir chevelu, et appliqués aujourd'hui avec plus de discernement à quelques inflammations pustuleuses, contagieuses et chroniques de la peau, §. 369. Haly Abbas a admis six espèces de teignes (*Tinea favosa*, *Tinea ficosa*, *Tinea ichorosa*, *Tinea lupinosa*, *Tinea furfurosa*), reproduites par Guy de Chauliac, Ambroise Paré, Foreest, Sennert, etc., et adoptées par quelques modernes.

M. Alibert n'a point fait connaître les caractères qui, suivant lui, séparent les *teignes* des dartres (*V.* DARTRES). Toutefois, il admet cinq espèces de teignes:

1°. La *teigne faveuse;* c'est celle que nous avons décrite sous ce nom, §. 310.

2°. La *teigne granulée;* j'en ai fait connaître les caractères, §. 338.

La *teigne furfuracée* ou *porrigineuse*. Suivant moi, cette espèce n'existe pas: les caractères qui lui sont assignés par M. Alibert ont été empruntés à l'eczéma, au lichen et au psoriasis du cuir chevelu. Les observations 2, 4 et 6, consignées dans son ouvrage, sont de véritables eczéma, que M. Alibert décrit sous le nom de *dartre squameuse*, lorsqu'ils sont situés dans le voisinage du cuir chevelu, sur l'oreille, par exemple. Les observations 1, 2 et 5, sont trop incomplètes pour être jugées: ce sont probablement des cas de psoriasis, de lichen ou d'eczéma desséchés et invétérés. Quant à la description générale de la *teigne furfuracée*, elle est évidemment née du rapprochement de faits dissemblables.

4°. *Teigne amiantacée.* « Teigne » n'offrant jamais de croûtes, mais » des écailles luisantes, argentines, » qui, par leur concrétion, enduisent et unissent les cheveux par » paquets et dans toute leur longueur, et dont l'aspect soyeux » et chatoyant a une analogie frappante avec celui de l'amiante. » (Alibert.)

J'ai observé plusieurs fois cet état squameux et amiantacé du cuir chevelu sur des malades affectés d'eczéma chroniques. Les trois observations de teigne amiantacée, rapportées par M. Alibert, me paraissent être de ces cas d'eczéma. Les autres observations ne sont pas accompagnées de détails assez circonstanciés pour être jugées. Il est probable qu'on aura regardé comme des teignes *amiantacées* des cas de lèpre et de psoriasis invétérés du cuir chevelu. En résumé, la teigne amiantacée ne pourra être admise comme lésion distincte que lorsque son existence aura été établie par des observations particulières plus rigoureuses, et dans lesquelles les diverses périodes de cette maladie auront été fidèlement retracées.

5°. *Teigne muqueuse.* C'est le porrigo *larvalis* de Willan, §. 345.

TEIGNEUX, adj. et s. m. Qui a la teigne.

TÉLANGIECTASIE, s. f., de τῆλε, loin, d'ἀγγεῖον, vaisseau, et d'ἔκτασις, dilatation. Dilatation des vaisseaux éloignés du cœur. Nom donné par quelques auteurs aux tumeurs vasculaires érectiles.

TENTIPELLE, s. m. *Tentipellum* (*tendere*, tendre, *pellis*, peau). Nom d'un cosmétique conseillé autrefois pour faire disparaître les rides de la peau.

TETTER, s. n. Mot anglais qui correspond à notre mot *dartre*. Il est aujourd'hui rejeté de la nomenclature.

— *The humid or running tetter* (dartre humide et suintante). V. Impétigo.

— *The scaly tetter* (dartre écailleuse). *V*. Psoriasis.

TERMINTHE, s. m. *Terminthus* (τέρμινθος), par lequel les anciens ont désigné une espèce de tumeur, ainsi appelée à cause de la ressemblance qu'ils avaient cru trouver entre elle et le fruit du térébinthe. « Terminthos sunt » pustulæ, basi rubra, purpurea » apicem nigrum desinente, summe dolentes, cum gangrænæ » periculo. » (Galen.) A-t-on voulu désigner sous ce nom le furoncle ou l'anthrax?

THYMIOSE, s. f. *Thymiosis* (θυμιά, tumeur charnue). Employé comme synonyme de *pian* par quelques pathologistes.

TIGNASSE, s. f. Mot populaire, employé pour désigner le feutrage inextricable des cheveux qu'on observe chez les malades malpropres.

TOURNIOLE, s. m. Nom vulgaire d'une variété de panaris qui affecte la peau voisine de la base et des côtés de l'ongle.

TRICHOMA, s. m. (τρίχωμα, chevelure). Synonyme de *plique*.

TRICHOMATIQUE, *trichomaticus*. Qui appartient à la plique. Virus *trichomatique*.

TROMBUS, *V*. Trumbus.

TRUMBUS, s. m. (θρομβόω, je coagule). Tumeur formée par du sang épanché sous la peau.

TUBERCULE, s. m. *Tuber-*

culum, diminutif de *tuber*, bosse, petite tumeur. En pathologie, cette dénomination offre une double acception. Ainsi, on désigne sous le nom de *tubercule* ou de matière *tuberculeuse*, une humeur morbide, solide, considérée par quelques anatomistes comme un tissu accidentel hétérologue. D'un autre côté, Willan et plusieurs autres pathologistes ont employé le mot *tubercule*, dans son acception littérale, pour désigner de petites tumeurs, dures, persistantes, enflammées ou susceptibles de s'enflammer, et qu'on observe quelquefois à la surface de la peau et des membranes muqueuses, §. 437.

TUBERCULEUX, adj. Caractérisé par des tubercules. Inflammations *tuberculeuses*.

TYLOSE, s. f. *Tylosis* (τύλος, clou, durillon). Cor, durillon qui vient aux pieds.

TYPHUS, s. m. *Typhus* (τύφος, stupeur). Maladie aiguë et contagieuse, principalement caractérisée par des désordres fonctionnels des organes digestifs et du système nerveux. On a désigné sous le nom de typhus *pétéchial*, des cas de typhus, accompagnés de pétéchies, sur diverses régions du corps.

U.

ULCÈRE, s. m., *ulcus*, ἕλκος. Solution de continuité des parties molles, indépendante d'une cause extérieure.

— *Ulcères atoniques* ; ulcères consécutifs à plusieurs inflammations cutanées ou sous-cutanées, et qui ne se cicatrisent que sous l'influence des stimulants.

— *Ulcères scrophuleux*, *vénériens*, etc. ; destruction des parties à la suite d'un travail inflammatoire, attribué aux scrophules ou à la syphilis.

— *Ulcères cacoèthes*, *phagédéniques*, *rongeans*. *V*. CACOÈTHE, PHAGÉDÉNIQUE.

URTICAIRE, adj. et s. f., *urticarius* (*urtica*, ortie). On a donné le nom d'*urticaire*, de *fièvre ortiée*, à une inflammation exanthémateuse de la peau, dont j'ai indiqué les caractères §. 69. Cette maladie a été décrite dans quelques auteurs sous les noms de *febris urticata* (Vogel), d'*exanthema urticatum* (Burserius), de *purpura urticata* (Junker), et quelquefois même sous celui de *scarlatina urticata* (Sauvages). *V*. ESSERA, ASPRITUDO.

URTICATION, s. f., *urticatio*. Action de frapper avec des orties.

USAGRO. Sous ce nom, les médecins arabes paraissent avoir indiqué le psoriasis.

V.

VACCIN, s. m., *vaccinum* (*vacca*, vache). Nom de l'humeur contenue dans les pustules vaccinales. §. 250.

VACCINAL, adj., *vaccinalis.* Qui a rapport à la vaccine; *éruption vaccinale.*

VACCINATION, s. f., *vaccinatio.* Inoculation du vaccin, §. 254.

VACCINE, s. f., *vaccina* (*cow-pox* des Anglais). Inflammation pustuleuse et contagieuse préservative de la variole. §. 249.

VACCINELLE, s. f. J'ai désigné sous ce nom la vaccine modifiée par une vaccination régulière ou une variole antérieure. §. 265.

VACCINER, v. a., *vaccinare.* Inoculer la vaccine.

VARI, s. m. pl. Sous ce nom, Celse parle d'une éruption dont le siége est constamment au visage, et qui est si peu grave, que les femmes seules se montrent jalouses de la détruire. On guérit, ajoute-t-il, facilement les *vari*, en appliquant dessus de la résine mêlée avec quantité égale d'alun en fragmens et un peu de miel.

Ce passage de Celse est tellement concis, qu'il se prête difficilement à une interprétation. Cependant, je suis porté à croire que les *vari* n'étaient autre chose que les pustules accidentelles et isolées qui se développent quelquefois au menton ou sur les joues, et que l'on désigne vulgairement sous le nom de *boutons* ou de petits *boutons.* On a aussi supposé que ce passage avait trait à l'acné. Depuis, le mot *vari* a été pris dans plusieurs acceptions: Sauvages désigne sous le nom de *vari*, les papules ou les tubercules *accidentels* qu'on a observés dans plusieurs inflammations de la peau: « *Vari* sunt tumores duri, » colorati pertinaces, qui sine » suppuratione ac desquamma» tione, diutissimè permanent, » veluti tubercula scirrhodea, » Græcis *ionthoi* dicuntur (gall. » *bourgeons.*) Hi affectus sunt gre» gales et cum exanthematicis in» flammatoriis; ut variolâ, mi» liari, rubeolâ, et necnon cum » impetiginibus cachecticis ut sca» bie, leprâ, frambæsiâ, tineâ, » etc., conveniunt; verùm sunt le» vioris momenti quàm ut mor» bis accenseantur. » (*Nos. meth.*, tom. I, pag. 131, in-4°.)

VARICELLE, s. f., *varicella, variolæ spuriæ, volaticæ; pusillæ*, —*petite vérole volante*, *fausse variole*, *vérette*, *variolette*; *variole ichoreuse*, *vapide*, *séreuse*, *cristalline*, *lymphatique* et *bâtarde*, etc., sont autant de dénominations que l'on a appliquées à une inflammation vésiculo-pustuleuse, qui ne paraît être qu'une modification de la variole. §. 220. La connaissance de la varicelle ne remonte pas au-delà du 16e. siècle. Vidius et Ingrassias paraissent être les premiers qui en ayent signalé l'existence, sous le nom de *cristalli.* Prosper Martian désigne cette maladie sous le titre de *morviglioni salvatichi*, c'est-à-dire de petite vérole ou de rougeole *sauvage.* Rivière est le premier médecin français qui en ait parlé (lib. XVII, sect. 5, cap. 2). Il y a, dit-il, un troisième genre de pustules particulières aux enfans. Elles ressemblent à celles de la petite vérole pour la forme et la dimension; mais on les en distingue, ajoute-t-il, en ce que les pustules de la petite-vérole sont accompagnées de rougeur et d'inflammation, tandis que les autres sont blanches et simulent des vésicules remplies de sérosité, etc. Chesneau (*Obs.*, *lib. IV*, *cap.* 5, *p.* 477) décrit plusieurs varicelles sous le nom de *fausses* varioles (*pseudo-variolæ*); il insiste particulièrement sur les caractères qui distinguent les vésicules de la variolette des pustules de la petite-vérole. Tauvry (*Maladies aiguës*, chap. 2) avait également observé cette maladie à Paris, et l'avait désignée sous le nom de *petite-vérole volante*. Enfin, sous le nom de *petite-vérole bénigne*, Zuinger, médecin de Bâle, décrivit en 1712 une épidémie dans laquelle on ne peut méconnaître la varicelle. Cette maladie offre plusieurs variétés, auxquelles les pathologistes anglais ont imposé des noms particuliers :

Chicken-pox (vérole de poulet.) *V.* Varicelle vésiculeuse, §. 223.

Swine-pox (vérole de cochon.) *V.* Varicelle pustuleuse, §. 224.

Horn-pox (vérole cornée.) *V.* Varicelle pustuleuse ombiliquée, §. 224, 3°.

VARIOLE, de *variola*, s. f., dénomination créée en 580 par Marius, évêque d'Avenches, pour désigner l'inflammation aiguë pustuleuse et contagieuse, aujourd'hui connue sous ce nom, §. 232. Ce mot dérive, dit-on, de *vari*, boutons. ou de *varius*, tacheté, bigarré de diverses couleurs. Double étymologie qui ne rappelle point le principal caractère de la variole.

— *Variolæ sine variolis* (fièvre varioleuse). Stoll prétend que la fièvre varioleuse, seule et sans éruption, suffit pour constituer cette maladie et pour mettre à l'abri de la contagion : « Hæc, » ut minima persæpè nullisque » aut vix ullis pustulis judicata » tamen vindicat à morbo. *Aphor.* 523. Cependant, lorsqu'il n'y a pas d'éruption à la peau ou sur les membranes muqueuses, on ne peut affirmer, alors même qu'il règne une épidémie de petite-vérole, que les causes qui produisent la fièvre soient de nature variolique.

VARIOLEUX, adj., *variolosus*. Qui a la variole.

VARIOLIQUE, adj., *variolicus*. Qui est causé par la variole; pus, éruption variolique.

VERETTE. *V.* Varicelle.

VERGETÉ, adj., *variegatus*. Qui présente des vergetures.

VERGETURES, s. f. pl. Impressions linéaires, rougeâtres, que l'on observe quelquefois à la surface de la peau, à la suite de violentes distensions, et semblables à celles que produisent des coups de verges fortement appliqués.

VÉROLE. *V.* Syphilis.

VÉROLE (Petite). *V.* Variole.

VÉROLETTE. *V.* Varicelle.

VERRUE, s. f., *verruca*. Petite production cutanée, dont la surface est ordinairement rugueuse, §. 725. *V.* Acrochordon, Myrmécie, etc.

— *Verrue chancreuse*; nom sous lequel on a quelquefois décrit des tubercules cancéreux.

VÉSICATOIRE, adj. et s. m., *vesicatorius* (*vesica*, vessie). Large bulle produite par un agent vésicant : on désigne aussi les médicamens *vésicans*, sous le nom de *vésicatoires*.

VÉSICULE, s. f., *vesicula*, petite vessie. Les vésicules sont une des lésions élémentaires de la peau, §. 145.

VIBICES, s. f. pl., *vibices*. Les anciens désignaient sous le nom de *vibices* les marques produites sur la peau par les coups de fouet. Par analogie, on a donné ce nom à des taches violacées qui ont la même forme, et que l'on observe quelquefois dans le scorbut, le pourpre hémorrhagique, etc.

VIRUS, s. m. Mot latin qui signifie *poison*, et par lequel on désigne les poisons animaux, regardés comme les agens de transmission de certaines maladies susceptibles d'être contractées par *contact*, par *inoculation* et même par *infection*. Le virus *variolique* agit par contact, par inoculation et par infection; le virus *vaccin*, par inoculation; le virus *syphilitique*, par contact sur les membranes muqueuses et les surfaces enflammées ou dénudées; le virus *rabique*, par inoculation, etc.

VITILIGO, s. m. Mot latin francisé, et dérivé de *vitium*, vice, ou de *vitulum*, veau; double étymologie fort insignifiante. Sous le nom de vitiligo, Celse a réuni les descriptions incomplètes que les Grecs avaient données sous les noms d'*alphos*, de *leucé* et de *mélas*. (*V.* Alphos, Leucé, Mélas.) Bateman a décrit sous le nom de *vitiligo* une maladie que je n'ai point observée, en supposant qu'elle soit bien distincte de l'éléphantiasis des Grecs, du molluscum et des hypertrophies circonscrites de la peau.

« Le vitiligo, dit Bateman, est » une maladie rare et peu connue. » Elle est caractérisée par l'apparition de tubercules blancs, lisses et luisans, qui s'élèvent sur » la peau, aux environs des oreilles, du col et de la face, et quelquefois sur toute la surface du » corps, et qui sont ordinairement » mêlés de papules luisantes. Ces » tubercules, quelquefois entièrement développés dans l'espace d'une semaine, ont alors » la dimension d'une grosse verrue; ils s'affaissent ensuite progressivement, et au bout de huit » jours ils ne dépassent pas le niveau de la peau qui les entoure. » Dans d'autres circonstances, » leurs progrès sont moins rapides, leur élévation est moins » considérable, et leur caractère » tuberculeux est moins distinct; » mais, dans ce dernier cas, leur » durée est plus longue. Ils s'étendent dans une direction déterminée, sur la face, par » exemple, ou le long des membres, et impriment à la peau » l'aspect blanchâtre *de la chair de veau*, d'où est venu la dénomination de vitiligo. Les poils situés sur les parties affectées tombent et ne reparaissent plus; la » peau de ces régions demeure » molle, lisse et luisante, et conserve sa blancheur morbide pendant toute la vie. Le vitiligo ne » se termine jamais par ulcération. Quoiqu'il ne soit point » accompagné de désordres fonctionnels des principaux viscères, » il est d'une guérison difficile. » On a essayé, mais sans avantage » bien marqué, l'usage interne » des acides minéraux, et à l'extérieur, l'application des caustiques étendus d'eau et des spiritueux. »

J'ajouterai que Ranson a rapporté un cas d'éléphantiasis de la face, sous le nom de *tête de veau*. (*Journal de Médecine de Vandermonde*, tom. V, pag. 392.)

X.

XÉRASIE, s. f., *xerasia* (ξηρὸς, sec). Sécheresse des cheveux.

Y.

YAWS, s. m. On a décrit, sous ce nom, une maladie de la peau endémique en Guinée, et qui ne paraît pas différer de celle connue, en Amérique, sous le nom de pian. M. Carmichael prétend que l'yaws correspond à la *maladie vénérienne phagédénique*. *V.* PIAN.

Z.

ZONA, s. m., ζωστηρ, de ζωνη, ceinture. Inflammation vésiculo-bulleuse, ainsi dénommée parce qu'elle est disposée en ceinture ou hémi-zône, §. 157. Elle a été décrite ou indiquée sous d'autres dénominations : *Zona ignea* (Hoffmann); *herpes zoster* (Vogel); *erysipelas zoster* (Sauvages); *erysipelas phlyctænodes* (Cullen).

ZOSTER. *V.* ZONA.

FIN DU VOCABULAIRE.

FORMULAIRE.

AVERTISSEMENT.

Je ne me suis point proposé de rassembler, dans ce Recueil, toutes les formules des remèdes recommandés dans le traitement des maladies de la peau; j'ai voulu seulement indiquer les préparations le plus généralement usitées, ou dont les effets ont été le mieux appréciés.

Dans l'intérêt des élèves, j'ai cru devoir faire remarquer que plusieurs de ces préparations, et en particulier celles dans la composition desquelles entrait le sulfure d'antimoine, étaient rarement identiques; que d'autres étaient susceptibles de s'altérer ou de perdre de leur énergie; enfin que le même médicament était préparé diversement dans quelques officines et dans plusieurs hôpitaux de Paris. S'il importe de noter les conditions organiques des expériences thérapeutiques, il n'est pas moins rigoureusement nécessaire de connaître les circonstances que peuvent modifier la nature et les effets des remèdes qu'on employe.

FORMULAIRE.

BAINS.

On emploie fréquemment les bains dans le traitement des affections de la peau. En général, les malades sont enclins à abuser des bains chauds et des bains sulfureux. Les bains frais d'eau simple sont souvent beaucoup plus utiles. J'en ai retiré de très-bons effets dans le traitement du lichen, du prurigo, de la lèpre, de l'eczéma et de plusieurs autres inflammations cutanées.

Bain alcalin. N° 1.

♃ Eau de rivière. 8 voies ou 460 l.
Sous-carbonate soude. ℥ iv ß
Sulfate de soude. . . . ℥ i ʒ ij
Muriate de soude. . . . ʒ iij
Gélatine. . . . . ℥ iij

Bain d'eau de son. N° 2.

♃ Eau de rivière. . . . 8 voies.
Son. . . . . ℔ iv

Faites bouillir le son avec ℔ xxx d'eau ; passez le décoctum avec expression, et versez-le dans le bain.

Bain émollient. N° 3.

♃ Espèces émollientes. . . ℔ iv
Graine de lin. . . . . . ℔ ß

Mettez la graine dans un nouet assez large ; faites bouillir le tout dans 36 livres d'eau ; passez avec expression, et ajoutez le décoctum à l'eau du bain.

Ce bain doit être, en général, administré à 26 ou 28° R., et prolongé.

BAINS.

Bain gélatineux. N° 4.

♃ Gélatine purifiée. . . . . ℔ j

Faites dissoudre la gélatine à part dans ℔ x d'eau bouillante, que vous verserez dans le bain.

Bain mercuriel. N° 5.

♃ Deuto-chlorure de mercure. . . . . . ʒ ij à ℥ j
Eau. . . . . 8 voies.

Ce bain doit être pris dans une baignoire de bois ; la solution de sublimé corrosif altérant les métaux, la composition du bain serait nécessairement modifiée.

Bain sulfureux. N° 6.

♃ Sulfure de potasse sec. ℥ jv
Eau commune. . . . 8 voies.

Ce bain doit être pris dans une baignoire de bois ou de zinc. Quelques personnes ont recommandé d'ajouter au bain de l'acide acétique ; mais ce procédé a l'inconvénient de provoquer le dégagement d'une certaine quantité d'acide hydro-sulfurique qui peut fatiguer le malade.

Bain sulfureux (Barèges). N° 7.

♃ Eau. . . . . 8 voies.
Sulfure de soude. . ℥ iij ß ʒ ij
Sulfate de soude. . . ʒ j
Proto-carbonate de soude. . . . . . } āā ʒ ij
Gélatine animale. }
Naphte obtenu du pétrole. . . . . gr. xviij

Faites dissoudre la gélatine à

part dans huit onces d'eau; dissolvez le sulfure, le sulfate et le carbonate de soude dans une livre d'eau ; filtrez et versez dans le bain.

Quelques personnes conseillent d'ajouter au bain :

Acide hydro-chlorique (à 1,150°.) . . . . ʒ x
Eau, environ. . . . . . . ℥ xj

L'acide hydrochlorique procure le dégagement du gaz hydro-sulfurique, en même temps qu'il forme le proto-hydrochlorate de soude, qui existe dans l'eau naturelle ; mais le dégagement du gaz, pendant le bain, peut quelquefois incommoder le malade.

Bain sulfureux-gélatineux. N° 8.

℞ Eau. . . . . 8 voies.
Sulfure de potasse. . . ℥ jv
Colle de Flandres préalablement dissoute. . . . . ℔ ij

Ce bain excite moins la peau que le bain de Baréges.

Bain acide. N° 9.

℞ Eau. . . . . 8 voies.
Acide hydro-chlorique. . . . . ℥ ij

Pour un bain d'enfant, la dose de l'acide doit être réduite à quatre gros ou une once au plus.

Bain acide. N° 10.

℞ Eau. . . . . 8 voies.
Acide nitrique du commerce. . . . . ℥ ij
Acide hydro de commerce. . . . . ℥ ij

Bain de chlore. N° 11.

℞ Eau de rivière. . . . . 8 voies.
Eau saturée de chlore. 1 litre.

Ce bain, comme les quatre précédens, doit être administré dans une baignoire de bois ; la dose du chlore peut être progressivement doublée ou triplée.

Bains de vapeurs aqueuses.

Les bains de vapeurs aqueuses, dans l'étuve humide, ne doivent être conseillés qu'aux individus bien constitués, et chez lesquels on n'a point à craindre de congestion vers la tête ou la poitrine. Les bains de vapeurs sont employés dans une foule de maladies de la peau. Quelques personnes les recommandent pour provoquer l'apparition des symptômes de la syphilide chez les individus atteints de maladies vénériennes constitutionnelles.

Les bains de vapeurs *locaux* sont plus connus sous le nom de *douches de vapeurs*. V. Douches.

CATAPLASMES.

Les cataplasmes s'emploient ordinairement chauds ; cependant il convient quelquefois de les appliquer frais ou froids, afin de diminuer le prurit et la chaleur de la peau. Ils doivent être séparés des tégumens par une toile fine ou par un morceau de gaze, lorsque les parties sur lesquelles on veut les appliquer sont couvertes de poils.

Cataplasme émollient. N° 1.

℞ Onguent d'althæa. . . . . ℥ jv.
Racine de guimauve.
Fleurs de sureau. . .
Feuilles de mauve. .
— de jusquiame. } āā ℥ ij
Farine de lin récemment préparée.

Faites cuire les feuilles et la racine de guimauve dans suffisante quantité d'eau ; pulpez. Ajoutez les fleurs pulvérisées, mêlez la masse avec la farine cuite à part dans le décoctum des herbes ; puis délayez l'onguent.

Cataplasme de mie de pain et de lait. N° 2.

♃ Mie de pain émiettée. . ℥ jv
Lait. . . . . ℔ j

Faites cuire le mélange en bouillie, sur un feu doux, en ayant soin de l'agiter, de peur qu'il ne brûle à son fond.

On peut rendre ce cataplasme calmant, en ajoutant
Extrait de jusquiame. . . . . ʒ j

Cataplasme narcotique. N° 3.

♃ Poudre de feuilles de jusquiame. . . . . }
Feuilles de ciguë. . . } ââ ℥ j
. de morelle. . }
Farine de lin. . . . . }

Délayez dans quantité suffisante de décoctum de têtes de pavot et de fleurs de coquelicot.

La farine de lin ancienne acquiert une odeur rance, et provoque souvent le développement d'une éruption vésiculeuse et pustuleuse.

CAUSTIQUES.

On emploie les caustiques pour détruire la peau et les tissus sous-cutanés malades, ou pour changer le mode, la forme ou la nature d'une inflammation des tégumens.

Alun calciné. N° 1.

L'alun calciné s'emploie en poudre, dans le traitement de quelques ulcères de la peau. Sa dose varie suivant l'étendue de la surface sur laquelle on se propose de l'étendre. On le saupoudre avec les doigts ou avec un peu de charpie.

Nitrate d'argent fondu. N° 2.

La pierre infernale, ou nitrate d'argent fondu, est un des caustiques dont on fait le plus souvent usage. Après l'avoir trempé dans l'eau, on touche légèrement la surface de la peau enflammée. Si l'application dure un peu plus long-temps, elle détermine la formation d'une petite escarre unie, grisâtre et superficielle. Ce caustique peut être taillé de manière à cautériser les vésicules, les pustules, etc. M. Chevallier prépare ce caustique sous diverses formes.

Pierre à cautère. N° 3.

Un fragment de pierre à cautère pesant environ un à deux grains, c'est-à-dire ayant à-peu-près une ligne et demie d'épaisseur, peut occasionner, en trois ou quatre heures, une escarre grisâtre, d'environ six lignes de diamètre, et qui attaque toute l'épaisseur du derme.

Beurre d'antimoine. N° 4.

Ce caustique a l'avantage, à cause de sa fluidité, de pouvoir pénétrer facilement dans les anfractuosités des ulcères. Il donne lieu à des escarres sèches et plus exactement limitées que celles qu'on obtient par l'emploi de la pierre à cautère.

Acides. N° 5.

Les acides concentrés, tels que les acides sulfurique, nitrique, muriatique, s'emploient tous de la même manière. Purs, ils produisent des escarres profondes, et lorsqu'ils sont étendus d'eau, ils peuvent être employés pour aviver quelques inflammations cutanées. On s'en sert particulièrement pour cautériser les pustules malignes à leur début, les verrues, les tubercules, etc.

Nitrate acide de mercure. N° 6.

♃ Acide nitrique. . . . . . . ℥ j
Proto-nitrate de mercure, ʒ j

Ce caustique a été employé, avec

succès, dans le traitement de quelques ulcères syphilitiques, de la lèpre, du psoriasis invétéré, etc. On trempe un pinceau de charpie dans la liqueur, et on l'étend sur la partie malade. On prolonge plus ou moins son application, suivant l'épaisseur des parties que l'on veut cautériser. Si l'on désire une cautérisation plus profonde, on recouvre la partie malade d'une couche plus ou moins épaisse de charpie râpée; on l'imprègne du caustique, et l'on maintient le tout à l'aide d'un bandage. Une seule cautérisation suffit quelquefois; deux, trois ou même un plus grand nombre peuvent être nécessaires.

Préparations arsénicales. N° 7.

Les préparations arsénicales employées comme caustiques, ont l'inconvénient de pouvoir déterminer des accidens graves, lorsqu'elles sont absorbées. (*V.* POUDRES.)

CÉRATS.

Les cérats sont des préparations molles, formées par l'union de la cire et d'une huile fixe, auxquelles on incorpore quelquefois des poudres ou des liquides.

Cérat de sous-acétate de plomb. N° 1.

℞ Cérat de Galien récemment préparé . . . . ℔ j
Sous-acétate de plomb liquide. ℥ j

Mêlez exactement dans un mortier de marbre. Il convient quelquefois d'augmenter la dose de l'acétate de plomb, qui peut être portée jusqu'à une once.

Cérat mercuriel de Falck. N° 2.

℞ Proto-chlorure de mercure. . . . . ℥ ij
Oxide de mercure. . . . . ℥ ß

Mélangez, porphyrisez, et ajoutez :

Acétate de plomb cristallisé. ℥ j

Mélangez de nouveau et incorporez le tout dans un cérat fait avec

Huile de noix. . . . . . . ℥ vj
Cire blanche. . . . . . . ℥ j
Huile essentielle de lavande. . . . . g^ttes xxx

L'huile de noix récente étant assez rare, on peut la remplacer, sans inconvénient, par celle d'amandes douces.

Cérat narcotique. N° 3.

℞ Cérat. . . . . ℥ iv
Opium brut. . . . . ʒ j à ʒ ij

Dissolvez l'opium dans une très-petite quantité d'eau, filtrez et incorporez la liqueur au cérat.

Cérat d'acétate de morphine. N° 4.

Cérat. . . . . ℥ ij
Acétate de morphine. . g^r. iv

Dissolvez l'acétate de morphine dans un peu d'alcool, et mêlez la solution au cérat.

Cérat soufré. N° 5.

Cérat préparé sans eau. . ℥ ij
Huile d'amandes douces. ʒ ß
Soufre. . . . . ʒ iv

DOUCHES.

Les douches ajoutent à l'action des lotions une percussion plus ou moins considérable. Elles sont *descendantes* ou *ascendantes*. Les douches d'eau simple, d'eau sulfureuse, d'eau gélatino-sulfureuse, sont quelquefois utiles dans le traitement des lichens, des prurigo, et des eczéma chroniques de la vulve, de la marge de l'anus, et généralement dans toutes les inflammations anciennes, peu étendues et circonscrites de la peau.

Les douches de vapeurs aqueuses sont spécialement utiles dans les inflammations squameuses, et pour favoriser la résolution des tubercules de la couperose et de la mentagre. Lorsqu'on dirige la vapeur, pendant douze ou quinze minutes, sur les points affectés, la peau s'anime, la chaleur augmente, la sueur ruisselle, et à ce mouvement fluxionnaire succède une détente très-sensible; quelques heures après, la surface irritée devient plus molle et plus douce au toucher, les indurations et les tubercules se ramollissent, etc.

FOMENTATIONS.

Les fomentations sont des médicamens liquides qu'on applique sur quelque partie du corps au moyen de flanelles ou de compresses de linge, de manière à y former une sorte de bain local. On peut employer, en fomentations, tous les liquides qui servent à composer les *bains* et les *douches*.

Les fomentations fraîches, et même les fomentations glacées, sont utilement employées dans les inflammations chroniques de la peau, et, en particulier, contre les plaques, les tubercules, les taches syphilitiques, de concert ou après le traitement interne qu'elles réclament. *V.* LOTIONS.

Fomentation réfrigérante. N° 1.

♃ Proto-hydrochlorate de potasse. . . . . 58 parties
Hydrochlorate d'ammoniaque . . . . . 32 parties
Proto-nitrate de potasse. . . . . 10 parties

Ce mélange salin, dissous dans quatre parties d'eau froide, fait baisser la température de ce liquide de 15° R.

Cette fomentation est utile au début des brûlures et avant la formation des bulles.

Fomentation d'eau végéto-minérale. N° 2.

♃ Eau. . . . . ℔j
Acétate de plomb liquide. ʒij

La dose de l'acétate de plomb peut être portée à une once.

Cette fomentation, employée froide, diminue l'inflammation de la peau, dans l'eczéma.

FUMIGATIONS.

Les fumigations se font avec des substances que l'on réduit en vapeur et que l'on dirige, à l'aide d'un appareil convenable, sur une partie du corps, pour y déterminer un effet thérapeutique.

Fumigations alchooliques. N° 1.

♃ Alcohol à 22° R. centilitres . . . . xvj

Que vous vaporiserez dans un appareil convenable.

Elles ont été essayées par M. Lugol, dans le traitement de la gale.

Fumigation mercurielle. N° 2.

♃ Proto-chlorure de mercure. . . . . ʒij
Sucre. . . . . } ℥ß
Encens. . . . . . . }

Un à deux gros de ce mélange, par fumigation.

Fumigation de Cinnabre. N° 3.

♃ Sulfure rouge de mercure. . . . . ʒj ß à ʒiij

Que vous vaporiserez dans un appareil convenable.

Ces fumigations sont très-utiles dans les syphilides rebelles; on emploie quelquefois de la même manière l'oxide rouge de mercure à la dose d'un à deux gros.

Fumigation sulfureuse. N° 4.

♃ Soufre. . . . . ℥ß

Fumigation de chlore. N° 5.

℞ Muriate de soude. . . . . ʒ j
Oxide noir de manganèse. ℈ j
Acide sulfurique étendu. . ʒ j

On expose le mélange à une douce chaleur, et on dirige la vapeur dans un appareil convenable.

LINIMENS.

Les linimens sont des préparations liquides dont l'huile fait ordinairement la base, et à laquelle on ajoute diverses substances médicamenteuses.

Liniment. N° 1.

℞ Teinture de baume du Pérou. . . . . ʒ vj
Alcool. . . . . ℥ iv
Ajoutez :
Acide hydrochlorique. . ʒ j
Teinture de benjoin. . . ℥ ß

Recommandé contre les engelures érythémateuses.

Liniment mercuriel. N° 2.

℞ Huile d'olives. . . . . . . ℥ j
Ammoniaque. . . . . . . ʒ j
Onguent mercuriel double. . . . . ʒ j

Employé dans le traitement de la syphilide végétante et tuberculeuse.

Liniment avec le Chlore, dit Liniment muriatique. N° 3.

℞ Chlore. . . . . ʒ j
Huile d'amandes douces. ℥ j.

On s'en sert pour faire disparaître les taches violacées consécutives aux pustules, aux plaques, et aux tubercules syphilitiques. On obtient quelquefois plus rapidement leur disparition à l'aide de simples lotions d'eau glacée.

Liniment avec le Chlorure de chaux. N° 4.

℞ Solution de chlorure de chaux. . . . . ℥ j
Huile d'amandes douces. ℥ j

Même usage que le précédent.

Liniment sulfuro-savonneux. N° 5.

℞ Sulfure de potasse. . . ℥ iij
Savon blanc. . . . . ℔ ß
Huile d'olives. . . . . . ℔ j
Huile volatile de thym. ʒ j
M. s. l.

Us. Gale, prurigo.

Liniment épilatoire. N° 6.

℞ Chaux vive. . . . . ℥ j
Sulfure jaune d'arsenic. . ʒ ij

Faites bouillir dans une forte lessive, jusqu'à ce que l'extrémité barbue d'une plume se dépile.

On oint de ce liniment les parties couvertes de poils accidentels; on lave ensuite la peau avec de l'eau de lin.

Liniment hydro-chlorique. N° 7.

℞ Baume de Fioraventi. . ℥ iv
Acide hydrochlorique. 32 g^tes.

Us. On guérit les engelures récentes et non excoriées, en les frottant, matin et soir, avec une cuillerée à bouche de ce mélange.

Liniment mercuriel-ioduré. N° 8.

℞ Deuto-iodure de mercure. . . . . 8 part.
Huile d'amandes. . . 64 part.

Liniment mercuriel ioduré. N° 9.

℞ Deuto-iodure de mercure. ʒ j
Alcool. . . . . ℥ j
Huile d'amandes douces. ℥ v

Ces deux linimens sont quelquefois substitués, avec avantage, aux pommades de proto et de deuto-iodure de mercure.

LOTIONS.

On emploie, en lotion, l'eau pure, des décoctions, ou des infusions de plantes émollientes, narcotiques, astringentes, avec ou sans addition de teintures ou d'autres médicamens.

Employées froides ou fraîches, les lotions aqueuses sont utiles dans un grand nombre d'inflammations aiguës et chroniques des tégumens. Elles diminuent la rougeur, la chaleur, la tuméfaction et la douleur de la peau.

Lotion alcoolique savonneuse. N° 1.

℞ Savon. . . . . ℥ ij
Alcohol. . . . . ℔ j

Us. Gale. — Moyen incertain.

Lotion acide. N° 2.

℞ Eau. . . . . ℔ j
Acide hydrochlorique. . ℈ ß

Lotion alcoolique mercurielle. N° 3.

℞ Eau de roses. . . . . . ℔ j
Eau de Cologne. . . . ℥ j
Sublimé. . . . . gr viij

Employée, avec succès, dans les couperoses anciennes.

Lotion mercurielle (Eau rouge, hôpital St.-Louis). N° 4.

℞ Deuto-chlorure de mercure. . . . . ʒ j
Eau distillée. . . . . . . ℔ j
Orcanette. . . . . q. s.

Une à deux onces, en lotions, dans la couperose et la syphilide.

La dose du sublimé est assez forte pour que ce moyen ne soit applicable qu'à un petit nombre de cas. Il excite fortement la peau. La lotion n° 9 réussit plus généralement.

Lotion mercurielle (Eau phagédénique). N° 5.

℞ Deuto-chlorure de mercure, ... gr. xxx
Eau de chaux. . . . . . . ℔ j

Dans cette préparation, le sublimé est décomposé; il se forme un sel de chaux et de l'oxide de mercure qui se précipite. Aussi faut-il avoir soin d'agiter le mélange avant de s'en servir.

Us. Végétations syphilitiques.

Lotion alcoholique saline. N° 6.

℞ Muriate de soude. . . . ℥ iv
Eau. . . . . ℔ ij
Alcool. . . . . ℥ vj

Lotion mercurielle. N° 7.

℞ Mercure. . . . . ʒ ij
Acide nitrique. . . . . . ℥ jv
Eau distillée. . . . . . . ℔ x

Traitez le mercure par l'acide nitrique; étendez la dissolution avec de l'eau distillée.

Employée à la dose d'une demi-once, matin et soir, dans le traitement de la gale ou des *pediculi*. On peut ajouter un gros de camphre, par litre, pour rendre la liqueur moins irritante.

Cette lotion est composée des mêmes bases que l'*eau mercurielle de Piderit*. Elle a l'avantage de ne pas tacher le linge.

Lotion mercurielle. N° 8.

℞ Mercure. . . . . . . } aa ℥ j
Acide nitrique. . . . }

Faites fondre et ajoutez :

Eau de plantain. . . . . ℔ ij
Eau de rose et laque. . . q. s.

S'emploie en lotions et en fomentations dans les syphilides.

Lotion mercurielle. N° 9.

℞ Emulsion d'amandes. . ℔ j
Sublimé. . . . . xij gr.
Eau de Cologne. . . . ℥ j

S'emploie dans les mêmes affections que les lotions n°s 3 et 4; elle est moins active que la liqueur de Gowland, et d'un usage généralement plus avantageux.

Lotion mercurielle. N° 10.

℞ Eau distillée de roses. ℥ iij ß
Eau mercurielle du *Codex*. . . . . ℥ ß

Mêlez.

Us. Pour détruire les *pediculi pubis.* On humecte de cette liqueur les parties affectées.

Lotion sulfureuse. N° 11.

Liqueur A.

℞ Sulfure de potasse. . ℥ j à ℥ ij
Eau de rivière. . . . ℔ j

On peut aussi employer le sulfure de soude à la même dose.

Liqueur B.

℞ Acide hydro-chlorique. . . . . ℥ j à ℥ ij
Eau distillée. . . . . ℔ j

Versez une once de chaque liqueur dans quatre onces d'eau chaude.

Us. Gale.

Lotion sulfuro-savonneuse. N° 12.

℞ Soufre hydraté. . . } āā ℥ iij
Savon blanc. . . . }
Eau. . . . . ℔ xv

Faites fondre à froid le savon râpé, dans l'eau; passez, avec expression à travers un linge; puis ajoutez le soufre.

Le soufre hydraté est préférable au soufre, parce qu'il est plus divisé.

Lotion de sulfate de cuivre. N° 13.

℞ Sulfate de cuivre. . . . ʒ j ß
Eau distillée. . . . . . . ℔ j

Us. Végétations syphilitiques.

Lotion. N° 14.

℞ Staphysaigre. . . . . . . ℥ ß

Faites bouillir dans un litre d'eau, passez; dissolvez dans la colature:

Extrait de pavots. . . . . ʒ ij

Filtrez.

Les lotions se font à froid, deux fois par jour, avec un quart de verre; douze lotions suffisent quelquefois pour une gale récente.

Lotion. N° 15.

℞ Eau de roses. . . . . . . ℔ ß
Alun. . . . . ʒ iij
Hydro-chlorate d'ammoniaque. . . . . ʒ j
Solution sulfureuse de Barèges. . . . . ℈ j

Us. Couperose et mentagre anciennes et rebelles.

Lotions huileuses. N° 16.

On les a recommandées contre la gale. Il faut avoir soin d'employer de l'huile récente.

Lotion (Eau du card[l]. de Luynes.) N° 17.

℞ Eau de roses. . . . . . ℔ ß
Sous-carbonate de plomb ℥ ß
Sulfate d'alumine. . . . ʒ iij
Deuto-chlorure de mercure. . . . . ʒ j ß
Blanc d'œuf. . . . . . . n°. 1.

On imbibe de cette liqueur des compresses, qu'on applique sur la peau, dans les eczéma chroniques.

C'est une composition bizarre. Le carbonate de plomb n'est pas soluble, et le deuto-chlorure est décomposé par le blanc d'œuf.

Lotion. N° 18.

℞ Eau distillée de laitue. . ℔ ij
Acide prussique médicinal. ʒ ij

On peut en porter la dose à

quatre gros dans l'impétigo et les cancers ulcérés.

Lotion. N° 19.

℞ Eau de roses. . . . . ℥ vj
Alun pulvérisé. . . . . . ʒ j
Sulfate de zinc. . . . . . ʒ ß
Borax. . . . . gr. iv.

Us. Gerçures des mamelles.

PILULES.

On administre les médicamens sous cette forme, lorsqu'on veut faire prendre aux malades des substances dont le goût et l'odeur sont désagréables, ou qui doivent agir sous un très-petit volume. Ces médicamens devenant facilement durs, leur action est quelquefois incomplète. Elle pourrait être mal interprétée, si leurs élémens étaient susceptibles d'agir les uns sur les autres.

Pilules asiatiques. N° 1.

℞ Protoxide d'arsenic récent. . . . . gr. lv
Poivre noir. . . . . . . ʒ ix

Pilez dans un mortier de fer, pendant quatre jours, par intervalles. Lorsque ce mélange est réduit en poudre impalpable, mettez-le dans un mortier de marbre. Ajoutez-y de l'eau, par degrés, jusqu'à former une masse pilulaire; faites-en des pilules au nombre de huit cents, qu'il faut conserver dans une bouteille de grès. Chacune de ces pilules contient environ un treizième de grains de protoxide d'arsenic. Elles s'administrent, à la dose d'une par jour, dans l'éléphantiasis des Grecs, dans le psoriasis *inveterata*, dans les ezéma invétérés de la marge de l'anus, etc.

M. Chevallier pense qu'il est inutile de piler le poivre et l'arsenic pendant quatre jours dans un mortier, quoiqu'il ait opéré d'après cette formule, lorsque ces pilules lui ont été demandées.

Pilules arsénicales. N° 2.

℞ Proto-arseniate de fer. gr. iij
Thridace. . . . . ʒ ij
Poudre de gomme. . . ʒ ß
Sirop de pavot blanc. s. q.

Pour faire une masse, qui sera divisée en quarante-huit pilules.

Une par jour dans le cancer de la peau. Médicament dangereux.

Pilules de Plumier. N° 3.

℞ Proto-chlorure de mercure. . . . . . } ââ ʒ iij
Soufre doré d'antimoine. . . . . . . }
Suc épaissi de réglisse.
Mucilage de gomme arabique. . . . . . . q. s.

Faites des pilules de six grains.

Deux ou trois pilules, matin et soir. La recette de ces pilules n'est pas la même dans tous les formulaires. On a supprimé le sulfure d'antimoine dans le formulaire de Cadet Gassicourt.

Pilules (Dr Bailly). N° 4.

℞ Savon blanc. . . . . } ââ ʒ
Extrait de douce-amère. . . . . . . }
Extrait de chrysantemum chrysantus. . . . . . ʒ ß
—— de ciguë. . . } ââ gr. xviij
—— de coloquinte. }
Deuto-chlorure de mercure. . . . . gr. iij

Faites soixante-douze pilules. Chacune d'elles contiendrait un vingt-quatrième de grain de sublimé, s'il n'y avait pas de décomposition; mais il doit se former du mercure doux. On en donnera une matin et soir, en augmentant d'une tous les six ou huit jours.

Pilules de douce-amère et de sulfure d'antimoine. N° 5.

℞ Extrait de douce-amère. ℥ ß
Sulfure d'antimoine. . . ʒ ij
Poudre de douce-amère. . q. s.

Pour former une masse, que l'on partagera en pilules de quatre grains.

Ces pilules ne diffèrent des pilules dites *Kunckel* que par l'addition de la douce-amère. Leurs effets varient suivant la nature du sulfure et la quantité plus ou moins considérable d'arsenic qu'il contient.

Presque tous les sulfures d'antimoine contiennent de l'arsenic : celui de Piémont en recèle une très-grande quantité; celui d'Allemont, dans le Dauphiné, est dans le même cas. On assure que quelques autres sulfures en sont exempts. Le sulfure d'antimoine du Dauphiné contient, en outre, du fer. Il conviendrait que les médecins substituassent à un médicament aussi variable l'usage d'un sulfure d'antimoine pur ou d'un sulfure d'antimoine arsenical, dont la composition fût toujours identique.

Pilules. N° 6.

℞ Thridace. . . . . ʒ ß
Proto-iodure de mercure. gr. j

Mêlez, et faites huit pilules.

D'abord deux pilules le matin et deux le soir. On en augmentera ensuite la dose.

Pilules. N° 7.

℞ Proto-chlorure de mercure impalpable. . . . ʒ j
Résine de gaïac. . . . . ʒ ij
Sirop de nerprun. . . . q. s.

Pour soixante-douze pilules. Ces pilules, indiquées dans quelques Formulaires sous le nom de *pilules anti-herpétiques anglaises*, s'administrent à la dose de deux matin et soir. On boit, après, un verre d'une forte infusion de houblon, et l'on prend la potion *purgative anglaise* tous les quinze jours.

Pilules (Dr Double). N° 8.

℞ Extrait d'aconit napel. . ℈ j
Sublimé corrosif. . . . . gr. ij
Poudre d'aconit. . . . . q. s.

Lavez long-temps dans un mortier de verre et divisez en vingt pilules, une matin et soir, en augmentant tous les dix jours.

Employées dans les syphilides et quelques eczéma chroniques.

Pilules de savon composées (Willan). N° 9.

℞ Sulfure de potasse. . . gr. xv
Savon médicinal. . . . . ʒ j
Baume du Pérou liquide. q. s.

Faites trente pilules, dont on prendra trois chaque jour, en buvant un quart-d'heure après une tasse chaude d'infusion de genièvre.

Pilules de muriate d'or (Dr Chrestien). N° 10.

℞ Muriate d'or. . . . . . . gr. j
Extrait de thyméléa. . . gr. ix

Pour soixante pilules.

On en donne une ; chaque jour, et on augmente progressivement tous les huit jours.

L'or est réduit très-promptement à l'état du métal, et les pilules prennent à leur surface la couleur d'or : c'est donc l'or divisé qui est réellement employé.

Pilules. N° 11.

℞ Kermès minéral. . . } āā ʒ ij
Mercure doux. . . . }
Résine de gaïac. . . . . ʒ iv
Baume du Pérou. . . . . q. s.

Faites une masse que vous diviserez en cent pilules. Employées dans les syphilides et quelques autres inflammations chroniques de la peau. On en prend trois, par jour, à des intervalles égaux; on augmente peu-à-peu la dose, et on la porte jusqu'à six dans les vingt-quatre heures.

Pilules d'acétate de plomb. N° 12.

♃ Acétate de plomb cristallisé. . . . . ʒ j
Poudre de guimauve. . . ʒ j
Sirop. . . . . q. s.

Faites trente-six pilules, dont on donne de quatre à douze par jour, pour modérer les sueurs. Leur usage prolongé peut être suivi d'accidens analogues à ceux de la colique de plomb.

POMMADES.

Les *pommades* sont des remèdes formés par une graisse dans laquelle on incorpore, soit par trituration, soit par fusion ou coction, une ou plusieurs substances végétales, animales ou inorganiques. La *dose* de ces substances doit être augmentée ou diminuée suivant l'effet qu'elles produisent sur la peau.

Pommade alcaline. N° 1.

♃ Chaux éteinte et en poudre impalpable. } āā ʒ j
Proto-carbonate de soude. . . . . . }
Ext. aqueux d'opium. gr. xv
Axonge. . . . . ℥ ij
Essence de Bergamotte. g^ttes xv

Us. Prurigo.

Pommade alcaline. N° 2.

♃ Sous-proto-carbonate de soude. . . . . ʒ j ß
Vin d'opium composé. . ʒ j
Axonge. . . . . ℥ j
Essence de bergamotte. g^ttes x

Pommade mercurielle double. N° 1.

♃ Axonge. . . . . } āā part. ég.
Mercure coulant. }

Triturez jusqu'à parfaite extinction du mercure, et de manière qu'en frottant du papier gris il ne reparaisse plus de globules mercurielles.

D'un à deux gros dans le traitement de la syphilide.

Pommade mercurielle. N° 2.

♃ Proto-chlorure de mercure. . . . . ʒ j
Axonge ou onguent populéum. . . . . ℥ j

Cette pommade, indiquée dans quelques formulaires sous le nom de pommade *anti-herpétique anglaise*, est employée avec avantage dans plusieurs inflammations pustuleuses et squameuses de la peau. Elle est plus active que la pommade de Zeller, N° 16.

Pommade mercurielle. N° 3.

♃ Proto-chlorure ammoniacal de mercure. . . . . ß j
Axonge. . . . . ℥ ij

S'emploie dans la couperose et la mentagre, lorsque les symptômes inflammatoires ont cessé.

Pommade mercurielle. N° 4.

♃ Axonge. . . . . ℥ j
Proto-chlorure de mercure. . . . . ʒ j
Fleurs de soufre. . . . ʒ j ß
Essence de bergamotte. g^ttes x

Pommade mercurielle. N° 5.

♃ Cyanure de mercure. . . . ʒ ß
Axonge. . . . . ℥ j
Essence de bergamottes. g^ttes xx

Employée dans les eczéma et les lichens chroniques, à la dose d'un demi-gros, qu'on augmente progressivement.

Pommade mercurielle. N° 6.

℞ Hydro-cyanate de mercure. . . . . ʒ ß
Axonge. . . . . ℥ j
Ess. de bergamotte. . . q. s.
Us. Eczéma et lichen chronique.

Pommade mercurielle. N° 7.

℞ Proto-iodure de mercure. . . . . gr xx
Axonge. . . . . ℥ j
Essence de bergamotte. . . . . gttes x
Us. Elle hâte la cicatrisation des ulcères syphilitiques cutanés. La dose du proto-iodure de mercure doit être diminuée ou augmentée, suivant qu'ils sont plus ou moins enflammés.

Pommade mercurielle. N° 8.

℞ Deuto-iodure de mercure. . . . . gr. vj
Axonge. . . . . ℥ j
Us. On l'employe également contre les tubercules et les ulcères syphilitiques. Le deuto-iodure de mercure est beaucoup plus actif que le proto-iodure.

Pommade mercurielle. N°. 9.

℞ Nitrate de mercure. . . ℈ j
Liniment sperma ceti. ℥ j
Us. Prurigo, mentagre.

Pommade mercurielle, N° 10.

℞ Proto-sulfate de mercure. . . . . ʒ j
Soufre sublimé. . . . . ℈ ij
Axonge. . . . . ℥ iij

Pommade mercurielle, N° 11.

℞ Sous-deuto sulfate de mercure (turbith minéral) gr xxx
Axonge. . . . . ℥ j
Essence de bergamotte. gttes x
Us. Psoriasis invétéré.

Pommade mercurielle, N° 12.

℞ Sous-deuto-sulfate de mercure. . . . . } aâ ʒ j
Soude liquide. . . . }
Soufre sublimé. . . . ʒ ß
Axonge. . . . . ℥ j
Mêlez la soude avec l'axonge de manière à faire un savon, et incorporez le soufre et le sel mercuriel.
Us. Syphilides.

Pommade mercurielle. N° 13.

℞ Cinnabre. . . . . ʒ j
Camphre. . . . . ℈ j
Cérat simple. . . . . . . ℥ j
D. Us. On étend une couche mince de cette pommade sur un morceau de linge fin dont on recouvre les syphilides circonscrites.

Pommade mercurielle, n° 14.

℞ Sulfure rouge de mercure. . . . . ʒ j
Hydrochlorate d'ammoniaque. . . . . ℈ j
Axonge. . . . . ℥ ij
Eau de laitue. . . . . . ʒ j
Us. Prurigo et *pediculi.*

Pommade mercurielle. N°. 15.

℞ Beurre frais. . . . . . . ℥ iij
Cire blanche liquéfiée . . . . ʒ iij
Précipité rouge. . . } ʒ j ß
Camphre. . . . . . . }
M. s. L.
Us. Couperose.

Pommade mercurielle, N° 16. (Onguent blanc de Zeller.)

℞ Proto-chlorure de mercure. . . . . ʒ j
Axonge. . . . . ℥ j ß
Cette pommade a une action remarquable et très-salutaire sur les inflammations squameuses. A l'aide de ce seul moyen, j'ai guéri

rapidement des cas de lèpre qui avaient résisté à des traitemens internes prolongés.

Pommade mercurielle. N° 17.

♃ Mercure. . . . . . . }
Beurre de cacao très-récent. . . . . } ãã ℥ j
Huile d'œufs très-récente. . . . . gttes xx

Us. Employée dans le même cas que la pommade mercurielle double, mais d'un usage plus agréable.

Pommade mercurielle (de Cirillo). N° 18.

♃ Axonge . . . . ℥ j
Deuto-chlorure de mercure . . . . ʒ j

Triturez dans un mortier de verre pendant six heures. A la dernière heure ajoutez :

Hydrochlorate d'ammoniaque en poudre. . . . . gr. x

En frictions sous la plante des pieds, à la dose d'un gros.

On peut quelquefois remplacer la pommade de Cirillo par la solution alchoolique suivante :

♃ Alcool à 56° R. . . . . ℥ j
Deuto chlorure de mercure . . . . ʒ j
Hydrochlorate d'ammoniaque. . . . . gr x
Essence de fleur d'oranger. . . . . gttes ij

Pommade mercurielle. N° 19.

♃ Axonge . . . . ℥ ij
Précipité blanc. . . . . ʒ ij
Huile volatile de fleur d'orange. . . . . gttes iij
Laque porphyrisée. . . . gr. x
M. s. l.

Pommade de coque du Levant. N° 1.

♃ Coque du Levant . . . . ʒ ij
Saindoux . . . . ℥ j
M. s. l.
Us. Pediculi.

Pommade de poix liquide. N° 2.

♃ Poix amenée à l'état liquide par la chaleur. }
Axonge liquéfiée. . . } ãã ℥ j

Mêlez et passez à travers un linge.

Pommade savonneuse. N° 1.

♃ Savon blanc. . . . . . ℔ j
Eau commune. . . . . . ℔ j ß

Faites ramollir le savon dans l'eau, et passez à travers un tamis.

Us. Employée contre la gale, avec un succès contesté.

Pommade Saturnine. N° 1.

♃ Cire jaune. . . . . . . ℥ ß
Huile rosat . . . . ℥ ij
Acétate de plomb liq. ʒ ij
Camphre. . . . . gr. ix

Pommade Saturnine, N° 2.

♃ Cire blanche. . . . . . ℥ ß
Huile d'olives . . . . . . ℥ ij
Litharge pure. . . . . . ℥ ß

Pommade Saturnine. N° 3.

♃ Mercure. . . . . ℥ ij
Oxide de plomb demi vitreux. . . . . ℥ ij
Onguent rosat . . . . . . ℥ iv

Pommade soufrée. N° 1.

♃ Axonge. . . . . ℔ j
Soufre sublimé et lavé. . . . . ℥ viij

Employée contre la gale à la dose d'une once, en friction, chaque jour.

Le soufre hydraté, étant plus divisé, conviendrait mieux dans cette préparation et les suivantes.

Pommade soufrée, N° 2. (d'Helmerick.)

℞ Axonge.	℥ j
Soufre	℥ ij
Potasse.	ʒ j

Le galeux fait deux frictions avec deux onces de pommade, chaque jour.

Pommade soufrée. N° 3.

℞ Sous-carbonate de potasse.	℥ ij
Eau.	℥ j
Huile d'olives.	℥ jv
Fleurs de soufre. . . .	ʒ v

Us. Gale, lichen chronique.

Pommade sulfuro-savonneuse. N° 4.

℞ Soufre lavé. . . . . . }	ãã ℥ viij
Savon blanc. . . . . }	

Dissolvez le savon dans quantité suffisante d'eau, et ajoutez le soufre.

Us. Gale.

Pommade soufrée. N° 5.

℞ Sulfure de potasse en poudre.	ʒ iij
Soude d'Alicante bien pulvérisée.	ʒ iij
Axonge.	℥ iij

Pommade de Pringle. N° 6.

℞ Axonge.	℥ ij ß
Soufre.	℥ j
Ellébore blanc. . . . . }	ʒ ij
Sel ammoniaque. . . . }	

Dose pour quatre frictions. Guérit la gale en quinze ou vingt jours.

Pommade. N° 7.

℞ Axonge.	℔ j
Soufre sublimé.	℥ iv
Sel marin décrépité. . .	℥ ij

Porphyrisez le sel avec un peu de graisse; faites ensuite fondre la graisse; puis mêlez le tout dans une terrine vernissée.

Guérit la gale en quinze jours.

Pommade. N° 8.

℞ Onguent rosat.	℥ vj
Cérat de Galien.	℥ iij
Muriate de soude. . . .	℥ j ß

Us. Teigne granulée.

Pommade. N° 9.

℞ Charbon de bois pulvérisé.	℥ j
Fleurs de soufre.	℥ ij
Cérat ordinaire.	℈ v

Mêlez et incorporez.

D. et Us. Dans la teigne granulée et l'impétigo du cuir chevelu. Avantages exagérés.

Pommade. N° 10.

℞ Moelle de bœuf.	℥ j
Graisse de rognon de veau.	℥ ij
Miel et huile d'olives. . .	℥ ß
Camphre.	℥ ß

Faites fondre sur les cendres chaudes.

D. et *Us*. Gerçures des pieds et des mains.

Pommade. N° 11.

℞ Huile d'olives.	℥ jv
Cire blanche.	℥ j
Blanc de baleine récent.	℥ vj

Us. Gerçures des lèvres.

Pommade dite *à la Sultane*. N° 12.

℞ Huile d'amandes douces.	℥ ij
Blanc de baleine récent.	℥ j
Cire blanche.	ʒ iij
Eau de roses.	ʒ j
Baume de la Mecque. .	℈ j
Teinture de Benjoin. . gttes.	xiij

Faites fondre la cire et le blanc de baleine. Versez le tout dans un mortier de marbre. Ajoutez le baume, l'eau et la teinture;

battez jusqu'à ce que la pommade soit très-blanche.

Us. Cosmétique.

Pommade. N° 13.

℞ Ambre en poudre. . . gr. j à ij
Cire blanche. . . . . . ℥ iij
Huile rosat . . . . . . ℥ iv
Laque. . . . . q. s.

Contre les gerçures des lèvres et pour en entretenir la fraîcheur.

Pommade. N° 14.

℞ Eau de roses. . . . . . ℔ ij
Pommade de concombres. . . . . ℥ iij
Savon amygdalin. . . . ʒ iij

Us. Cosmétique.

Pommade. N° 15.

℞ Huile d'amandes douces. . . . . . ℥ iij
Axonge lavé . . . } ãã ℥ iij
Suc de joubarbe. . }

Us. Inflammations aiguës; éphélides.

Pommade. N° 16.

℞ Cérat. . . . . ℥ ß
Fleurs de zinc. . . } ãã ʒ j
Lycopode. . . . . . }

Cette pommade, employée contre l'intertrigo, est bien préférable à la céruse, dont l'usage n'est pas sans danger.

Pommade. N° 17.

℞ Axonge. . . . . ℥ ij
Huile d'amandes douces. ʒ vj
Chlorure de chaux. . . . ʒ iij
Turbith minéral. . . . . ʒ j

Us. Impétigo, eczéma *impetiginodes*.

Pommade. N° 18.

℞ Ellébore blanc. . . . . . ʒ j
Hydrochlorate d'ammoniaque. . . . . ℈ j
Axonge. . . . . ℥ j

Pommade d'Autenrieth. N° 19.

℞ Axonge. . . . . 16 part.
Tartrate de potasse antimonié. . . . . . . 5 part.

Us. En friction, pour activer momentanément certaines inflammations chroniques de la peau, telles que le psoriasis invétéré, la lèpre, etc.

Pommade de Jenner. N° 20.

℞ Émétique en poudre fine. ʒ ij
Cérat de blanc de baleine non-lavé. . . . . ʒ jx
Sucre blanc pulvérisé. . ʒ j
Sulfure rouge de mercure gr. v

Mêlez exactement pour former une pommade, qui s'emploie en frictions, pour exciter des inflammations artificielles à la peau.

Pommade. N° 21.

℞ Beurre de cacao. . . . . ℥ ß
Huile d'amandes douces. ʒ ij
Mucilage de pépins de coings. . . . . ʒ ij

Employée dans les crevasses des seins.

Pommade de zinc. N° 22.

℞ Oxyde de zinc. . . . . . ℥ j
Axonge. . . . . ℥ vj

Us. Psoriasis palmaire.

Pommade. N° 23.

℞ Poudre de moutarde. . . ℥ iij
Huile d'amandes douces. ℥ ß
Suc de citron. . . . . . . q. s.

Employée pour faire disparaître les taches du chloasma.

Pommade épilatoire. N° 24.

℞ Axonge. . . . . ℥ ij
Soude du commerce. . ʒ iij
Chaux éteinte. . . . . . ʒ ij
M. s. l.

D. et Us. S'emploie de la même manière que la pommade des frères Mahon, §. 326.

POUDRES.

Les *poudres* sont des produits pharmaceutiques, formées par la division et la comminution de médicamens solides, en molécules plus ou moins ténues.

Poudre de sulfure d'antimoine. N° 1.

℞ Sulfure d'antimoine. } ãã 12 gr.
Sucre. . . . . }

D. Pour trois prises.

Us. Les effets de cette poudre varient suivant que le sulfure d'antimoine contient plus ou moins d'arsenic.

Poudre. N° 2.

℞ Calomélas préparé à la vapeur. . . . . 199 p.
Acide arsénieux. . . . 1 p.

On applique avec succès cette poudre sur les ulcères du lupus et du cancer.

Poudre n°. 3 (Pyhorel).

℞ Sulfure de chaux. . . . . ʒ ij

On met cette poudre dans la paume de la main, en y ajoutant une petite quantité d'huile, et l'on fait la friction sur les mains et les poignets.

Us. Guérit la gale en dix-huit ou vingt-deux jours.

On peut employer de la même manière les sulfures de potasse et de soude. Il faut que ces sulfures secs soient réduits à l'état pulvérulent.

Poudre épilatoire. N° 4.

℞ Chaux du commerce. . . ℥ j
Sous-carbonate de potasse. . . . . ʒ ij
Charbon pulvérisé. . . . ʒ j

Us. On se sert de cette poudre dans les mêmes circonstances et de la même manière que de la poudre épilatoire des frères Mahon, §. 326. On diminue ou on augmente la dose de la chaux, suivant que le cuir chevelu est plus ou moins enflammé.

Poudre épilatoire de Plenck. N° 5.

℞ Chaux vive. . . . . ℥ xij
Amidon. . . . . ℥ x
Sulfure d'arsenic. . . . ℥ j

Faites une pâte très-molle avec suffisante quantité d'eau ; appliquez-la sur les parties que l'on veut dégarnir de poils. Lorsque cette pâte sera sèche, enlevez-la avec de l'eau.

Poudre d'or.

℞ Poudre de lycopode. . . gr. ij
Muriate d'or et de soude. gr. j

Divisez ce mélange en 15 parties.

Une de ces doses sera employée, chaque jour, sur la langue et sur les gencives, dans la syphilide. Cette dose devra être ensuite progressivement augmentée. Le muriate d'or et de soude exposé à l'air le décompose très-rapidement.

Poudre.

℞ Soufre sublimé. . } Part. égal.
Poudre fine de charbon de bois }
Brique pilée. . . }

Us. Guérit la gale en quinze ou vingt jours.

On se frotte le creux de la main, pendant un quart-d'heure, matin et soir, avec une forte pincée de cette poudre, qu'on humecte avec un peu d'huile.

L'emploi de la brique nous semble inutile.

Poudre de Rousselot. N° 7.

♃	Sulfure de mercure.	℥ j
	Sangdragon.	℥ ß
	Oxyde d'arsenic.	ʒ ß

On répand cette poudre sur les ulcères cancéreux. On a vu des empoisonnemens produits par l'application d'une trop grande quantité de cette poudre sur des surfaces dénudées.

Poudre arsénicale (Ant. Dubois). N° 8.

♃	Oxyde blanc d'arsenic. .	ʒ ß
	Vermillon de Hollande.	℥ j
	Sangdragon.	ʒ jv

Mêlez. Cette poudre ne doit pas être employée à l'état pulvérulent. On en forme une pâte épaisse, soit avec de la salive, soit avec un peu de mucilage de gomme arabique. On s'en sert très-fréquemment pour détruire les cancers de la peau. Il faut avoir soin d'enlever d'abord les croûtes qui recouvrent les ulcères, et de n'appliquer le caustique que sur les surfaces dénudées.

Poudre de Jasser. N° 9.

♃	Fleurs de soufre. . . .	ãã gr vj
	Antimoine cru (sulfure d'antimoine). . .	
	Nitrate de potasse. . .	
	Iris de Florence. . . .	

Mêlez pour une poudre.

On prend cette dose, le matin à jeun, dans un demi-verre d'eau sucrée. On la réitère le soir. Eczéma et lichens chroniques.

Les effets de cette poudre sont variables, suivant que le sulfure d'antimoine contient plus ou moins d'arsenic.

Poudre arsenicale (frère Côme). N° 10.

♃	Arsenic en poudre. .	gr. x
	Cinabre.	℈ jj
	Cendre de vieux souliers.	1 pinc.

On forme avec cette poudre et un peu de salive, une pâte épaisse, que l'on applique sur les parties cancéreuses. Quand les surfaces sont très-étendues, il faut faire des applications partielles, à cause des accidens que l'absorption de l'arsenic pourrait déterminer.

SAVONS.

Les savons sont des produits que l'on obtient en traitant les huiles ou les graisses par les alcalis ou les oxydes métalliques.

Savon mercuriel. N° 1.

♃	Onguent mercuriel double.	℥ iij ß
	Solution de soude caustique.	℥ iij

On met dans un mortier de verre l'onguent mercuriel. On le triture, en y versant peu-à-peu la solution de soude, et on continue la trituration jusqu'à ce que le mélange ait acquis une très-grande ténacité. Alors on le met dans un moule ou caisse de papier fort, et il acquiert avec le temps la consistance et la fermeté qui lui est propre.

Savon mercuriel. N° 2.

♃	Onguent mercuriel. . . .	160 p.
	Potasse caustique. . . .	32 p.

Ces deux savons s'emploient, en frictions, dans les maladies vénériennes.

Savon sulfuré de soude. N° 3.

℞ Savon animal. . . . . . . ℥ j
Sulfure de soude sec très-pur. . . . . ℥ ij
Alcool à 30 degrés. . . ℥ vj

Cette dose, employée en dix ou douze frictions, suffit quelquefois pour guérir la gale.

En dissolvant ce savon dans l'eau, on fait un bain dont l'emploi est aussi très-avantageux.

SIROPS.

Les sirops sont des médicamens formés, le plus ordinairement, par la solution de deux parties de sucre dans une partie de véhicule, qui peut tenir en dissolution ou en suspension des substances végétales, animales et inorganiques.

M. Chevallier croit qu'il est avantageux de faire, à froid, plusieurs sirops. Je me suis servi, avec succès, du sirop de salsepareille composé, qu'il prépare d'après cette méthode.

Sirop sulfureux. N° 1.

℞ Sulfure de potasse. . . ʒ ij
Eau de fenouil. . . . . ℥ viij
Sucre. . . . . ℔ j

D. Demi-once à une once.

Sirop de Larrey. N° 2.

℞ Salsepareille. . . . . ℔ j
Baies sèches de sureau. . ℔ ß
Gayac. . . . . ℥ jv
Squine. . . . . } ãã ℥ ij
Sassafras. . . . . }
Follicules de séné. . } ãã ℥ ß
Bourrache. . . . . . . }
Sucre. . . . . ℔ vj
Eau. . . . . q. s.

M. s. l., et ajoutez par livre de sirop

Extrait aqueux d'opium. }
Deuto-chlorure de mercure. . . . . } ãã g^r v
Hydrochlorate d'ammoniaque. . . . . }

D. et Us. Une ou deux cuillerées, par jour, dans la syphilide.

Le sirop de Larrey, employé dans les hôpitaux civils de Paris, diffère de celui-ci en ce qu'on substitue le sirop simple de salsepareille au sirop composé indiqué plus haut.

Sirop de Larrey (Hôp. Paris.) N° 3.

℞ Deuto-chlorure de mercure. . . . . . }
Hydrochlor. d'ammoniaque. . . . . } ãã g^r. xx
Extrait d'opium. . }
Liqueur d'Hoffmann. ʒ ij
Sirop de salsepareille. kil. ij

Sirop mercuriel éthéré. N° 4.

℞ Sirop simple. . . . . 1/2 litre.
Éther mercuriel. . . ℥ j

D. et Us. D'un à quatre gros progressivement, chaque jour, dans les syphilides anciennes.

Ce sirop fatigue souvent l'estomac.

Sirop de muriate d'or et de soude. N° 5.

℞ Sirop de salsepareille. . ℥ viij
Muriate d'or et de soude cristallisé. . . . . g^r. j

On emploie ce sirop dans les syphilides anciennes, à la dose d'une once, et graduellement jusqu'à celle de trois onces en un jour, que l'on prend en deux fois dans une décoction de salsepareille.

On devrait ne mêler le muriate de soude et d'or au sirop qu'au moment de l'administrer, ce sel ayant beaucoup de facilité à se décomposer.

Sirop antisyphilitique de Laffecteur.

On a publié plusieurs recettes de ce remède secret. Cadet de Gassicourt indique la suivante :

℞ Salsepareille. . . . . ℔ jx
Gayac. . . . . }
Squine. . . . . } ãã ℔ vj
Sassafras. . . . . . . }
Quinquina jaune. . . ℔ iij
Fleurs de bourrache. ℔ j ß
Semences d'anis. . . ℥ jv
Mélasse clarifiée. . . ℔ xxx

Mettez les cinq premières espèces, convenablement préparées, dans une chaudière étamée, contenant environ ℔ cc d'eau; laissez macérer pendant quarante-huit heures; faites bouillir jusqu'à évaporation des deux tiers du liquide; passez avec expression au travers d'une étamine; recommencez deux fois la décoction avec une nouvelle quantité d'eau; passez les trois décoctums réunis à travers une double étamine; ajoutez la mélasse; rapprochez en consistance de sirop, et passez à travers la chausse; faites bouillir de nouveau, et faites infuser jusqu'à refroidissement complet les fleurs et les semences dans un nouet; retirez, exprimez, et remuez le sirop avec une spatule de bois.

Sirop de Peyrilhe.

℞ Feuilles de mélisse. . . . ℥ jv
Follicules de séné. . . . ℥ ß
Eau commune. . . . . . ℔ j

Faites infuser à une douce chaleur, dans un vaisseau fermé, pendant une heure; passez.

℞ Infusion ci-dessus. . . . ℥ xj
Faites-y fondre sucre blanc. . . . . ℥ jv

Mettez ce sirop dans une bouteille, et ajoutez :

Sous-carbonate d'ammoniaque. . . . . ʒ j à ʒ j ß

On partage cette dose en quatre portions, dont le malade prend une le matin à jeun, et une autre le soir, quatre ou cinq heures après son dîner. Pendant le reste de la journée il boit abondamment une infusion de mélisse plus légère.

On peut aussi administrer avec succès le sous-carbonate d'ammoniaque dans une infusion de chicorée; mais il faut avoir soin de tenir le vase bien bouché, afin de prévenir le dégagement de l'ammoniaque. Je dois ajouter que le sous-carbonate anciennement préparé est toujours moins actif.

Sirop de fumeterre.

℞ Suc de fumeterre dépuré par la chaleur. . . . . . ℔ ij
Sucre blanc. . . . . ℔ ij

Faites un sirop selon l'art.

Ce sirop est employé, avec succès, dans la syphilide, lorsqu'on y ajoute six grains de deuto-chlorure de mercure par livre. On remplace quelquefois le deuto-chlorure de mercure par la même quantité d'acétate de mercure.

Sirop de pensée sauvage.

℞ Suc obtenu des feuilles et dépuré. . . . . ℔ ij
Sucre blanc. . . . . ℔ ij
F. s. l.

Lorsqu'on l'employe dans la syphilis ancienne, on ajoute cinq grains d'acétate de mercure. A défaut de suc de pensée, on employe une forte décoction.

SOLUTIONS.

Les solutions sont des produits de la fonte d'un corps qui n'éprouve point de décomposition.

Solution de Fowler. N° 1.

℞ Protoxide d'arsenic en poudre. . . . . }
Proto-carbonate de potasse. . . . . . } ãã 32 gr.
Eau distillée. . . . . ℥ jv

Mettez à digérer au bain de sable dans un mortier, jusqu'à ce l'oxyde soit dissous; laissez refroidir; ajoutez deux gros d'esprit de lavande et suffisante quantité d'eau pour que la solution ne fasse qu'une livre. De cette manière, la liqueur contient *huit grains* d'arsénite de potasse et un demi-grain de protoxide d'arsenic, par gros.

Médicament dangereux. Vingt gouttes au plus. M. Guibourt a fait observer, avec raison, que la solution de Fowler du *Codex français* n'était pas établie d'après les proportions employées dans la formule de la *Pharmacopée de Londres*.

Solution de Pearson. N° 2.

℞ Arséniate de soude. . . gr. jv
Eau distillée. . . . . . ℥ jv

D. Vingt-quatre grains à un demi-gros, en une ou deux prises.

Us. Eczéma chronique, lichen *agrius*.

Solution d'arséniate d'ammoniaque. N° 3.

℞ Arséniate d'ammoniaq. gr. vj
Eau distillée. . . . . . ℔ ß

Cette solution a été employée avec succès dans les eczéma chroniques et fluens, peu enflammés. Elle s'emploie aux mêmes doses que la solution de Pearson.

Solution de Van-Swieten. N° 4.

℞ Deuto-chlorure de mercure. . . . . gr. viij
Alcohol. . . . . ℥ j
Eau distillée. . . . . . ℔ j

D. Une cuillerée à bouche, par jour, dans un verre d'eau. On l'administre aussi dans le lait et la tisane de salsepareille.

Solution d'Hahnemann.

℞ Extrait de belladone. . gr. ij
Eau distillée. . . . . . ℥ j

Employée comme préservatrice de la scarlatine. D'une à cinq gouttes, cinq fois par jour, aux enfans de dix ans et au-dessous, et six à dix gouttes aux plus âgés. On doit en continuer l'emploi pendant toute l'épidémie.

Solution ou liqueur de potasse.

℞ Sous-carbonate de potasse. . . . . gr. xxiv
Décoction de chiendent. . . . . ℔ ij

Employée, à l'intérieur, dans la lèpre, à la dose de cinq à vingt gouttes. On trouve cette solution indiquée avec d'autres proportions. La dose du sous-carbonate de potasse a été quelquefois portée à un demi-gros.

TEINTURES.

Les teintures sont des solutions d'une ou de plusieurs substances, dans une certaine quantité d'alcohol ou d'éther.

Teinture de cantharides (Codex). N° 1.

℞ Cantharides grossièrement pilées. . . . . 100 p.
Alcohol (à 12 — 22°). 800.

Faites digérer pendant quatre jours; ensuite passez et conservez pour l'usage.

On la donne à l'intérieur, à la dose de quatre à trente gouttes, dans de l'eau ou une décoction de graine de lin. L'alcohol affaibli dissout plus complètement la matière âcre des cantharides que celui qui est plus concentré.

Cette teinture diffère de celle des pharmacopées de Londres, de Dublin et d'Édimbourg : elle est plus ou moins active, suivant que les cantharides employées dans sa préparation sont plus ou moins récentes.

Teinture de cantharides camphrée. N° 2.

℞ Camphre. . . . . ℥ j
Teinture de cantharides. ℥ iv

Mêlez et dissolvez.

Elle s'administre graduellement aux doses de 4, 5, 8, 10, 20 et 30 gouttes. Elle excite moins les voies urinaires que la précédente ; mais elle est plus désagréable à prendre.

TISANES.

On désigne vulgairement sous le nom de *tisanes*, non-seulement les *infusum* et les *décoctum* aqueux, préparés avec diverses substances, mais encore tous les liquides dont l'usage est journalier aux malades.

Tisane de bardane. N° 1.

℞ Racine de bardane. . . . . ℥ j
Eau bouillante. . . . . . ℔ ij

Tisane de douce-amère. N° 2.

℞ Tiges de douce-amère. . . ℥ j
Eau bouillante . . . . . . ℔ ij

Tisane de fumeterre. N° 3.

℞ Fumeterre. . . . . ℥ j
Eau bouillante . . . . . . ℔ ij

Tisane de diaphné mézéréum. N° 4.

℞ Racine de salsepareille. ℥ ij
Ecorce de racine de mézéréum. . . . . ʒ j à ʒ ij

Faites bouillir dans trois litres d'eau jusqu'à réduction d'un tiers ; ajoutez sur la fin de l'ébullition

Semences de coriandre. } āā ʒ j
Racine de réglisse. . . }

Cette tisane s'emploie dans les syphilides et dans la lèpre.

Tisane d'orme pyramidal. N° 5.

℞ Écorce d'orme pyramidal ℥ j
Eau. . . . . ℔ ij ß

Réduisez à deux livres, par l'ébullition.

Tisane de salsepareille. N° 6.

℞ Racine de salsepareille. ℥ ij
Eau. . . . . ℔ ij ß

que vous réduirez à deux livres par l'ébullition.

Tisane de Feltz. N° 7.

℞ Salsepareille hachée. ℥ iij
Colle de poisson. . . ℥ ß ℈ ij
Sulfure d'antimoine enfermé dans un nouet. . . . . ℥ v

Faites bouillir à petit feu dans eau. . . . . ℔ vj

jusqu'à réduction de trois livres.

Tisane de Feltz. N° 7 bis.

℞ Eau commune. . . . . . ℔ xij
Sulfure d'antimoine. . . ℥ iv
Salsepareille hachée. . . ℥ ij
Racine de squine. . ℥ j
Colle de poisson. . }
Ecorce de buis. . . } āā ℥ j ß
— de lierre terrestre. . . . . . }

Enfermez le sulfure d'antimoine dans un nouet de toile un peu lâche; faites un décoctum, que vous prolongerez jusqu'à évaporation de moitié; coulez à travers une étamine ; laissez reposer ; ajoutez trois grains de sublimé corrosif. Une livre et demie de cette décoction, chaque jour.

Plusieurs circonstances rendent la composition de la tisane de Feltz extrêmement variable. 1°. D'après M. Sérullas, les sulfures d'antimoine employés pour sa préparation, contiennent des quantités variables d'arsenic. Quelques personnes conseillent d'employer de préférence le sulfure d'antimoine pur; mais je crois avoir constaté qu'il a moins d'influence sur les syphilides. 2°. Les sulfures peuvent être plus ou moins bien porphyrisés et renfermés dans un nouet plus ou moins serré et d'un tissu plus ou moins lâche. Au reste, il résulte d'expériences récentes de M. H. Pétroz que la quantité de sulfure d'antimoine qui s'échappe du nouet est peu considérable. Soixante-quatre grains de sulfure d'antimoine porphyrisé, mis dans un nouet et soumis à l'ébullition dans 1000 grammes d'eau distillée, pendant une heure, n'ont perdu que 36 centigrammes (7 grains), et l'eau est devenue légèrement opaline. Cette liqueur ayant été divisée en deux parties : l'une, après avoir été acidulée par l'acide hydrochlorique, a donné un précipité sensible par l'hydro-sulfate d'ammoniaque ; l'autre, après avoir été filtrée avec soin et à plusieurs reprises, a été également acidulée dans les mêmes proportions, et n'a donné aucun précipité par l'hydro-sulfate d'ammoniaque. La tisane de Feltz, préparée à l'hôpital de la Charité avec de l'eau de Seine, a été soumise aux mêmes expériences, et a donné les mêmes résultats que l'eau distillée. D'un autre côté, 64 grammes de sulfure d'antimoine ayant été soumis à l'ébullition dans 1000 grammes d'eau de puits, pendant un temps égal à celui des premières expériences, le nouet avait perdu 5 décigrammes, et a précipité par l'hydro-sulfate d'ammoniaque, avant et après la filtration de l'eau, et sans avoir ajouté d'acide.

Il importe aussi de ne point employer à la confection de la tisane de Feltz, la colle de poisson blanchie avec l'acide sulfurique. Elle retient une certaine quantité de cet acide, qui pendant l'ébullition forme avec le sulfure d'antimoine une certaine quantité de sel d'antimoine qui rend la boisson émétique.

Tisane de Vinache.

℞ Sulfure d'antimoine pulvérisé. . . . . . . ℥ ij
Salsepareille. . . . }
Squine. . . . . . . } ââ ℥ j ß
Gaïac. . . . . }
Sassafras. . . . . . } ââ ℥ ß
Séné. . . . . }

Mettez le sulfure dans un nouet; faites-le bouillir avec la salsepareille, la squine et le gaïac, dans trois litres d'eau. Le décoctum réduit d'un tiers, ajoutez le séné et le sassafras, que vous ferez infuser. Passez, laissez déposer, et décantez.

Tisane muriatique.

℞ Eau commune. . . . . . ℔ ij
Sirop simple. . . . . . ℥ iij
Acide muriatique. . . . q. s.
jusqu'à agréable acidité.

Tisane sulfurique forte.

℞ Eau commune. . . . . ℔ ij
Acide sulfurique. . . . ʒ ß
Sucre blanc. . . . . . ℥ iij
Huile essentielle de citron. . . . . g^tes ij

Tisane sulfurique légère.

℞ Acide sulfurique. . ʒ ß
Sirop simple ou sirop de berberis. . ℥ ij à ℥ iij
Eau. . . . . ℔ iv

Tisane de Pollini.

Première formule. (*Augustini pharmacop. extemporanea*).

℞ Racine de salsepareille. . . . . }
Racine de squine. . . } ââ q. s.
Pierre ponce pulvérisée, dans un nouet. }
Sulfure d'antimoine. . } ââ ß ℥
Brou de noix vert. . ℥ x

Faites cuire dans un vase légèrement couvert, avec
Eau. . . . . 2 litres
jusqu'à réduction de moitié.

D. Une cuillerée, toutes les heures.

Deuxième formule. (*Pharm. med. pract. univ. S.*)

℞ Brou de noix vert broyé. . ℔ j
Racine de salsepareille. } āā ℥ ij
de squine. . . }
Sulfure d'antimoine, en nouet. . . . . ℥ iv
Pierre ponce pulvérisée, en nouet. . . . . . . ℥ ij
Faites cuire dans eau. . ℔ xx
jusqu'à réduction de moitié.

D. Un demi-litre tiède, le matin, et autant le soir, dans les syphilides.

Tisane de Zittmann.

℞ Racine de salsepareille incisée. . . . . ℥ xij
Macération, pendant vingt-quatre heures, dans un vase d'étain, avec
Eau de fontaine. . . . . 24 lit.
Ajoutez dans un nouet :
Sucre d'alun ou poudre styptique de Mynsicht. ℥ j ß
Sangdragon. . . . . . . ʒ ij
Sulfate ac. d'alumine. . ℥ ß
Protochlorure de mercure. . . . . ℥ ß
Faites cuire jusqu'à ce qu'il reste huit litres ; ajoutez vers la fin de la coction :
Feuilles de séné. . . . ℥ iij
Semences d'anis. . . } āā ℥ ß
de fenouil. }
Racine de réglisse. . ℥ ß

Modérer l'ébullition ; étiqueter la colature : *décoctum fort.* Ajouter au résidu
Racine de salsepareille incisée. . . . . ℥ vj
Faire cuire avec eau de fontaine, vingt-quatre litres.
Ajoutez vers la fin
Ecorce de citron. . . . . }
de canelle. . . . } āā ʒ iij
Semences de cardamome. }
Racine de réglisse. . . . }

Etiquetez la colature : *Décoctum doux.*

Ce décoctum, dont Théden a vanté l'emploi dans les affections vénériennes invétérées, est laxatif.

Le premier jour, purgation ; le matin du jour suivant, un demi-litre de décoctum *fort* ; boire chaud et garder le lit. Après midi, un demi-litre de décoctum doux, et le soir un demi-litre de décoctum fort : ces deux derniers froids. Continuer de cette manière pendant quatre jours ; le cinquième, purgation. Reprendre l'usage du décoctum pendant quatre jours, puis enfin purgation. Si le malade n'est pas entièrement guéri, il recommence le traitement, après huit jours de repos.

Décoction de Zittmann modifiée.

(Décoction n°. 1.)

℞ Salsepareille. . . . . . ℥ xij
Réglisse. . . . . ʒ j ß
Séné. . . . . ʒ iij
Anis. . . . . ʒ ß
Sulfate d'alumine. . . . ʒ j ß
Mercure doux. . . . . . ℥ ß
Pour seize bouteilles.

(Décoction n°. 2.)

℞ Résidu ci-dessus.
Salsepareille. . . . . . . ℥ vj
Réglisse. . . . . ʒ vj
Ecorce de canelle. . . . ʒ iij
de citron. . . . ʒ iij
Semence de cardamome. ʒ iij
Pour seize bouteilles.

Tisane d'Arnoult.

Ce remède secret paraît peu différer de la tisane de Feltz.

M. Chevallier, ayant examiné de la tisane prise chez M. Arnoult, a reconnu qu'elle contenait une petite quantité d'arsenic, provenant très-probablement du sulfure d'antimoine employé dans la préparation de cette tisane.

Tisane de goudron.

℞ Eau. . . . . ℔ ij
Goudron ou poix navale. ℥ j

Agitez de temps en temps avec une spatule de bois. Après une semaine, décantez et filtrez.

Recommandée dans quelques maladies de la peau.

Quelques personnes préparent une tisane de goudron, en dissolvant du goudron dans l'alcohol et ajoutant de cette teinture, à la dose de 6 à 20 gouttes, dans de l'eau sucrée et aromatisée. Ce procédé est préférable au précédent.

FIN DU FORMULAIRE.

PARALLÈLE

ENTRE

LES MALADIES DE LA PEAU

ET

CELLES DES MEMBRANES MUQUEUSES.

PARALLÈLE

ENTRE

LES MALADIES DE LA PEAU

ET

CELLES DES MEMBRANES MUQUEUSES.

Étudiées sous le double rapport de leur conformation et de leur structure, les membranes tégumentaires ont, dans toute leur étendue, des caractères communs; mais elles offrent aussi, sous ce double point de vue, des différences fort remarquables, dans les diverses régions qu'elles revêtent ou qu'elles protègent. Ces analogies et ces différences expliquent pourquoi la peau et les membranes muqueuses sont susceptibles de présenter un grand nombre d'altérations analogues, et quelques autres dont la ressemblance est au moins équivoque.

Déjà l'importance de cette étude comparative a été sentie; ses résultats pouvaient d'ailleurs hâter à-la-fois les progrès de l'anatomie philosophique et de la thérapeutique : mais elle offrait tant de difficultés, que peu de médecins et d'anatomistes se sont livrés à ce genre de recherches. Les observations d'Hébréard (1) sont un pre-

(1) Hébréard, *Mémoire sur l'analogie qui existe entre les systèmes muqueux et dermoïde.* (Mémoires de la Société médicale d'émulation tom. VIII, p. 153.)

mier pas dans cette nouvelle direction : elles démontrent la possibilité de la transformation de la peau en membrane muqueuse et le changement de celle-ci en tégument externe, lorsqu'on les place dans de certaines conditions. En effet, lorsqu'une partie de la surface du corps est long-temps soustraite à l'influence de l'atmosphère, comme dans certaines contractures où la jambe est fortement fléchie et appuyée sur la cuisse, ou dans les plis de la peau chez les enfans très-gras, l'épiderme se ramollit et disparaît, et la peau finit par sécréter du mucus, comme une membrane muqueuse. D'un autre côté, on sait que dans les prolapsus de l'utérus, la membrane muqueuse du vagin, et dans le prolapsus de l'anus naturel ou accidentel, celle de l'intestin, s'épaississent, se sèchent et prennent les apparences de la peau. A ce premier aperçu d'Hébréard a succédé un travail plus étendu de M. J. B. Wilbrand (1), qui, après avoir étudié le système tégumentaire dans toutes ses régions, s'est attaché à démontrer qu'un certain nombre d'altérations étaient communes aux deux grandes divisions des tégumens.

Pour moi, je me suis proposé, dans cet essai, de déterminer si on retrouvait sur les membranes muqueuses les analogues de toutes les altérations que sont susceptibles d'éprouver les tégumens externes, et de rechercher si l'absence ou l'état rudimentaire de quelques-unes de ces altérations, à l'extérieur ou à l'intérieur, pouvaient être expliqués par les différences que l'on observe dans

(1) Wilbrand (M. J. B.), *Das hautsystem in allen seinen verzweigungen, anatomisch, physiol. und patholog. dargestellt*. Giessen, 1813.

le caractère et la disposition des tissus élémentaires des deux tégumens (1).

En général, l'étude de l'*inflammation* et de ses produits embrasse d'autant plus d'objets, que les tissus élémentaires de l'organe qui en est le siége sont plus nombreux et plus variés. Il est donc facile de prévoir que la peau dont l'organisation est plus complexe que celle des membranes muqueuses, offrira un plus grand nombre de modifications morbides que ces membranes; que, parmi celles-ci, celles de la bouche, du pharynx et de l'œsophage, pourvues d'un épithélium, présenteront aussi des lésions plus variées dans leurs apparences que celles de l'estomac et de l'intestin, qui elles-mêmes en offrent un plus grand nombre que les membranes séreuses, dont l'organisation est plus simple.

Je ne reviendrai pas sur les détails dans lesquels je suis entré en traitant des formes variées des inflammations cutanées. Je me bornerai à faire remarquer, ici, que l'étude de ces formes me paraît, chaque jour, d'autant plus importante qu'elle seule peut conduire à des descriptions exactes et à des expériences thérapeutiques, faites dans des conditions bien déterminées. Le mode de production de ces lésions élémentaires confirme d'ailleurs une loi observée pour une foule d'autres altérations; je veux parler de la tendance de l'organisme à reproduire

Inflammations.

(1) J. F. Meckel (*Manuel d'anatomie générale, descriptive et pathologique*, trad. de l'allemand, avec des notes, par Jourdan et Breschet, Paris, 1825, 3 vol. in-8°.) a jété les bases de cette étude comparative. MM. Roche et Sanson ont aussi présenté des considérations générales du plus haut intérêt, sur l'anatomie et la physiologie pathologiques des systèmes muqueux et dermoïde (*Nouveaux élémens de pathologie médico-chirurgicale*, 4 vol. in-8°. Paris, 1827.)

certains types. Car de même qu'on voit souvent les tubercules, le squirrhe, le cancer et la mélanose se déposer à-la-fois dans plusieurs organes, de même aussi les inflammations vésiculeuses, pustuleuses, squameuses, bulleuses de la peau, etc., se montrent de préférence et quelquefois exclusivement dans certaines organisations. Et ce qui est encore plus remarquable, et bien digne d'être médité par le thérapeutiste, c'est qu'on voit des individus, sous des influences variées, être affectés exclusivement, pendant plusieurs années, d'une espèce de phlegmasie, de l'impétigo, du prurigo, de l'ecthyma, de la lèpre, etc., et offrir de nouveau ces mêmes formes de l'inflammation, lorsqu'après plusieurs mois ou plusieurs années de guérison ils éprouvent une ou plusieurs rechutes.

Inflammations exanthémateuses.

La plupart des inflammations exanthémateuses, la rougeole, la scarlatine, l'urticaire, etc., atteignent à-la-fois les deux divisions des membranes tégumentaires. Le catarrhe oculaire, nasal et laryngo-trachéal de la rougeole correspond à l'exanthème qui caractérise extérieurement cette maladie; et la matière sécrétée par les bronches offre un caractère particulier, en rapport avec l'espèce de l'inflammation. Dans la scarlatine, la membrane muqueuse de la bouche et du pharynx, celle de l'estomac et de l'intestin, présentent une rougeur pointillée tout-à-fait analogue à celle que l'on observe à la peau, dans la même maladie. Cette rougeur de la membrane muqueuse est suivie d'une desquamation de l'épithélium, qui est l'analogue de la chute de l'épiderme observée dans la convalescence de cette affection. On rencontre aussi à la surface des membranes muqueuses externe ou interne, des *rougeurs* qu'il faut rapprocher des érythèmes de la peau et probablement aussi de la roséole. J'ai vu dans plusieurs cas d'*erythema marginatum* des plaques analogues sur les lèvres et la conjonctive (1). La membrane muqueuse du canal intestinal offre quelquefois aussi des plaques rouges, circonscrites et distinctes des plaques mucipares enflam-

(1) En voici un exemple, parmi plusieurs autres que je pourrais citer :

Boilliot (Jacques), âgé de vingt-sept ans, carrier, demeurant à Arcueil, entra, le 13 février 1827, à l'hôpital de la Charité. Cet homme, d'un tempérament sanguin, et fortement constitué, rapporta que depuis huit jours il était atteint d'une éruption pour laquelle il venait réclamer des soins. Elle était caractérisée par des plaques rouges, irrégulières, de dimensions variées, légèrement proéminentes, et dont la teinte s'effaçait par l'impression du doigt (*erythema marginatum*). On voyait un certain nombre de ces plaques sur le front et sur le nez; la paupière droite était rouge et légèrement œdémateuse; la paupière supérieure gauche n'était injectée que dans une petite partie de sa surface. On remarquait de semblables plaques sur le col et sur les faces dorsales des avant-bras, où elles étaient, en général, plus larges qu'à la face. Il y avait plusieurs plaques derrière les oreilles. La surface des plaques paraissait comme parsemée de petites élevures blanches; mais en soulevant l'épiderme avec la pointe d'une épingle, on voyait qu'il n'existait point de liquide épanché au-dessous de lui. Quelques plaques seulement étaient surmontées de vésicules accidentelles. Les dimensions des plaques primitives ne pouvaient guère être appréciées dans plusieurs points où elles étaient confluentes; quelques-unes avaient un pouce de diamètre, les autres étaient moins larges. Le menton était comme mamelonné, et parsemé d'élevures rouges, solides, et de petits tubercules aplatis au sommet, dans les intervalles desquels la peau offrait sa couleur naturelle. On voyait de semblables élevures, mais plus petites, sur différens points des joues et du col; l'épiderme qui les recouvrait était luisant. Une des élevures du menton était surmontée d'une croûte jaune qui paraissait produite par la dessiccation d'une vésicule. Les lèvres offraient plusieurs nuances rouges et paraissaient marbrées; chaque conjonctive offrait une plaque d'un rouge très-vif

mées, et qui sont formées par la membrane muqueuse injectée et épaissie, ordinairement couverte d'un mucus filant et visqueux. On rencontre aussi sur la membrane muqueuse du canal intestinal, des rougeurs diffuses et des bandes analogues à des variétés d'érythèmes qu'on observe également à la peau. Enfin, on voit quelquefois sur

vers les angles internes des yeux, qui étaient larmoyans. Il existait, en outre, aux parties antérieures des jambes des taches moins rouges que celles de la face.

Cet érythème était apparu après deux jours d'une forte toux et de lassitudes; il s'était d'abord montré sur le col. Le troisième jour, le malade avait pris le lit. Depuis lors, il survenait, le soir, des frissons qui duraient toute la nuit. Céphalalgie, langue humide, sans rougeur sur les bords, recouverte d'un enduit jaune blanchâtre; borborygmes, constipation (une seule selle depuis huit jours), pouls développé, un peu plus fréquent que dans l'état sain, râle muqueux à la partie postérieure du poumon gauche. (*Saignée de trois palettes, limonade gommée, diète.*) — 15. Sang très-couenneux, sueurs abondantes, plaques moins proéminentes et moins rouges à la face. L'épiderme paraît ridé à leur surface, derrière les oreilles; quelques-unes de celles des mains et des avant-bras offrent une teinte moins rouge et violette. Il y a encore un peu de sérosité dans quelques vésicules accidentelles. Les taches des jambes sont moins rouges. — 16. Les taches des jambes ont diminué; plusieurs plaques de la face deviennent blanches à leur centre; celles des lèvres sont moins rouges et affaissées. Céphalalgie moins forte, sommeil, apyrexie, expectoration facile. (*Limonade, lavemens émolliens, deux bouillons, trois soupes.*) — 17. Les plaques des avant-bras blanchissent à leur centre, et forment des espèces d'anneaux; les taches de l'avant-bras droit sont devenues confluentes; celles de l'avant-bras gauche offrent un peu plus d'étendue; d'autres ont disparu derrière les oreilles, et sur une partie de la paupière supérieure droite, où celles qui persistent forment comme de petits îlots entourés de peau blanche ou rosée; une légère desquamation a lieu à la racine du nez et derrière l'oreille gauche. Les taches des jambes sont affaissées. Sommeil bon, respiration et expectoration faciles; appétit prononcé. — 18. La rougeur des

les mêmes membranes une rougeur pointillée, entremêlée de plaques rouges, et qui me paraît être l'analogue de l'érythème papuleux de Willan. Au reste, ces variétés de l'érythème, beaucoup plus graves dans le canal intestinal que sur la peau, paraissent aussi y être plus fréquentes. L'urticaire coïncide presque toujours avec une inflammation gastro-intestinale; mais on ignore si celle-ci se montre par plaques blanches, proéminentes, analogues à celles de la peau. Le tissu cellulaire sous-muqueux du canal intestinal diffère tellement du tissu cellulaire sous-cutané, qu'on conçoit facilement pourquoi on n'y rencontre pas d'inflammations qu'on puisse rapprocher de l'érysipèle, à moins qu'on ne regarde comme telles certaines fluxions douloureuses, consécutives à l'inflammation de la membrane muqueuse de la bouche.

La peau enflammée ne présente pas d'*injection ramiforme* inflammatoire, analogue à celle observée sur les membranes muqueuses par M. Billard (1). Cette circonstance tient à une différence remarquable dans la disposition des vaisseaux sous-muqueux et sous-cutanés, et à une inégale épaisseur de la peau et des membranes mu-

taches s'efface de plus en plus, leur saillie diminue surtout au centre. L'œdème des paupières disparaît. Enfin les taches érythémateuses de la peau se sont progressivement affaissées, et ont été suivies d'une légère desquamation, que n'ont pas présentée les taches érythémateuses des conjonctives et des lèvres. Le malade sortit, guéri, le 28.

(1) M. Billard a décrit et étudié, avec beaucoup de soin, les altérations de la membrane muqueuse du canal intestinal, et ses recherches m'ont souvent servi de point de comparaison, lorsque j'ai voulu opposer les maladies de ces membranes à celles de la peau. *Voyez* Billard (C.), *De la membrane muqueuse gastro-intestinale, dans l'état sain et dans l'état inflammatoire, etc.*, in-8°. Paris, 1825.

queuses. Les injections ramiformes et vasculaires, qu'on observe assez fréquemment sur les lobes du nez et sur les pommettes, sont des développemens anormaux non inflammatoires des vaisseaux, et dont les analogues existent peut-être dans le canal intestinal, mais qui n'y ont point été décrits. J'ai vu, au contraire, l'injection *capilliforme* de la peau être, comme sur les membranes muqueuses, tantôt le résultat de l'inflammation et tantôt celui d'une congestion passive. Mais, après la mort, ces deux espèces de rougeurs cutanées ne peuvent être distinguées, comme celles de l'intestin, d'après l'état des vaisseaux qui les avoisinent. Au reste, ces injections capilliformes démontrent mieux que les injections, la disposition du réseau vasculaire, étendu à la surface des papilles ou entre ces petites élevures.

En résumé, si l'on en excepte les plaques blanches de l'urticaire, on retrouve sur les membranes muqueuses presque toutes les variétés de forme et d'aspect que présentent les inflammations exanthémateuses de la peau. Toutefois les exanthèmes internes ne sont accompagnés d'une desquamation analogue à celle que l'on observe à l'extérieur, que dans les régions où elles sont pourvues d'un épithélium, dans la bouche, le pharynx et l'œsophage : dans l'estomac, l'intestin et la trachée, etc., cette altération de l'épiderme est remplacée par une modification dans la sécrétion du mucus.

Quant aux colorations brunes, grises ou ardoisées, que présentent les membranes muqueuses enflammées, on les observe aussi, avec de légères nuances, à la suite des inflammations chroniques de la peau.

On ne retrouve les analogues des inflammations bulleuses que sur les membranes muqueuses pourvues d'épithélium, sur celles qui tapissent l'intérieur de la bouche, du pharynx, de l'œsophage, ou qui se déployent sur les parties génitales. Encore ne se forme-t-il jamais, sur ces parties, de larges bulles, saillantes et proéminentes, comme sur les tégumens externes. Les bulles qui se développent dans la bouche des individus atteints du pemphigus ou du zona de la face (1) sont toujours aplaties. Lors de leur formation, la sérosité pénètre et traverse l'épithélium, qui devient d'un blanc mat; tandis que l'épiderme, dont la surface extérieure est sèche et moins

Inflammations bulleuses.

(1) Le zona de la face est une variété rare de cette maladie, et que je crois avoir le premier fait connaître. En voici un nouvel exemple :

Four... (Julien), âgé de soixante-dix ans, serrurier, demeurant rue de la Vieille Bouclerie, n° 24, entra le 3 janvier 1827, à l'hôpital de la Pitié, pour s'y faire traiter d'un catarrhe pulmonaire. Le 13 janvier, dans la nuit, il se manifesta une inflammation sur la joue gauche, qui était devenue douloureuse depuis trois ou quatre jours. Elle était caractérisée par une rougeur légèrement violacée, disparaissant par la pression, et par de petits groupes de vésicules semblables à ceux du zona. La membrane muqueuse de la moitié gauche de l'arcade supérieure de la mâchoire dépourvue de dents, et la face interne de la joue gauche étaient couvertes de vésicules isolées ou en groupes, et de quelques bulles d'un diamètre variable, analogues à celles du zona, et on distinguait de semblables vésicules sur le côté gauche de la voûte palatine. Elles étaient plus nombreuses sur cette dernière, près de l'arcade alvéolaire; il en existait sur la moitié gauche de la luette; elles avaient une forme irrégulière, ronde, ovale ou allongée, et semblaient entourées d'une légère auréole à leur circonférence. Cette inflammation a été accompagnée, au début, de frissons prolongés et de constipation. Le 14, l'humeur des vésicules situées autour des ailes du nez s'était en partie concrétée sous forme de croûtes flavescentes; d'autres vésicules qui commençaient à paraître étaient plus proéminentes; il y en avait un petit groupe sur la tempe. La veille, dans la journée, le malade avait éprouvé des douleurs très-vives dans le côté gauche de la face, et une

perméable, permet à ce fluide de s'accumuler entre lui et le corps réticulaire enflammé. On ne trouve jamais de bulles, même imparfaites, dans l'estomac et l'intestin, chez les individus morts du pemphigus. Elles ne peuvent même y être développées artificiellement. Bichat ayant extrait du ventre d'un chien une portion d'intestin, mise à découvert, par une incision, la tunique mu-

forte céphalalgie dans le même côté de la tête, pendant la nuit. Le 19, les vésicules de la tempe et de la partie externe de la joue, les premières développées, étaient à l'état de croûtes; celles de l'intérieur de la bouche persistaient; les douleurs avaient reparu pendant toute la nuit, et toujours bornées à la moitié gauche du visage. Elles étaient accompagnées d'une chaleur générale, sans fièvre. Le 27, toutes les vésicules de la face étaient desséchées et remplacées par des croûtes brunes, minces aux endroits où les vésicules étaient isolées, épaisses et analogues à celles de l'impétigo dans les points où elles étaient confluentes. Celles de l'intérieur de la bouche avaient disparu à la suite d'une desquamation de l'épithélium, et elles étaient remplacées par de petites taches rouges. Le malade avait éprouvé de très-vives douleurs pendant la nuit. (*Pédiluve sinapisé; cataplasme sur la joue.*) Le 18, les croûtes se détachèrent, et au-dessous d'elles la peau était d'un rouge vif. Les douleurs n'existaient plus que vers l'oreille. (*Même prescription.*) Le 19, les dents et les gencives étaient douloureuses; les douleurs étaient reparues dans la paupière et dans toute la moitié gauche de la mâchoire inférieure; les taches s'affaissaient. Le 20, les douleurs étaient moins vives; il restait quelques petites croûtes aux endroits qu'avaient occupés les vésicules. Le 21, céphalalgie, douleurs le long de la branche de la mâchoire et dans le trajet des branches moyennes de la septième paire; les taches rouges de la muqueuse buccale avaient disparu. Le 23, les douleurs dans les gencives du côté gauche et dans la moitié gauche de la tête, avaient causé de nouveau de l'insomnie; il était survenu aussi quelques élancemens dans l'oreille droite. Le 24, il ne restait aucune trace du zona; les douleurs diminuaient. Le 28, il existait encore de la céphalalgie et des douleurs de dents dans le côté gauche de la tête; elles ont cédé les jours suivans.

J'ai observé aussi trois exemples de zona occupant la moitié du front et du cuir chevelu.

queuse, appliqua dessus un épispastique, dont l'effet fut de produire une plaque rouge inflammatoire et non une bulle. On peut encore moins donner ce nom aux amas de pus ou de sérosité dans le tissu cellulaire sous-muqueux : ils doivent être rapprochés des dépôts sous-cutanés.

On sait que lorsqu'on ouvre une bulle produite par un emplâtre vésicant, on aperçoit souvent, après l'écoulement de la sérosité, une concrétion membraniforme, qui, à l'instar des pseudo-membranes des séreuses, est principalement constituée par de la fibrine. Les plaies des vésicatoires se couvrent quelquefois aussi d'une véritable pellicule membraniforme; si cet enduit concret est enlevé, on voit rougir le tissu papillaire, le lacis de vaisseaux gorgés de sang qui le parcourt laisser transsuder un fluide, et la surface enflammée se couvrir d'une nouvelle pellicule, d'abord mince et transparente, mais qui ne tarde pas à acquérir de l'épaisseur et de l'opacité. L'huile cantharidée, déposée sur la surface de la langue et des lèvres, produit une altération analogue aux vésicatoires de la peau; mais elle offre cependant plutôt l'aspect d'une inflammation couenneuse que celle d'une inflammation bulleuse. Il se forme au-dessous de l'épithélium soulevé et détaché une concrétion pelliculaire (1), d'abord mince, demi-transparente, qui ne tarde pas à devenir plus opaque et plus épaisse, et qui est l'analogue des pseudo-membranes des vésicatoires. De sorte que le même stimulus produit sur la peau une bulle avec ou sans fausse membrane sous-épidermique ; sur la

(1) Bretonneau, *Des inflammations spéciales du tissu muqueux*, etc., in-8°. Paris, 1826, pag. 356.

membrane muqueuse de la bouche, une concrétion couenneuse sous l'épithélium, et une simple plaque rouge dans l'intestin. Cette triple disposition s'observe aussi chez les nouveau-nés atteints du muguet, dont les pseudo-membranes, quelquefois apparentes sur les mains, très-développées dans la bouche, le pharynx et l'œsophage, n'ont point été observées dans l'estomac et l'intestin grêle.

Les concrétions pseudo-membraneuses, produites sur les membranes muqueuses, par l'action des cantharides, quoique présentant les caractères anatomiques de la diphthérite, en diffèrent par un caractère spécifique, propre à cette dernière, qui est la contagion. Il paraît aussi, d'après M. Bretonneau et M. Samuel Bard, qu'indépendamment des pseudo-membranes de formes et de dimensions variées qu'on observe dans plusieurs inflammations bulleuses, vésiculeuses et pustuleuses, la peau, dans quelques cas rares, peut être affectée d'une inflammation couenneuse de même nature que la diphthérite (1).

Enfin j'ai vu, en 1814, les vésicatoires de plusieurs malades de l'Hôtel-Dieu se couvrir d'une exsudation couenneuse, mince, membraniforme, adhérente aux papilles et tout-à-fait analogue à celle que j'observais, à la même époque, sur les plaies et les ulcères atteints de la pourriture d'hôpital. Y aurait-il quelque analogie

(1) Quand des ulcérations paraissaient *derrière les oreilles*, dit Samuel Bard, ou sur différentes parties du corps, elles exigeaient un traitement particulier. L'écoulement devait être favorisé par de fréquentes lotions avec du lait et de l'eau tiède ; mais toute application grasse devenait préjudiciable, parce qu'elle diminuait la suppuration. (Bretonneau, *ouvrage cité*, pag. 483.)

entre l'angine couenneuse et la pourriture d'hôpital développée sur la peau enflammée? Indépendamment de la ressemblance de leurs caractères anatomiques, ces deux inflammations ne sont-elles pas l'une et l'autre réputées contagieuses?

Inflammations vésiculeuses.

On n'observe de véritables vésicules que sur les membranes muqueuses pourvues d'épithélium (1). L'herpès et l'eczéma envahissent quelquefois les lèvres, et pénètrent dans l'intérieur de la bouche; ils se montrent sur la membrane muqueuse du mamelon, sur celle du pénis et de la vulve et à la marge de l'anus; mais en supposant que l'eczéma puisse se développer dans l'intestin et l'estomac il ne peut s'y montrer sous la forme vésiculeuse. Dans ce cas, la sérosité, au lieu de soulever l'épiderme ou l'épithélium sous la forme de vésicules, comme sur la peau et dans la bouche, doit s'épancher à la surface de ces cavités, et donner lieu à un flux séreux. Du moins ai-je été conduit à cette opinion, en recherchant la nature de quelques coryzas chroniques, accompagnés d'un flux et d'un prurit nasal très-considérables, et qui s'étaient développés chez des individus antérieurement affectés d'eczéma.

La stomatite et l'angine mercurielles n'ont pas encore été étudiées avec assez de soin, dès leur début, pour pouvoir assurer si elles sont les analogues d'une inflammation vésiculeuse observée à la peau, et décrite sous le nom d'hydrargyrie. Les plaques blanchâtres de la bouche et du pharynx, regardées comme couenneuses et pseudo-membraneuses par quelques auteurs, sont principalement formées par l'épithélium épaissi et imprégné de sérosité.

(1) Lélut, *Études anatomiques sur l'épithélium*, in-4°. Paris, 1827.

Je n'ai point observé assez attentivement l'intérieur de la bouche, les membranes muqueuses des mamelons et des parties génitales, dans la suette-miliaire, pour dire s'il se développe ou non des vésicules sur ces parties. On n'observe rien sur les membranes muqueuses qui puisse être comparé à la gale : c'est une affection des tégumens externes et tout-à-fait locale. Quant à l'inflammation vésiculeuse, connue sous le nom d'*aphthes*, qui se développe dans l'intérieur de la bouche et du pharynx, son analogue me paraît devoir être cherché dans les variétés de l'herpès.

Inflammations pustuleuses.

Les inflammations pustuleuses n'ont été observées, avec la forme et le caractère qu'elles ont à la peau, que sur les membranes muqueuses pourvues d'un épithélium. Lorsque la cause qui produit les pustules a étendu son influence sur des parties du système muqueux dépourvues d'épiderme, la forme de l'inflammation est nécessairement modifiée. Ainsi, la variole se montre sous la forme de véritables pustules sur la peau, sur la membrane muqueuse des lèvres et dans l'intérieur de la bouche et du pharynx; mais le dépôt du pus, entre le derme et l'épithélium, devient de moins en moins circonscrit à mesure qu'on s'éloigne de la surface extérieure du corps. Les pustules sont remplacées, dans l'intérieur de la trachée-artère, par de petites taches circulaires de la dimension des pustules varioliques : ces taches sont enduites d'une humeur pseudo-membraneuse ou puriforme dans l'intérieur des bronches; et dans l'estomac et l'intestin on ne distingue plus que des taches rouges, qui, vues seules, rappelleraient difficilement la variole. Quant aux autres inflammations pustuleuses, je dois faire remarquer que l'impétigo envahit quelquefois la membrane muqueuse de la commissure des lèvres et de l'intérieur de la bouche, et celle qui tapisse l'entrée des narines. Les coryzas chroniques qui accompagnent souvent l'impétigo des ailes du nez, et qui fournissent une humeur épaisse que les malades retirent des fosses nasales, sous la forme de croûtes, ne sont-ils pas les analogues de l'impétigo? Plus souvent encore, et lorsque l'impétigo s'est propagé dans l'intérieur de la bouche, les points blancs et comme pustuleux qui le caractérisent, sont quelquefois constitués par une pseudo-membrane. L'impétigo qui paraît affecter spécialement les follicules de la peau, se propage-t-il plus profondément sur les membranes muqueuses? Les inflammations des follicules des bords des paupières ou du cuir chevelu, qui coïncident fréquemment avec le développement de l'impétigo ou qui lui succèdent, sont des maladies analogues à cette dernière affection.

L'étude comparative des altérations des tégumens externes et internes n'a pas encore été faite avec assez de soin pour qu'on puisse affirmer aujourd'hui si les membranes muqueuses offrent des inflammations analogues à la couperose, à la mentagre, à la teigne muqueuse, à la teigne faveuse, etc., ou si elles appartiennent exclusivement à la peau, comme tout porte à le croire, les formes variées que présentent ces inflammations ayant leur origine dans la structure particulière de la peau. Quant à l'altération que Lecat, Hewson, Lieutaud, et plus récemment MM. Serres et Petit, Cruveilhier, Andral, Denis, ont décrite sous le nom de pustules intestinales, et dont j'ai moi-même parlé sous cette dénomination (1), je dois dire, ici, qu'elle diffère, sous plusieurs points de vue, des pustules cutanées. Dans les pustules gastriques et intestinales, le pus est déposé dans le chorion muqueux ou dans le tissu sous-muqueux; dans les pustules cutanées, on le trouve ordinairement entre l'épiderme et le corps réticulaire enflammé, et quelquefois dans la cavité des follicules, comme cela a lieu dans l'acné qui se développe sur les épaules.

On sait que la texture du derme est celle d'une trame aréolaire plus ou moins serrée, et que, lorsque le tissu cellulaire sous-cutané et les petits corps celluleux et vasculaires qui remplissent ses aréoles viennent à s'enflammer, ils donnent lieu à la formation des furoncles et de l'anthrax. Le chorion de la membrane muqueuse n'a point, comme le tissu du derme cutané, une disposition régulièrement aréolaire; il est plutôt spongieux et fongueux; aussi ne présente-t-il point d'altérations analogues aux affections furonculeuses de la peau; la dothinentérite qu'on en a rapprochée, en est tout-à-fait distincte.

Inflammations furonculeuses.

L'inflammation des prolongemens celluleux et vasculaires qui remplissent les aréoles du derme et celle du derme lui-même peuvent se terminer par suppuration, après avoir présenté le caractère de l'érythème. Je n'en connais toutefois qu'un seul exemple. J'avais fait appliquer un large sinapisme sur le côté droit de la poitrine d'un jeune homme qui succomba à un épanchement pleurétique. Le lendemain et le surlendemain, la peau offrit une teinte rouge analogue à celle de la scarlatine;

(1) *Dictionnaire de Médecine en 18 vol.* Art. *Gastro-entérite.*

mais le troisième jour nous vîmes, avec étonnement, que cette partie de la peau avait pris une teinte d'un blanc mat ou laiteux. L'épiderme pouvait en être détaché, en le soulevant avec une épingle, et la sensibilité de la lame la plus externe du derme était obtuse. Le malade ayant succombé, nous reconnûmes que cette teinte blanche laiteuse était due à ce que le chorion était imprégné de pus, comme s'il en eût été imbibé. En comprimant la peau entre les doigts, le pus suintait à sa surface comme par une foule de petits pores, et il s'écoulait en nappe, lorsqu'on y pratiquait une ou plusieurs incisions.

Les médecins anatomistes qui se sont le plus spécialement occupés des maladies des membranes muqueuses, n'ont point décrit d'inflammations qui puissent être rigoureusement rapprochées des inflammations papuleuses de la peau. Les granulations miliaires décrites par quelques auteurs, les élevures observées par Lieutaud, les papules dont j'ai moi-même parlé, étaient très-probablement formées par un développement anormal des papilles ou des villosités intestinales. Le prurigo *pudendi*, le prurigo *præputii* sont extrêmement rares; on désigne souvent, sous ce nom, des eczémas et des lichens des parties génitales. Rarement on aperçoit de véritables papules sur les membranes muqueuses du vagin et du prépuce; elles sont presque toujours réparties sur le pénil, sur les bourses ou sur les grandes lèvres. J'ignore aussi pourquoi on ne rencontre pas de papules prurigineuses, analogues à celles du lichen ou du prurigo, sur la langue, dont la surface est hérissée de papilles.

Inflammations papuleuses.

On a vu, au contraire, assez fréquemment, les inflammations tuberculeuses envahir les membranes muqueuses.

Le cancer primitif de la membrane muqueuse du voile du palais débute par des tubercules analogues à ceux que l'on observe à la peau. On voit quelquefois des tubercules cancéreux sur la joue, en même-temps que de semblables tubercules occupent le voile du palais et la voûte palatine. On rencontre aussi des hypertrophies circonscrites de la peau et des tubercules cancéreux, sur des individus dont la membrane muqueuse de l'estomac offre des altérations analogues (1). Les tubercules de l'éléphantiasis

Inflammations tuberculeuses.

(1) Marie-Scholastique Duboille, née Billard, âgée de quarante-deux ans, me fut adressée, à l'hôpital de la Charité, par M. Duchesne, qui lui donnait habituellement des soins. Cette femme était mariée et mère d'un seul enfant, âgé de douze ans et d'une constitution évidemment scrophuleuse. Depuis trois ans et demi la santé de cette femme s'était progressivement détériorée. Elle avait éprouvé des douleurs vagues dans l'abdomen, et la sensation d'une tumeur dans la partie inférieure gauche de l'hypogastre, où elle ressentait, par intervalles, des douleurs lancinantes assez fortes. Le sein droit s'était engorgé il y a plus d'un an; mais les douleurs qu'elle y avait éprouvées n'avaient jamais été aussi fortes que celles qu'elle ressentait dans l'abdomen. A dater du mois de juillet 1826, elle éprouva une métrorrhagie habituelle, qui cessa, avec les règles, vers le mois de janvier 1827. C'est de cette dernière époque que sont apparus les tubercules qu'elle offre à la peau, sur différentes régions du corps. Deux d'entre eux sont bientôt devenus plus volumineux que les autres; l'un est situé sur la région latérale droite du ventre, à égale distance du bord inférieur de la dernière côte abdominale et de la partie moyenne de la crête iliaque, l'autre sur la région scapulaire droite. M. Duchesne fut appelé auprès de cette malade, vers le mois de mars 1827, et la trouva dans un état de dépérissement déjà très prononcé. Il fut frappé de la teinte jaune paille de la peau, qui depuis lors a progressivement augmenté. Le sein droit était petit, dur et bosselé; de sa partie supérieure naissait un cordon noueux de ganglions lymphatiques, qui se prolongeait jusqu'à l'aisselle, allait comprimer l'artère axillaire, et diminuait ainsi de beaucoup la force des battemens dans le membre supérieur droit. Le ventre était volumineux, et le siége de douleurs lancinantes et profon-

des Grecs se montrent non-seulement à l'extérieur du corps, mais encore sur la voûte palatine, les fosses nasales, etc. Quant aux tubercules violacés et rongeans du lupus (*dartre rongeante*), je ne saurais trop dire quels

des. L'appétit était assez bon. Cette femme se nourrissait, par goût, de lard et de fruits verts. M. Duchesne recommanda un régime doux, des bains tièdes, et de légers narcotiques, lorsque les douleurs seraient très-aiguës. La malade ne s'astreignit que très-incomplètement à ce traitement; elle commit des écarts dans le régime, et bientôt fut obligée de s'aliter. Le ventre devint dur et douloureux. (*Cataplasmes émolliens arrosés de laudanum de Rousseau.*) Les symptômes s'aggravèrent, et la veille de son entrée à la Charité, elle éprouva une hémorrhagie des fosses nasales, que l'on ne parvint à arrêter qu'en tamponnant fortement. Le lendemain, la malade ôta l'appareil, l'épistaxis reparut, et l'on fut obligé de tamponner de nouveau et de pratiquer une petite saignée du bras. J'indiquerai à-la-fois la conformation et la structure des tumeurs cutanées, lorsque je décrirai les altérations variées que nous avons observées sur le cadavre de cette femme. Je ferai seulement remarquer, ici, que plusieurs de ces tumeurs avaient tout-à-fait l'apparence du molluscum. Cette femme succomba quelques jours après son entrée à l'hospice, et l'autopsie fut faite dix-sept heures après la mort.

La peau du crâne était couverte de cheveux; celle de la face n'offrait rien de remarquable, si ce n'est qu'il existait un certain nombre de pétéchies sur les lobes du nez. La peau du col était exempte d'altération; celle de la partie antérieure du thorax en présentait, au contraire, plusieurs. La mamelle droite, à peine plus volumineuse que celle du côté opposé, était dure et très-résistante. La peau qui la recouvrait offrait une dixaine de petits tubercules cutanés, dépassant à peine le niveau de la peau saine, dont ils étaient rendus distincts par le petit noyau circonscrit qu'ils formaient, et par la teinte bleuâtre, légèrement violacée, qu'ils présentaient. Cependant, quelques-uns d'entre eux avaient absolument la même couleur que la peau qui les entourait. Vue du côté de sa surface adhérente, la peau affectée de ces tubercules offrait les dispositions suivantes: les plus petits de ces tubercules cutanés ne faisaient aucune saillie, et la peau avait conservé son apparence normale, aréolaire. Sur d'autres points correspondans à des tubercules plus volumineux, le tissu de la peau était altéré,

sont leurs analogues sur les tégumens internes, n'ayant pas eu l'occasion de diriger mes recherches sur ce point.

Il n'est peut-être pas de médecin familier avec les recherches anatomiques, qui, en examinant les intestins

non aréolaire, jaunâtre et induré. Le tissu de la mamelle était jaunâtre et très-résistant; il criait sous l'instrument tranchant, comme le cancer de cet organe. Cette teinte jaunâtre contrastait singulièrement avec la teinte blanche, laiteuse, de la glande mammaire du côté opposé. A partir de la mamelle jusque sous l'aisselle, on voyait un chapelet de ganglions lymphatiques, rougeâtres et assez volumineux; mais aucun d'eux ne contenait de tissu squirrheux ou de matière cérébriforme. Quoique, pendant la vie, le pouls fût à peine sensible de ce côté, les artères n'étaient point altérées. Ce défaut de pulsation était probablement dû à la compression exercée sur ces vaisseaux par les tumeurs ganglionnaires. Sur la partie antérieure du côté gauche de la poitrine, on distinguait quelques petits tubercules; mais ils étaient beaucoup plus rares, et la glande mammaire était saine. Sur la partie postérieure du thorax, du côté droit, existaient deux tumeurs, plus volumineuses qu'aucune de celles dont je viens de parler, proéminentes, inégales, *fongiformes*, et qui présentaient les dispositions suivantes : une première couche, la plus rapprochée de l'épiderme, était jaunâtre, comme la transformation organique que l'on a décrite sous le nom de tissu squirrheux; ensuite une couche plus profonde était formée par le chorion hypertrophié, non autrement altéré. La peau de l'abdomen, placée entre l'œil et la lumière, offrait, dans son épaisseur, une foule de petits tubercules rougeâtres ou violacés, non proéminens. La peau des membres inférieurs était exempte d'altération. On voyait, au contraire, sur le bras gauche, deux tubercules de la même couleur que la peau, et semblables à ceux du molluscum. En résumé, cette altération des tégumens, à son premier degré et dans les plus petits tubercules, ne paraissait constituée que par des hypertrophies circonscrites; tandis que dans les tumeurs plus volumineuses, les couches les plus superficielles du chorion présentaient une teinte jaune, uniforme, et une semi-transparence analogue à celle du squirrhe. La bouche et l'œsophage étaient sains. L'estomac présentait une altération très-remarquable. En effet, il offrait intérieurement une grande quantité de mamelons, analogues aux tubercules cutanés. Ces mamelons, de la

d'individus qui n'avaient pas éprouvé pendant la vie les symptômes propres aux inflammations aiguës gastro-intestinales, n'ait rencontré des plaques bien distinctes de celles qui sont produites par des follicules agglomérés,

dimension d'une noisette, incisés suivant leur épaisseur, offraient la structure suivante : une première couche était formée par la membrane muqueuse très-hypertrophiée; une deuxième par le tissu cellulaire sous-muqueux induré; une troisième par la membrane musculaire, elle-même hypertrophiée, et plus rouge que dans l'état sain; et une quatrième par le péritoine non altéré. Trois ou quatre de ces tubercules étaient ulcérés à leur centre. La plupart étaient situés vers le cardia et le bas fond de l'estomac. L'intestin grêle et le gros intestin étaient sains; le pancréas était graisseux; le foie était jaune; la substance jaune formait les 9/10mes de cet organe. L'extrémité inférieure du gros intestin contenait du sang liquide. Plusieurs livres de sérosité sanguinolente étaient épanchées dans la cavité du péritoine. La rate était très-dure et très-volumineuse; ses vaisseaux étaient pleins de concrétions fibrineuses, solides; elle présentait aussi des parties d'un rouge noirâtre, qui simulaient des ecchymoses; la presque totalité de cet organe était d'un rouge noir foncé, qui paraissait dû à un état particulier de la fibrine. Enfin, vers la scissure de la rate, on apercevait une petite surface blanche-jaunâtre, formée par de la matière cérébriforme ou de la fibrine décolorée. La substance tubuleuse des reins était décolorée et jaunâtre; la vessie était saine. Le vagin était sain; le col de l'utérus dur, résistant, offrait une teinte jaunâtre et un petit point rougeâtre; le corps de cet organe était sain. L'ovaire gauche, du volume d'un gros œuf de dinde, était entièrement composé de matière cérébriforme, non ramollie, très-injectée dans quelques points, blanche et jaune dans quelques autres. L'ovaire droit était aussi en partie formé de matière cérébriforme, et contenait, en outre, un kyste séreux assez volumineux; les poumons œdémateux, incisés, laissaient suinter une grande quantité d'une matière spumeuse. Il y avait, en outre, quelques ecchymoses sous-pleurales. Le tissu des poumons, dans les points où ils n'étaient point infiltrés de sang ou de sérosité, était résistant comme le tissu des poumons du chien. Les plèvres, le larynx, la trachée et les bronches, étaient sains. Le cœur avait ses dimensions naturelles; mais vers sa pointe, on observait,

sains ou enflammés. Ces plaques sont-elles les analogues de celles de la lèpre et du psoriasis? L'absence de l'épithélium sur une grande partie des tégumens internes, l'humidité constante dont ils sont abreuvés, éloigne d'abord toute idée de rapprochement entre leurs plaques circonscrites et enduites de mucus et les plaques cutanées couvertes d'écailles sèches et parfois amiantacées. Mais supposez que ces écailles ayent été enlevées à l'aide des bains simples ou des bains de vapeur, ou d'une pommade de calomel, l'analogie sera moins équivoque, et sa possibilité au moins ne pourra être contestée.

Inflammations squameuses.

Je dois ajouter que la peau conserve quelquefois, long-temps après la disparition des plaques squameuses, une teinte jaunâtre ou d'un jaune verdâtre, dont certaines teintes jaunes ou ardoisées, observées dans les affections chroniques du canal intestinal, sont peut-être les analogues.

Les inflammations gangréneuses des membranes muqueuses n'ont pas encore été assez étudiées pour pouvoir dire jusqu'à quel point elles sont analogues aux inflammations gangréneuses et contagieuses de la peau; mais il paraît démontré que lorsque ces dernières se propagent aux tégumens internes, l'altération qu'elles

Inflammations gangréneuses.

au-dessous du péricarde, quelques taches d'un blanc jaunâtre, formées par une matière qui avait les principaux caractères physiques de la matière cérébriforme. Les colonnes des piliers de la valvule mitrale avaient subi la même altération; ils étaient d'un blanc jaunâtre dans toute leur épaisseur; les autres parties étaient saines. L'aorte présentait plusieurs plaques jaunes; le péricarde était sain; la huitième côte du côté gauche était rouge, gonflée, spongieuse, vers le milieu de sa longueur, et se cassait facilement. Le cerveau, le cervelet et leurs membranes, étaient dans l'état sain.

y produisent conserve son apparence primitive (1).

Indépendamment des inflammations gangréneuses que j'ai décrites, la peau en présente une autre dont j'ai vu tout récemment un exemple remarquable à l'hôpital de la Charité :

Une femme d'un certain âge y est morte d'une double

(1) Joseph, cardeuse de matelas, s'aperçut, le 12 juillet, qu'un petit bouton rouge, de la grosseur d'une tête d'épingle, s'était développé vers l'angle externe de l'œil gauche. Le 16, ce bouton prit une certaine étendue, et détermina de la tuméfaction à la paupière et à la joue. Le 20, les paupières supérieure et inférieure de l'œil gauche, jusques et y compris le sourcil et la tempe, dans l'étendue d'un pouce et demi de largeur, sur un pouce et demi de longueur, devinrent le siége d'une escharre humide, brune, sanguinolente et profonde. La partie externe de l'orbite offrait une dureté rénitente, analogue à celle que produit l'emphysème ; toute la joue de ce côté, et la partie correspondante du col, étaient très-tuméfiées, dures, et d'un rouge violacé autour de l'escharre ; le reste de la joue était moins foncé en couleur. La tuméfaction s'étendait au front, et l'autre paupière était œdémateuse. Les parties voisines de l'escharre n'étaient pas le siége d'une chaleur vive, comme dans l'érysipèle phlegmoneux. Elles avaient la même température que la peau dans l'état sain. Les paupières, dures, épaissies, roides et noires comme du charbon, mais humides, ne pouvaient être écartées l'une de l'autre ; de sorte qu'on n'a pu savoir si le globe de l'œil était encore intact. Le pouls était très-petit, les mains étaient froides. L'oreille et le nez du même côté n'étaient pas tuméfiés ; mais la lèvre supérieure était un peu gonflée. La respiration paraissait naturelle, ainsi que les fonctions intellectuelles ; les réponses étaient justes. La malade pouvait s'asseoir dans son lit, et avait la conscience des objets extérieurs. Le début de cette affection gangréneuse, sous la forme d'un *bouton* ; sa transformation en escharre ; l'auréole érysipélateuse, *sans chaleur morbide*, dont il était entouré, joints au défaut de réaction fébrile, me firent penser que cette maladie était une *pustule maligne* ; diagnostic que l'examen anatomique des parties a depuis confirmé. Une incision fut pratiquée sur la paupière inférieure, et parallèlement à sa largeur ; elle avait cinq lignes environ de profon-

affection des voies pulmonaires et intestinales, à laquelle s'était joint un érysipèle du cuir chevelu et du visage. Pendant le cours de la maladie, il était survenu, vers la partie postérieure du sacrum, une tumeur gangréneuse,

deur, et s'étendait jusques vers la pommette ; elle fut très-peu douloureuse, et donna issue à une certaine quantité de sang noirâtre, en nappe. En écartant les lèvres de la plaie, on distinguait, de haut en bas, une première ligne, formée par la peau altérée, au-dessous de laquelle existait une couche noirâtre profondément ecchymosée et insensible. Une semblable incision transversale, qui s'étendait de la racine du nez à la tempe, fut pratiquée sur la paupière, et on eut soin de la faire moins profonde, dans la crainte d'intéresser le globe de l'œil. En entr'ouvrant les lèvres de l'incision, on apercevait une disposition analogue à celle de la paupière malade. Une troisième incision, de plus d'un demi pouce de profondeur, fut faite, à partir de la partie supérieure du lobe du nez, et obliquement dirigée vers l'extrémité inférieure du lobule de l'oreille. Cette incision limitait inférieurement la teinte violacée de la peau. Sa coupe différait de celle des incisions précédentes : dans ses deux tiers externes, la peau était rouge comme dans l'érythème, et non gangrénée ; plus profondément, on voyait le tissu cellulaire graisseux, qui paraissait sain. Dans le tiers interne, au contraire, le tissu cellulaire offrait trois ou quatre taches brunâtres, analogues à des ecchymoses. A partir de l'extrémité inférieure de cette incision, on en fit une autre dirigée obliquement vers la partie supérieure de l'antitragus ; elle avait environ quatre lignes de profondeur. Une certaine quantité de sang noirâtre s'écoula de toutes ces incisions. On favorisa cette évacuation à l'aide de lotions chaudes ; puis on promena entre les lèvres des incisions des plumasseaux fortement imprégnés de nitrate acide de mercure. A l'aide de ces cautérisations répétées à plusieurs reprises, on enleva une sorte de bouillie noirâtre, devenue assez abondante dans le fond des incisions des paupières. L'îlot de peau saine, situé entre les incisions inférieures, ne fut point cautérisé. M. Beaumetz, élève interne, chargé du service, épongea, avec soin, le sang qui s'écoulait des incisions, et la sanie des portions gangréneuses ; il en eut les mains imprégnés pendant cinquante-cinq minutes sans en avoir éprouvé la plus légère incommodité. De la charpie sèche fut introduite entre les lèvres de la plaie ; des compresses imprégnées de chlorure de chaux,

oblongue, accompagnée d'une vive rougeur à la peau. Une incision profonde avait été pratiquée dans toute sa longueur. Au voisinage de cette tumeur, on voyait un assez grand nombre de *petites escharres* très-peu pro-

à moitié étendu d'eau, furent appliquées sur les parties gangrénées. (*Décoction de quinquina et douze grains de sulfate de quinine.*) La malade fut placée la tête élevée. Les jours suivans, cette médication tonique fut continuée, et, pendant deux jours, l'affection gangréneuse des joues parut bornée; mais elle fit de nouveaux progrès; des symptômes de gastro-entérite se déclarèrent; une pneumonie se développa sourdement, et la malade succomba. — *Autopsie du cadavre, trente heures après la mort.* — Le crâne n'offrit rien de remarquable. Les parties circonscrites par les incisions sur le côté gauche de la face, présentaient les dispositions suivantes: La glande parotide, dense et jaunâtre, ne contenait point de pus, ni de sérosité. La glande maxillaire ne présentait rien de particulier. Le nerf de la septième paire, à sa sortie de la glande parotide, n'offrait aucune altération; il était légèrement verdâtre au milieu de la peau et du tissu cellulaire gangréné; en exerçant de légères tractions sur ce nerf, on pouvait l'isoler au milieu des parties molles ramollies. Les veines jugulaires étaient en partie vides, et contenaient un sang liquide, non poisseux. Les veines de la face qui traversaient le tissu cellulaire sous-cutané, gangréné et ramolli, étaient saines et sans caillots. Les carotides, et leurs divisions sur la face, n'étaient point altérées. La gangrène s'étendait au-delà de l'incision inférieure. Les parties voisines étaient peu tuméfiées. La peau, du côté gauche de la face, était verdâtre, et ramollie comme si on l'eût mise à macérer depuis un mois; elle exhalait d'ailleurs l'odeur caractéristique de la gangrène, et pouvait facilement être détachée des parties environnantes. Elle entraînait, avec elle, une certaine quantité du tissu cellulaire, sous la forme de filamens noirâtres, verdâtres ou brunâtres. Le tissu cellulaire sous-cutané des paupières, de la langue et de la région malaire, était gangréné, noir, et imprégné d'une sanie verdâtre. Le muscle masseter était verdâtre à sa surface externe; mais ses fibres, en rapport avec l'os, étaient rouges et saines. Le muscle orbiculaire des paupières était en grande partie ramolli et gangréné. Le muscle élévateur de la paupière supérieure était sain dans l'orbite, et malade seulement dans ses fibres superficielles. Le périoste de l'os malaire et celui

fondes, formant des croûtes semblables, au premier abord, à celles qui succèdent à quelques pustules, mais différentes de celles-ci par l'aspect lisse de leur surface, par leur sécheresse, leur contenu, et surtout par leur enchâssement dans le tissu de la peau. Autour de quel-

de l'os frontal, en rapport avec les parties gangrénées, se détachaient avec la même facilité que celui des os soumis à la macération. Ce décollement avait aussi lieu à la partie interne de l'orbite sur les os du nez et les apophyses montantes des os maxillaires. Le tissu cellulaire de la fosse temporale, une partie de l'aponévrose temporale voisine de l'arcade zygomatique, étaient frappés de mort. Les fibres superficielles des muscles temporaux avaient éprouvé la même altération; les plus profondes étaient saines; il n'y avait aucune trace d'inflammation autour de ces parties, point de rougeur, de sérosité ni de pus. La conjonctive était détruite sur la cornée transparente, qui était elle-même perforée à son centre d'une ouverture triangulaire. La conjonctive palpébrale était verdâtre, putréfiée, détruite dans quelques points, réduite en filamens dans quelques autres, disposition surtout remarquable lorsque l'on examinait ces parties sous l'eau. La gangrène avait frappé la conjonctive comme la peau, et celle-là s'était détachée en petites portions irrégulières. La cornée transparente était perforée et opaque dans toute son étendue. La sclérotique, la choroïde et la rétine étaient saines. Il n'existait point de cristallin (il s'était probablement échappé par l'ouverture de la cornée). Le corps vitré était en partie écoulé, l'humeur aqueuse n'existait pas; aussi le globe de l'œil était-il tout-à-fait affaissé. Le nerf optique, le tissu cellulaire de l'orbite, les muscles de l'œil et le périoste étaient sains. La bouche n'offrait d'altération que du côté de la joue affectée. La membrane muqueuse était détruite dans l'étendue d'un ovale, dont le plus grand diamètre était transversal, et avait environ un pouce et demi d'étendue, tandis que le vertical n'avait qu'un pouce environ. Les parties molles, avec lesquelles la muqueuse détruite avait été en rapport, étaient verdâtres. La membrane muqueuse saine formait un véritable anneau autour de cette ulcération gangréneuse. Toutes ces parties exhalaient une odeur de gangrène fort remarquable, et la membrane muqueuse de la bouche n'offrait pas de traces d'inflammation dans le voisinage des parties gangrénées. L'enduit brunâtre qui couvrait la langue s'enlevait facilement, et au-dessous

ques-unes existait une rougeur circulaire semblable à celle qui survient autour des parties frappées de gangrène. A la circonférence de quelques autres s'établissait un commencement de suppuration qui tendait à

la membrane muqueuse paraissait saine. La membrane pituitaire était décollée et noirâtre. La peau et le tissu cellulaire du crâne et de l'oreille n'offraient aucune altération; seulement au-dessus du sourcil, le tissu cellulaire était ecchymosé et infiltré de sang. L'autre côté de la face n'offrait pas de traces de l'inflammation érysipélato-phlegmoneuse dont il avait été momentanément le siége. Le globe de l'œil droit présentait, pour toute altération, une taie ancienne. La dure-mère et la pie-mère étaient injectées, un peu plus en avant qu'en arrière. La substance grise du cerveau était légèrement rose, sans être pointillée ni piquetée, et sans altération appréciable. Le cervelet était sain. On n'a pas ouvert la moelle épinière. Le larynx, la trachée étaient sains. Le poumon droit était légèrement hépatisé dans son lobe inférieur, ou au moins fortement engoué. Le poumon gauche hépatisé, et imprégné de pus dans son lobe supérieur, était d'autant plus distinct du lobe inférieur, que celui-ci était seulement un peu engorgé. La coupe du lobe supérieur était grisâtre, et le pus ruisselait de sa surface lorsqu'on la grattait avec un scalpel, ou lorsqu'on comprimait le poumon, qui exhalait une odeur très-fétide, quoique non tout-à-fait gangréneuse. Le cœur était sain; l'aorte présentait quelques points noirâtres affectant la forme des *tannes*. Le sang était fluide, non poisseux. L'estomac présentait de nombreuses taches rouges, pointillées. Il y en avait aussi dans l'intestin grêle et dans le cœcum. Le colon n'offrait rien de remarquable. Le foie contenait du sang liquide; la rate était saine. Les reins étaient gorgés d'une assez grande quantité de sang, qu'on exprimait facilement après les avoir incisés. La matrice était infiltrée de sang, et son corps était un peu ramolli. Les membres n'offraient aucune altération.

En résumé, cette malade avait succombé à une altération gangréneuse de la face, atteignant à-la-fois la peau des paupières et le tissu cellulaire sous-cutané des joues, les fibres superficielles des muscles, une portion de la membrane muqueuse de la bouche et la conjonctive; et, en outre, à une pneumonie et à une inflammation gastro-intestinale.

les séparer des parties vivantes. Alors, si, cherchant à les détacher, on observait la manière dont elles étaient unies aux parties sous-jacentes, on les voyait adhérer par un tissu filamenteux, d'un gris jaunâtre, humide, assez résistant, au lieu d'en être séparées par une couche de pus, comme cela s'observe pour les croûtes. Ailleurs, les escharres, détruites à leur circonférence, n'existaient plus qu'au centre de petites ulcérations très-superficielles. Enfin, dans un grand nombre de points, on voyait de légères excoriations, peu profondes, sans gonflement des bords, de forme circulaire ou légèrement irrégulières, ne ressemblant pas aux ulcérations ordinaires, et tout-à-fait semblables à celles déjà indiquées, et que la présence d'un petit point gangréné existant encore dans leur partie centrale, indiquait comme le résultat de la chute d'une escharre gangréneuse, formée par les parties les plus superficielles du tissu cutané.

Lors de la mort de la malade, toutes les escharres étaient détachées; les bords de l'incision faite sur la tumeur étaient décollés, très-tuméfiés, rouges et douloureux; des lambeaux de tissu cellulaire grisâtre et mortifié existaient au fond et sur les bords de la plaie, auxquels ils adhéraient faiblement. A l'autopsie, nous nous assurâmes de l'étendue du décollement, qui était de quelques lignes. Le sacrum n'était point encore dénudé; les bords de la plaie étaient affaissés et sans rougeur. L'épiderme du pourtour de l'ulcère avait disparu, comme si la peau eût été soumise à une macération prolongée; et dans le voisinage où il existait encore, on pouvait le détacher avec facilité et dans une assez grande étendue. Un morceau de peau atteinte de cette affection, offrait es altérations suivantes : 1°. L'épiderme n'existait plus à sa surface; 2°. on y voyait deux ou trois ecchymoses, arrondies, bleuâtres, qu'une petite plaie triangulaire indiquait comme ayant été produites par des sangsues; 3°. toute cette surface était criblée de très-petits trous. La disposition régulière de ces ouvertures, leur forme très-légèrement elliptique, la possibilité d'y faire pénétrer la pointe d'une épingle, laquelle parvenait dans une très-petite cavité oblique et très-superficielle, indiquaient qu'elles n'étaient autre chose que les orifices des follicules cutanés; 4°. dans un grand nombre de points, la portion la plus superficielle de la peau était détruite, d'où résultaient des excoriations dont l'étendue et la profondeur étaient variables. Les plus petites ne pouvaient être aperçues qu'avec beaucoup d'attention ou avec le secours d'une loupe; on pouvait les confondre avec les orifices des follicules que j'ai indiqués; mais on les en distinguait à cause de l'impossibilité d'y faire pénétrer la pointe d'une épingle. Leur profondeur était peu appréciable; leur fond était presqu'au niveau de leurs bords; on ne le distinguait qu'à sa couleur un peu plus blanchâtre. Les excoriations, d'une étendue moyenne, auxquelles on arrivait d'ailleurs par des degrés insensibles, pouvaient être mieux appréciées. Il semblait qu'on aurait pu en produire de semblables, en enlevant les parties les plus superficielles de la peau, à l'aide d'un emporte-pièce. Leur pourtour était au niveau du reste de la peau; leurs bords étaient sans rougeur, sans gonflement; leur fond était lisse; leur couleur était celle du derme. Dans toutes, on voyait plusieurs petits trous, à travers lesquels la pointe d'une épingle pénétrait obliquement, et se rendait dans le fond des cryptes sébacés dont la partie superficielle avait été détruite. Ailleurs, cette altération était plus profonde, et non-seulement toutes les parties situées à la surface du derme avaient disparu, mais encore la portion la plus superficielle de celui-ci était elle-même détruite. Aussi ces points se montraient-ils criblés de trous plus grands que ceux indiqués plus haut, et qui, au lieu de conduire dans des culs-de-sac, laissaient pénétrer l'épingle dans le tissu graisseux sous-cutané et dans les aréoles du derme. Cette altération ressemblait tout-à-fait à celle qu'on produit avec un rasoir, lorsqu'on pratique sur la peau une coupe parallèle à sa surface, et qui n'intéresse le derme que dans sa partie superficielle. Dans ce cas, l'aire des aréoles augmente à mesure que l'incision s'approche davantage de la partie adhérente du derme. C'est aussi ce qui s'observait dans un point de ce morceau de peau, où l'érosion était plus profonde que partout ailleurs. Non-seulement les ouvertures conduisaient directement dans le tissu adipeux sous-jacent, mais on pouvait, à travers l'une d'elles, faire pénétrer la tête d'une épingle. Le tissu cellulaire sous-cutané, dans ce point, était enflammé; le derme décollé; du pus y était réuni en un petit foyer, et la pression le faisait sortir par plusieurs des orifices que je viens d'indiquer.

L'étude des inflammations multiformes se simplifie sur les membranes muqueuses. La brûlure peut être érythémateuse, bulleuse et gangréneuse dans la bouche et dans l'œsophage. L'absence de l'épithélium dans l'intestin et l'estomac la réduit à deux formes élémentaires : elle peut se présenter sous l'aspect de l'érythème et de la gangrène.

Inflammations multiformes.

Quant à l'engelure, c'est une affection tout-à-fait extérieure. Je me hâte d'ajouter que l'étude comparative des syphilides cutanées et des affections vénériennes des membranes muqueuses soulève une foule de questions graves, et qui de long-temps peut-être ne seront résolues. D'abord, il est constant que presque toutes les formes de la syphilis observées à la peau, se développent sur les membranes muqueuses externes pourvues d'épithélium. On voit des plaques, des pustules et des tubercules syphilitiques sur les membranes muqueuses de la bouche, du mamelon, des grandes lèvres, du gland, etc., comme sur la peau. Quelques observations m'autorisent même à penser que la syphilide exanthémateuse affecte quelquefois le pharynx; au moins ai-je vu des individus atteints d'autres symptômes de la syphilis être affectés, pendant quatre à cinq semaines, d'une angine pharyngienne érythémateuse, qui ne cédait point franchement aux émissions sanguines. Quant à la syphilide papuleuse, comme toutes les maladies qui affectent cette forme, elle ne paraît pas avoir été observée sur les membranes muqueuses.

Depuis long-temps on a été frappé de l'analogie qui existe entre les ulcères vénériens de la peau et ceux des membranes muqueuses des parties génitales, du pharynx, du mamelon, etc. Ces ulcères, quel que soit leur siége, succèdent ordinairement à des lésions élémentaires, caractéristiques, à des plaques, à des tubercules, à des pustules syphilitiques, etc. Plusieurs inflammations vénériennes ont été aussi observées sur la conjonctive, dans l'intérieur des fosses nasales, de la bouche, du pharynx, du larynx, du rectum, etc. Mais on a généralement admis *à priori* que l'œsophage, l'estomac, l'intestin et la vessie ne pouvaient être le siége d'exanthèmes, de plaques, de tubercules ou d'ulcères syphilitiques. On a été plus loin : car de ce qu'on avait rencontré des ulcères grisâtres, irréguliers, taillés à pic, mâchés sur leurs bords, qui avaient labouré l'intestin dans plusieurs directions, on en a inféré que puisque personne n'avait supposé que ces ulcères étaient dus à l'action d'un virus, les ulcères cutanés, qui présentaient le même aspect, et qu'on attribuait à cette cause, pouvaient bien en être indépendans. Pour moi, les caractères des diverses espèces de syphilides cutanées me paraissent si nets et si bien tranchés, que la nature des ulcérations intestinales qui s'en rapprochent par leurs caractères extérieurs, me paraît devoir être examinée de nouveau, avec une attention plus spéciale que celle qu'on y a apportée jusqu'à ce jour.

Pour terminer cette esquisse comparative des inflammations de la peau et des membranes muqueuses, il me reste à parler de quelques altérations phlegmasiques consécutives. Les *ulcérations* et les *perforations* des membranes muqueuses, et surtout celles du canal intestinal, succèdent, comme celles de la peau, à des inflammations variées et à des abcès du tissu cellulaire sous-jacent, ou à la gangrène. Le *ramollissement* des membranes muqueuses, symptôme assez fréquent de leur inflammation, est un phénomène assez rare à la peau, dont le chorion, plus ferme et plus résistant, est moins vasculaire.

Il résulte de ce coup-d'œil rapide, jeté sur les inflammations des tégumens internes et externes, qu'elles ont entre elles de grandes analogies. A la suite de l'inflammation, l'épithélium s'altère comme l'épiderme, et le mucus se modifie, comme ceux-ci, dans les points où il les remplace; le réseau vasculaire s'injecte et le chorion s'épaissit; les villosités des membranes muqueuses se développent, et les papilles de la peau s'allongent; parfois les follicules s'élargissent, et des sécrétions morbides accidentelles ont lieu à la surface des deux tégumens. Ajoutons enfin que, si on ne retrouve pas sur les membranes muqueuses toutes les formes phlegmasiques qu'on observe à la peau, que si plusieurs d'entre elles sont modifiées dans leurs caractères extérieurs, c'est qu'il existe entre les membranes muqueuses et la peau des différences très-remarquables de structure, qui rendent raison de ces différences.

Congestions hémorrhagies

Les *congestions* et les *hémorrhagies* s'opèrent souvent à-la-fois sur les tégumens internes et externes. Dans certains genres de mort, dans l'apoplexie, dans la strangulation, la peau et les membranes muqueuses offrent l'une et l'autre des lividités et quelquefois des ecchymoses. La teinte bleue de la cyanose se montre à-la-fois sur la peau et les membranes muqueuses des lèvres, de la bouche et de l'estomac. Dans l'hémacélinose, des ecchymoses et des pétéchies se forment à l'intérieur et à l'extérieur. Quant aux différences matérielles que l'on observe entre les hémorrhagies des membranes muqueuses et celles de la peau, elles tiennent, au moins en très-grande partie, à des différences de structure. Le réseau vasculaire, situé à la surface du derme, est moins développé que celui des membranes muqueuses; celles-ci sont recouvertes d'un épiderme beaucoup plus mince que la peau; quelques-unes même en sont totalement dépourvues : circonstances qui favorisent l'écoulement du sang à leur surface, tandis que des conditions différentes déterminent le dépôt de ce fluide, sous forme de pétéchies et d'ecchymoses, à la peau. L'absence de l'épithélium dans les fosses nasales et sa présence dans la bouche expliquent aussi la plus grande fréquence des épistaxis.

Nevroses.

Les névroses de la peau, comme celles des membranes muqueuses, doivent être l'objet de nouvelles recherches; cependant les lésions des nerfs sous-cutanés et cutanés sont mieux connues que celles des nerfs sous-muqueux.

Décolorations et colorations accidentelles.

L'absence du pigment sur les membranes muqueuses de l'homme explique pourquoi on ne trouve pas sur ces membranes d'altérations qui puissent être rapportées à la leucopathie générale; car la pâleur morbide de la membrane muqueuse de l'intestin, presque toujours accompagnée d'un amincissement de son tissu, paraît être d'une autre nature, et ordinairement consécutive à un travail phlegmasique. J'ajouterai que chez les individus affectés de méladermie générale (1), les membranes mu-

(1) Voici un nouvel exemple de ce singulier changement de couleur à la peau :

Renaud (Philippe-Paschal), marinier, natif de Conflans, département de Seine-et-Marne, âgé de soixante-trois ans, demeurant à Paris, rue Traversière, a été admis à l'hôpital de la Charité, le 28 août 1827.

Cet homme, né de parens sains, n'a eu que deux maladies de peau, la variole, à l'âge de dix ans, et la gale à dix-sept. Appelé au service militaire, il en a supporté, pendant seize ans, les fatigues, sans que sa santé en ait été altérée. Il a fait la guerre en Espagne et en Flandres; dans ce dernier pays, il fut atteint d'une fièvre intermittente, qu'il garda pendant un an. La peau alors devint d'une couleur jaune terne, comme on le remarque assez ordinairement à la suite de cette maladie; et malgré la grande quantité de quinquina qui lui fut administrée, il

queuses restent ordinairement étrangères à ce dépôt ac-

n'obtint de guérison qu'en se rendant dans son pays. Depuis cette époque, sa peau avait repris sa couleur naturelle.

Après avoir obtenu son congé absolu, il s'est marié à une femme qui a toujours joui d'une bonne santé et d'une forte constitution. Il mange beaucoup, et ne fait point d'excès dans les liqueurs spiritueuses. Le 7 juillet dernier, il s'aperçut que sa peau, qui avait toujours été blanche, changeait de couleur. Elle avait pris un aspect plus foncé et tirant sur le jaune clair. Ce changement s'opéra d'abord sur la partie interne des membres, et s'étendit successivement à toute la peau, excepté à celle de la face, qui n'offrait que la couleur basanée, due à l'action du soleil. Au bout de six semaines, la couleur mulâtre était devenue générale sur le torse et les membres.

Renaud remarqua alors qu'il se formait, sur son corps, des petites élevures solides, de la couleur de la peau, qui lui occasionaient des démangeaisons si vives et des cuissons si violentes, que son sommeil en était interrompu. Ces papules occupaient les épaules, la partie supérieure de la poitrine, le dehors des membres, sans s'étendre sur le ventre ni sur les fesses. Cette éruption a persisté pendant trois semaines. La déchirure des papules était suivie de l'issue d'une gouttelette de sang qui se coagulait, en formant une petite croûte noire et circulaire; elle s'enlevait avec facilité, en laissant une cicatrice blanche, un peu déprimée. Quinze jours après la première apparition de ces papules, il s'est manifesté une sueur qui a duré quinze jours; loin de soulager le malade, elle ne faisait que rendre la cuisson et la démangeaison plus vives. La peau a, depuis lors, pris une teinte mulâtre, accidentelle, de plus en plus foncée.

Aux endroits qui sont le moins exposés à l'air, la peau est d'une couleur bronze, entièrement semblable à celle des mulâtres. La face, beaucoup moins colorée que le reste du corps, est d'un jaune tirant sur le rouge. Les conjonctives et les sclérotiques présentent leur blancheur ordinaire; les sillons du nez, des lèvres et des joues, ne sont pas plus foncés que le reste de la face; le bord libre des lèvres est blanc, comme cela a lieu assez ordinairement chez les vieillards; en général, les membranes muqueuses externes ont leur teinte normale. La peau du cou est bronzée dans presque toute son étendue, passant graduellement, de sa partie supérieure à l'inférieure, du jaune foncé à la couleur bronze-noire; elle est moins colorée cependant à la partie antérieure, où elle est habituellement en contact avec l'air. La poitrine, d'un

cidentel de pigment ou de matière noire. Mais d'un au-

bronze clair, un peu plus foncé cependant que la partie antérieure de l'abdomen, présente de petites cicatrices blanches, circulaires, de deux tiers de ligne à une ligne de diamètre, et consécutives aux papules étêtées du prurigo. Elles se détachent d'autant mieux de la peau que quelques-unes sont entourées d'un cercle brun, plus foncé en couleur. On remarque aussi sur la peau du dos, qui est d'un brun foncé, des lignes blanches ou cicatrices linéaires, consécutives aux excoriations produites par les ongles. Les bras sont plus bruns que la poitrine, surtout en dehors; ils sont d'un jaune foncé en dedans et parsemés dans le premier sens, surtout en haut, d'un grand nombre de petites cicatrices irrégulières. Le dos de la main est foncé en couleur, moins cependant que la partie externe du bras; la face palmaire est à-peu-près dans l'état naturel; les ongles sont d'un jaune clair, moins foncé que primitivement; aux jambes, même aspect qu'aux bras; la couleur mulâtre augmente de la partie inférieure à la partie supérieure des cuisses, de telle sorte que la partie postérieure du bassin est presque noire. Toute la peau est luisante comme celle des nègres; elle est douce au toucher, sans être humectée par de la sueur. Les poils qui existent à la partie postérieure des bras et aux jambes, moins nombreux qu'au commencement de cette singulière affection, semblent plus roides, plus durs et plus noirs, et ont acquis une disposition à se friser; les cheveux sont d'un noir peu foncé; à la poitrine, il y a quelques poils blancs.

Les battemens du cœur et du pouls sont forts, réguliers et lents; les artères radiales, très-développées, sont flexueuses; depuis long-temps les veines des jambes sont très-développées, à cause des marches forcées auxquelles Renaud s'est livré.

Le 30 août, on a appliqué un vésicatoire au bras gauche; une large bulle s'est développée, comme cela a lieu ordinairement. La surface externe du derme a paru d'un rouge jaune et le siége de la coloration mulâtre, accidentelle, de la peau. L'épiderme ne différait de celui des blancs qu'en ce que sa surface interne paraissait d'un blanc jaunâtre dans quelques points. Le vésicatoire a été entretenu pendant quatre jours. On a laissé ensuite un nouvel épiderme se former à sa surface, et la peau a paru alors telle qu'elle est à-peu-près chez les blancs, après l'application des cantharides, la matière colorante de la peau ayant très-probablement été entraînée par le pus ou la sérosité. Le 1er, le 2 et 3 septembre. — Lotions avec le chlorure de chaux, qui

tre côté, la coloration noire de la membrane muqueuse intestinale a été observée plusieurs fois par Morgagni. M. Andral (1) a vu la surface interne du gros intestin présenter une couleur d'un noir foncé, qui résidait dans la membrane muqueuse, laquelle avait conservé d'ailleurs son épaisseur et sa consistance ordinaires, et dont les cryptes étaient très-développés. Cette matière noircissait le linge avec lequel on l'essuyait, et M. Andral

n'ont produit aucun effet sur la peau. Du 14 jusqu'au 20; bains sulfureux. — Depuis le 20, bains simples. — Le 22, le malade paraît moins noir; les faces dorsales des mains ressemblent à du cuivre rouge longtemps exposé à l'air; la partie antérieure du cou, de la poitrine et de l'abdomen, la partie interne des membres et les autres régions, plus foncées en couleur, ont passé du brun au bronze. Depuis lors, l'état de la peau n'a point changé, et les principales fonctions n'ont éprouvé aucun dérangement. Fourcroy (*Système des connaissances chimiques*, tom. IX, pag. 259), ayant assuré qu'un nègre, après avoir placé son pied dans une lessive d'acide muriatique oxygéné, et l'avoir tenu quelque temps dans cette liqueur, avait offert cette partie presque décolorée et tournant à la blancheur, et ajoutant que la peau n'avait repris sa teinte noire qu'au bout de quelques jours; Beddoës (*Considerations on the medicinal use of the factitious airs*, etc.), affirmant avoir fait une expérience analogue sur les mains d'un nègre, j'ai dû essayer l'action de ce moyen thérapeutique. Un demi-litre d'eau saturée de chlore fut versé dans un bain de bras; le malade y plongea la main droite et l'avant-bras pendant vingt minutes. Ce bain détermina une légère cuisson et une rougeur assez vive à la peau; au sortir du bain, elle parut moins noire. Les poils de l'avant-bras étaient décolorés, jaunes et cassans. Dans la journée, le bras devint rouge et fut le siége d'une chaleur assez vive. Deux jours après, cette inflammation érythémateuse avait disparu; mais elle a été suivie d'une légère desquamation, qui a offert cela de particulier, que l'épiderme, en se détachant, a entraîné avec lui, sur quelques points, la matière noire de la peau. Je viens d'essayer (30 octobre 1827) les bains généraux de chlore; mais je ne puis encore rien préjuger sur leurs effets.

(1) *Revue médicale française et étrangère*, tom. II, p. 148.

pense qu'elle était bien différente de la teinte brune des phlegmasies chroniques. Elle était le résultat d'une sécrétion accidentelle, analogue à celle qui a lieu naturellement dans la choroïde; cet état peut donc être regardé comme l'analogue des colorations noires observées à la peau. L'éphélide, le lentigo et le chloasma n'ont point d'analogues sur les membranes muqueuses internes, quoique ces dernières, et surtout celles du gland et de la vulve, présentent quelquefois des colorations accidentelles. Elles se teignent en jaune, mais à un plus faible degré que la peau dans l'ictère, et acquièrent, comme celle-ci, une teinte ardoisée à la suite de l'usage prolongé du nitrate d'argent à l'intérieur (1). Enfin, j'ai

(1) D.... (Jacques-Auguste), âgé de vingt-huit ans, épileptique, après avoir subi un traitement par le nitrate d'argent, pendant treize mois environ, vit, quelque temps après (en 1822), des taches ardoisées se former sur la peau, et successivement sur toute la surface du corps. Admis à l'hospice de Bicêtre, cet homme y est mort le 18 avril 1827. A l'ouverture du cadavre, on a trouvé comme cause probable de mort, trois endurcissemens cancéreux, avec effacement des circonvolutions cérébrales, dans chacun des lobes de l'hémisphère cérébral gauche; un endurcissement semblable, dans le lobe antérieur de l'hémisphère cérébral droit, une pleuro-pneumonie double au premier degré. M. Lélut a examiné avec beaucoup de soin les tégumens, et a constaté les dispositions suivantes :

Tout le tégument externe était coloré en gris ardoisé, médiocrement foncé. Cette teinte, qui était à-peu-près la même sur tous les points de la peau, n'empêchait pas de distinguer, à la face, la coloration vasculaire des pommettes. Le bord libre des lèvres, leur face interne, la face interne des joues, les deux faces de la langue, offraient une teinte absolument semblable. La face interne de tout le tube alimentaire présentait une couleur analogue à celle de la peau et de l'ouverture supérieure de la membrane gastro-pulmonaire. Dans l'estomac, cette teinte était très-foncée; elle n'était point mêlée de marbrures violettes dues à des points ou à des stries vasculaires; elle

vu les *nævi* vasculaires pénétrer dans l'intérieur de la bouche.

On a désigné sous le nom d'*hypertrophies par causes inflammatoires* des épaississemens indurés des membranes muqueuses, coïncidant avec d'autres lésions phlegmasiques; il faut en rapprocher les épaississemens de la peau, qu'on observe dans les psoriasis et les lichens in-

était uniforme dans toute l'étendue du viscère. Dans l'intestin grêle et dans le gros intestin, elle était un peu plus claire, quoique très-appréciable; elle était uniforme comme dans l'estomac, et il n'existait que peu d'arborisations vasculaires dans toute l'étendue des deux intestins. Avant la coction à l'eau bouillante, l'épiderme de la peau et l'épithélium des lèvres et de la langue étaient tout-à-fait semblables à ceux de la peau et des membranes muqueuses des individus non cuivrés par le nitrate d'argent. La couleur des deux tégumens siégeait dans le chorion, et ne s'étendait pas au-delà du tissu cellulaire sous-cutané. Après la coction à l'eau bouillante, l'épiderme et l'épithélium dans les deux parties qui les composent, c'est-à-dire dans leur partie profonde (corps muqueux ou réticulaire) et dans leur partie superficielle (épiderme proprement dit), étaient tout-à-fait incolores et blancs. Le chorion de la peau et celui de la muqueuse conservaient seuls la couleur ardoisée. Les membranes muqueuses digestives, sous-diaphragmatiques, dépourvues d'épiderme et de corps muqueux que supplée le mucus qu'elles sécrètent, conservaient, après la coction à l'eau bouillante, la coloration ardoisée qu'elles présentaient de prime-abord; nouvelle preuve que cette coloration ardoisée des tégumens siégeait dans le chorion. Le tissu cellulaire graisseux et non graisseux, les muscles, les tendons, les aponévroses, les nerfs, les vaisseaux et les os dans différentes parties du corps, avaient la même teinte que les tissus semblables, examinés comparativement chez des individus, l'un vieux et l'autre jeune et non cuivrés. Après plusieurs jours de macération de ces mêmes fragmens tégumentaires dans de l'eau simple, leur couleur ardoisée était aussi prononcée qu'avant la macération, l'épiderme de la peau, l'épithélium de la langue, ainsi que le corps muqueux qui en fait partie, étaient parfaitement blancs. La coloration ardoisée ne siégeait que dans le chorion de la membrane muqueuse, linguale.

vétérés, dans les inflammations tuberculeuses, dans la syphilide en plaques, etc. Mais le nom d'*hypertrophie* doit être désormais réservé au cas de simple *exagération* de la disposition normale des tissus. Telles sont, pour les membranes muqueuses, certains développemens anormaux de leurs tissus, de leurs villosités et de leurs follicules; développemens dont les analogues ont été observés sur la peau de l'homme, dans des cas d'ichthyose, d'obésité, d'œdème ou d'éléphantiasis des Arabes. En voici un exemple remarquable, dont j'ai fait l'examen anatomique avec M. Reynaud, interne des hôpitaux, dont le savoir précoce et le zèle éclairé donnent les plus hautes espérances.

Hypertrophie.

Le bras, dont la peau présentait les altérations qui ont fait le sujet de notre examen, appartenait à une femme à laquelle on avait amputé le sein droit pour une affection cancéreuse de la glande mammaire. A la suite de l'opération, les ganglions lymphatiques de l'aisselle s'engorgèrent et devinrent squirrheux; le membre supérieur correspondant fut le siége d'un œdème considérable, et la peau de l'avant-bras devint dure, grisâtre et mamelonnée. Son aspect rappelait assez bien celui de la peau de la jambe des éléphans. Une ulcération assez large, à fond grisâtre, donnant lieu à une suppuration abondante et fétide, et au fond de laquelle on voyait les tendons des muscles extenseurs des doigts, existait sur le dos de la main. Vers la partie supérieure et interne du bras, on voyait une espèce de végétation, faisant une saillie d'un demi-pouce, et plus étendue dans le sens longitudinal qu'en travers. Sa surface était lisse et rougeâtre; celle des incisions qu'on y pratiquait était d'un blanc mat. De petits vaisseaux parcouraient cette tumeur, dont les caractères étaient d'ailleurs ceux des tumeurs encéphaloïdes, et surtout de celles qu'on rencontre dans l'estomac. Près de cette tumeur en existaient deux autres de la même nature, et qui ne différaient de la première que par leur petit volume.

Une dissection attentive de la peau de l'avant-bras nous fit reconnaître les dispositions suivantes : Un grand nombre de mamelons existaient à sa surface : les plus petits pouvaient être regardés comme de simples papilles très-légèrement développées ; d'autres avaient le volume d'un gros pois ou même celui du bout du petit doigt. Ceux d'un volume notable présentaient des inégalités, ou des mamelons secondaires, ce qui leur donnait une forme un peu ramifiée ou bien celle d'une mure. Dans leurs intervalles, existaient de petits orifices, qui paraissaient appartenir aux follicules cutanés. Une production épidermique d'un gris sale, d'une épaisseur assez considérable, et qui paraissait être composée de plusieurs couches superposées, dont la plus externe ressemblait plutôt à de la crasse déposée irrégulièrement qu'à une membrane, les recouvrait et s'en détachait avec facilité. Alors sa surface adhérente présentait une multitude d'élevures, qui s'enfonçaient dans les intervalles des mamelons, des papilles et dans les orifices folliculeux, et représentait, en creux et en relief, les différens accidens de la surface externe de la peau. Au-dessous de cette couche, il en existait une autre d'un blanc mat, recouvrant les papilles et les mamelons d'une manière plus uniforme et leur adhérant d'une manière plus intime. Cependant, une macération de quelques jours permit de la détacher avec une égale facilité, et alors elle apparut sous la forme d'une seconde membrane épidermique. La surface extérieure de celle-ci était d'un blanc mat; sa surface interne, au contraire, était légèrement tachetée de noir, ce qui paraissait dû à une légère couche, semblable à du mucus contenant une matière colorante noirâtre. Sur quelques points celle-ci restait déposée sur les papilles et les mamelons, sous la forme d'un enduit que le grattoir faisait disparaître.

Immédiatement au-dessous, les nombreuses élevures qui hérissaient la surface cutanée se montraient d'une manière d'autant plus évidente qu'on avait enlevé les couches épaisses, qui, enfoncées dans leurs intervalles, tendaient à les combler. Les papules apparaissaient alors sous des formes différentes, suivant leur volume : les plus petites, constituées par de légères saillies simples, légèrement aplaties, un peu plus colorées en noir à leur sommet, semblables à des papilles cutanées un peu hypertrophiées, mais qui, vues sous l'eau, formaient par leur réunion, une espèce de gazon qui avait la plus grande ressemblance avec celui que l'on voit sur la membrane muqueuse du commencement de l'intestin grêle, lorsqu'on l'examine dans les mêmes circonstances. Il y en avait qui ne différaient de celles-ci que parce qu'elles faisaient plus de saillie; d'autres, d'un plus grand volume, étaient ramifiées sur une espèce de pédicule central, portant de petites élevures semblables aux premières, des mamelons d'un assez petit volume, et enfin des lames aplaties, qui, collées les unes aux autres, comme le seraient les feuillets d'un livre, constituaient, par leur réunion, des mamelons plus ou moins volumineux. Les couches épidermiques que j'ai d'abord indiquées ne pénétraient pas dans l'intervalle de ces lames; elles les recouvraient en masse. Ainsi dépouillées de cette enveloppe commune et flottant sous l'eau, ces élevures re présentaient encore, quoique d'une manière très-exagérée, les villosités foliées et ramifiées de l'intestin, vues sous l'eau et à l'aide d'une loupe.

La peau, coupée suivant son épaisseur, présentait quelques différences avant et après la macération. Dans le premier cas, le derme, augmenté considérablement de volume, formait une couche profonde, dont la détermination avec les parties superposées était assez facile à observer. Sa surface était plane dans quelques points, ce qu'indiquait la direction de la ligne qui le terminait. Dans d'autres, elle était sinueuse, et le derme paraissait entrer, comme partie constituante, dans la composition des papilles et des mamelons. Au-dessus de lui existait une couche assez épaisse, qui, dans quelques points, n'en était pas bien distincte, mais qui, dans d'autres, était facile à reconnaître par sa couleur un peu plus bleuâtre. Celle-ci entrait comme partie essentielle dans l'organisation des élevures de la peau, et en formait la base. Elle était infiltrée d'une quantité très-considérable de sérosité; et dans les points correspondans aux élevures, et en particulier aux plus grosses d'entr'elles, elle était traversée dans le sens perpendiculaire, par des vaisseaux sanguins très-apparens, ramifiés, qui venaient s'épanouir à la surface des papilles et des mamelons. Quelques-uns étaient d'un rouge intense, non-seulement à leur surface, mais à une certaine profondeur. La macération a fait disparaître cet aspect; la sérosité s'étant écoulée, la section perpendiculaire de la peau a laissé voir le derme se portant dans toutes les élevures.

Dans ce cas d'hypertrophie, comme dans plusieurs autres que j'ai examinés, la face interne de la peau n'offrait point l'aspect musculaire, que M. Osiander (1) dit avoir vu sur la peau de l'abdomen de plusieurs femmes mortes en couches. Le derme, le corps papillaire, les couches albides et épidermique, étaient véritablement hypertrophiés; mais les follicules de la peau ne paraissaient pas avoir pris part à ce développement anormal. D'un autre côté, j'ai vu plusieurs fois ces follicules éprouver une véritable hypertrophie, sur des points de la peau qui avaient été affectés de diverses inflammations cutanées. Un jeune homme, qui avait porté pendant quatre mois des vésicatoires aux tempes, présentait, sur ces parties, des follicules nombreux et très-développés. Ils étaient aussi devenus très-nombreux et très-apparens sur la joue d'un adulte qui, à diverses reprises et depuis plusieurs années, avait été affecté d'impétigo.

M. Billard cite plusieurs observations, qui constatent que les glandes mucipares du canal intestinal peuvent acquérir un développement anormal, indépendant de l'inflammation. On voit aussi quelquefois la peau couverte d'un plus grand nombre de follicules que dans l'état ordinaire. J'ai observé ce développement, surtout chez les adultes et les vieillards, sur la peau du cou, sur la région sternale, sur les régions scapulaires, et parfois sur toute la surface du corps.

(1) *Commentationes Gœttingenses recentiores*, vol. IV, 1820.

Les vaisseaux cutanés partagent presque toujours le développement anormal de la peau ; non-seulement ceux qui rampent sous les tégumens sont augmentés de volume, mais ils sont plus apparens dans les pinceaux qu'ils forment en se rendant aux papilles. Le réseau vasculaire qu'ils produisent, en s'épanouissant et en s'entrelaçant à la surface externe du derme, est beaucoup plus apparent que dans l'état naturel, dans d'autres circonstances, alors même que le derme n'est point hypertrophié. En disséquant les espèces de losanges et les lignes de marqueterie qu'on observe sur la peau des jambes et des cuisses des femmes qui se servent de chaufferettes, M. Briquet (1) a constamment trouvé, dans les points ainsi maculés, les veines très-élargies et environnées de tissu cellulaire imbibé de sang. On remarque quelquefois aussi cette altération des veinules sous-cutanées, au-dessous des vésicatoires long-temps entretenus. C'est aussi une sorte de phlébectasie que ces vésicules superficielles qui se voient aux pommettes de quelques personnes, et dont le mode de production est ordinairement fort lent. Les tumeurs vasculaires ne paraissent être elles-mêmes qu'une exagération de ce premier état, dans un point circonscrit de la peau. On trouve aussi de ces tumeurs dans le tissu sous-muqueux, autour de l'anus, et quelquefois dans d'autres parties du canal intestinal.

Quant au tissu cellulaire inter-aréolaire, il est très-développé dans certaines hypertrophies de la peau. Il s'infiltre dans les œdèmes sous-cutanés et cutanés. Ceux-ci

(1) Briquet (P.), *Mémoire sur la Phlébectasie.* (Archives générales de Médecine, tom. VII, pag. 217.)

offrent quelquefois une disposition très-remarquable. La peau paraît couverte de mamelons blanchâtres, ronds ou ovalaires, de trois, six ou huit lignes de diamètre, et qu'au premier aspect on pourrait prendre pour les bulles qui se développent quelquefois sur les membres des hydropiques. Mais lorsqu'on porte le doigt sur ces éminences, on reconnaît que la sérosité est déposée dans le tissu de la peau et non sous l'épiderme détaché du chorion. Ces éminences œdémateuses, parfois disposées en groupes, s'affaissent par la pression, et sont susceptibles, par le frottement ou une trop grande distension, de s'enflammer et de s'ulcérer. Après la mort, le derme œdématié paraît hypertrophié ; son épaisseur est quelquefois double ou triple de ce qu'elle est dans l'état naturel ; mais il s'affaisse lorsqu'on le comprime entre les doigts. Il en découle alors un fluide séreux ou séro-purulent, suivant que la compression est exercée sur des points simplement œdématiés, ou qui se sont ultérieurement enflammés. La surface extérieure du derme, incolore dans les premiers, rose ou piquetée dans les seconds, comme elle l'est ordinairement dans ceux sur lesquels il s'est formé des bulles accidentelles, offre parfois une teinte grisâtre sur quelques autres, plus imprégnés de sérosité purulente, et qui, pendant la vie, étaient devenus insensibles.

Œdème.

L'amincissement de la peau, condition opposée à l'hypertrophie, s'observe ordinairement à la suite de la distension ou de la compression de cette membrane, opérée par une tumeur, par une hydropisie ascite ou enkystée. La peau, amincie, est presque toujours éraillée, et ses aréoles sont moins régulières.

Amincissement.

On sait que les follicules sébacés ou cutanés ont la plus grande ressemblance avec les follicules muqueux. J'ai déjà dit que l'impétigo avait son siége dans les follicules cutanés; et j'ajouterai ici que, sous le rapport de son siége, il me paraît avoir quelque analogie avec l'inflammation folliculeuse aiguë du canal intestinal décrite avec beaucoup de soin par M. Billard, et désignée sous le nom de dothinentérite par M. Bretonneau. Ce rapprochement ne doit pas être complètement repoussé, ce me semble, à cause du peu de gravité de l'inflammation de la peau et des dangers qui accompagnent toujours celle de l'intestin; cette différence tient à ce que la gravité des maladies est plutôt subordonnée à la nature et aux fonctions des organes qu'elles affectent, qu'aux tissus élémentaires qui en sont le siége anatomique. La couperose, la mentagre et l'acné du dos (*dartre pustuleuse disséminée*), qui intéressent aussi spécialement les follicules de la peau, ont moins de rapports avec la dothinentérite que l'impétigo. Quant à la variole, qu'on a aussi rapprochée de l'inflammation des follicules intestinaux, je crois devoir faire observer qu'il n'existe pas de follicules à la paume des mains et à la plante des pieds, et qu'on y voit souvent des pustules varioliques. D'un autre côté, on n'y observe jamais l'impétigo, ni de pustules semblables à celles de la couperose et de la mentagre. Enfin, l'impétigo s'observe souvent chez les individus lymphatiques et scrophuleux, sujets aux inflammations des follicules des paupières, de l'entrée des narines, du cuir chevelu et chez lesquels l'inflammation chronique des follicules intestinaux a été souvent observée.

Le tissu cellulaire *sous-muqueux* peut être, comme le tissu cellulaire sous-cutané, le siége d'œdèmes, d'ecchymoses et d'abcès; mais le développement des tubercules, assez fréquent dans le tissu cellulaire sous-muqueux intestinal, est excessivement rare sous la peau. La matière tuberculeuse n'a peut-être jamais été vue dans cette membrane. L'observation rapportée par Laennec (1) ne me paraît pas concluante; l'altération qu'il décrit comme un tubercule cutané enkysté, n'était peut-être qu'une petite tumeur folliculeuse? J'ai déjà dit qu'il n'en était pas de même du squirrhe, du cancer et de la mélanose, qui ne se développent pas moins fréquemment sur la peau que sur les membranes muqueuses. Une foule d'autres altérations sont communes aux deux tégumens. Les végétations du gland et de la vulve correspondent aux verrues. Les diverticules de l'intestin ont de l'analogie avec les appendices digitiformes de la peau; les membranes muqueuses présentent des poils accidentels comme les tégumens externes; on trouve dans le tissu cellulaire sous-cutané des kystes analogues à ceux qu'on observe quelquefois dans le tissu sous-muqueux; les tumeurs décrites par Dagorne et Tilésius, recouvertes par la peau, peuvent être regardées comme les analogues de certains polypes développés au-dessous de la membrane muqueuse, etc. Il n'est pas jusqu'à certaines altérations rares du chorion et de l'épiderme, dont les rudimens ne puissent se rencontrer sur les membranes muqueuses. J'ai disséqué plusieurs langues, dont le système papillaire,

Lésions du tissu cellulaire sous-tégumentaire.

(1) Laennec, *Traité de l'Auscultation médiate*, etc., 2e édition, tom. Ier, pag. 649.

extrêmement développé, était couvert d'un épithélium dont l'épaisseur, double ou triple de l'état sain, rappelait l'aspect de l'épiderme dans certains éléphantiasis des Arabes ou dans les ichthyoses locales. On a vu aussi, sur quelques membranes muqueuses, se former des durillons et des appendices cornés analogues, à ceux qu'on observe plus fréquemment à la peau. Quant aux prétendues ossifications accidentelles des tégumens, on ne peut, ce me semble, rien inférer de l'observation incomplète de Gillaiseau (1), et de quelques autres encore moins concluantes.

Cicatrices.

L'étude des *cicatrices* des tégumens externes offre plus d'intérêt que celle des membranes muqueuses. Celles-ci prennent plus vîte l'aspect de ces membranes, et sont par cela même moins apparentes que les cicatrices de la peau. Elles sont aussi, comme le tissu primitif qu'elles représentent, moins complexes que celles des tégumens externes. Dans celles-ci, le derme et l'épiderme sont de tous les élémens de la peau ceux qui sont le plus vîte reproduits. Le pigment ne se dépose que beaucoup plus tard, et les follicules sébacés et pileux ne se reproduisent presque jamais. Quelques cicatrices de la peau, telles que celles de la brûlure, de la syphilide serpigineuse, du lupus (*dartre rongeante*), des piqûres de sangsues, de l'acné (*dartre pustuleuse disséminée*), etc., offrent des caractères particuliers dont la connaissance complète celle des altérations qui les produisent.

Plusieurs animaux parasites peuvent se développer à

(1) *Bulletin de la Faculté de Médecine de Paris*, tom. I, pag. 224.

la surface de la peau de l'homme et sur les tégumens internes. La différence des lieux qu'ils habitent explique les différences non moins remarquables qu'ils présentent dans leur organisation.

Animaux parasites.

Les dents sont les seules dépendances des membranes muqueuses que l'on puisse rapprocher des appendices pileux de la peau. Comme ces appendices, les dents peuvent être viciées en plus ou en moins, et affecter des directions anormales. L'inflammation de la papille dentaire correspond à celle de la papille pilifère, et la chute des dents, chez les vieillards, est un phénomène du même ordre que l'alopécie sénile.

Altérations cadavériques.

Je terminerai cet aperçu par une courte observation sur les altérations cadavériques de la peau et des membranes muqueuses. Lorsque le cadavre a subi un commencement de putréfaction, les tégumens externes et internes offrent des lividités qui correspondent aux grosses veines sous-muqueuses et sous-cutanées. Il importe de ne pas confondre ce phénomène avec l'injection produite par une congestion ou une inflammation. Le tissu cellulaire sous-cutané offre plus rarement que le tissu cellulaire sous-muqueux, l'emphysème qu'on remarque quelquefois dans les cadavres qui ont subi un commencement de putréfaction. Mais d'un autre côté, la peau éprouve une altération cadavérique, qu'on n'observe point sur les membranes muqueuses. Ce sont des espèces de bulles, plus ou moins volumineuses, formées par de la sérosité sanguinolente, à la surface de laquelle on distingue ordinairement quelques bulles d'air. Le chorion, dans le point qui a éprouvé cette altération, offre quelquefois une teinte verdâtre, et l'épiderme se détache facilement sur les points voisins de ces bulles cadavériques; ensemble de circonstances qui distingue cette altération des bulles de la brûlure, de l'engelure, du pemphigus, de l'œdème, et de celles produites par les cantharides.

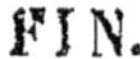

FIN.

TABLE

DU TOME SECOND.

SUITE DES INFLAMMATIONS.

Deuxième Section.

ALTÉRATIONS DES DÉPENDANCES DE LA PEAU.

Chapitre Premier.

Troisième Section.

Quatrième Section.

FIN DE LA TABLE.

ERRATA.

TOME PREMIER.

Page 198, ligne 15, *d'ulcérations*, lisez : *d'excoriations*.
— 250, — 18, *et l'éruption* ; lisez : *et le contact*.
— 260, — 29, *n°.* 5, lisez : *n°.* 10.
— 274, — 24, *salore*, lisez : *solare*.
— 354, — 27, *et sous*, lisez : *et sur*.
— 363, — 14, *le* 5, lisez : *le* 4.

TOME SECOND.

Page 41, ligne 11, *papules* ; lisez : *plaques*.
— 121, — 29, *et sudorifique* ; lisez : *et sudorifiques*.
— 151, — 25, *de la face* ; lisez : *du visage*.
— 221, — 30, *n°.* 7 ; lisez : *n°.* 6.
— 385, — 10, *l'extérieure* ; lisez : *l'extérieur*.
— 461, — 17, *tête* ; lisez : *tête*, ou de *α* priv., et de *καρης*, divisible ; trop petit pour être divisé.
— 468, première colonne, ligne 22, *ongles* ; lisez : *ongle*.
— 469, deuxième colonne, ligne 45 ; *ehaitosis* ; lisez : *chaitosis*.
— 490, première colonne, ligne 10, *sudati uncula* ; lisez : *sudatiuncula*.
— 499, première colonne, ligne 14, *vésiatoire* ; lisez : *vésicatoire*.
— 504, deuxième colonne, ligne 39, *κεγρίας*, ; lisez : *κεγχρίας*.
— 508, deuxième colonne, ligne 34, d'*ἄνθος* ; (*fleur*) ; ajoutez : ou de *ιονθος*, poil follet.
— 512, première colonne, ligne 15, *κσυτιν* ; lisez : *κυστιν*.
— 515, deuxième colonne. ligne 10, *appelées* ; lisez : *appelés*.
— 528, première colonne, *ἄγα* ; lisez : *ἄγρα*.
— 530, deuxième colonne, ligne 42, *faritum* ; lisez : *farctum*.
— 532, première colonne, ligne 22, *au résumé*, lisez : *en résumé*.
— 533, première colonne, ligne 26, *sub nascebantur* ; lisez : *subnascebantur*.
— 535, première colonne, ligne 27, *phlysacia* ; lisez : *phlyzacia*.
— 542, deuxième colonne, ligne 26, *τοῦ σομάτος*, lisez : *τοῦ σωμάτος*.
——— ligne 32, *ξυσμοι* ; lisez : *ξυσμῶ*. *Ibid.* *ταν* ; lisez : *παν*.
— 543, ligne 35, *psora ulcère*, lisez : *psora ulcéré*.
— 549, deuxième colonne, ligne 40, *holstens* ; lisez : *holsteins*.

www.ingramcontent.com/pod-product-compliance
Ingram Content Group UK Ltd.
Pitfield, Milton Keynes, MK11 3LW, UK
UKHW020254230726
13925UKWH00001B/39